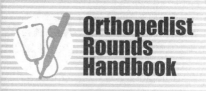

骨科
医师查房手册

张怡元　林焱斌　陈顺有○主编

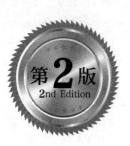

第2版
2nd Edition

化学工业出版社

·北京·

内容简介

本书在第 1 版的基础上，按新近的诊疗指南更新了内容，增加了 12 个病例。本书结合病例，以骨科临床需要为内容取舍标准，对骨科常见病的主要知识点做了较为全面和深入的阐述，突出骨科临床查房实践中的重点知识和逻辑思维，但又不仅是其临床查房工作的简单再现，还广泛涉及骨科诊治的最新的研究进展和循证医学证据。图文并茂，设置问题目录便于读者查阅。

本书适合初上临床的轮转医师、临床型研究生、见习/实习医学生，也适合骨科的住院医师和主治医师阅读、参考。

图书在版编目（CIP）数据

骨科医师查房手册/张怡元，林焱斌，陈顺有主编．
—2 版．—北京：化学工业出版社，2024.1
ISBN 978-7-122-41452-6

Ⅰ.①骨…　Ⅱ.①张…②林…③陈…　Ⅲ.①骨疾病
-诊疗-手册　Ⅳ.①R68-62

中国版本图书馆 CIP 数据核字（2022）第 086583 号

责任编辑：戴小玲　　　　　　　文字编辑：张晓锦
责任校对：宋　夏　　　　　　　装帧设计：史利平

出版发行：化学工业出版社（北京市东城区青年湖南街 13 号　邮政编码 100011）
印　　　刷：北京云浩印刷有限责任公司
装　　　订：三河市振勇印装有限公司
850mm×1168mm　1/32　印张 17¾　字数 561 千字
2024 年 3 月北京第 2 版第 1 次印刷

购书咨询：010-64518888　　　　售后服务：010-64518899
网　　址：http://www.cip.com.cn
凡购买本书，如有缺损质量问题，本社销售中心负责调换。

定　　价：85.00 元

编 写 人 员 名 单

主　编	张怡元	林焱斌	陈顺有
副主编	陈　嵘	李炜明	梁珪清	林金贵
	肖展豪	郑　明	郑　忠	刘清平
编　者	陈　楚	陈晋宸	陈康尧	陈　嵘
	陈顺有	陈　嵩	陈孙裕	崔为良
	冯尔宥	付　刚	郭　亮	洪　旭
	赖　天	蓝贤峰	李仁斌	李炜明
	李　熙	梁珪清	林佳生	林金贵
	林前明	林　然	林　任	林世备
	林　伟	林向全	林学义	林焱斌
	林毓涵	凌广烽	刘清平	刘伯龄
	刘　晖	刘少强	缪　锟	潘伟坤
	邱俊钦	邵　斌	汪　强	王建坤
	王武炼	王志炜	魏桂财	翁　艳
	吴　昊	吴少杰	吴新武	吴学军
	肖展豪	谢　飞	许阳凯	杨文福
	游永亮	余光书	张怡元	郑　明
	郑　忠	曾　杰	钟志辉	周仁强
	庄　研	邹可安		

前言

  《骨科医师查房手册》自2014年出版至今已近10个年头。这10年来，临床医学飞速发展，特别是骨科疾病，每年都有大量的研究结果发表，各种指南的不断更新。为了不辜负广大读者的支持和厚爱，为使本书内容跟上时代的步伐，我们有意对该手册内容进行了修订。

  本书编写的目的是使本书融入各位专家各自感兴趣领域的重要或独特的经验，以便所有章节都遵循同一个目标：作为全面及综合性的参考书，为当代年轻骨科医师提供可参考使用和实用的信息。本书第2版对部分章节进行了大量修改和更新，并根据大量的新近参考文献进行了扩展。如：第一章"创伤骨科"，将其分为上肢部分与下肢部分，同时上肢又分为肩、肘及腕部，下肢分为骨盆、膝部及足踝，主要详细介绍了常见四肢骨折的不同部位的诊疗方案及新的治疗理念。第二章"关节外科"主要介绍了常见关节疾病的诊疗理念，其中DAA入路是其特色。第三章"运动损伤医学科"主要介绍了常见损伤的诊疗方案。第四章"骨肿瘤　骨病"主要介绍了骨病的诊疗方案，其中骨肿瘤的治疗新理念是其中的特色。第五章"小儿骨科"主要介绍了小儿常见创伤及骨病、髋关节发育异常保守治疗、手术方式的对比、马蹄内翻足的Ilizarov支架治疗等，突出显示了特色。第六章"脊柱外科"主要介绍了脊柱的常见病与多发病的诊疗。第七章"手足外科"主要介绍了常见的手足外伤的诊疗方案，其中腕关节镜的使用是其特色。

  我们希望这本书可成为有益于骨科医师的一种知识资源。本书适合初上临床的轮转医师、骨科临床型研究生、见习/实习医学生，也适合骨科的主治医师、进修医师和住院医师阅读参考。

  尽管我们做了最大的努力，限于编者水平，对骨科各个方面的新理论和新技术未能全面地概述，仍难免有不足之处，恳请各位读者不吝指正，以备再版时参考。

编者

2024年1月

第1版前言

随着生活水平的不断提高，人们越来越注重身体健康与生活质量，这对骨科疾病的治疗提出了更高的要求；同时影像学、组织工程学、生物材料、微创外科及循证医学等学科的发展，促进了新技术的不断涌现与治疗方案的日趋成熟，这要求临床骨科医师必须尽快掌握本专业领域的新技术、新知识，以适应新形势下临床骨科的需要。然而，目前教科书内容偏少而一些专著内容又太泛，使得青年骨科医师及基层工作的骨科医师很难迅速掌握某一疾病的诊疗以适应日常的临床工作需要。

为了能够方便查找、系统阅读、易于理解及熟练掌握骨科常见病与多发病的诊疗知识，编者在多年临床实践的基础上，参阅大量国内外最新文献，甄选出57个典型病例，以查房问答的形式进行阐述，同时附有大量的手术图片与术后康复图片等便于理解对比。其中，"实习医师汇报病历"是对相应疾病的临床症状、体征等的介绍，"住院医师或主治医师补充病历"是对其治疗方案的指导与启迪，"主任医师常问实习医师的问题"是对疾病概念、解剖标志、体格检查、诊断要点、手术器械、治疗方案及术后康复等进行论述，"主任医师常问住院医师、进修医师或主治医师的问题"是对手术方案、手术要点、手术细节、手术理念及注意事项等进行论述，"主任医师总结"主要是以循证医学为依据对目前该疾病的治疗方案进行归纳、总结，同时对手术的体会及今后治疗趋势进行论述。

本书总共分为七章，第一章"创伤骨科"主要介绍了常见四肢骨折的诊疗方案，其中"肱骨近端骨折"的小切口微创穿板固定及老年骨质疏松患者的一期半肩关节置换；"肱骨髁间骨折"中的双钢板平行放置的拱形效应；"桡骨远端骨折"中的尺桡骨远端三柱理论；"股骨粗隆间骨折"中的PFN-A切口的精确体表定位"3-2-1"法等是本章的论述亮点，突出了微创的治疗理念。第二章"关节外科"主要介绍了常见关节疾病的诊疗理念，其中膝关节骨性关节炎通过病例对比的方式突出了小切口微创关节置换的特色。第三章"运动损伤医学科"主要介绍了常见损伤的诊疗方案。第四章"骨肿瘤　骨病"主要介绍了骨病的诊疗方案，其中骨肿瘤的治疗新理念是其中的特色。第五章"小儿骨科"主要介绍了小儿常见创伤及骨病，髋关节发育异常手术方式的对比以及马蹄内翻足的 Ilizarov 支架治疗等突出显示了特色。第六章"脊柱外科"主要介绍了脊柱的常见病与多发病的诊疗。第七章"手足外科"主要介绍了常见的手足外伤的诊疗方案。

本书适合初上临床的轮转医师、骨科临床型研究生、见习/实习医学生，也适合骨科的主治医师、进修医师和住院医师阅读参考。

由于编者水平有限，对骨科各个方面的新理论和新技术未能全面地概述，其中亦可能不乏不当之处，敬请读者批评指正。

编者
2014 年 7 月

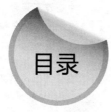

目录

第一章　创伤骨科　1

第二章　关节外科　136

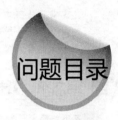

问题目录

肱骨近端骨折（行人工肱骨头肩置换术） 26

肱骨干骨折 36

肘关节恐怖三联征 **44**

Lisfranc 损伤　　127

左膝关节类风湿关节炎　　136

前交叉韧带损伤、半月板损伤　　241

右膝关节脱位伴多韧带损伤，右腘动脉断裂　　249

右踝外侧韧带慢性不稳伴游离体及软骨损伤　　256

左股骨骨巨细胞瘤　291

脊柱转移瘤　301

骶骨肿瘤　315

肱骨髁上骨折 **324**

发育性髋关节发育不良和脱位 **331**

股骨颈骨折 343

双侧先天性马蹄内翻足 349

全身多发性骨软骨瘤伴左前臂畸形 356

❓ 脊髓型颈椎病 363

❓ 神经根型颈椎病 372

⍰ 尺骨撞击综合征　502

⍰ 左胫腓骨 Gustilo ⅢC 骨折，大面积软组织缺损，游离皮瓣修复　509

⍰ 指固有动脉背侧支神经筋膜蒂皮瓣修复　517

？ 糖尿病足

第一章　创伤骨科

第一节　上肢部分

外伤致右肩部肿痛、活动受限 6h——锁骨骨折

◎ [实习医师汇报病历]

　　患者女性，43岁，以"外伤致右肩部肿痛、活动受限6h"为主诉入院。缘于入院前6h车祸外伤，当即致右肩部肿痛、活动受限，并可见右锁骨部畸形，无恶心、呕吐，无头晕、头痛，无呼吸困难。无大小便障碍，无不省人事、四肢湿冷。送至外院就诊，拍右锁骨X线片示右锁骨骨折，未行进一步处理。为求进一步诊治，转诊我院。门诊遂拟"右锁骨骨折"收入住院。既往体健，否认其他"心、肝、肺、脾、肾"等重要脏器疾病史，否认传染性疾病史，否认手术史、输血史，否认食物、药物过敏史。

　　体格检查：体温（T）36.7℃，脉搏（P）84次/分，呼吸（R）21次/分，血压（BP）120/75mmHg。神志清楚，呼吸平稳，未闻及异常气味。胸廓对称。双肺呼吸运动正常，叩诊呈清音，听诊呼吸规整，呼吸音清，可闻及少许湿啰音，无胸膜摩擦音。听诊心率84次/分，心律齐，心音正常。腹部视诊外形正常，触诊腹肌软，无压痛、反跳痛，肠鸣音3～5次/分。专科检查：右锁骨处稍肿胀，无皮肤破裂、流血，局部可见明显畸形，右锁骨中段明显压痛，可触及骨擦感，右肩关节活动轻度受限，Dugas征（一）。右上肢血运、肌力、感觉、活动可。脊柱生理弯曲存在。无畸形，各棘突、棘突旁无压痛、叩击痛，活动尚可。

　　辅助检查：右肩部和胸部X线片［图1-1中(a)、(b)］示锁骨中段骨折。右锁骨CT三维重建［图1-1中(c)、(d)］示右锁骨中段粉碎

性骨折。

初步诊断：右锁骨中段粉碎性骨折。

诊疗计划：①按骨科护理常规，二级护理，普食；②给予消肿治疗，如冷疗、双氯芬酸二乙胺乳剂（扶他林）外敷等；③早期采用多模式镇痛方案，对疼痛进行干预；④营养支持、维持水电解质平衡，预防酸碱平衡紊乱；⑤暂予患肢前臂悬吊制动；⑥进一步完善各项检查，待条件允许时，择期行手术治疗。

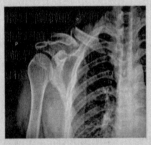

(a) 右肩部X线正位片

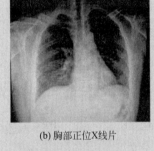

(b) 胸部正位X线片

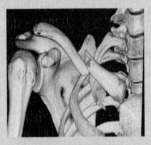

(c) 右肩部CT三维重建正位图一

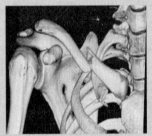

(d) 右锁骨CT三维重建正位图二

图 1-1　右侧锁骨骨折

❓ 主任医师常问实习医师的问题

锁骨骨折可分为哪几型？根据解剖特点分析，锁骨最常发生骨折的部位是哪里？

答：最常用的分类是 Allman 分类，他将锁骨骨折分为 3 型。Ⅰ型骨折（锁骨中 1/3 骨折）、Ⅱ 型骨折（锁骨外 1/3 骨折）和Ⅲ型骨折（锁骨内 1/3 骨折）。

　　锁骨中 1/3 骨折最为多见，约占锁骨骨折总数的 75%～80%。锁骨外 1/3 骨折，根据喙锁韧带与骨折部位的相对关系，又可分为 5 型。Ⅰ型：骨折端无移位或轻度移位（图 1-2）。Ⅱ型：骨折移位，喙锁韧带与内侧骨端分离（图 1-2），可再分为 A、B 两型；ⅡA 型：骨折线位于喙锁韧带内侧，锥形韧带和斜方韧带完整，近骨折块不与喙锁韧带相连，并向上移位；ⅡB 型：骨折线位于喙锁韧带中间，锥形韧带断裂，斜方韧带完整。Ⅲ型：肩锁关节面的骨折，喙锁韧带完整，易与Ⅰ度肩锁关节脱位相混淆（图 1-2）。Ⅳ型：骨膜袖套骨折（主要发生于 16 岁以下的儿童）。Ⅴ：为楔形骨折或粉碎性骨折，韧带附着点不在近端也不在远端，而在粉碎的骨折块上。

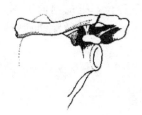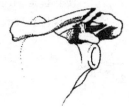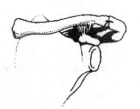

Ⅰ型：骨折端无移位　　　Ⅱ型：喙锁韧带损伤骨折移位　　　Ⅲ型：关节面骨折

图 1-2　锁骨远端骨折分型

　　锁骨内 1/3 骨折最为少见，占骨折总数的 5%～6%，可进一步分为 3 型。Ⅰ：骨折线位于肋锁韧带附着点的内侧，韧带保持完整，骨折无明显移位。Ⅱ型：肋锁韧带损伤，骨折有明显移位。Ⅲ型：锁骨内端关节面骨折。

　　锁骨为"S"形管状骨，呈致密的蜂窝状结构，没有明显的髓腔。外侧端向后弯曲，呈凹形，内侧半凸向前侧。外 1/3 截面呈扁平状，内 1/3 近似三棱形（图 1-3）。中 1/3 是内、外两端的移行交接部位，直径

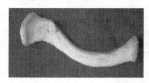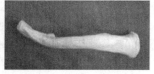

图 1-3　锁骨

最小，仅有锁骨下肌及薄层胸大肌腱膜附着，而且正处于两个相反弧形凸起的交汇处，是锁骨的力学薄弱点。当轴向负荷作用于弯曲的锁骨时，会形成一剪式应力，在中 1/3 容易造成骨折。

● **锁骨骨折的典型移位特征有哪些？**

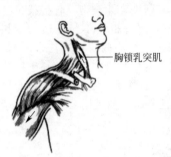

胸锁乳突肌

图 1-4　锁骨中段骨折移位示意

答：锁骨中段骨折后，由于胸锁乳突肌的牵拉，近端骨折端可向上、后移位，远端骨折端因肢体重力作用于胸大肌、胸小肌及肩胛下肌等的牵拉向前下方移位，并由这些肌肉与锁骨下肌的牵拉作用，向内侧造成重叠移位（图 1-4）。锁骨外端骨折常因肩部的重力作用使骨折远端向下移位，近端则向上移位；移位程度较大者，应怀疑喙锁韧带损伤。

● **锁骨骨折的诊断要点是什么？**

答：（1）有外伤病史。

（2）患肩向内、向前、向下倾斜，健手托着患侧肘部，头斜向患侧，下颌转向健侧。

（3）锁骨骨折处肿痛、压痛，可摸到移位的骨折端，肩部功能障碍。

（4）儿童青枝骨折症状较轻，但锁骨处有压痛，抬举上肢或从腋下托抱时会因疼痛而啼哭。

（5）肩部或胸部 X 线片显示骨折。

● **锁骨骨折的合并伤有哪些？**

答：锁骨骨折的合并伤有以下 7 种。①肩锁、胸锁关节分离。②肩胛骨骨折。③第一肋骨骨折，高能量损伤时可发生多根肋骨骨折。④肩胛胸壁分离：机器绞伤引起，造成广泛的软组织损伤，肩胛骨向外移位，并可造成臂丛神经及腋动脉损伤，是一种严重的复合损伤。⑤胸膜及肺损伤，形成气胸或血胸。⑥臂丛神经损伤：可为牵拉损伤，也可为局部直接损伤。⑦血管损伤：合并大血管损伤者较少见，常受累的血管有锁骨下动脉、锁骨下静脉和颈内静脉。

● 锁骨骨折的手术指征是什么？

答：锁骨骨折的手术指征包括以下 10 项。①锁骨外端骨折伴喙锁韧带断裂者。②严重的成角对表面皮肤的完整性构成威胁者。③锁骨中 1/3 粉碎性骨折或移位明显的骨折，短缩移位超过 2cm 者。④合并神经、血管损伤。⑤不能忍受长时间的制动者（如帕金森病、癫痫等神经肌肉疾病者）。⑥锁骨开放性骨折。⑦伴有多发性损伤的锁骨骨折，尤其是在伴同侧上肢创伤、双侧锁骨骨折，或者有移位的锁骨骨折合并同侧肩胛颈骨折［浮肩损伤（图 1-5）］时，切开复位加内固定有利于功能锻炼、护理和提高生活自理能力。⑧锁骨骨折不愈合影响外观、功能或有症状者。⑨由于软组织嵌入，骨折端之间存在较宽的分离者，如果三角肌或斜方肌被主要骨折块的尖端刺穿，闭合复位可能不会成功，此时骨不连的风险显著增加。⑩锁骨内端骨折向胸骨后移位，闭合复位后不稳定

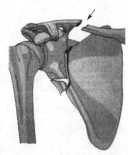

图 1-5 浮肩损伤示意

或复位失败，有损伤后方纵隔的重要结构而危及生命者。

● 锁骨骨折非手术治疗的方法主要包括哪些？这些方法的原理和主要优缺点各是什么？

答：非手术治疗的方法主要包括悬吊固定、8 字绷带固定（图 1-6）、双腰带固定、"工"字形夹板固定、双圈法固定（图 1-7）、石膏托背心固定、锁骨带固定、外固定器固定等。这些方法的原理是手法复位骨折端后，在骨折端加以棉垫压住复位的骨折端，用外固定的方法固定。有研究表明，悬吊固定与 8 字绷带固定对于骨折的复位的维持没有区别，在功能及外观上同样无明显差异，且悬吊的舒适程度明显优于 8 字绷带，因此，保守治疗应首选悬吊固定。

非手术治疗的主要优点有：愈合率高，创伤小，操作简单，且无麻醉风险，无骨髓炎、血管神经损伤等手术并发症。主要缺点是：①骨折复位欠佳，难以获得解剖复位；②固定的体位难以耐受；③绷带易松动而失去固定作用，造成重新错位；④骨折短缩，对位对线不良等畸形愈合，影响美观，也可导致肌力减弱或肩下垂、肩部触痛和侧卧痛、患肢外展与上举受限，甚至发生胸廓出口综合征。

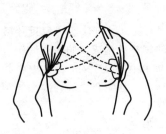 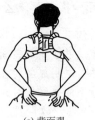 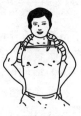

(a) 背面观　　(b) 正面观

图1-6　8字绷带固定示意　　　　　　图1-7　双圈法固定示意

❀ ［住院医师或主治医师补充病历］

　　患者入院后给予悬吊制动、镇痛、消肿、补液等处理，并给予完善三大常规、血生化、凝血功能四项［血浆凝血酶原时间（PT）、活化部分凝血酶时间（APTT）、血浆纤维蛋白原（FIB）、凝血酶时间（TT）］、心电图等检查。目前患者右肩部肿胀略减退，瘀斑范围较前明显缩小，右肩部疼痛略减轻，右锁骨部畸形仍存在，右上肢血运、肌力、感觉、活动可。血常规示白细胞（WBC）$10.2 \times 10^{12}/L$，中性粒细胞百分比（N）79.4%，红细胞（RBC）$3.84 \times 10^{12}/L$，血红蛋白（Hb）102g/L；生化全套、尿常规、粪常规、凝血功能四项、心电图示未见明显异常。目前的治疗方案主要为悬吊固定、冷敷消肿、镇痛等对症处理。

❓ 主任医师常问住院医师、进修医师或主治医师的问题

● 锁骨骨折绷带固定以后应怎样避免骨折再次移位？

　　答：（1）对有移位的外1/3及中1/3骨折重叠较严重者，可最后在患侧腋窝部再加缠1～2个棉垫，加大肩外展，利用棉垫的支点及上肢的下垂重力以维持骨折对位。

　　（2）骨折复位固定后，睡眠时取仰卧位，在两肩胛骨之间纵向垫一窄软枕，使两肩后伸，胸部挺起，利用上肢向后垂的重力对骨折对位进行维持。

　　（3）功能锻炼方面常是骨折再移位的主要原因。早期应适当限制肩后伸及扩胸活动等；后期方可逐渐做肩关节的各种活动，尤其是肩外展和外旋活动。在骨折愈合前，严禁做抬臂耸肩动作，以免产生剪力，影响复位效果及骨折愈合。

> ● **锁骨骨折切开复位内固定术的方法有哪些？这些方法的主要优缺点各是什么？**

答： 锁骨骨折切开复位内固定的方法很多，包括克氏针内固定术（图1-8）、普通接骨板螺钉内固定术（图1-9）、解剖型锁定接骨板内固定术、重建接骨板内固定术、形状记忆合金环抱器内固定术、锁定加压接骨板内固定术、锁骨钩接骨板内固定术（图1-10）、弹性髓内钉固定术、喙锁韧带重建及加强技术等。

（1）克氏针内固定术 主要优点包括：①创伤小，骨膜剥离少，切口小；因为锁骨为管状骨，为致密蜂窝状结构，无明显髓腔，所以取小切口用克氏针内固定就能起到有效的固定；②手术时间短，操作简便；③无需特殊内固定材料，医疗花费少；④可较早取出内固定，X线片示骨折初步愈合后即可拔除克氏针。缺点：锁骨呈"S"形，中段骨折受剪力作用，故骨折端受力较大，且克氏针不易控制骨折端的旋转而容易松动滑脱，且克氏针固定术后需辅助三角巾悬吊患肢4周，长时间固定易导致肩关节活动障碍，同时针尾顶破皮肤，可能引起溃破感染，且有克氏针滑入肺内及造成臂丛神经损伤的报道。

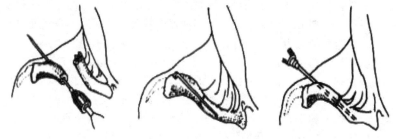

图1-8 锁骨骨折克氏针内固定术

（2）普通接骨板螺钉内固定术 优点为能有效对抗弯曲剪力及旋转应力，经塑形可以更好地贴附在锁骨上，对皮肤的压迫相对较小，且坚强内固定后早期活动有利于骨折愈合。但接骨板也有缺点，如切口长且骨膜剥离广泛，影响血供，不利于骨折愈合，且易出现应力遮挡影响骨折愈合。

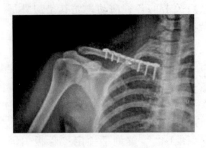
图1-9　普通接骨板螺钉内固定术

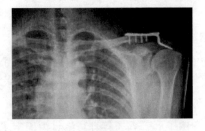
图1-10　锁骨钩接骨板内固定术

（3）重建接骨板内固定术　优点为可完全根据锁骨不规则的外形进行接骨板塑形，使得接骨板能紧贴骨面并起张力带固定效应，以对抗弯曲应力和旋转力，达到可靠的内固定效果，同时接骨板紧贴骨面不影响皮肤缝合。但也有固定失败的缺点。固定失败的原因与接骨板选择失当、接骨板本身的强度不够、接骨板的弹性模量小等因素有关。

（4）形状记忆合金环抱器内固定术　优点为简便安全，环抱结构无需钻孔，更适用于锁骨中1/3粉碎性骨折，使内固定变得更容易，使手术时间缩短，也增加了安全性，避免了置入接骨板和克氏针内固定时存在损伤锁骨下血管、神经及肺尖的危险；环抱器形状的记忆恢复特性，可产生持续加压作用，使骨折端固定变得更加稳定，且环抱器对压缩载荷下的应力遮挡率明显低于钢板，有利于促进骨折愈合和减少固定后骨质疏松。在治疗中外1/3、中内1/3交界处及外1/3骨折或骨折线较长时，因锁骨解剖形状变化，易出现环抱器主板与锁骨弧度不合适而出现间隙，环抱臂把持力不均匀等缺点，造成固定失效。

（5）锁骨钩接骨板内固定术　优点为适用于不稳定型锁骨远端骨折，锁骨钩利用尖峰对钩的压力，通过和锁骨的顶板固定力学杠杆复位效应，帮助骨折复位并提供持续的压力维持锁骨远、近端稳定，可克服水平的剪切力和垂直方向的拉应力，且允许肩锁关节有一定的活动度，符合生物力学固定的原理，有利于骨折愈合，术后患者无需辅助其他外固定，能早期进行功能锻炼。但是由于板钩的存在，仍然存在对肩关节功能的影响。

（6）解剖型锁定接骨板钢板固定术　不是依靠骨摩擦力来实现连接，而是依靠钢板自身的交锁结构来实现。这使得钢板与骨表面留有一定间隙，消除了钢板与骨重压接触的不良作用，能保护皮质血运和骨膜生长，为骨折提供良好的环境。由于螺钉与锁定螺孔之间有螺纹锁定，能极大地减少螺钉松动及退出的风险；钢板已在术前根据锁骨的生理弧度进行了预塑形，无需再折弯，可避免由于反复折弯导致的钢板强度下降，减少术后钢板断裂的发生率。其缺点主要是价格相对昂贵。

(7) 弹性髓内钉固定术 优点在于切口较小，更为美观，软组织剥离少，内置物突出风险较低。缺点包括进针点的皮肤刺激或破损，常需取出髓内钉以及髓内钉迁移。目前的髓内钉无法进行静态锁定，无法控制长度及旋转，用于粉碎性骨折可能会导致继发性短缩，因此仅适用于简单、横行或斜行锁骨骨折。

(8) 喙锁韧带重建及加强技术 实现了局部生物力学系统的重建，同时兼顾了骨折的稳定及肩锁关节的微动，既可保证骨折的良好愈合环境，又对肩部功能的重建起到了积极的作用。自体肌腱是理想的重建材料，但取肌腱造成的损伤及其操作技术的复杂性对术者提出了较高的要求；异体肌腱虽避免了二次损伤，但异体的免疫排斥风险不能避免，且人工肌腱价格昂贵。强力缝线、锚钉线缆的韧性并不理想，无法完美实现对关节的弹性固定，易对周围骨质造成切割。袢钢板的生物力学性能、术后舒适程度方面均令人满意，其置入可通过关节镜技术实现，同时关节镜技术要求有较高的运动医学专业技能。

● 髓内固定术与切开复位钢板内固定术的优劣势有哪些？

答：髓内固定术与切开复位钢板内固定术相比，髓内固定术有以下优势：①切口小，出血少，痛苦少，手术时间短，无需显露锁骨前方的锁骨上神经，避免切开手术引起的锁骨下区域皮肤感觉缺失，不破坏骨膜和血运，利于骨折端骨痂生长和骨折早期愈合；②由于锁骨前上方软组织薄弱，钢板安置易激惹软组织导致疼痛和感染，而微创术式由于切口小并且内置物与皮肤软组织接触面积小，切口感染和软组织激惹少；③内固定去除比较方便，不存在钢板偏心固定后去除内固定时留下的大量螺钉钉道，所以不易发生内固定去除后的钉道周围二次骨折；④允许术后早期功能锻炼，更易于被患者接受；⑤髓内固定为轴心固定，与钢板偏心固定相比更符合人体生物力学。髓内固定的缺点主要是无法给予坚强内固定，易于松动和滑脱，与髓外钢板固定比较，在断端加压能力及锁定可靠性上存在不足，力学强度及抗旋转能力相对较差，可能会导致锁骨长度及旋转控制不良，在治疗严重粉碎性锁骨骨折时效果不理想。

如何治疗锁骨骨折延迟愈合或不愈合？

答：锁骨骨折延迟愈合或不愈合可应用植骨术、骨外穿针固定架加压治疗、加压钉治疗、加压钢板治疗、电刺激治疗、诱导成骨及骨移植方法治疗。

如何处理锁骨骨折畸形愈合？

答：一般锁骨骨折有轻度畸形愈合，不大影响肩关节功能，也不出现疼痛或其他症状，不需要特殊治疗或手术治疗；但如果骨折畸形愈合有明显的骨刺形成，或高低不平的骨痂形成且压迫锁骨下血管或神经的症状明显者，可考虑手术凿除骨痂或骨刺，手术显露方法与切开复位加内固定相同，切口略长一些，切开并分离骨膜，于骨膜下凿除压迫血管或神经的骨痂或骨刺。

锁骨骨折手术是否需要保留锁骨上皮神经？

答：锁骨上皮神经起自颈丛，从胸锁乳突肌后缘 1/2 处中斜角肌前方发出，分为 2 个或 3 个小分支，位于深浅筋膜之间，依次穿过颈筋膜浅层和颈阔肌下部，向远端越过锁骨前面，支配肩部、胸上部、颈下部感觉功能。术中切断锁骨上神经的患者，术后大部分出现不同程度的锁骨上神经损伤表现：皮肤干燥，易角化脱落，出汗试验阳性；皮肤感觉减退，主要是触觉、温度觉及位置觉障碍，皮肤僵硬等。因此，随着国内医患矛盾的加剧，患者医疗健康意识的提高，建议术中尽量保护锁骨上皮神经，努力减少医源性损伤，促进医患和谐。

锁骨中段骨折选用钢板内固定时，应将钢板放在锁骨上表面还是前下表面？

答：常采用钢板内固定治疗移位的锁骨中段骨折。钢板可置于锁骨上表面或前下表面，临床实践中较普遍的是将钢板置于锁骨上表面，但该术式有切口大、骨折端暴露范围大、切口瘢痕、钢板突出于皮下等特点，而钢板置于锁骨前下表面，则具有钢板突出不明显、美观，从前向后置入螺钉使螺钉固定长度更长，避免螺钉损伤锁骨下方的神经血管束，钢板易折弯并与锁骨解剖形态相适应、手术操作方便等优点。而前下位放置钢板的缺点是正位摄片复查时由于钢板的遮挡，不便于观察术后骨折复位及骨折愈合情况，但可在拍片时调节球头的投照方向以观察到锁骨的一侧皮质，从而判断骨折愈合情况。

锁骨骨折复位时钢板固定的位置仍然存在争议，生物力学研究倾向于放置在上表面，临床病例报道前下表面钢板放置具有很低的机械性并发症。Favre 等经有限元分析研究发现，重建钢板治疗锁骨中段骨折的手术中钢板置于锁骨前下表面与置于锁骨上表面相比，有以下几点差异：①模拟自身上肢重量时，前者置入后，锁骨及钢板的最大应力均小于后者；②模拟肩部侧方撞击力量时，前者骨质及钢板的最大应力均大于后者；③前者锁骨变形模型及应力分布更接近于正常锁骨。故前下表面钢板通常更有优势，是因为它与完整锁骨产生了相似的变形模式，并且在正常的生理加载（悬臂梁弯曲）时较少失败。因此，编者建议在治疗普通锁骨中段骨折时可将钢板置于锁骨前下表面，而治疗肩部易受撞击伤患者（轴向压缩）高风险时则将钢板置于钢板上表面。但不管选择放置何种钢板，在锁骨中段骨折进行操作时都应当十分谨慎。

主任医师总结

锁骨骨折是一种常见骨折，传统治疗上往往采用非手术疗法治疗锁骨骨折，主要是简单悬吊制动，但如果骨折断端成角严重，错位愈合很容易出现锁骨下血管、神经压迫及损伤，而对于严重的粉碎性骨折，则往往会导致骨不连或者畸形愈合，预后较差。传统的非手术疗法效果较佳，但这些方法限制了肩关节的早期活动，且需要患者保持叉腰挺胸体位，早期疼痛难以忍受，患者依从性较差，而且容易出现骨折不愈合、臂丛神经受刺激、外形不满意、创伤性关节炎等并发症。在手术治疗中，克氏针内固定加强了骨折固定，减少了损伤，但克氏针本身的不稳定也带来了很多的并发症，如克氏针滑脱游走、气胸、克氏针退出、针道感染、克氏针折弯、骨折畸形愈合或不愈合等，故目前不提倡单纯克氏针固定治疗锁骨骨折。钢板内固定方法可以使骨折端达到绝对稳定，极大减轻患者疼痛，使患者术后可以早期活动，优势明显，是锁骨移位性和粉碎性骨折的首选治疗方法；但也存在肩关节活动受限、钢板断裂及伤口感染、骨折不愈合等并发症。髓内钉固定切口较小，更为美观，软组织剥离少，内置物突出风险较低。但目前的髓内钉无法进行静态锁定，无法控制长度及旋转，用于粉碎性骨折可能会导致继发性短缩，因此仅适用于简单、横行或斜行锁骨骨折。

对于锁骨远端骨折，锁骨钩钢板是一种很好的治疗器材，尤其是对于锁骨远端骨折合并喙锁韧带损伤的患者，既能提供坚强固定，又不损伤喙锁关节，还能进行肩关节的早期锻炼。韧带的重建及加强技术在锁骨远端骨折中越来越受到认可，韧带的恢复实现了局部生物力学系统的重建，同时兼顾了骨折的稳定及肩锁关节的微动，既可保证骨折的良好愈合环境，又对肩部功能的重建起到积极的作用。

锁骨骨折除波及肩锁或胸锁关节及神经或胸腔受损者，绝大多数病例预后均佳。一般的畸形及新生的骨痂多可自行改造。锁骨骨折移位明显、断端不稳定时，非手术治疗常发生骨折畸形愈合，甚至不愈合，应及时选择切开复位加重建接骨板内固定。切开复位后，当骨折端粉碎、接触不良或有缺损时，应取自体髂骨植骨才能有效地防止骨折发生不愈合。锁骨骨折也可伴有神经、血管及韧带的损伤。术前要密切观察患肢的血运、肿胀和感觉情况，防止发生缺血性肌挛缩、出血性休克等并发症。不可否认的是，若要获得良好的恢复效果，仍需要详细的术前计划、规范的手术治疗以及合理的功能锻炼。

参 考 文 献

[1] Oh J H，Kim S H，Lee J H，et al. Treatment of distal clavicle fracture：a systematic review of treatment modalities in 425 fractures. Arch Orthop Trauma Surg，2011，131（4）：525-533.

[2] Frigg A，Rillmann P，Perren T，et al. Intramedullary nailing of clavicular midshaft fractures with the titanium elastic nail：problems and complications［J］. Am J Sports Med，2009，37（2）：352-359.

[3] Wang S J，Wong C S. Extra-articular Knowles pin fixation for unstable distal clavicle fractures［J］. J Trauma，2008，64（6）：1522-1527.

[4] 蔡晓冰，张立国，竺伟，等. 锁定加压钢板治疗锁骨远端 Neer U B 型骨折. 中华骨科杂志，2012，32（7）：659-663.

[5] Favre P，Kloen P，Helfet D L，et al. Superior versus anteroinferior plating of the clavicle：a finite element study［J］. J Orthop Trauma，2011，25（11）：661-665.

[6] Andersen K，Jensen. P O，Lauritzen J. Treatment of clavicular fractures. Figure-of-eight bandage versus a simple sling［J］. Acta orthopaedica Scandinavica，1987，58（1）：71-74.

[7] 徐强，蔡安烈，张锡平，等. 保留与切断锁骨上皮神经治疗锁骨骨折的比较［J］. 中国矫形外科杂志，2018，26（04）：324-327.

[8] 韦永安，周继辉，陈文瑶，等. 锁骨远端骨折治疗及内置物的选择［J］. 中国组织工程研究，2021，25（30）：4877-4882.

跌伤致右肩肿痛、活动障碍 3h——肱骨近端骨折

[实习医师汇报病历]

患者女性，56 岁，以"跌伤致右肩肿痛、活动受限 3h"为主诉入院。右肩 X 线片示右侧肱骨近端骨折。为进一步治疗，门诊拟"右侧肱骨近端骨折"收入住院。患者既往体健。否认其他"心、肝、肺、脾、肾"等重要脏器疾病史。否认传染性疾病史。否认外伤史、输血史，否认食物、药物过敏史。已绝经。

体格检查：T 36.1℃，P 70 次/分，R 21 次/分，BP 125/80mmHg。神志清楚，心、肺、腹部查体未见明显异常。专科情况：右肩肿胀，局部淤血，右肩压痛明显，可触及骨擦感，肢体远端感觉、血运、皮肤温度未见明显异常。余肢体未见明显异常。

辅助检查：右肩 X 线片（图 1-11）示右侧肱骨近端骨折。

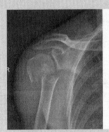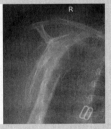

图 1-11 右肩正位、Y 位 X 线片

入院诊断：右侧肱骨近端骨折、右肩关节脱位。

诊疗计划：①骨科护理常规，二级护理；②搭肩石膏托外固定，指导患者握拳促进消肿；③完善各项术前检查，若无手术及麻醉禁忌证，择期行手术治疗。

? 主任医师常问实习医师的问题

● 肱骨近端骨折的分型有哪些？

答：常用的肱骨近端骨折分型有 Neer 分型（表 1-1），AO 分型

（图 1-12）。其中 Neer 分型对骨折的预后评估、治疗方法的选择具有重要指导意义。1934 年，Codman 将肱骨近端分为肱骨头、大结节、小结节、干骺端四个部分，1970 年 Neer 基于肱骨近端的四个解剖部分，将骨折分为一部分、二部分、三部分、四部分骨折。4 个解剖部分之间，如骨折块分离超过 1cm 或两骨折块成角大于 45°，均称为移位骨折。若两解剖部分之间发生移位，即称为两部分骨折；三个解剖部分之间或四个解剖部分之间发生骨折移位，分别称为三部分或四部分骨折。若骨折达不到此移位标准，即使累及多个解剖部分，仍然称为一部分骨折。AO 分型将骨折分为 A、B、C 三型。因为肱骨近端骨折的独特解剖结构，该分型在此处进行了改良。11A 关节外 1 处骨折，11B 关节外 2 处骨折，11C 关节内骨折。

表 1-1　肱骨近端骨折的 Neer 分型

骨折部位		二部分	三部分	四部分	
解剖颈骨折					
外科颈骨折					
大结节骨折					
小结节骨折					
骨折-脱位	前脱位				关节面骨折
	后脱位				

（引自：Canale S T，Beaty J H. 坎贝尔骨科手术学 [M]. 王岩，译 . 12 版 . 北京：人民军医出版社，2013）

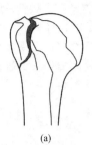 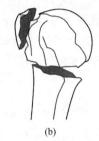 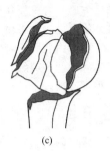

(a)　　　　　　　　　(b)　　　　　　　　　(c)

图 1-12　肱骨近端骨折的 AO 分型

（引自：Richard E Buckley，Christopher G Moran. 骨折治疗的 AO 原则［M］. 危杰，刘璠，吴新宝，等，译. 上海：上海科学技术出版社，2019）

● **什么是肩袖？其功能有哪些？**

答： 肩袖（图 1-13）又称旋转袖，是包绕在肱骨头周围的一组肌腱复合体，由冈上肌、冈下肌、小圆肌、肩胛下肌组成，附着于肱骨大结节和肱骨解剖颈的边缘，肱骨头的前方为肩胛下肌腱，上方为冈上肌腱，后方为冈下肌腱和小圆肌腱。冈上肌在肩关节上举中有重要作用，在上举 30°时可以发挥最佳效能。超过 30°时，大结节会增加冈上肌的力臂。冈上肌从上方包绕肱骨头，且其作用力方向垂直于关节盂平面。因此对盂肱关节有稳定作用。冈上肌由肩胛上神经支配；冈下肌是肱骨两个主要外旋肌之一，占外旋力量的 60%。冈下肌对于防止肱骨头上移

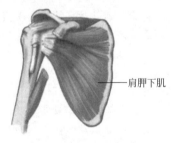

——肩胛下肌

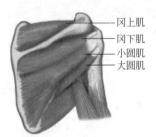——冈上肌
——冈下肌
——小圆肌
——大圆肌

(a) 显示肩胛下肌　　　　　　　(b) 显示冈上肌、冈下肌、小圆肌

图 1-13　肩袖的解剖示意

（引自：Frank H. Netter. 奈特人体解剖彩色图谱［M］.

王怀经，译. 北京：人民卫生出版社，2005）

和后方脱位有重要作用。冈下肌的支配神经是肩胛上神经。小圆肌是肱骨外旋肌之一，提供 45% 的外旋力量，其支配神经是腋神经后束。肩胛下肌为内旋肌，是防止肩关节前方不稳定的被动稳定结构。其支配神经来源于两个神经，上部肌肉受上肩胛下神经支配，下部肌肉受下肩胛下神经支配。

● 什么是三边孔？什么是四边孔？

答：（1）三边孔指位于腋窝后壁，外科颈水平的三角形间隙，其上界为小圆肌和肩胛下肌，下界为大圆肌和背阔肌，外侧界为肱三头肌长头。内有旋肩胛血管通过。

（2）四边孔指位于肩胛区肩胛骨外缘后外侧的四边形间隙。上界：小圆肌和肩胛骨外缘、肩胛下肌、肩关节囊。下界：大圆肌和背阔肌。内侧界：肱三头肌长头外侧缘。外侧界：肱骨外科颈。穿行结构：腋神经、旋肱后动脉和旋肱后静脉。

● 腋神经损伤后的体征有哪些？

答：①由于三角肌萎缩，肩部圆隆，外貌消失，扁平甚至凹陷。肩峰突出，肱骨头易于触及。②臂不能外展，患者欲外展臂时，肩胛骨充分外旋，肩胛骨外角外移。小圆肌虽麻痹，肩外旋和内收动作可被其他肌肉所代替。③肩外侧感觉障碍。④肩关节半脱位。

● 肱骨头的血供有哪些？

答：肱骨头的血供以往被认为是来自旋肱前动脉，特别是来自旋肱前动脉的前外侧分支——弓状动脉，而旋肱后动脉则仅仅提供骨骺后下部的一小部分。随着技术的进步，对旋肱后动脉在肱骨头血供中的地位的认识有了新的改变，有学者通过 MRI 扫描技术量化评估肱骨头血液灌注情况，发现旋肱后动脉提供肱骨头 64% 的血供，特别是在上、下、外侧三部分提供更多的血供，而旋肱前动脉仅提供肱骨头 36% 血供。因此目前认为旋肱后动脉对肱骨头提供更多的血供，但在临床治疗肱骨近端骨折时，旋肱前、旋肱后动脉都应该受到足够的重视，增强对两者的保护，有利于减少肱骨头坏死的发生。

● 肱骨近端骨折的治疗原则是什么？

答：肱骨近端骨折的治疗效果直接影响肩关节的功能，治疗原则是争取骨折早期解剖复位，保留肱骨头血运，进行合理可靠的骨折固定及早期功能锻炼，以减少关节僵硬和肱骨头坏死的发生。

● 肱骨近端骨折内固定术后常见的并发症有哪些？

答：肱骨近端骨折内固定术后常见的并发症有感染、肩关节不稳定、腋神经损伤、头静脉损伤、内固定失败、螺钉穿出、骨折延迟愈合或不愈合、骨折畸形愈合、肱骨头坏死、骨关节炎、肩峰下撞击、肩关节僵硬等。

● CT 三维重建在肱骨近端骨折诊治中的作用有哪些？

答：X 线只是单平面的影像学资料，由于阅片者的经验差距，对于同一病例，可能得出不同的 Neer 分型，这样势必影响术前的决策。CT三维重建能够从三维立体的层面详细地反映出骨折情况，故有利于指导治疗。

❀ [住院医师或主治医师补充病历]

患者入院以来，生命体征稳定，无胸痛、腹痛，其他肢体未见明显异常；局部皮肤无张力性水疱，皮肤完好，患肢肢端血供、皮肤感觉及各指活动度均未见明显异常。右侧肱骨近端 CT 三维重建（图1-14）提示为二部分骨折（Neer 分型）。诊断明确，骨折端移位明显。入院后检查血常规、生化全套、尿常规、粪常规、凝血功能四项、心电图、胸部 X 线片等均未见明显异常；患者手术愿望迫切。综合以上情况，该患者有绝对手术指征。予以行切开复位钢板内固定术，如图 1-15 所示。

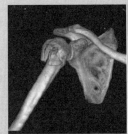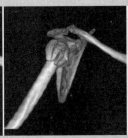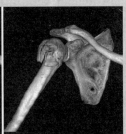

图 1-14 右侧肱骨近端 CT 三维重建

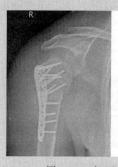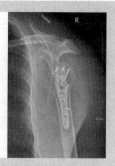

图 1-15　切开复位钢板内固定

 主任医师常问住院医师、进修医师或主治医师的问题

● **如何进行临床评估？**

答：认真仔细的临床评估是非常重要的，能够就每个患者的情况制订出个性化的治疗方案。临床评估包括患者全身情况、局部软组织情况及骨折情况的综合评估。全身情况包括患者的年龄、性别、工作、骨质的情况、是否有内科合并症、伤前伤肩功能情况、全身营养情况、是否伴有认知能力差、外伤的原因、是否伴有其他脏器的损伤、是否伴有其他骨折等；局部软组织情况包括是否是开放性损伤、软组织损伤的程度、是否伴有神经血管损伤等；骨折情况包括是否伴有脱位、是前脱位还是后脱位、骨折块的数量及移位情况。为了更好地了解骨折情况，常规进行肩胛骨正侧位 X 线片、腋位 X 线片及 CT 三维重建。

● **如何确定治疗方案？**

答：确定治疗方案的因素应包括医师、患者、骨折的类型三方面。一般来说，非手术治疗的绝对适应证有年龄大且对肩关节的功能恢复要求不高，或伴有认知能力差、一个没有功能的肢体，或者伴有严重内科疾病、酗酒及轻微移位稳定的骨折。非手术治疗相对适应证有全身各脏器功能尚可但营养情况差，存在全身内科并发症、伤前肩关节功能欠佳、不太严重的骨折。手术的绝对适应证有移位严重且不稳定的骨折脱位，肱骨头劈裂骨折同时排除了非手术治疗绝对适应证者，开放性骨折、神经血管损伤的患者。医师的因素主要体现在专业知识及手术技术方面。

手术治疗肱骨近端骨折的常用方法有哪些？其各自的适应证有哪些？

答：闭合复位克氏针内固定术、闭合复位近端交锁钉固定术、切开复位或微创小切口钢板内固定术及肩关节置换术。闭合复位克氏针内固定术或微创小切口钢板内固定术的主要适应证是二部分、三部分、四部分骨折中肱骨内侧相对完整的骨折、肱骨干平移或者从肱骨头上分离及压缩型外翻骨折，而骨折伴脱位就不适合用这种技术了。闭合复位近端交锁钉固定术当前理想的适应证是二部分或简单的三部分骨折。切开复位的适应证一般是三部分、四部分骨折。肩关节置换术的适应证是伴有骨质疏松的严重的三部分、四部分骨折。

肱骨近端骨折切开复位常用的切口有哪些？各自有什么优缺点？

答：胸大肌三角肌切口（图 1-16）和经三角肌外侧切口（图 1-17）。

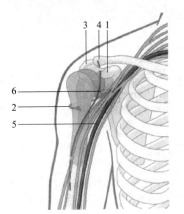

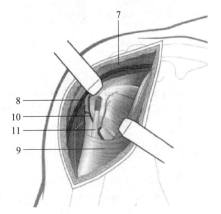

(a) 皮肤切口从喙突延伸至三角肌粗隆

(b) 打开三角肌胸大肌间隙，肌肉和静脉向外侧牵开，显露肱骨头

图 1-16　胸大肌三角肌切口

1—喙突；2—腋神经；3—肩峰；4—锁骨外科端；5—腋动脉；6—臂丛神经；
7—三角肌；8—头静脉；9—胸大肌；10—旋肱前动脉；11—肱二头肌长头腱

（引自：Richard E Buckley，Christopher G Moran. 骨折治疗的 AO 原则 [M].
危杰，刘璠，吴新宝，罗从风，译. 上海：上海科学技术出版社，2019）

① 胸大肌三角肌切口。优点：损伤腋神经的可能性小，不损伤三角肌，可以在内固定与关节置换之间进行转化。缺点：有损伤旋前动脉的可能，进而进一步损伤肱骨头的血供，对于向后侧移位的骨块显露较为困难。

② 经三角肌外侧切口。优点为可进行微创的钢板置入，有利于后侧骨块的显露，损伤小，损伤旋肱前动脉的可能性小，适用于简单的二部分骨折。但经三角肌外侧切口手术视野相对小，有损伤腋神经的风险，无法在内固定与关节置换之间进行转化。

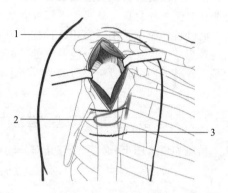

图 1-17　经三角肌外侧切口
（切口从肩峰前外侧角的远端，向下不超过 5cm）
1—肩锁关节；2—腋神经；3—安全区

（引自：Richard E Buckley，Christopher G Moran. 骨折治疗的 AO 原则 [M].
危杰，刘璠，吴新宝，等，译. 上海：上海科学技术出版社，2019）

骨科微创手术的原则及优缺点是什么？

答： 骨科微创手术的原则就是通过手术治疗，在不影响骨折愈合的基础上尽可能多地保留和恢复功能。在这过程中要求在 C 型臂 X 线透视机下进行闭合复位，通过小切口置入内固定物，并在定位杆或同种内固定物比对的定位下进行螺钉固定。骨科微创手术的优点：①创伤小，对患者的打击小；②由于骨膜未剥离断端血肿（含大量成骨因子）保留完好，骨折愈合快；③由于术后可以进行早期功能锻炼，骨折相关联的关节活动功能保留较好，肌肉萎缩较轻；④可以较好地保留切口周围皮肤的血运，减少切口周围皮肤的坏死。骨科微创手术的缺点：①骨折复位一般很难做到100%；②要求必须配备C型臂X线透视机和相应的骨科专用手术床及专用手术间。

● 行微创小切口钢板内固定术如何避免损伤腋神经？

答：腋神经的体表走行在肩峰下（6.3±0.5）cm，在三角肌深面绕过肱骨干，因此在行微创皮肤切口时特别要注意这一安全区。见图1-18。

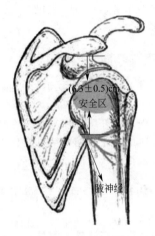

(6.3±0.5)cm
安全区

腋神经

图1-18　腋神经的体表走行及安全区

［引自：Chen Yunfeng, Zhu Naifeng, Zhang Changqing, et al. The relevance of the anatomical basis of fracture For the subsequent treatment of the anterior humeral Circumflex artery and the axillary nerve ［J］. International Orthopaedics，2012，36（4）：783-787］

● 该患者使用小切口如何才能达到满意复位？

答：行微创手术治疗肱骨近端骨折时，一般用两个小切口完成，以腋神经为分界，近端切口主要完成骨折的复位及放置肱骨头螺钉；远端切口完成钢板远端螺钉的放置。近端小切口一般只有3~4cm。对于复杂骨折该切口显露受到限制，要完成有效的复位，一般来说要借助克氏针、剥离子、缝合线等才能达到满意的复位。具体地说可通过克氏针固定在肱骨头上或剥离子撬拨纠正肱骨头的旋转，恢复颈干角，通过将缝合线缝合在大小结节的止点腱上，然后牵拉缝合线达到大小结节的完美复位。若近端切口复位困难，可在肩关节前侧补充一小切口，然后将缝合线缝合至肩胛下肌止点，通过肌肉下隧道，将缝合线引至近端切口，通过牵引缝合线使小结节复位，最后将缝合线固定在钢板上维持复位。

在放置钢板时应注意什么问题？

答：钢板放置不好可能会导致一些并发症，例如钢板放置过高会导致肩峰撞击，放置过低、过后都不能有效地置入肱骨头内的螺钉，放置太靠前可能会影响肱二头肌的功能及影响肱骨头的血供。因此，一般说钢板应该放置在大结节下8mm，结节间沟外侧2mm处，这样能有效防止各种并发症的发生。

如何正确地进行术后功能的康复锻炼？

答：肱骨近端骨折术后功能的康复锻炼很重要，直接影响功能恢复。一般来说，术后1～2周行钟摆样活动，第3周开始行被动的关节活动锻炼，包括前屈、内旋、外旋的恢复。锻炼时要循序渐进，不可操之过急，并开始行三角肌的等张收缩；待有明显骨痂形成后，开始逐步过渡到主动关节活动度的恢复及抗阻肌力锻炼。

内翻型肱骨近端骨折有哪些特点？手术治疗时需注意哪些问题？

答：肱骨颈干角平均133°，若骨折后颈干角减小，则定义为内翻型骨折。内翻型肱骨近端骨折存在肱骨头内骨质压缩，如果合并内侧皮质的断裂，从生物力学角度来讲是潜在的不稳定因素。目前认为，内翻型肱骨近端骨折术后出现复位丢失、内翻畸形加重、继发内固定失效的风险较高。术中应注意的问题包括：①尽可能纠正肱骨头内翻畸形，并打入足够长度螺钉，包括calcar螺钉；②对于合并内侧皮质粉碎、骨质疏松、肱骨头劈裂的骨折类型，行髓内异体腓骨支撑联合钢板固定可获得良好效果。

髓内钉治疗肱骨近端骨折有哪些优势？术中应注意哪些问题？

答：目前认为，髓内钉治疗肱骨近端骨折在术中出血量、软组织损伤和骨折愈合方面比锁定钢板固定有优势。而在肩关节疼痛评分、肩关节功能评分、肩关节活动度等方面未见明显优势。由于具有髓内固定、抗内翻优势，髓内钉较锁定钢板更适合肱骨头塌陷、内翻类型的肱骨近端骨折，但要熟悉该部位解剖特点以及切开复位的相关技巧。术中应注意：①应对骨折端充分复位后再确认进钉点，不推荐利用髓内钉对骨折端复位；②应准确把握进钉点，避免损伤肩袖；③对于骨质疏松的患者，应利用缝线加强固定大、小结节骨折块。

主任医师总结

肱骨近端骨折是老年人常见的脆性骨折之一，随着社会老龄化，肱骨近端骨折的发病率及复杂骨折所占比例逐渐增加。目前临床上治疗肱骨近端骨折的常用方法包括非手术治疗、切开复位钢板内固定术、外侧三角肌小切口微创穿板固定、肱骨近端髓内钉固定术、肩关节置换术等。

非手术治疗主要适用于无移位的二部分或三部分骨折；高龄患者一般条件差，不能满足麻醉及手术要求患者。非手术治疗有肩关节僵硬、畸形愈合等缺点。切开复位锁定钢板内固定为目前常用术式。锁定钢板交叉锁定的近端螺钉分布于肱骨头不同方位，可覆盖整个肱骨头，对骨质疏松肱骨头具有较强的把持力，可提供抗剪切力和抗扭转力。但随着应用广泛，并发症也逐渐增多，主要包括：肱骨头内翻移位、螺钉穿出、肱骨头坏死、肩峰撞击等。外侧三角肌小切口穿板固定属于微创治疗的一种，对患者软组织损伤较小，并能最大限度地保留血供及骨膜等，且固定效果相对较好，术后早期优势显著，患者可以适度开始功能恢复锻炼，且术后并发症较少。但有腋神经损伤风险，同时要求术者有闭合复位手术经验。髓内钉治疗肱骨近端骨折具有独特优势，主要包括：①中心性固定，更符合生物力学；②较钢板固定有更强的抗肱骨头内翻优势；③微创，术中出血少。但髓内钉治疗肱骨近端骨折也有一些不足，包括：①适应证局限，目前主要应用于肱骨近端二部分、简单三部分骨折，对于四部分、肱骨头塌陷类型骨折术中操作较为困难；②术中有肩袖损伤风险，术后出现肩关节疼痛不适。肱骨近端骨折较少采用肩关节置换术治疗，但对于高龄合并严重骨质疏松的肱骨近端粉碎性骨折可采用半肩置换；若上述患者术前已有肩袖损伤，肩关节功能障碍，可选择反式肩关节置换术，但该术式难度大，费用昂贵。

参 考 文 献

[1] Thomas P. Ruedi, Richard E. Buckley, Christopher G. Moran. 骨折治疗的 AO 原则 [M]. 危杰，刘璠，吴新宝，等，译. 2 版. 上海：上海科学技术出版社，2010.

[2] Chen Yun feng, Zhu Nai feng, Zhang Chang qing, et al. The relevance of the anatomical basis of fracture For the subsequent treatment of the anterior humeral Circum-

flex artery and the axillary nerve [J]. International Orthopaedics, 2012, 36 (4): 783-787.

[3] Court-Brown C M, Caesar B. Epidemiology of adult fractures: a review [J]. Injury, 2006, 37 (8): 691-697.

[4] Bell J E, Leung B C, Spratt K F, et al. Trends and Variation in Incidence, Surgical Treatment, and Repeat Surgery of Proximal Humeral Fractures in the Elderly [J]. J Bone Joint Surg Am, 2011, 93 (2): 121-131.

[5] Giannotti S, Bottai V, Dell'osso G, et al. Indices of risk assessment of fracture of the proximal humerus [J]. Clin Cases Miner Bone Metab, 2012, 9 (1): 37-39.

[6] Poeze M, Lenssen AF, Van Empel J M, et al. Conservative management of proximal humeral fractures: can poor functional outcome be related to standard transscapular radiographic evaluation? [J]. J Shoulder Elbow Surg, 2010, 19 (2): 273-281.

[7] Kettler M, Biberthaler P, Braunstein V, et al. Die winkelstabile osteosynthese am proximalen humerus mitder PHILOS-Platte [J]. Der Unfallchirurg, 2006, 109 (12): 1032-1040.

[8] Ricchetti E T, Warrender W J, Abboud J A. Use of locking plates in the treatment of proximal humerus fractures [J]. Journal of Shoulder and Elbow Surgery, 2010, 19 (2): 66-75.

[9] Brunner F, Sommer C, Bahrs C, et al. Open reduction and internal fixation of proximal humerus fractures using a proximal humeral locked plate: a prospective multicenter analysis [J]. Journal of Orthopaedic Trauma, 2009, 23 (3): 163-172.

[10] Voigt C, Geisler A, Hepp P, et al. Are polyaxially locked screws advantageous in the plate osteosynthesis of proximal humeral fractures in the elderly? A prospective randomized clinical observational study [J]. Journal of Orthopaedic Trauma, 2011, 25 (10): 596-602.

[11] Greiner S, Kaab M J, Haas N P, et al. Humeral head necrosis rate at mid-term follow-up after open reduction and angular stable plate fixation for proximal humeral fractures [J]. Injury, 2009, 40 (2): 186-191.

[12] Owsley K C, Gorczyca J T. Fracture displacement and screw cutout after open reduction and locked plate fixation of proximal humeral fractures corrected [J]. The Journal of Bone and Joint Surgery American Volume, 2008, 90 (2): 233-240.

[13] Gradl G, Dietze A, Kaab M, et al. Is locking nailing of humeral head fractures superior to locking plate fixation? [J]. Clin Orthop Relat Res, 2009, 467 (11): 2986-2993.

[14] Voos J E, Dines J S, Dines D M. Arthroplasty for fractures of the proximal part of the humerus [J]. Instr Course Lect, 2011, 60: 105-112.

[15] 石金柱，黄强，张玉富. 解剖锁定钢板结合异体腓骨髓腔内结构植骨治疗复杂肱骨近端骨折 [J]. 中华肩肘外科电子杂志，2017，5（4）：272-277.

[16] 沈施耘，李雄峰，吴猛，等. 锁定钢板结合不同腓骨植骨方式治疗肱骨近端骨折的

生物力学稳定性分析［J］．中华创伤骨科杂志，2019，21（5）：427-431.

［17］ Updegrove G F，Mourad W，Abboud J A. Humeral shaft fractures［J］．J Shoulder Elbow Surg，2018，27（4）：e87-e97.

［18］ Shi X Q，Liu H，Xing R L，et al. Effect of intramedullary nail and locking plate in the treatment of proximal humerus fracture：an update systematic review and meta-analysis［J］．J Orthop Surg Res，2019，14（1）：285.

［19］ 盛宁，汪秋柯，陈云丰．肱骨近端骨折钢板内固定术后肱骨头坏死的研究进展［J］．中华肩肘外科电子杂志，2019，7（1）：78-82.

跌伤致右肩部疼痛、活动受限 5h——
肱骨近端骨折（行人工肱骨头肩置换术）

◉ ［实习医师汇报病历］

患者男性，78 岁，以"跌伤致右肩部疼痛、活动受限 5h"为主诉入院。右肩 X 线片示右肱骨近端粉碎性骨折合并肩关节脱位。为进一步治疗，门诊拟"右肱骨近端粉碎性骨折，右肩关节脱位"收入住院。患者"高血压病、冠心病"病史数年，长期自行服药控制，具体不详。否认其他"肝、肺、脾、肾"等重要脏器疾病史，否认传染性疾病史，否认其他外伤史、输血史，否认食物、药物过敏史。

体格检查：T 36.8℃，P 85 次/分，R 20 次/分，BP 165/95mmHg。神志清楚，心肺未见明显异常。腹平软，无压痛、反跳痛。专科检查：右肩部肿胀、压痛明显，局部畸形、异常活动、皮下瘀斑；可触及骨擦感。右肩关节空虚，肩峰突出，搭肩试验阳性；右桡动脉搏动可触及，右上肢肢端血运、皮肤感觉可。

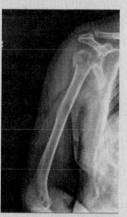

图 1-19　右肩
Y 位 X 线片

辅助检查：右肩 Y 位 X 线片（图 1-19）示右肱骨近端骨折并肩关节脱位，骨质疏松。

入院诊断：①右肱骨近端骨折；②右肩关节脱位；③骨质疏松；④高血压病；⑤冠心病。

诊疗计划：①按骨科护理常规，二级护理，低盐低脂饮食，测血压（每日 2 次）；②早期采用多模式镇痛方案，对疼痛进行干预［如冷疗、静脉滴注氟比洛芬（凯纷），右上肢持续悬吊等］；③进一步完善各项检查，待条件允许时择期行手术治疗。

主任医师常问实习医师的问题

正常肩关节重要的解剖学指标是什么？

答：肱骨头的关节面实质上是球形的，约160°的弧度范围均由关节软骨覆盖。曲率半径约为23～28mm，男性比女性稍大。关节盂关节面的曲率半径比肱骨头稍大2～3mm，颈干角为30°～50°。肱骨头关节面上缘正常比打结节的顶点高8～10mm。肱骨头后倾斜角由于测量方法的不同差异很大，测值从0°～55°。肱骨头关节面相对于肱骨干倾斜形成的角度为头干角，从30°～55°，也因测量方法的差异而不同，偏心距是肱骨近端关节面与肱骨干的相对位置，也就是肱骨关节面旋转中心与肱骨髓腔轴线的距离。向内偏心距（冠状面）范围为4～14mm，前后偏心距（横断面）范围为2～10mm。

正常成人肩峰下的间隙高度是多少？其意义是什么？

答：肩峰下的间隙即第二肩关节间隙，是肱骨头的重要活动空间，若此间隙过窄或过宽都将影响肩关节的活动范围。过窄会使肩关节囊过度紧张导致肩关节上举和外展受限，容易引起肱骨头肩峰撞击。一般认为肱骨头高度在允许范围内上升5mm就会减少肩关节20°～30°的活动幅度，同时加剧关节盂的磨损。肩峰下间隙过宽则影响关节的稳定性。一般认为，肱骨头高度下降5mm，会造成肩关节24°的偏移。国人肩峰下的间隙高度：峰肱距为6.62～9.85mm，峰沟距为11.53～17.8mm，而正常人的示指末端厚度约10mm、宽度为15～20mm，因而术中术者可用示指末端测试肩峰下间隙的宽度从而间接测量假体的松紧度。

肱骨头前后倾斜角近远端参考轴线有哪些？

答：（1）肱骨头前后倾斜角　由于测量方法的不同差异很大，测值从0°～55°。近端参考轴线：①肱骨头解剖颈平面；②连接肱骨头旋转中心和肱骨头关节面中心的连线；③自肱骨大结节至肱骨头关节面中心的连线。对于远端参考轴线，滑车轴线、内外髁连线和前臂都被作为确定轴线的结构。当肩关节前屈20°，肘置于片盖上，从肱骨头向下照射，测得的肱骨头颈中心轴线与肱骨髁横轴线形成的角度，正常角度在25°～40°。

（2）肱骨头后倾角　其意义包括：①上臂外展时必伴随外旋，肱骨头后倾以避免肱骨大结节与肩峰相撞；②后倾角过大，势必加大外旋范围，从而使肱骨头前突并压于关节囊前壁，易发生肩关节前脱位。

● 肩关节的假体类型有几种？

答：人工肩关节按类型分为制约式（含半制约式）和非制约式两种。

（1）制约式（含半制约式）人工肩关节　当肱骨头假体不能依靠肩袖的作用而支撑在关节盂或其假体上，即使三角肌功能正常，患侧上肢仍不能完成肩外展和上举动作。因此，出现了各种所谓定支点人工全肩关节，亦称制约式或半制约式，以提供机械支点的方式来弥补肩袖功能丧失，通过机械性结合来防止半脱位或脱位，使患肢获得稳定的外旋、外展、前屈等功能。其缺点在于假体与骨界面可引起很高的异常应力，易导致松动、脱落或断裂，增加了失败率。制约式人工全肩关节的假体头（球形部分）位于肱骨侧称正（顺）置式，位于关节盂侧为反（逆）置式。

（2）非制约式人工肩关节　主要包括人工肱骨头、人工全肩关节以及无柄肱骨头表面假体。

● 不同肩关节假体类型置换术的适应证有哪些？

答：（1）制约式（含半制约式）人工肩关节置换术　只有在肩袖失去功能，或缺乏骨性止点无法重建时才应用制约式人工全肩关节置换术。临床上多用于广泛累及肩部的恶性肿瘤切除后功能重建的保肢手术。

（2）人工肱骨头置换术（俗称半肩置换术）　适用于以下情况者：①严重肱骨头四部分骨折，骨折块失去软组织附着，丧失血供，可能发生缺血性坏死者；②反复关节脱位，肱骨头压缩骨折范围超过45%；③肱骨头缺血性坏死，未累及关节盂者；④部分骨关节炎，关节盂关节面结构完整；⑤肱骨外科颈骨折不愈合的老年患者；⑥肿瘤重建；⑦某些伴有肩袖撕裂退变者。

（3）非制约式人工全肩关节置换术　适用于肱骨头有严重病变，同时合并关节盂软骨病变，但肩袖功能正常者。

（4）无柄肱骨头表面假体置换术　主要适应证为骨性关节炎、类风湿关节炎、肱骨头无菌性坏死，尤其适用于中青年患者。

● 人工肩关节置换术的禁忌证有哪些？

答：（1）近期感染或活动感染。

（2）三角肌及肩袖瘫痪。人工肩关节保持了关节盂与肱骨间的空间，本身并无功能，缺少动力的人工肩关节置换术是无意义的。这种患者如有肩关节疼痛症状可选择肩关节融合术。如为三角肌或肩袖单个瘫痪则不是禁忌证。

（3）神经源性关节病，尤其当病变尚轻微、稳定时，手术将加速病程进展。

（4）不可修复的肩袖撕裂是关节盂置换术的相对禁忌证。

（5）肩关节极度不稳。

（6）疼痛症状及功能障碍轻微者。

✤ ［住院医师或主治医师补充病历］

患者入院以来请心内科及麻醉科会诊，调控血压及进行冠心病治疗，进一步降低手术风险，局部皮肤无张力性水疱，患肢肢端血供、皮肤感觉及各指活动度未见明显异常。完善右肩关节 CT 三维重建（图 1-20）提示为肱骨近端三部分骨折（Neer 分型）。诊断明确，骨折端移位明显；患者手术愿望迫切；综合以上情况，故该患者有明确的手术指征。

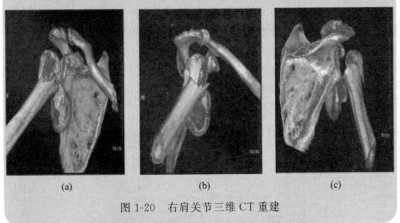

(a)   (b)   (c)

图 1-20　右肩关节三维 CT 重建

❓ 主任医师常问进修医师或主治医师的问题

● 如何进行临床评估？

答：（1）**整体评估**　接受肩关节置换的患者多是老年患者，需要评估各种合并症，对合并其他内科疾病（如糖尿病、高血压病）的患者予以相应的内科治疗；结合患者的性别、年龄、职业、全身情况和骨质条件、运动要求以及对肩关节今后功能的期望值等因素进行综合评估，以制订个性化的治疗方案，其他同一般手术术前常规准备。

（2）局部评估　注意检查三角肌功能（三角肌失神经支配是置换术的相对禁忌证），腋神经、肌皮神经和臂丛功能检查（作为对照，以确定手术中神经是否受损）。

（3）影像学评估　为了确定肱骨近端置换是否是移位性肱骨近端骨折最好的治疗选择，应对骨折的类型进行清晰明确的划定。在大多数病例中，可通过拍摄一系列 X 线片完成。此系列包括以下内容：正前位（AP）的肩胛骨 X 线片（以身体冠状平面倾斜 30°～40°投照），穿肩胛骨的侧位 X 线片或 Y 位片，以及腋位片。在正位片上可以看到大结节的移位情况和干骺端粉碎的程度，腋位片可以了解有无盂肱关节脱位和小结节移位程度。CT 扫描及 CT 三维重建可以评估骨折片移位情况和关节盂的损伤情况。拍摄双侧上臂正位 X 线片，拍片时使用放大标志以使健侧上臂长度能够为患侧的推算提供准确参考。健侧肱骨的长度减去患侧肱骨的长度即需要通过假体重建的长度。使用模板，借助健侧肱骨头可以确定假体头的大小。选择大小准确的假体头可以保证手术中获得合适的大小结节偏心距（offset）。通过模具也可以确定假体柄直径。假体柄直径的选择同样关系到大小结节的愈合：太粗使得结节过分向外偏离而发生撕脱、张力过大而影响愈合；过细会导致结节内聚，也会影响愈合。通过 X 线评估，医师还可以预先判断是否需要植骨以恢复大小结节的位置，做好术前准备。

● 如何决定进行内固定术还是进行关节置换术？

答：应该从以下几方面考虑：患者年龄、骨折分型、肱骨头吸收和坏死的可能性、受伤之前肩关节的功能（有无骨关节炎、肩袖功能是否正常、有无神经损伤）、假体寿命、患者心理状况与医患沟通情况等。此外手术方式的选择应建立在准确理解 Neer 分型的基础上。对 Neer 分型为二部分骨折，有移位的（移位>5mm）大结节骨折，有移位的三部分骨折和年轻患者有移位的四部分骨折，建议行内固定手术。而对于较为粉碎的肱骨近端骨折，尤其是老年患者存在严重的骨质疏松情况，切开复位内固定往往难以达到满意的复位，并且术后肱骨头缺血坏死的可能性较大。为了避免二次手术给患者带来的痛苦，对于粉碎性骨折、存在骨质疏松的老年患者，可行人工肩关节置换术，降低患者的病痛并改善肩关节的功能。

本例患者存在严重的骨质疏松，Neer 分型为三部分骨折。因而建议行人工肩关节置换术。

● 如何选择人工肱骨头置换术与人工全肩关节置换术？

答：选择人工肱骨头置换术还是人工全肩关节置换术仍存在争议，各有优缺点。

人工肱骨头置换术手术操作相对容易，手术时间短。与人工全肩关节置换术相比，出现肩关节不稳的危险较小，必要时可改为人工全肩关节置换术。其缺点包括并不总能解除疼痛，随时间延长，存在关节盂被进一步破坏而使疗效变差的可能。

人工全肩关节置换术手术较难，手术时间较长，高密度聚乙烯磨损颗粒能够引起肱骨和关节盂假体松动并伴有骨丢失；然而人工全肩关节置换术解除疼痛效果较为恒定，并提供了肩关节主动活动所需要的更好的支点。一般来说，人工全肩关节置换术在患者满意度、功能和肌力方面效果较好，尤其是在长期的随访中。目前一致认为对关节盂骨质不良、不可修复性肩袖撕裂和肱骨头缺血性坏死而关节盂关节面正常的患者应行人工肱骨头置换术；肩袖肌腱正常或可以修复、关节软骨面丢失、骨性表面匹配不良的患者应行人工全肩关节置换术。

本例患者合并有高血压病、冠心病等严重的内科疾病，如果行全肩关节置换术，存在手术时间长、出血多、手术风险大等危险因素，因而选择行人工肱骨头置换术。

● 肩关节后倾角在肩关节置换中的意义是什么？

答：如果后倾角过小，重建后的小结节张力增加，会出现小结节固定失败，同时由于肩胛下肌张力增加，会出现肩关节外旋活动度减小。相反，如果后倾角过大，重建后的大结节张力增加，出现大结节固定失败以及肩关节内旋活动受限。对于肱骨近端粉碎性骨折的假体置换手术，应尽可能保留肱骨近端的骨性结构，并予以解剖重建。在假体位置不良的情况下，解剖重建几乎是不可能。假体置入角度直接影响大、小结节的稳定及术后的肩关节功能，手术中精确地定位后倾角十分重要。

● 人工肩关节置换术中需注意什么？

答：人工肩关节置换术后关节功能恢复与手术存在极大的关系，术中需注意：①大小结节牢固固定，肱骨大小结节需在解剖层面上重建，大结节上缘不能高出肱骨头假体，以防撞击，大结节骨折不稳定也可以直接导致手术失败；②注意肩袖的修复，肩袖的腱纤维和关节囊纤维层交织附着，止于肱骨解剖颈，以维持肩关节稳定，同时肩袖的完整重建对解剖复位具有重要意义；③假体安装的角度，一般假体的后倾角应控制在 $20°\sim40°$，过大或过小的后倾角度都会带来肩袖张力的不平衡；④准确测定假体的高度。

● **术中如何进行肩袖的保护与修复？**

答：肩袖对于肩关节术后的功能恢复至关重要，因而术中应尽可能地修复肩袖，重点重建前方肩袖和后方肩袖以稳定假体；在置入肱骨假体前，用缝线穿过结节修复肩袖。对于肱骨近端骨折，尤其是严重的三部分、四部分骨折多伴有大小结节的骨折移位，治疗中宜复位骨折、修复肩袖，将结节缝合固定在肱骨干近端，牢固地重建大小结节、修复肩袖，从而保障关节的动力装置。

（1）肩袖的保护　由于肩关节囊与肩胛下肌为一体，可将关节囊和肩胛下肌两者作为一个整体进行离断，从而维持软组织瓣的强度，有利于随后的伤口缝合和术后早期进行关节的康复锻炼。钝性分离松解前关节囊、术中不松解盂肱韧带对保持修复后的肩关节囊稳定性具有重要的作用。术中注意腋神经在肩胛下肌下方穿入四边孔，应避免误伤。外旋肱骨可以增加肩胛下肌离断处与腋神经之间的距离，有利于保护腋神经。

（2）肩袖的修复　大小结节不仅要和假体柄固定以及相互间捆绑固定，还要和肱骨干固定。置入假体前在肱骨干近端用克氏针钻孔穿引缝线。固定假体柄的骨水泥凝固后，首先用缝线穿过假体孔以及冈下肌腱和肩胛下肌腱环绕固定大小结节，将大小结节固定于假体头之下。然后，通过缝线将大小结节相互固定，再将大小结节与肱骨干固定。根据粉碎程度，按需在大小结节与假体柄和肱骨干间做植骨。植骨材料可来自取下的肱骨头，如果不够，可取自体髂骨。固定完成后，要保证肱骨干和假体间、大小结节间以及大小结节和肱骨干间没有移动；同时也不要使肩袖张力过大。为防止肩关节旋转受限，在固定小结节时，使上臂处于一定的外旋；在固定大结节时，使上臂处于一定的内旋位。最后只缝合肩袖间隙的外侧部分。这样可以在无张力下使肩关节完成旋转运动。

术中如何放置肩关节假体？

答：肩关节假体的正确置入是平衡周围软组织、维持肩关节稳定的基础。合适的肱骨头直径、后倾角及假体高度是放置肩关节假体的技术要点。

（1）肱骨头假体大小 包括假体的直径和厚度，常规以大小结节间沟作为旋转标志的方法进行标准截骨，截骨线与肱骨干纵轴呈35°夹角，测量切除的肱骨头直径（如果粉碎，应加以拼接）作为选择假体的参考。厚度取决于对侧肱骨头的高度和术中测量的张力，假体过大、过厚将导致肩峰下撞击征。

（2）后倾角 结节间沟可以在术中帮助判断后倾角。但在三部分、四部分骨折，这一解剖标志往往已无法完整确认。若以残留的结节间沟远端为标志放置假体，容易使其后倾角增大，软组织张力不平衡会导致肩关节后方不稳定。因而在骨折粉碎严重者，多通过屈肘90°的同时触摸内、外上髁，以其两髁连线平面来确定后倾角度，推荐采用20°～30°的后倾角。建议术中做如下试验：假体试模安装后关节复位，旋转肩关节，在旋转中立位时假体头应该直接指向关节盂，内旋、外旋40°～50°时假体稳定。确定后倾角合适后，用电凝刀在肱骨干上做记号，便于随后准确安装假体。也可通过假体侧翼来协助判断放置假体的后倾角度。一般情况下，假体侧翼位于肱二头肌腱沟后方约12mm，边缘紧贴关节囊附着点并略悬垂出肱骨距。

（3）假体高度 有以下3种方法：①根据术前X线片测量值推算出需要重建的长度，可以帮助在术中确定假体的长度；②胸大肌肱骨止点上缘作为参考点，该点与肱骨头顶点的距离为5.5cm±0.5cm；③用试模感觉肱二头肌腱和软组织张力来确定假体长度并确认无肩峰下撞击。一般肱骨头高于大结节3mm即可。但有报道认为，假体重建偏低比健侧短缩不超过15mm时，似乎对功能并没有太大的影响。因此，术中应在可接受范围内将假体轻度低置，使大结节重建后与肱骨干近端存在重叠，增大骨接触面积，从而改善大结节的愈合情况；同时假体低置后肩峰下间隙有足够宽度以保证肱骨头的活动空间，有利于肩关节功能恢复，避免出现假体高置后肩峰下间隙过窄出现的并发症。

如何正确进行肩关节置换术后的功能康复锻炼？

答：肩关节置换术后的物理治疗和康复锻炼是决定肩关节置换术后

结果的基本因素。手术中须测试肩关节被动活动范围的安全区，以便制订术后康复方案。做肩关节被动前屈、内旋和外旋，分别确定修复组织的紧张点，这些角度即术后6周内康复锻炼的被动活动极限。术后第1天，开始进行肘、腕、手各关节的等长活动及钟摆练习。术后1周，开始肩关节功能锻炼，不宜过早进行环形或摆动运动，以防止关节周围软组织损伤。术后第7～14天，可拆除外展支架，使用三角巾进行肩部功能锻炼，注意前屈内旋和外旋肩关节，范围在40°内，以免引起关节拉伤。术后第2周以肩关节被动运动为主，同时配合邻近关节的无负重活动，逐渐增加锻炼次数及运动幅度。术后第6周后，根据疼痛减轻、X线片情况确定大小结节愈合情况。大小结节愈合后即进入第二期功能康复锻炼，逐步加强肩关节的主动锻炼。上述锻炼过程中以三角肌前部及外旋肌群的锻炼及活动度锻炼最为重要。三角肌和肩袖功能差的患者术后锻炼时，则不应进行大角度锻炼。早期功能锻炼是肩关节置换术后肩关节能否获得满意功能的关键，必须持之以恒，循序渐进地进行。

该患者经过锻炼，右肩关节X线所示及活动度恢复基本满意（图1-21）。

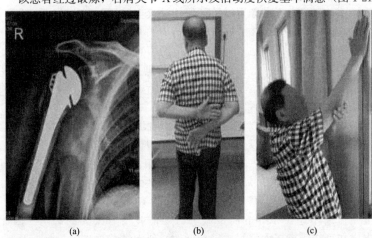

(a)　　　　　　　　　　(b)　　　　　　　　　　(c)

图1-21　术后X线片所示及右肩关节活动度恢复情况

● **肩关节置换术后并发症有哪些？如何避免？**

答：肩关节置换术后常见的并发症有大小结节异位、异位骨化、假体松动及肩袖损伤等。术后大结节骨块不愈合是人工肱骨头置换术后最常见的并发症，主要是术中固定不稳、骨水泥渗入骨折间隙；肩关节的稳定需要假体有合适的后倾角及高度、良好的肩袖重建。假体过高会限制假体活动、引起肩峰撞击而诱发疼痛，假体过低会导致关节失稳。术后肱盂关节不匹配，后期可出现结节移位，继发肩袖紊乱，导致患者出现关节疼痛、活动受限；手术操作细心可以避免腋神经损伤造成三角肌麻痹的并发症。

主任医师总结

肱骨近端骨折多见于60岁以上的老年女性，绝大多数合并骨质疏松，常出现复杂的骨折类型，对于复杂的骨折，术前的三维CT重建可以清楚地显示骨折形态，同时可以给手术方案的制订提供参考。复杂的三、四部分骨折因为骨质量差、内固定松动、骨不连、缺血性坏死等因素在治疗方式上仍存在较大争议。治疗目的主要是恢复肩关节的功能，对于老年患者功能要求不高的可选择保守治疗。近年随着内固定材料的不断更新，可选择的治疗方法越来越多，但是仍有内固定松动等问题，术前评估必不可少。特别是严重骨质疏松的老年患者，肩关节置换是一个较为合理的选择。即便不能最终完全恢复其原有的功能，这样也可以缩短治疗周期，消除疼痛，较早地恢复自理能力。这也是本例患者选择人工肱骨头置换术的原因。但相比发展更为成熟的髋关节和膝关节置换术，肩关节置换术尚需更多的研究和临床实践。只有选择合适的患者，术前制订详细、精确的计划，术中用充分的手术技巧完成假体置换，使其大小、高度和后倾角度合适，特别是重建肩袖及肱骨大小结节固定牢固，术后配以合适的个性化功能康复锻炼方案，通过人工肩关节置换术治疗肱骨近端骨折才能够取得可预期的、稳定可靠的结果。

参 考 文 献

[1] Canale S T，Beaty J H. 坎贝尔骨科手术学：第12版.第1卷，关节外科 [M]. 王岩，陈继营，周勇刚，译. 北京：人民军医出版社，2013.

[2] 陈剑，孙海飚，韩晓强，等. 锁定钢板与半肩关节置换治疗中老年复杂肱骨近端骨折的Meta分析 [J/CD]. 中华关节外科杂志（电子版），2019，13（3）：320-328.

[3] 徐长德，翟玉斌. 人工肱骨头置换治疗老年肱骨近端粉碎性骨折 [J]. 中国矫形外科杂志，2021，29（4）：367-369.

[4] 安庆，张敬标，李伟峰，等. 半肩置换治疗老年肱骨近端骨折疗效分析 [J/CD]. 中华关节外科杂志（电子版），2020，14（1）：92-96.

[5] 马明太，付中国. 肱骨近端骨折治疗的决策分析 [J]. 中国骨与关节杂志，2019，8（7）：482-485.

跌伤致右上臂疼痛、活动受限 10h——肱骨干骨折

❀ [实习医师汇报病历]

患者女性，37岁，以"跌伤致右上臂疼痛、活动受限10h"为主诉入院。右肱骨干正侧位示右侧肱骨干骨折。为进一步治疗，门诊拟"右侧肱骨干骨折"收入住院。患者既往体健。否认其他"心、肝、肺、脾、肾"等重要脏器疾病史，否认传染性疾病史，否认有手术史、输血史，否认食物、药物过敏史。

体格检查：T 36℃，P 76次/分，R 20次/分，BP 120/70mmHg。神志清楚，心肺未见明显异常。腹平软，无压痛。专科检查：右上臂肿胀明显，向外侧成角畸形，右上臂中下段压痛明显，可触及骨擦音及异常活动，肘关节及肩关节活动受限，腕关节及手指活动无异常，右前臂及右手感觉正常，右腕及右手肌力正常，右桡动脉搏动存在，手指末梢血运良好。

辅助检查：右肱骨干X线片（图1-22）示右侧肱骨干中下1/3段粉碎性骨折、移位。

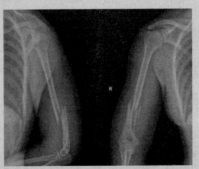

图1-22　右侧肱骨干中下1/3段粉碎性骨折、移位

入院诊断：右侧肱骨干骨折。

诊疗计划：先试行手法复位石膏外固定术，摄片复查，如复位失败行骨折切开复位内固定术。

🄰 主任医师常问实习医师的问题

● **什么是肱骨干骨折？**

答：肱骨干骨折是指肱骨外科颈以下至内外髁上 2cm 处的骨折。

● **肱骨干骨折常见的骨折断端移位情况如何？**

答：肱骨干骨折后，可因附着于骨干远端、近端骨折肌肉的牵拉作用而使骨折端产生不同形式的移位（图 1-23）。当骨折位于三角肌止点以上时，近端骨折端受胸大肌、背阔肌和大圆肌牵拉而向前、向内移位；远端骨折端受三角肌、喙肱肌、肱二头肌和肱三头肌的牵拉而向上、向外移位。当骨折位于三角肌止点以下时，近端骨折端因三角肌和喙肱肌的牵拉而向外、向前移位；远端骨折端因肱三头肌及肱二头肌的牵拉而向上移位；当骨折位于肱骨干下 1/3 部分时，远端骨折端移位的方向可因前臂和肘关节的位置而异。

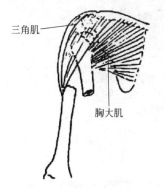

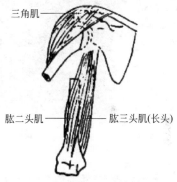

(a) 三角肌附着点以上的骨折　　　　(b) 三角肌附着点以下的骨折

图 1-23　肱骨干骨折的移位形式示意

● **肱骨干中下 1/3 段骨折为什么易合并桡神经损伤？损伤后的临床表现有哪些？**

答：上臂桡神经从肱三头肌间隙穿出时在肌间隙中穿行至上臂中下 1/3 交界处，由后内向前外斜行，在桡神经沟内几乎紧贴着肱骨干穿行且被肱三头肌外侧头的薄层纤维所固定，此处一旦发生骨折，骨折端的移位、成角及摩擦容易损伤不能滑动的桡神经。因此，对于肱骨干中下1/3段范围内骨折的患者，都要高度警惕桡神经损伤的可能。桡神经损伤的临床表现可见：腕下垂畸形，掌指关节不能伸直，拇指不能伸展，手背第一、第二掌骨间（即虎口区）皮肤感觉障碍。

❀ ［住院医师或主治医师补充病历］

　　患者入院后，根据影像学检查可明确诊断为右肱骨干骨折。检查患肢腕指关节背伸正常，拇指伸展正常，手背部皮肤感觉无明显异常，初步排除"桡神经"损伤。予患者施行手法复位加石膏外固定术，术后予复查摄片了解骨折对位情况，复位术后再次检查桡神经情况。复查X线片如图1-24所示。

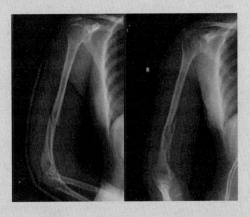

图1-24　右肱骨干骨折手法复位石膏外固定术后X线片

❓ 主任医师常问住院医师、进修医师或主治医师的问题

肱骨干骨折闭合治疗的适应证有哪些？闭合治疗的复位标准有哪些？

　　答：（1）依现代的治疗观点，闭合治疗的适应证应结合患者的具体情况认真审视后确定。一般认为有：①移位不明显的简单骨折；②有移位的中1/3、下1/3骨折经手法整复可以达到功能复位标准。

　　（2）闭合治疗的复位标准　包括：肱骨属非负重骨，轻度的畸形愈合可由肩胛骨代偿，其复位标准在四肢长骨中最低，其功能复位的标准为 2cm 以内的短缩，1/3 以内的侧方移位、20°以内的向前、30°以内的外翻成角以及 15°以内的外旋畸形。

● **常用的闭合治疗方法有哪些？**

　　答：常用的闭合治疗方法有悬垂石膏托外固定（图 1-25）、小夹板外固定（图 1-26）及其他治疗方法（图 1-27、图 1-28）。

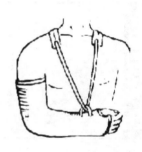

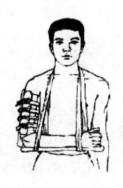

图 1-25　悬垂石膏托外固定　　　　图 1-26　小夹板外固定

　　（1）悬垂石膏托外固定　石膏应具有适当的重量，避免过重或过轻，其上缘至少应超过骨折断端 2.5cm 以上，下缘可达腕部，屈肘 90°，前臂置于中立位，在前臂远端处应有 3 个环，位于背侧、中立位侧和掌侧，颈腕吊带绕过颈部穿过其中一个环。向前成角可以通过缩短吊带纠正，向后成角通过延长吊带纠正，向内成角可以将吊带穿过掌侧环纠正，向外侧成角可以通过吊带穿过背侧环纠正。躯干不能妨碍石膏的悬垂牵引作用。患者需上半身直立位或半立位睡眠，以防肘部被支托而失去作用。

　　（2）小夹板外固定　固定用前、后、内、外 4 块夹板，其长度视骨折部位而定。上 1/3 骨折要超肩关节固定，下 1/3 骨折要超肘关节固定，中 1/3 骨折则不超过上、下关节固定，并应注意前夹板下端不能压迫肘窝。如果移位已完全纠正，可在骨折部的前后方各放一长方形大固定

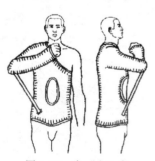

图 1-27　肩"人"字
石膏托外固定

垫，将上、下骨折端紧密包围。若仍有轻度侧方移位时，利用固定垫两点加压；若仍有轻度成角，利用固定垫三点加压，使其逐渐复位。若碎骨片不能满意复位时，也可用固定垫将其逐渐压回，但应注意固定垫厚度适中，防止皮肤压迫坏死。在桡神经沟部位不要放固定垫，以防桡神经受压而麻痹。固定后肘关节屈曲90°，以木托板将前臂置于中立位，患肢悬吊在胸前。

（3）其他治疗方法　有采用肩"人"字石膏托外固定、功能袖带、外展架加牵引或尺骨鹰嘴骨牵引等方法。

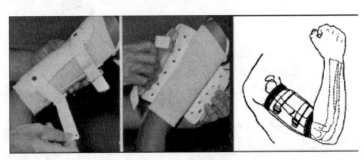

图1-28　功能袖带

● **肱骨干骨折的常用手法复位有哪些？**

答：无移位或轻度移位的肱骨上端骨折，无需复位，仅以三角巾或腕颈带悬吊贴胸固定即可，并进行早期功能锻炼活动。移位明显的肱骨上端骨折必须进行复位固定。见图1-29。

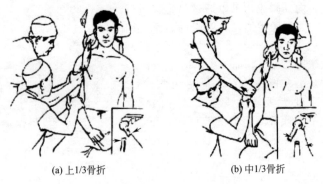

(a) 上1/3骨折　　　　　　　　　(b) 中1/3骨折

图1-29　肱骨干骨折的手法复位法

● **肱骨干骨折的手术适应证有哪些？**

答：可分为绝对适应证及相对适应证。绝对适应证包括：①开放骨折；②漂浮肩或漂浮肘；③伴血管损失；④双侧肱骨骨折（多发伤）；⑤继发性桡神经损失。相对适应证包括：①节段性骨折；②保守治疗无法维持复位；③横行骨折；④肥胖；⑤病理性骨折；⑥骨折不愈合；⑦神经系统功能障碍，帕金森病；⑧臂丛损伤。

● **肱骨干骨折的常用手术入路有哪些？**

答：肱骨干骨折的常用手术入路有以下 3 种。

（1）前外侧入路　肱骨干近段骨折使用钢板固定可以采用前外侧入路。此入路可以延长，用于肱骨干中 1/3 骨折。患者采用仰卧位，最好是使用可透 X 线的手术床。远端骨折使用此入路时需在直视下分出桡神经。手术切口起于喙突，沿三角肌胸大肌间隙走行至三角肌止点处。该入路可沿肱二头肌外侧缘向远端延伸。向远侧延长切口时，劈开肱肌（肱肌外 1/3 由桡神经支配，内 2/3 由肌皮神经支配）显露肱骨远端前面。存在两处神经损伤风险：桡神经远端穿出肌间隔处，肌皮神经从肱二头肌及肱桡肌之间穿出。见图 1-30。

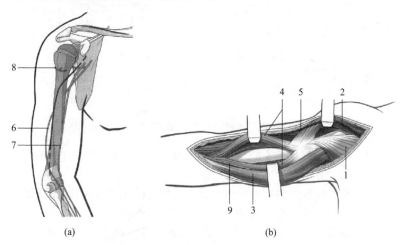

(a)　　　　　　　　(b)

图 1-30　前外侧的延伸手术入路

1—胸大肌；2—三角肌；3—肱二头肌；4—肱肌（劈开处）；5—头静脉；
6—桡神经；7—正中神经；8—腋神经；9—肌皮神经

（2）内侧入路　此入路不常使用。当上臂前方与外侧软组织条件较差或有血管损伤时，可以选用此入路。还可以用于肥胖和骨折不愈合患者或采用双钢板固定的患者。尺神经向后牵拉保护，正中神经和血管向前牵拉保护。

（3）后侧入路（Henry）　此入路最常用于肱骨干远端骨折。一旦桡神经被显露清楚后，此入路就可很容易地向近端延长来处理近端骨折。患者可以取俯卧位或侧卧位。俯卧位时，患侧上臂置于可透 X 线手术台上，而患侧前臂悬于床边。侧卧位时，患者需要用垫枕或真空包支撑躯体。手术切口起于尺骨鹰嘴尖端沿上臂后正中向近端笔直延伸。在肱三头肌长头和外侧头之间钝性分离。远端腱性部分锐性分离。肱深动脉与桡神经在桡神经沟内伴行，也有损伤风险。必须辨识出桡神经并追踪它直至进入外侧肌间隔。尺神经一般不会出现在术野中，但如果在切口远端向内侧牵拉时不谨慎，也会有损伤风险。见图 1-31。

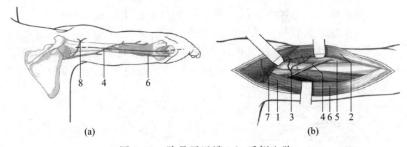

图 1-31　肱骨干远端 1/3 后侧入路

1—肱三头肌长头；2—肱三头肌外侧头；3—肱深动脉；4—桡神经；
5—外侧肌间隔；6—尺神经；7—三角肌；8—腋神经

肱骨干骨折手术的常见内固定方式有哪些？如何选择？

答：肱骨干骨折手术的常见内固定方式有拉力螺丝钉固定、接骨钢板、髓内钉、外固定架。

（1）拉力螺丝钉固定　单纯的拉力螺丝钉固定只能够用于长螺旋形骨折，术后常需要一段时间的外固定保护。

（2）接骨钢板　常用于动力加压钢板、锁定钢板等。肱骨干中下1/3骨折。

（3）髓内钉　常用于肱骨干中段及中上 1/3 段骨折。

（4）外固定架　常用于开放性骨折。

🔴 肱骨干骨折手术的常见并发症有哪些？应如何积极地预防？

答：（1）肱骨干骨折手术的常见的并发症分为早期及晚期。早期并发症有：①髓内钉相关的医源性骨折；②原发性损伤、闭合复位或手术操作引起的桡神经麻痹；③延迟愈合；④畸形愈合；⑤感染。晚期并发症有：①骨折不愈合；②畸形愈合；③内固定失败，尤其是在骨质疏松情况下。

（2）手术并发症的预防应强调严格掌握手术指征，在条件不具备或缺乏必要的手术经验情况下，不要滥用手术治疗。手术医师应熟悉桡神经及肱动脉等重要组织的解剖位置和走行方向，在实际操作过程中严格选用内固定物，正确使用医疗器械，保证达到坚强固定，避免手术治疗中的粗暴操作，术中应尽量减少骨膜剥离和损伤骨的营养动脉的可能，尽量采用一些微创手术操作方式，术后向患者强调功能锻炼的重要性，积极予以指导。

主任医师总结

按以往统计，肱骨干骨折约占全身骨折的1.3％。近年来由于车祸、刀砍伤及其他暴力事件的频繁发生，肱骨干骨折患者已明显增加。以往大多数肱骨干骨折经非手术治疗后均能获得良好的最终治疗结果。但随着生活水平的提高，社会的进步，患者及家属对骨科医师提出了更高的要求，采用手术治疗肱骨干骨折的机会越来越多；手术后并发症的发生也越来越常见。如何提高肱骨干骨折的手术疗效，减少并发症的发生，成为目前骨科医师需要思考的问题。目前骨折手术中"微创"理念已逐步深入人心，如何做到"微创"又不影响手术的整体疗效成为每个骨科医师应去面对及探索的事情。随着微创技术在临床上的广泛运用及目前髓内针内固定器械的改进，髓内钉在肱骨干骨折手术治疗中起到了重要的作用。

参 考 文 献

［1］　田伟．实用骨科学［M］．2版．北京：人民卫生出版社，2016.

［2］　苗华，周建生．骨科手术入路解剖学［M］．合肥：安徽科学技术出版社，2002.

［3］　Ruedi T P，Buckley R E，Moran C G．骨折治疗的AO原则［M］．危杰，刘璠，吴新宝，等，译．3版．上海：上海科学技术出版社，2019.

［4］　Poeze M，Lenssen A F，Van Empel J M，et al. Conservative management of proximal humeral fractures：can poor functional outcome be related to standard transsscapular radiographic evaluation？［J］．J Shoulder Elbow Surg，2010，19（2）：273-281.

外伤致左肘部肿痛、畸形、活动受限 3h——
肘关节恐怖三联征

❀ [实习医师汇报病历]

患者男性，56岁，以"外伤致左肘部肿痛、畸形、活动受限3h"为主诉入院。入院前3h不慎摔伤，左前臂、左肘部相继着地，伤后即感左肘部剧烈肿痛、活动受限，受伤后立即就诊于当地医院，查X线片示左肘关节脱位、左桡骨头粉碎性骨折、左尺骨冠突骨折，给予手法复位、石膏制动等处理。为进一步诊治，转诊我院，门诊拟"左肘关节脱位、左桡骨头粉碎性骨折、左尺骨冠突骨折"收住本科。既往体健。否认其他"心、肝、肺、脾、肾"等重要脏器疾病史，否认传染性疾病史，否认手术史、输血史，否认食物、药物过敏史。

体格检查：T 36.9℃，P 79次/分，R 20次/分，BP 120/80mmHg。心肺腹未见明显异常，左上肢石膏托外固定外观，打开石膏托可见左肘部明显肿胀，局部清亮水疱，左肘关节活动障碍，左肘部压痛明显，可扪及骨擦感。左肘部皮肤感觉正常，指端血运可，左腕、左手活动正常。其余肢体活动、感觉、血运未见明显异常。脊柱生理弯曲存在，无畸形，棘突无压痛、叩击痛，活动尚可。

辅助检查：①X线片 [外院，图1-32(a)、(b)] 示左肘关节脱位并桡骨头粉碎性骨折、左尺骨冠突骨折；②左肘部X线片 [图1-32(c)、(d)] 示左肘关节脱位已复位，石膏固定；③左肘部CT三维重建 [图1-32(e)、(f)] 示左肘关节脱位复位后改变，左桡骨头粉碎性骨折、左尺骨冠突骨折。

初步诊断：①左肘关节脱位；②左桡骨头粉碎性骨折（Mason分型Ⅳ型）；③左尺骨冠突骨折（Regan-Morreey分型Ⅰ型）。

诊疗计划：①按骨科护理常规，二级护理，普食；②给予冰敷消肿治疗；③早期采用多模式镇痛方案，对疼痛进行干预；④营养支持、维持水电解质平衡，预防酸碱平衡紊乱；⑤暂使用石膏托外固定左肘关节；⑥进一步完善各项检查，待条件允许时择期行手术治疗。

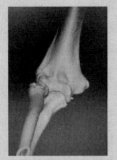
(a) 左肘部正位X线片

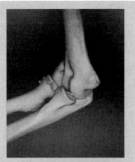
(b) 左肘部侧位X线片

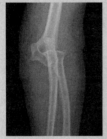
(c) 左肘部复位后正位X线片

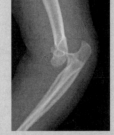
(d) 左肘部复位后侧位X线片

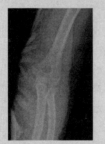
(e) 左肘部CT三维重建正位片

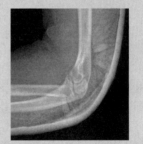
(f) 左肘部CT三维重建侧位片

图 1-32 左肘部 X 线片和 CT 三维重建

 主任医师常问实习医师的问题

● **什么是提携角？其临床意义如何？**

答： 当肘关节完全伸直，前臂处于中立位时，上臂轴线与前臂轴线并不在一条直线上，形成的夹角称为提携角（图1-33），男性为10°～15°，女性20°～25°。其构成是由解剖结构上的特点所决定的：滑车的尺侧缘比桡侧缘低6mm，且滑车关节面倾斜，鹰嘴半月切迹的关节面也倾斜，以便与滑车关节面相对合。由于肱尺关节面倾斜，在伸肘位产生了提携角，此角比正常范围增大时则为肘外翻，减少时为肘内翻。

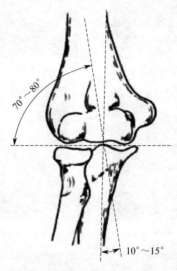

图 1-33　肘关节的提携角

（引自：郭世绂．骨科临床解剖学［M］．济南：山东科学技术出版社，2001）

什么是肱骨髁上骨折？为什么肱骨干与肱骨髁交界处容易发生骨折？按受伤机制可以将其分为哪几型？

答：肱骨髁上骨折是指肱骨干与肱骨髁交界处发生的骨折。发生在肱骨下端肱骨内上髁、外上髁上方2cm以内。多见于儿童，以肘部疼痛、肿胀明显，甚至有张力性水疱、肘部畸形、活动障碍为主要表现。肱骨干与肱骨髁交界处容易发生骨折的原因有两点：首先此处为骨松质与骨密质交界处；其次在肱骨干轴线与肱骨髁轴线之间有30°～50°的前倾角（图1-34）。另外，该处前后扁薄而内外宽，呈鱼尾状，这也容易发生断裂。

肱骨髁上骨折根据暴力来源及方向可分为伸直型、屈曲型和粉碎型三类。见图1-35。

① 伸直型：最多见，占 90％以上，跌倒时肘关节在半屈位或伸直位，手心触地，暴力经前臂传达至肱骨下端，将肱骨髁推向后方。由于重力将肱骨干推向前方，造成肱骨髁上骨折。骨折近端常刺破肱前肌，损伤正中神经和肱动脉。骨折时肱骨下端除接受前后暴力外，还可伴有侧方暴力。按移位情况又分尺偏型和桡偏型。a. 尺偏型：骨折暴力来自肱骨髁前外方，骨折时肱骨髁被推向后内方。内侧骨皮质受挤压，产生一定塌陷。前外侧骨膜破裂，内侧骨膜完整。骨折远端向尺侧移位。因此，复

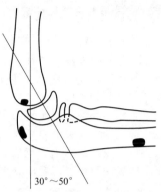

图 1-34 肱骨干轴线与肱骨髁轴线之间的前倾角

位后远端容易向尺侧再移位。即使达到解剖复位，因内侧骨皮质挤压缺损而会向内偏斜。尺偏型骨折后肘内翻的发生率最高。b. 桡偏型：与尺偏型相反。骨折断端桡侧骨皮质因压挤而塌陷，外侧骨膜保持连续。尺侧骨膜断裂，骨折远端向桡侧移位。此型骨折不完全复位也不会产生严重的肘外翻，但解剖复位或矫正过度时，亦可形成肘内翻畸形。

② 屈曲型：较少见。肘关节在屈曲位跌倒，暴力由后下方向前上方撞击尺骨鹰嘴，髁上骨折后远端向前移位，骨折线常为后下斜向前上方，与伸直型相反。该型很少发生血管、神经损伤。

③ 粉碎型：成人多见，多属于肱骨髁间骨折，按骨折线形状可分 T 形和 Y 形或粉碎性骨折。

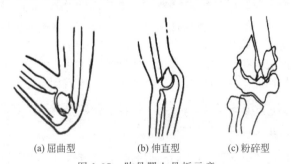

(a) 屈曲型   (b) 伸直型   (c) 粉碎型

图 1-35 肱骨髁上骨折示意

（引自：郭世绂. 骨科临床解剖学[M]. 济南：山东科学技术出版社，2001）

● **肱骨髁上骨折早期最严重的并发症是什么？如何处理？**

答：Volkmann缺血性肌挛缩是肱骨髁上骨折早期最严重的并发症，发病常与处理不当有关。出血和组织肿胀可使筋膜间隙压力升高，以及外固定包扎过紧和屈肘角度太大使筋膜间隙容积减小或无法扩张，是诱发本病的重要因素。早期症状为剧烈疼痛，桡动脉搏动消失或减弱，末梢循环障碍，手部皮肤苍白发凉。被动伸屈手指时引起剧烈疼痛，应立即将肘关节伸直，松解固定物及敷料，经短时间观察后血供无改善者，应及时探查，确有血管损伤者，应行修补手术。前臂肿胀严重、筋膜间隙压力高者，应切开筋膜间隙减压。

● **何谓肘关节恐怖三联征？其处理原则是什么？**

答：肘关节恐怖三联征指肱尺关节后脱位合并尺骨冠突骨折、桡骨头骨折及外侧副韧带损伤，伴或不伴有内侧副韧带、屈肌-旋前圆肌止点、伸指总肌腱、肱骨头及尺骨滑车切迹等骨与软组织损伤。即伴有尺骨冠突骨折和桡骨头骨折的肘关节后脱位，属于肘关节内复杂骨折脱位的一种类型。

以往对肘关节恐怖三联征多采取非手术治疗，但一般很难维持肘关节稳定性，并有再脱位的倾向，目前学者们多主张采取积极的手术治疗。手术治疗策略可恢复尺骨冠突稳定性，通过桡骨头骨折内固定或假体置换以恢复外侧柱稳定性、修复外侧副韧带及相关结构，必要时修补内侧副韧带或应用可活动铰链式外固定支架辅助固定以利于早期活动。

● **尺骨鹰嘴骨折治疗的适应证和禁忌证是什么？**

答：尺骨鹰嘴骨折治疗的目标是重建关节面，恢复和保留肘关节伸展活动和功能，以及预防和避免并发症。手术的适应证包括：骨折移位、关节损伤伴有肘关节伸肘装置破坏及开放性骨折。手术的禁忌证包括：非移位骨折、关节损伤但无伸展功能障碍及身体状况太差者。

● **对于有移位的尺骨鹰嘴骨折，治疗的目的是什么？有哪些治疗方法？**

答：移位的鹰嘴骨折的治疗目的包括：①维持肘关节的伸肘力量；②避免关节面不光滑；③恢复肘关节的稳定；④防止肘关节僵硬。其治疗方法分为手法复位外固定、切开复位内固定和尺骨鹰嘴切除术，内固定方式主要包括"8"字钢丝、克氏针张力带、解剖接骨板、1/3管型接骨板、空心螺钉张力带等。

 ［住院医师或主治医师补充病历］

> 患者入院后给予制动、镇痛、消肿、补液等处理，并给予完善三大常规、血生化、凝血功能、心电图等检查。目前患者左肘部肿胀减退，皮肤褶皱，左肘部疼痛感减轻。辅助检查：心电图结果未见明显异常；血常规、生化全套、尿常规、粪常规示未见明显异常。目前的治疗方案主要是石膏托外固定，以及消肿、镇痛等对症处理。

主任医师常问住院医师、进修医师或主治医师的问题

● 肱骨髁上骨折的主要并发症有哪些？

答：主要并发症有以下5种。①Volkmann缺血性肌挛缩：是最严重的并发症，处理不当可丧失前臂和手的功能。②肘内翻：是常见的肱骨髁上骨折晚期畸形，发生率达30%。③肘外翻：很少发生，可见于肱骨外髁骨折复位不良者。④神经损伤：正中神经损伤较多见，桡神经及尺神经损伤少见。⑤肘关节骨化性肌炎：在功能恢复期强力被动伸屈肘关节，可导致关节周围出现大量骨化块，致使关节又肿胀，主动屈伸活动逐渐减少。

● 桡骨头骨折分为哪几型？治疗方法有哪些区别？

答：(1) 根据骨折大小及移位程度，桡骨头骨折可分为4型，即Mason分型，见图1-36。①Ⅰ型：小或边缘骨折，无移位或＜2mm。②Ⅱ型：骨折块移位明显，＞2mm的边缘骨折。③Ⅲ型：桡骨头严重粉碎性骨折。④Ⅳ型：桡骨头骨折伴肘关节脱位。

(2) 治疗方法如下。

①Ⅰ型：石膏托制动2～4周，早期活动即可。

②Ⅱ型：应行手术切开复位内固定。手术方法：取肘关节后外侧，于桡骨小头处做一2～3cm小切口，直接切开关节囊，显露小头关节，注意保留环状韧带。将骨折解剖复位后取骨折块的顶点垂直打入螺钉，一般1枚即可。

③Ⅲ型及Ⅳ型：常需行桡骨头切开复位钢板内固定术或桡骨头置

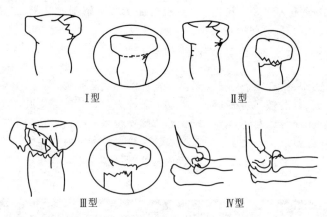

图 1-36　桡骨头骨折的 Mason 分型

（引自：郭世绂. 骨科临床解剖学 [M]. 济南：山东科学技术出版社，2001）

换术。目前较少行桡骨头切除术。

肘关节恐怖三联征中，桡骨头骨折有哪些特点？治疗方案有哪些？

答： 恐怖三联征损伤中桡骨头骨折均为 Manson Ⅳ型，同时桡骨头作为肘关节后外侧旋转的稳定性的主要成分，必须进行手术恢复其完整性。目前临床上治疗方案包括切开复位或假体置换。恐怖三联征损伤中桡骨头骨折大多较为粉碎，因此需要进行桡骨头置换，少部分可行切开复位内固定术。但不建议行桡骨头切除术。

肘关节恐怖三联征中，对于肘关节内侧软组织结构，包括内侧副韧带、屈肌-旋前圆肌复合体的损伤是否需要处理？

答： 对于肘关节恐怖三联征，术前行肘关节 MRI 检查，根据 MRI 检查结果可将患者的韧带损伤类型分为 3 型（图 1-37）：Ⅰ型为单纯外侧副韧带复合体损伤；Ⅱ型为外侧副韧带复合体损伤合并内侧副韧带前束损伤，但连续性存在；Ⅲ型为外侧副韧带复合体损伤合并内侧副韧带前束起点、止点撕脱或体部断裂，连续性丧失。①对于Ⅰ型和大部分Ⅱ型韧带损伤患者，术中无需对内侧副韧带进行修补，术后采用可屈性支具固定即可。②对于Ⅱ型韧带损伤患者，在骨折固定、外侧副韧带结构修复后应仔细评估肘关节的稳定性，对于明显不稳定的患者建议探查内侧结构。③Ⅲ型韧带损伤患者往往为起点、止点撕脱（75%），应常规采用前内侧入路探查修补术，采用锚钉缝合有利于一期腱-骨愈合，其力学强度优于瘢痕愈合，同时可对合并的屈肌-旋前圆肌复合体损伤进行修补，有利于恢复肘关节稳定性及早期功能锻炼。

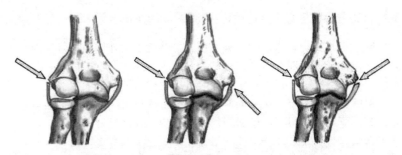

图1-37　肘关节恐怖三联征韧带损伤的分型

[引自：仲飙，张弛，罗从风，等.肘关节"恐怖三联征"中内侧副韧带及合并损伤的治疗策略 [J].中华骨科杂志，2013，（05）：534-540]

● 肘关节恐怖三联征修复内侧副韧带时是否需要游离保护尺神经？术后是否容易发生迟发性尺神经炎？

答：采用前内侧入路暴露内侧副韧带前束无需常规游离或前置尺神经，术中在修补内侧副韧带时可能因牵拉尺神经而出现尺神经一过性麻痹症状，术后很快缓解并消失。

● 肱骨小头骨折的损伤机制是什么？如何分型及治疗？

答：肱骨小头位于肱骨下端桡侧，向前方突出，呈圆形光滑的骨性结构。肘关节屈曲时，桡骨头顶端关节凹形面与肱骨小头前关节面互相对应咬合；肘关节伸展时，则在肱骨小头下关节面咬合。当肘关节轻度屈曲时，传导暴力自下而上经桡骨传导至肘部，桡骨头呈锐角撞击肱骨小头，在肱骨小头与肱骨干骺端造成剪切外力，可将肱骨小头自其附着处剪切下来，并可发生向掌侧向上方的移位。

骨折通常分为两型：Ⅰ型，属于完全性骨折，骨折块包括肱骨小头及部分滑车，骨折块可沿肱骨下端冠状面上移，并时有旋转移位；Ⅱ型，单纯肱骨小头完全性骨折，或肱骨小头边缘的小骨折片，有时在X线片上很难发现。

对无移位的两型骨折，一旦确诊，可行上肢石膏托或石膏托管型固定肘关节于屈曲90°位，有助于降低桡骨头对肱骨小头相对应的压力，维持骨折复位。Ⅰ型或Ⅱ型骨折经手法复位失败后，均应采用手术治疗。

● 肘关节恐怖三联征损伤中，外固定架的使用条件是什么？

答：在修复桡骨头、冠状突、前方关节囊、内外侧副韧带等损伤成分后，需常规进行肘关节稳定性的评估，若屈肘90°透视时仍有肘关节半脱位，证明肘关节仍不稳定，此时可以通过铰链式外固定架固定。外固定架的优势在于进一步加固修复后肘关节的稳定，同时在早期锻炼中分担肘关节周围软组织的受力强度，维持内、外翻稳定。

● 经尺骨鹰嘴骨折脱位、恐怖三联征、内翻后内侧旋转损伤三者之间的鉴别及各自治疗特点是什么？

答：经尺骨鹰嘴骨折脱位、恐怖三联征、内翻后内侧旋转损伤均属于复杂肘关节骨折脱位。要获得良好的治疗效果，需充分了解各自的受伤机制、治疗特点。

经尺骨鹰嘴骨折脱位是在屈肘位时，前臂近端受到高能量撞击引起的。其骨折特点为：尺骨鹰嘴粉碎性骨折；肱尺关节脱位；近端尺桡关节保持完整；内、外侧副韧带结构完整。钢丝张力带不适用于治疗该类型骨折，钢板固定可提供良好稳定性。恢复肘关节的稳定与功能的关键在于鹰嘴关节面及冠突前侧骨皮质的解剖复位。

恐怖三联征是外翻后外侧旋转不稳定的一种特殊类型。受伤时前臂过伸位着地，身体向内侧旋转。轴向负荷与外翻应力作用于肘关节。受伤部位包括桡骨头骨折、尺骨冠突骨折、肘关节脱位，同时包括外侧副韧带撕脱及内侧副韧带损伤。恐怖三联征中桡骨头骨折的骨块一般粉碎了，难以行内固定治疗，需要进行桡骨头置换。此时可经外侧入路套索固定尺骨冠突骨折块，最后修补外侧副韧带。若肱尺关节自屈肘45°至完全伸直时仍可保持复位状态，则无需修补内侧副韧带，否则需修补内侧副韧带，或佩戴可活动支具4周，限制伸肘活动。

内翻后内侧旋转损伤常发生在向后摔倒，前臂伸直着地，导致外侧副韧带复合体损伤，肱骨滑车撞击尺骨冠突前内侧面。这类损伤不累及桡骨头。手术方式：肘关节内侧入路钢板固定冠突前内侧面骨折块；外侧入路修补外侧副韧带。

主任医师总结

肘关节骨折是一类临床上比较常见的疾病。近年来随着交通和建筑业的发展，其发病率有不断上升的趋势。肘关节的主要运动为屈、伸及前臂的旋前、旋后，通过肘关节的运动极大扩展了手和腕的功能活动半径和功能效益。肘关节骨折后，由于骨骼的解剖形态异常、关节软骨损伤、关节内粘连，关节囊及关节周围软组织损伤后瘢痕形成、挛缩，容易发生关节挛缩造成关节僵硬，极大地影响了患者的正常工作和生活。以往肘关节骨折经非手术治疗后出现复发性不稳定、制动时间延长引起的关节僵硬、畸形愈合、不愈合等的概率很高，常导致治疗失败。目前我们主张采取积极的早期手术治疗，目的是重建肘关节的稳定性，使患者早期无痛地进行功能锻炼，恢复肘关节足够的活动范围，从而减少并发症，尽早恢复肢体功能，提高生活质量。

其中，肘关节恐怖三联征是一种复杂的严重肘关节骨折，诊断常需要与合并桡骨头骨折的向后蒙泰贾（Monteggia）骨折脱位、合并肘关节脱位的 Mason Ⅳ 型桡骨头骨折以及合并桡骨头骨折的经鹰嘴骨折脱位等进行鉴别。绝大部分患者需要手术治疗，损伤程度与结果负相关。手术多数可以通过单独的外侧入路（Kocher）完成，必要时可加用内侧或后侧切口。治疗的原则是重建肘关节同心圆性中心复位及可靠的稳定性、对桡骨头和冠突骨折尽量进行复位内固定以及对软组织的处理。术后使用石膏托短期制动或必要时使用铰链式外固定支架对维持术后肘关节的稳定性有积极的作用。

此外，由于该部位结构较复杂，普通 X 线片难以一一辨别，加上严重骨折部位容易掩盖较轻的骨折部位及骨折合并脱位，因而很容易导致漏诊。临床仍有怀疑时，应考虑行肘关节 CT 检查或在伤后 2～3 周复查 X 线片，尽可能避免漏诊，早期诊断对患者术后肘关节的恢复至关重要。肘关节骨折创伤大，常伴有神经、血管及韧带的损伤，要严密观察患肢血运、患肢肿胀、感觉情况，防止发生并发症（如 Volkmann 缺血性肌挛缩等）。总之，详细的术前计划、术中规范的手术治疗以及术后指导患者合理地进行功能锻炼，均是恢复患者肘关节功能不可或缺的手段。

参 考 文 献

[1] Bahk M S，Srikumaran U，Ain M C，et al. Patterns of pediatric supracondylar hu-

merus fractures [J]. J Pediatr Orthop, 2008, 28 (5): 493-499.

[2] 仲飙，张弛，罗从风，等. 肘关节"恐怖三联征"中内侧副韧带及合并损伤的治疗策略 [J]. 中华骨科杂志, 2013, (05): 534-540.

[3] Morrey B F, An Kainan. Stability of the elbow: osseous constraints [J]. J Shoulder Elbow Surg, 2005, 14 (1): s174-5178.

[4] Fitzpatrick M J, Diltz M, McGarry M H, et al. A new fracture model for "terrible triad" injuries of the elbow: influence of forearm rotation on injury patterns [J]. J Orthop Trauma, 2012, 26 (10): 591-596.

[5] Mathew P K, At hw al G S, King G J W. Terrible Triad Injury of the Elbow: Current concepts [J]. J Am Acad Orthop Surg, 2009, 17 (3): 137-151.

[6] 段克南，高宏. 肘关节恐怖三联征治疗的研究进展 [J]. 临床与病理杂志, 2019, 39 (8): 1820-1824.

跌倒致右肘部肿痛、畸形、活动受限 2h——
肱骨髁间骨折

⊛ [实习医师汇报病历]

患者女性，66岁，以"跌伤致右肘肿痛、畸形、活动受限 2h"为主诉入院，入院诊断为右肱骨髁间粉碎性骨折。患者既往体健，否认"心、肝、肺、脾、肾"等重要脏器疾病史，否认外伤史、输血史，否认食物、药物过敏史。

体格检查：T 36.5℃，P 73 次/分，R 20 次/分，BP 135/82mmHg。神志清楚，心肺腹未见明显异常。右上肢石膏托外固定中，拆开石膏托见右肘关节局部肿胀、瘀斑，活动受限，右肘部广泛压痛，肘后三角骨性标志紊乱，可触及骨擦感及异常活动，右桡动脉搏动可触及，右手部感觉、活动及血运可。其余肢体检查未见明显异常。

辅助检查：右肱骨 X 线片示右肱骨髁间粉碎性骨折（图1-38），CT 三维重建如图1-39所示。

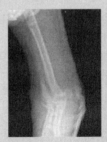 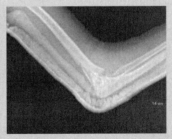

(a) 右肘关节正位X线片　　　　(b) 右肘关节侧位X线片

图1-38　右肱骨 X 线片示右肱骨髁间粉碎性骨折

入院诊断：①右肱骨髁间粉碎性骨折；②骨质疏松。

诊疗计划：①按骨科二级护理常规；②完善血常规、生化全套、凝血功能四项、心电图等各项检查；③予患肢石膏托制动、冷敷消肿、镇痛等对症治疗；④待条件允许后行肱骨髁间骨折切开复位内固定手术治疗。

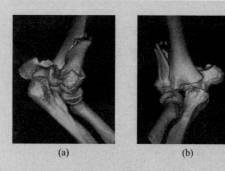

(a)　　　　　　　　(b)

图 1-39　右肱骨 CT 三维重建示肱骨髁间骨折

 主任医师常问实习医师的问题

● 肱骨髁间骨折的临床表现有哪些？

答：肱骨髁间骨折常见于青壮年，多由直接暴力所致，老年人骨质疏松，摔伤肘部也常出现此类骨折。肘关节外伤后局部有明显的肿胀与疼痛，可伴有皮下淤血，肿胀明显者可有张力性水疱形成。骨折移位严重者两髁向内外侧分离，肱骨下端横径变宽，骨折块重叠移位可致上臂短缩畸形及肘后三角形骨性结构紊乱，可触及骨折块，骨擦感明显。移位的骨折块可压迫、损伤肘部血管神经，故检查患者时应注意桡动脉的搏动情况、肢体远端的皮肤温度、感觉、颜色及活动能力，明确是否合并血管神经损伤。

● 肱骨髁间骨折需要做哪些影像学检查？

答：肱骨髁间骨折常规需拍摄肘关节正侧位 X 线片，以明确诊断，有条件的患者应行肘关节 CT 三维重建检查，以判定骨折类型及粉碎程度，并且可以作为手术入路及内固定方式选择的依据。如果怀疑合并血管损伤可行上肢血管造影检查。

● 肱骨髁间骨折的一般处理方法有哪些？

答：（1）手法复位＋石膏托外固定（图 1-40）　对于无移位或移位程度较小，经闭合复位能达到满意的对位且较为稳定的患者可采用单纯石膏托外固定，另外对于骨质疏松及骨折粉碎程度严重的老年患者，手术治疗无法获得满意的复位及可靠的固定，可采用石膏托外固定。

（2）尺骨鹰嘴牵引（图1-41）　不能闭合复位或某种原因未能及时治疗的开放损伤者，可行尺骨鹰嘴牵引，结合闭合整复，在牵引过程中即可早期开始功能练习。牵引一般4～6周，或4周去掉牵引后再用石膏托保护制动2周。

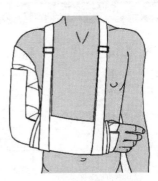

图1-40　石膏托外固定

（引自：Thomas P Ruedi，Richard E Buckley，Christopher G Moran. 骨折治疗的AO原则[M]. 危杰，刘璠，吴新宝，等，译.2版. 上海：上海科学技术出版社，2010）

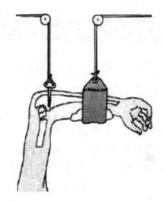

图1-41　尺骨鹰嘴牵引治疗肱骨髁间骨折

（引自：Thomas P Ruedi，Richard E Buckley，Christopher G Moran. 骨折治疗的AO原则[M]. 危杰，刘璠，吴新宝，等，译.2版. 上海：上海科学技术出版社，2010）

（3）切开复位内固定　适用于大部分骨折移位明显的患者，可以采用手术方法对骨折块进行准确的复位及内固定，术后可进行早期的功能锻炼，以促进肘关节功能的恢复。

● 肱骨髁间骨折术后常见的并发症有哪些？

答：肱骨髁间骨折术后常见的并发症有肘关节功能障碍、创伤性关节炎、异位骨化、迟发性尺神经炎等。

❀ ［住院医师或主治医师补充病历］

　　患者入院以来生命体征稳定，无胸痛、腹痛，其他肢体未见明显异常；局部皮肤无张力性水疱，皮肤完好，患肢肢端血供、皮肤感觉及各指活动度均未见明显异常。CT三维重建提示为肱骨髁间骨折，诊断明确，骨折端移位明显；入院后检查血常规、生化全套、尿常规、粪常规、凝血功能四项、心电图、胸部X线片等均提示重要脏器功能未见明显异常；患者重视肘关节功能恢复，手术愿望迫切，有手术指征，且告知术后应在康复医师的指导下进行合理的功能锻炼，避免过度锻炼。

 主任医师常问住院医师、进修医师或主治医师的问题

● 肱骨远端的解剖结构及临床意义有哪些？

答：肱骨远端解剖结构（图1-42）比较复杂，包括位于内外侧的肱骨内髁、外髁以及占据中部的肱骨小头、肱骨滑车，肱骨远端在解剖结构上类似三角形，内外侧髁向上延伸形成坚强的内外侧双柱结构，构成三角形的两边，肱骨小头及肱骨滑车占据中部，构成三角形的底边，三角形的任意一边断裂都会破坏肱骨远端的力学稳定性。手术治疗的目的就是依照双柱理论重建巩固远端的力学稳定性以及恢复肱骨远端关节面的平整。另外肱骨远端与肱骨干形成大约30°的前倾角及6°～8°的外翻角。因此，肱骨远端在冠状面及矢状面上都承受很大的应力，使其很容易发生骨折。

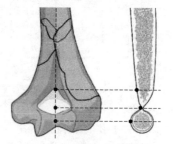

图1-42 肱骨远端的解剖结构示意

（引自：Thomas P Ruedi，Richard E Buckley，Christopher G Moran. 骨折治疗的AO原则［M］. 危杰，刘璠，吴新宝，等，译. 2版. 上海：上海科学技术出版社，2010）

● 常见的肱骨髁间骨折的分型有哪些？

答：（1）Riseborough和Radin（1969）X线分型（图1-43）

Ⅰ型骨折无分离及移位。

Ⅱ型骨折有轻度的分离及移位，但两髁无旋转。

Ⅲ型骨折有分离，两髁有旋转移位。

Ⅳ型骨折为粉碎性，关节面严重破坏。

这种分型反映了骨折的严重程度，对判断手术难度和预后有指导意义，在具体指导治疗方面存在不足。

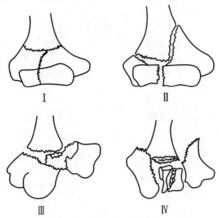

图 1-43 肱骨髁间骨折 X 线分类

（2）Muller 等（1979）AO 分型（图 1-44）

C1：关节简单骨折，干骺端简单骨折。

C2：关节简单骨折，干骺端粉碎性骨折。

C3：为干骺端与髁间均为粉碎性骨折。

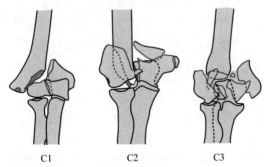

图 1-44 肱骨髁间骨折

　　这种分型便于记录、交流，但不能反映骨折块大小，评估手术方式的选择存在局限。

（3）CT 分型（图 1-45）

Ⅰ型简单骨折，即内、外侧柱骨折均无粉碎。

Ⅱ型单柱复杂骨折，一柱粉碎性骨折，另一柱简单骨折。

Ⅲ型双柱复杂骨折，即内侧柱和外侧柱均为粉碎性骨折。

Ⅳ型合并冠状面的多平面骨折。

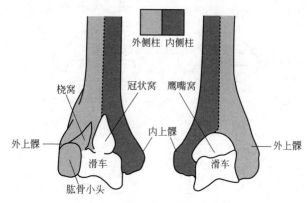

图 1-45　肱骨髁间骨折 CT 分型

CT 分型能反映骨折的严重程度，有效指导治疗，弥补了 Riseborough 分型在具体指导治疗方面存在的不足。

● 肱骨髁间骨折的手术治疗原则有哪些？

答：肱骨髁间骨折的手术治疗，目的是恢复无痛、正常的肘关节功能。需要对肱骨远端关节面进行解剖复位，重建肱骨远端的整体形态，并对骨折块进行坚强固定，以利于早期进行完全的功能锻炼。

● 肱骨髁间骨折的手术入路有哪些？

答：肱骨髁间骨折的手术入路主要有 3 种。

（1）经肱三头肌舌型皮瓣入路　这种入路对肱骨远端关节面及肘关节前方显露较差，需斜形切断肌腹造成肌纤维断裂，断面出血多，术后肌肉肿胀、纤维化，影响肱三头肌肌力和关节活动度。现在已很少采用。

（2）经尺骨鹰嘴截骨入路　该入路显露肱骨远端关节面的效果理想，可对关节面进行精确复位，避免肱三头肌损伤，固定后为骨与骨之间愈合，术后肘关节粘连少，僵硬程度轻，可进行早期功能锻炼。其缺点是人为造成关节内骨折，易导致创伤性关节炎、尺骨鹰嘴截骨不愈合。随着手术技术的发展，V 形截骨、解剖复位、有效固定大大降低了截骨不愈合的发生率。

（3）经肱三头肌两侧入路（图 1-46）　这种方式避免了截骨和肱三头

肌损伤，完整保留了伸肘装置，软组织损伤少，局部血运好，并发症少。

现在多采用后两种手术入路。

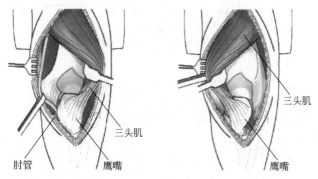

图 1-46　经肱三头肌两侧入路

（引自：Thomas P Ruedi，Richard E Buckley，Christopher G Moran. 骨折治疗的 AO
原则 ［M］. 危杰，刘璠，吴新宝，等，译 . 2 版 . 上海：上海科学技术出版社，2010)

● 肱骨髁间骨折的内固定方式有哪些？

答：肱骨远端骨折的内固定常先用螺钉固定肱骨远端关节面的骨折
块以恢复关节面的平整，再根据肱骨远端的双柱原理，采用内外侧双钢
板固定肱骨内外髁骨折块，恢复双柱的稳定。钢板安放的方式有双钢板
垂直放置和双钢板平行放置（图 1-47）等。

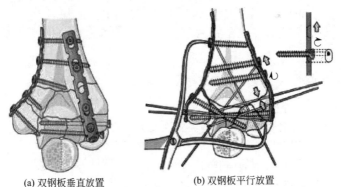

(a) 双钢板垂直放置　　　　　(b) 双钢板平行放置

图 1-47　钢板安放的方式

（引自：Thomas P Ruedi，Richard E Buckley，Christopher G Moran. 骨折治疗的 AO
原则 ［M］. 危杰，刘璠，吴新宝，等，译 . 2 版 . 上海：上海科学技术出版社，2010)

● **尺骨鹰嘴截骨的优缺点有哪些？术中尺神经是否都要显露及前移？**

答：（1）优点　有以下3点：①充分显露肱骨远端关节面；②避免损伤肱三头肌；③有利于早期功能锻炼。

（2）缺点　有以下3点：①造成额外的关节内骨折；②创伤性关节炎；③鹰嘴骨折不愈合（1%～5%）。

（3）术中应注意保护尺神经，是否需要常规前置尺神经，目前没有定论。缺乏常规前置尺神经与选择性前置尺神经的对比研究，但是多数医师认为前置尺神经可以避免与内置物的摩擦引起的损害。但有研究发现前置尺神经并不能减少尺神经损伤。尺神经前移的指征：①内固定物位于或邻近尺神经行径；②尺神经原始有损伤。

● **选择双侧平行钢板固定时有何要求？**

答：（1）每枚螺钉必须通过钢板。

（2）每枚螺钉必须固定1块对侧骨块，而该骨块同时为对侧钢板所固定。

（3）远端碎骨块必须应用足够数量的螺钉充分固定。

（4）每枚螺钉在可允许的范围内尽可能长。

（5）每枚螺钉尽可能固定更多的骨折块。

（6）远端螺钉应相互交锁，以创建一个成角稳定结构，整合双柱钢板固定技术。

（7）钢板应在双柱的肱骨髁上水平加压固定。

（8）钢板应具备足够的强度，以确保骨折愈合前不发生断裂和弯曲。

● **肱骨髁间骨折手术的注意事项有哪些？**

答：（1）骨折复位的标准如下。

① 恢复肱骨远端三角形的完整性及关节软骨的平整。

② 恢复鹰嘴窝、冠突窝、桡骨窝的解剖形状。

③ 恢复肱骨远端的前倾角。

（2）复位固定时的顺序如下。

① 复位髁间骨折，恢复关节面的完整性，并用克氏针临时固定，将复杂的髁间骨折变为简单的髁上骨折，此时可以用拉力螺钉固定髁间骨折，但是要留下空间，避免影响后面的钢板固定。

② 将已经复位的关节面骨块与髁上骨折进行复位并用克氏针固定。

③ 按照内外侧柱塑性钢板，使之贴于骨面，将其远侧与髁间骨折块固定，使关节面骨块与内外侧钢板成一整体。

④ 将钢板与骨折近端固定，此时若干骺端存在明显的缺损，可以将肱骨短缩，并加压固定；或者行自体骨移植桥接固定，注意当髁间粉碎性骨折，而髁上相对完整时，可以先将远端骨块与近端复位固定，以便提供复位的解剖标志；在固定髁间粉碎性骨折时，髁间不能用拉力螺钉固定，否则会使滑车的宽度缩窄，影响关节的匹配。

复位固定顺序原则上是简单骨折先固定，复杂粉碎后固定。

（3）骨折端缺损强调骨折端的一期自体骨植骨可以增加内固定物的稳定性，促进骨折愈合。减少内固定的失败率。

（4）注意髁间骨缺损的处理尽可能恢复髁间正常宽度，缺损大的采用自体髂骨块植骨，不主张使用拉力螺钉加压固定。

（5）注意恢复关节面的平整。

（6）注意恢复肱骨远端的正常前倾角度。

主任医师总结

肱骨髁间骨折常为高能量暴力损伤所致，或是发生于骨质疏松的老年患者，骨折的粉碎程度严重，治疗困难，早期曾采用非手术治疗，预后欠佳。随着手术技术及内固定器械的进步，切开复位、牢固的板钉内固定和早期功能锻炼已被视为首选的治疗方法。双钢板固定治疗肱骨髁间骨折是目前主流的治疗手段。该患者为老年女性，骨质疏松明显，采用传统的内固定钢板无法牢固固定骨折块，术后早期的功能锻炼可能导致内固定松动断裂。因此，锁定钢板是较为合适的选择。目前对钢板的安放角度还有不同的见解。传统的 AO 固定原则提倡以互成 90°角的双接骨板固定肱骨内外侧柱，这种固定方式的固定刚度和抗疲劳作用最强。Schemitsch 等研究表明，当解剖复位时，双接骨板安放在两侧髁上或相互垂直固定强度无差异；当复位有台阶时，双接骨板必须安放在两侧髁的骨髁上，并位于不同的平面。而后 Self 和 Jacobson 等研究发现，双重建钢板安放时垂直或平行与固定的稳定性并没有差别，且垂直安放螺钉脱出的概率更高。O'Driscoll 等结合肱骨远端骨折情况，认为肱骨远端骨折块复位的丢失和髁上骨折部分固定不牢靠是内固定失败的最主要原因，并提出了固定肱骨髁间骨折的两个原则：尽最大可能固定所有肱骨远端骨折块；被螺钉固定的肱骨远端骨折块应与肱骨髁上部分保持一致的稳定性。应用平行双板技术和最新的肱骨远端锁定加压接骨板系统，在治疗复杂肱骨髁间骨折上获得了满意的疗效，并得出最终的结论：当使用 1/3 管型钢板时双钢板需互成 90°安放，使用双重建钢板或双锁定板则没有必要；在矢状面上平行安放两个重建钢板的稳定性相等或强于相互垂直安放时；通过螺钉固定和骨块间的作用将两个锁定钢板连接成为一个"拱形"（图 1-48）整体可使肱骨髁间骨折的固定获得最大的稳定。该患者内外侧柱均有较大骨折块，采用双钢板平行放置方式，使骨折块间加压锁定，能更好地增加骨折块间的稳定，促进骨折愈合，避免早期功能锻炼所致的内固定失败。

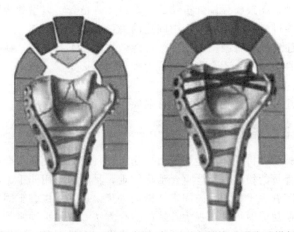

图 1-48　双钢板平行放置，通过螺钉固定骨块，形成"拱桥"

参 考 文 献

［1］ Jesse B. Jupiter. AO Manual of Fracture Management：Elbow and Forearm. Switzerland ［M］. AO Publishing，2009.

［2］ Ryan J M，Lascelles B D X，Benito J，et al. Histological and molecular characterisation of feline humeral condylar osteoarthritis ［J］. BMC Vet Res，2013，9：110.

［3］ Wang X L，Feng C，Wan S Q，et al. Biomechanical analysis of pinning configurations for a supracondylar humerus fracture with coronal medial obliquity ［J］. J Pediatr Orthop B，2012，21（6）：495-498.

［4］ Pongowski B，Panasiuk M. Anterior Interosseous Nerve Palsy after Supracondylar Fracture of Humerus in Adult. Case report ［J］. Ortop Traumatol Rehabil，2013，15（4）：363-368.

［5］ Niu Y F，Bai Y S，Xu S G，et al. Treatment of bone nonunion and bone defects associated with unsuccessful humeral condylar fracture repair with autogenous iliac bone reconstruction [J]. J Shoulder Elbow Surg，2012，21（8）：985-991.

[6] Hamdi A，Poitras P，Louati H，et al. Biomechanical analysis of lateral pin placements for pediatric supracondylar humerus fractures [J]. J Pediatr Orthop，2010，30（2）：135-139.

摔倒致右前臂肿痛、活动受限 5h——
尺桡骨干双骨折

❀ [实习医师汇报病历]

患者男性，25岁，以"摔倒致右前臂肿痛、活动受限5h"为主诉入院。前臂X线片示右侧尺桡骨干双骨折。门诊拟"右侧尺桡骨干双骨折"收入住院。患者既往体健，否认其他"心、肝、肺、脾、肾"等重要脏器疾病史，否认传染性疾病史，否认外伤史、输血史，否认食物、药物过敏史。

体格检查：T 36.7℃，P 76次/分，R 20次/分，BP 136/86mmHg，神志清楚，心肺腹未见明显异常，右前臂明显肿胀，畸形外观，无皮肤缺损，无皮肤发红、破溃，压痛明显，纵向叩击痛阳性，右腕、肘关节活动受限。右上肢肢端血运好，皮肤感觉正常，手指活动可。脊柱生理弯曲存在，无侧弯，无畸形，无纵向叩击痛，其余肢体未见明显异常。

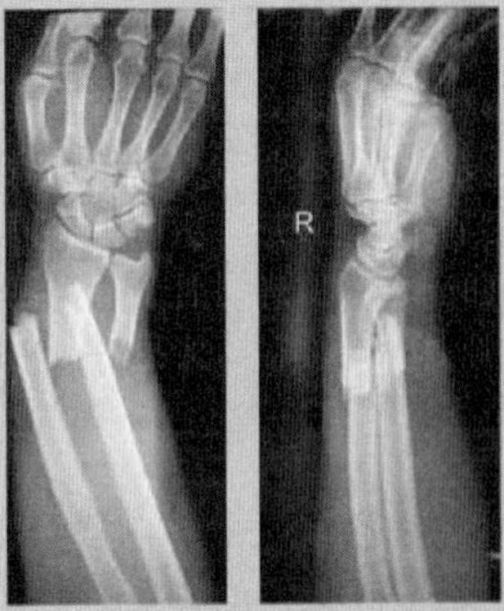

(a)　　　(b)

图 1-49　右前臂正侧位 X 线片

辅助检查：右前臂X线片（图1-49）示右侧尺桡骨干双骨折。

入院诊断：右侧尺桡骨干双骨折。

诊疗计划：①骨科二级护理；②完善血常规、尿常规、生化全套、心电图等各项检查；③予以消肿、镇痛等对症治疗；④择期手术。

❓ 主任医师常问实习医师的问题

● 什么是尺桡骨干双骨折？

答：尺桡骨干双骨折（俗称前臂双骨折）甚常见，多发于青少年。尺桡骨干双骨折可发生重叠、成角、旋转及侧方移位四种畸形；桡骨干单骨折较少见，因有尺骨支持，骨折端重叠、移位较少，主要发生旋转移位。尺骨干单骨折极少见，因有桡骨支持移位不明显，除非合并下尺桡关节脱位。

● 尺桡骨干双骨折的受伤机制有哪些？

答：以平地跌倒损伤居第一位，高处坠落第二位，以 10 岁以上男性居多。以间接暴力致伤为主，直接暴力次之。但不同暴力造成不同类型的骨折（图 1-50），由打击、碰撞等直接暴力作用在前臂上，引起尺桡骨干双骨折，其骨折线常在同一水平。间接暴力作用在前臂上，多为跌倒时手掌着地，暴力传导至桡骨，并经骨间膜传导至尺骨。桡骨中上 1/3 处骨折常为横形、短斜形或带小蝶形片的粉碎性骨折。骨折向掌侧成角，短缩、重叠、移位严重，骨间膜损伤严重。

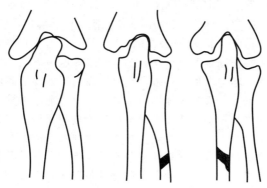

图 1-50　尺桡骨干双骨折的类型

● 尺桡骨干双骨折的临床表现有哪些？

答：局部肿胀、畸形及压痛，可有骨擦音及异常活动，前臂活动受限。儿童常为青枝骨折，有成角畸形，而无骨折端移位，有时合并正中神经或尺神经、桡神经损伤。

● X 线片上如何诊断尺桡骨干双骨折？

答：X 线片是平面的，可清晰地判断出成角及重叠移位，但判断旋转畸形则有困难。大多数尺桡骨干双骨折是由旋前和旋后的外力造成的，而 X 线片只显示骨折向掌背侧成角畸形，但实际上常为旋转移位。

如果认为是成角畸形，将会遗留旋转畸形。对可疑尺桡骨干双骨折患者，至少拍前后位和侧位的 X 线片，且 X 线片必须包括肘关节和腕关节，以了解是否存在上下尺桡关节的脱位或半脱位。

● 尺桡骨干双骨折经非手术治疗后疗效如何？

答：对于闭合性、骨折端稳定、无明显移位的骨折，首先给予前臂中立位 U 形石膏托外固定，肢体肿胀消退后可再予更换石膏托。一般石膏托外固定 4～8 周后，根据 X 线片骨折愈合情况确定拆除石膏托的时间，之后练习肘、腕关节活动。闭合复位石膏托外固定治疗尺桡骨干双骨折的愈合情况并不理想。

● 前臂筋膜间隔综合征的病理变化有哪些？早期诊断和早期治疗的临床意义有哪些？

答：筋膜间隙是由骨、骨间膜、肌间隔和深筋膜形成的潜在腔隙，其中有神经、血管、肌肉。当肢体由于挤压伤，血管损伤，骨折内出血，石膏托、夹板固定不当，导致筋膜间隙内压力增高，由于室壁坚韧，缺乏弹性，不能向周围扩张，故而增高的压力使筋膜间隙内淋巴与静脉的阻力增加，而使静脉压力增高，进而使毛细血管内压力进一步增高，从而渗出增加，使筋膜间隙内压力进一步升高。最终阻断筋膜间隙内肌肉和神经组织的血液循环，发生缺血水肿并恶性循环，直至坏死。筋膜间隔综合征的早期诊断和早期治疗，可使筋膜间隙内的肌肉免于坏死，神经功能不受损害；对避免肢体畸形和神经麻痹均有重要意义。

❀ ［住院医师或主治医师补充病历］

　　患者入院以来生命体征稳定，心肺腹未见明显异常，其他肢体未见明显异常；局部皮肤未见明显瘀斑，皮肤完好，患肢肢端血运、皮肤感觉及各指活动未见明显异常。依据病史及相关辅助检查诊断为尺桡骨中下段楔形骨折（AO 分型）。诊断明确，骨折端移位明显；入院后检查血常规、生化全套、尿常规、粪常规、凝血功能四项、心电图、胸部 X 线片等均提示重要脏器功能未见明显异常；患者属青壮年患者，手术愿望迫切；综合以上情况，该患者有绝对手术的指征。

主任医师常问住院医师、进修医师或主治医师的问题

● **有哪些特殊类型的尺桡骨干骨折？**

答：Monteggia 骨折（蒙泰贾骨折，简称蒙氏骨折）：尺骨单独中上骨合并上尺桡关节的脱位或者损伤，有几种特殊类型，此处不展开讨论。

Galeazzi 骨折（加莱亚齐骨折，曾称盖氏骨折）：桡骨的单独中下段骨折合并远端尺桡关节（DRUJ）的脱位。

虽然这两种是单独骨折，但尺桡骨组成一个复杂的关节，使得肘关节、前臂、腕关节能够正常活动。其解剖角度的异常会导致前臂旋后和旋前功能的丧失。

记忆要点：上尺蒙、下桡盖。

还有一种特殊类型：前臂的 Essex-lopresti 损伤是指桡骨头骨折，同时合并尺桡骨骨间膜撕裂及下尺桡关节脱位（三联征），属于高能量性损伤，很少见。间接暴力致伤，外伤时，外力经腕部传导至肘部，致使尺桡骨骨间膜撕裂、桡骨头骨折、下尺桡关节脱位及三角软骨等组织损伤。这种损伤产生的组织及结构损伤严重，对治疗要求高，否则极易遗留前臂功能受限。发病后腕关节疼痛，手握力下降，前臂旋转受限。辅助检查主要是 X 线片、MRI。治疗原则为恢复桡骨长度，对桡骨头骨折进行治疗（骨折复位内固定或桡骨头置换），修复腕部损伤。

● **尺桡骨干双骨折的手术指征有哪些？**

答：尺桡骨干双骨折若治疗不当，可造成严重的功能丧失，即使骨折愈合满意，也会发生严重的功能障碍。肱桡、近端尺桡、肱尺、桡腕、远端尺桡关节和骨间隙必须恢复正常的解剖关系，否则会发生一些功能受损。除所有长骨骨干骨折常见的问题外，尺桡骨干双骨折还有一些特殊的问题，如恢复肢体长度，恢复其轴线，从而获得满意的功能效果。如果要达到良好的旋前和旋后的活动范围，还必须取得正常的旋转轴线。因为有旋前肌和旋后肌的存在，对旋转和成角有影响，要整复和保持两个平行骨骼的复位比较困难，所以常发生畸形愈合和不愈合，其后果并不理想。由于这些因素，对成人有移位的尺桡骨干双骨折，虽然闭合复位可能成功，但是如果成角和旋转对线不良没有纠正，仍会发生功能障碍，使最后的结果不满意，所以一般仍认为切开复位内固定是最好的治疗方法。特别是桡骨上段骨折，由于软组织丰富，手法整复非常困难，不稳定性骨折、移位较大的尺桡骨干双骨折合并上尺桡关节脱位、下尺桡关节脱位的患者，整复和维持复位较困难，手法复位不满意者，畸形愈合的尺桡骨干双骨折，成人移位较大的骨折，均以手术切开复位内固定为好。

● **尺桡骨干双骨折常用的手术治疗方式有哪些？**

答：尺桡骨干双骨折的手术治疗方法有以下几类。

（1）外固定支架　仅部分尺桡骨干双骨折的患者适合外固定支架治疗。通常用于伴有广泛软组织损伤和骨缺损的尺桡骨开放性骨折的早期治疗。

（2）髓内钉（图1-51）　最初髓内钉治疗前臂不稳定性骨折的结果并不能令人满意，伴有20%骨不愈合及高比例的畸形愈合，骨折愈合患者的前臂功能恢复差。①正常尺桡骨干（尤其是桡骨干）并非完全平直而是存在一定的弧度，髓内针可能会发生插入困难，强行打入会导致骨折端移位及骨质破坏；②非带锁髓内针固定不能有效地防止骨折端的旋转移位，所以术后仍需超肘超腕关节石膏托制动，提高骨折愈合率；③髓内针尾端可刺激皮肤软组织发生感染，并影响关节活动。

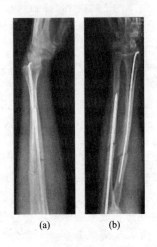

(a)　　　　　(b)

图1-51　尺桡骨干双骨折髓内钉术后

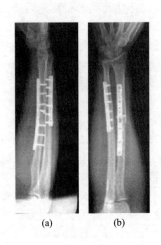

(a)　　　　　(b)

图1-52　尺桡骨干双骨折钢板内固定术后

（3）钢板固定　首先钢板内固定（图1-52）能对碎骨块进行良好的控制，可以进行较精确的解剖复位，这是尺桡骨干双骨折能够最大限度地恢复前臂功能的关键原则。①加压钢板（DCP）可被预弯成与尺桡骨干相伏贴的弧度，有效地维持骨折端及骨折块之间正常的解剖关系；②若操作得当，用加压钢板固定尺桡骨能有效地防止骨折端的旋转、侧方及成角等移位；③用加压钢板固定尺桡骨干双骨折，可能发生尺骨侧伤口裂开、钢板外露。

● 如何选择尺桡骨干双骨折的手术方式？

答： 尺桡骨干双骨折内固定的方法多种多样。因此应根据骨折的具体情况选用合适的内固定方法。满意的内固定器械必须能牢固地固定骨折，尽可能地消除成角及旋转活动。编者认为，牢固的髓内钉或AO加压钢板均可达到目的；较薄的钢板和可弯的髓内钉是不满意的。选用结实的髓内钉还是结实的钢板需根据具体情况确定。加压钢板固定牢靠，抗弯和抗扭转力量强，也可用于粉碎性骨折，缺点是切口大，创伤重，骨膜破坏多，异物刺激大，取钢板时复杂。髓内钉可闭合穿针，手术创口小，只需要少量剥离或不剥离骨膜，取出方便。每种器械均有其优缺点，在某些骨折中使用一种可能比另一种更为成功。在许多尺桡骨干双骨折中，用钢板和髓内钉均能取得满意的疗效，究竟选用哪一种则需根据骨科医师的训练和经验确定。因尺桡骨干双骨折治疗的复杂性，可以考虑从以下方面制订手术治疗方式：①患者评价；②治疗方法的选择；③手术计划；④手术入路；⑤复位技术；⑥术后治疗。

● 尺桡双骨折移位的解剖学因素有哪些？

答： 前臂上2/3肌肉丰富，下1/3多是肌腱。因而上部粗下部细，外形椭圆。起止于前臂的肌肉有伸、屈、旋前、旋后四组。旋后组有肱二头肌和旋后肌，均附着于肱骨。旋前组有旋前圆肌和旋前方肌。前者止于肱骨干中1/3，后者连于尺、桡骨下1/4。此四种肌肉的作用可使前臂旋转。而伸腕、伸指、屈腕、屈指肌群则能够伸腕、伸指、屈腕、屈指。同时前臂肌肉多是跨关节或是跨尺、桡两骨的。故若尺桡骨发生骨折，可导致骨折端旋转、短缩和成角等移位。由于骨折部位的不同，尺桡骨干双骨折断端产生的移位也不相同，通常以旋前圆肌止点上下作为主要标志，判断可能发生的移位方向。在治疗中，必须熟悉局部解剖（图1-53）和移位机制，才能复位满意。

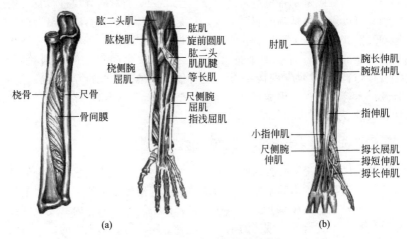

图 1-53　尺桡骨的解剖结构

● 尺桡骨干双骨折手术治疗的并发症有哪些？

答：①筋膜间隔综合征；②畸形愈合；③骨不愈合；④感染；⑤钢板取出与再骨折；⑥桡-尺骨融合；⑦神经血管并发症；⑧心脏疾病（包括继发性心力衰竭、心律失常）、出血性疾病（伤口血肿、胃肠道出血）、栓塞性疾病（深静脉血栓、肺栓塞）和其他疾病（尿潴留、肾脏衰竭、便秘、压疮、过敏反应、精神症状、电解质紊乱和其他骨折）。

● 如何预防尺桡骨干双骨折手术治疗并发症的发生？

答：（1）尺骨侧伤口裂开钢板外露

① 尺骨近侧1/2段骨折：入路可于前臂内侧（不是背侧）纵向切口，将切口桡侧缘的皮肤皮下组织向桡侧适当潜行游离，接骨板置于尺侧腕屈肌深面的尺骨内侧面，若伤口不能完全缝合时则将桡侧皮缘与尺侧腕屈肌的肌膜缝合，使肌肉皮肤暂时覆盖尺骨及钢板，Ⅱ期缝合伤口或植皮修复。

② 对尺骨远侧1/2段骨折：应视软组织肿胀及皮肤张力血运等情况而定。若估计用较薄且窄的接骨板内固定仍难保证伤口能达到Ⅱ期闭合，则采用尺骨骨折闭合复位或有限切开复位，用三棱针自尺骨鹰嘴背侧缘打入髓腔，针的远端到达尺骨远端做髓内固定，如此可避免伤口裂开。

（2）前臂筋膜间隔综合征

① 软组织损伤较严重的闭合骨折先行外固定消肿治疗，待肿胀基本消退后再行手术治疗。此期间应密切观察，有筋膜间隔综合征的早期征象者应及时切开深筋膜减压。

② 术中尽量减少创伤，减少切开或不切开肌肉，认真止血，关闭伤口时不缝合筋膜，必要时置引流片引流积血。

③ 术后抬高患肢，适当应用激素、脱水剂及利尿药消肿治疗，密切观察肿胀及血运情况。

（3）桡神经损伤

① 有人主张从背外侧通过桡侧腕长、腕短伸肌间隙进入，将桡侧腕短伸肌、指伸肌及旋后肌附着点一同向背侧及外侧剥离。因此，整个由桡神经深支支配的肌群包括其本身在内一起向背侧牵开，由桡神经干支配的桡侧腕长伸肌及肱桡肌向掌侧牵开，这样既不会损伤桡神经深支，又不会损伤桡神经干。

② 采用掌侧入路时应该注意显露肱桡肌深面的桡神经浅支牵向桡侧并保护好以免损伤。

（4）尺桡骨交叉愈合骨桥形成　尺桡骨交叉愈合多为伴有严重的骨间膜损伤，使尺桡骨的骨折端连通在同一血肿内，血肿机化和成骨而形成交叉愈合。对骨折段大致在同一节段的双骨折病例，最好采用尺骨背侧及桡骨掌侧切口，尽量避免损伤骨间膜，使骨折端及碎骨块解剖复位稳妥固定，行 X 线透视确认尺桡骨间无游离碎骨块存在，如此可防止发生尺桡骨交叉愈合及骨桥形成。

● **如何循序渐进地进行功能锻炼？**

答：（1）肌力锻炼　指导肌力锻炼应从术后第 1 天开始直到康复。进行患肢肌力充分等长收缩和舒张，促进血液循环，加速静脉和淋巴回流，减轻肿胀，防止肌肉萎缩；同时，通过肌肉收缩和舒张，给骨折处以生理压力，有助于骨折端接触，促进骨折愈合。方法：前臂保持中立位，用力握拳 5s，然后用力伸指 5s。初始 3 次/日，每次 5～10min，以后逐渐增加次数和延长时间。

（2）关节活动指导　疼痛缓解以后，一般术后 2～3 天，开始进行患肢肩关节、肘关节、腕关节及前臂旋转活动。

① 肩关节活动指导。肩关节在人体各个关节中的活动范围最广泛，可使手能触到人体自身的任何部位。尺桡骨干双骨折术后应行主动功能

锻炼，方法如下。a. 前屈、后伸锻炼：患者取坐位，上臂与地面垂直，做钟摆样前后运动，范围由小逐渐增大。b. 内收、内旋锻炼：患者用手横过面部触摸对侧耳郭以锻炼内收，用手摸腰背部以锻炼内旋。c. 外展、外旋锻炼：患者做双手抱头动作。以上各方法每日3次，每次各20～30下。

② 肘关节活动指导。采用加压钢板内固定，肘关节一般不用石膏托外固定，便于肘关节锻炼。方法：患肢前臂保持中立位，用健侧手托患肢前臂，用力伸肘3s，然后屈肘3s，每日4～5次，每次3～5min。疼痛消失后做患肘主动伸肘5s，屈肘5s，每日3～5次．每次5～10min。

③ 腕关节活动指导。背伸锻炼，双手对掌或用手掌推墙；掌屈锻炼，双手背相对。以上动作各持续5s，每日4次，每次3～5min。

④ 前臂旋转活动指导。初始先做旋前运动，范围0°～20°，每日3～5次，每次5min，每日增加10°。旋后运动宜在1周后进行，做旋转动作时速度宜慢。

主任医师总结

尺桡骨干双骨折是一种较为常见的高能量创伤，青壮年占多数，其对手灵巧功能的发挥和前臂旋转功能造成了严重的影响。两骨干完全骨折后，由于前臂有旋前方肌、旋前圆肌、旋后肌、肱二头肌等，所以尺桡骨干双骨折因骨折部位的不同存在复杂的侧方、重叠、成角及旋转移位。

骨折发生后应密切观察患者血运、感觉及运动情况，高度警惕前臂筋膜间隔综合征的发生，一旦发现应及时给予切开减压。尺桡骨干双骨折的复位要求高，选择有效的方法治疗是改善预后、提高患者生活质量的关键。前臂的旋转功能直接影响手的功能发挥。多数学者认为，桡骨近端的旋后畸形不得＞30°，尺骨远端的旋转畸形不得＞10°，尺桡骨的成角畸形不得＞10°，桡骨的旋转弓应予以恢复。

临床中可采取手法复位石膏托或夹板外固定，然而闭合复位通常不能获得满意的复位和保持良好的位置，故不作为首选的治疗方法。切开复位内固定既能获得满意的解剖复位，又能获得牢固的固定。常用的内固定方式有接骨板螺钉、髓内钉，而对于开放性损伤且软组织条件差的、粉碎性骨折严重者多使用前臂外固定支架进行固定。术后及时进行适当的功能锻炼对恢复前臂的功能，尤其是旋转功能至关重要。

参 考 文 献

[1] Robert W Bucholz. 洛克伍德-格林成人骨折 [M]. 裴国献，译 . 6 版 . 北京：人民军医出版社 . 2009.

[2] 凌超，刘智 . 钢板与髓内钉内固定治疗成人前臂骨干骨折的研究进展 [J]. 中华创伤骨科杂志，2012，14（10）：904-907.

[3] 马晓春 . 不同治疗方法对尺梯骨骨干双骨折前臂功能的影响研究 [J]. 临床医学工程，2012，5（19）：738-739.

[4] Lee Y H，Lee S K，Chung M S，et al. Interlocking contoured intramedullary nail fixation for selected diaphyseal fractures of the forearm in adults [J]. J Bone Joint Surg（Am），2008，90（9）：1891-1898.

[5] Gaulke R，Abdulkareem M，O'Loughlin P F，et al. First clinical experience with anovel forearm boom [J]. Technol Health Care，2010，18（4/5）：317-324.

外伤致左腕肿痛、畸形、活动受限 2h——
桡骨远端骨折

✹ [实习医师汇报病历]

患者女性，45岁，以"外伤致左腕肿痛、畸形、活动受限2h"为主诉入院。左腕X线片示左桡骨远端骨折。急诊拟"左桡骨远端骨折"收入住院。患者既往体健，否认其他"心、肝、肺、脾、肾"等重要脏器疾病史，否认传染性疾病史，否认外伤史、输血史，否认食物、药物过敏史。

体格检查：T 37.2℃，P 73次/分，R 20次/分，BP 128/78mmHg。神志清楚，心肺未见明显异常。腹平软，无压痛。左前臂石膏托外固定外观，拆开见：左腕皮下淤血，局部呈银叉状畸形，肿胀、压痛明显；可触及骨擦感；左腕活动受限；左手感觉、活动及血运可。其余肢体未见明显异常。

辅助检查：左腕正侧位X线片（图1-54）示左桡骨远端骨折。

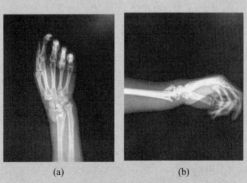

(a)   (b)

图1-54　左腕正侧位X线片

入院诊断：左桡骨远端骨折。

诊疗计划：①骨科护理常规，二级护理；②完善相关检查；③手法复位、石膏托外固定对症处理，择期手术。

主任医师常问实习医师的问题

● **什么是桡骨远端骨折？**

答：桡骨远端骨折是指距桡骨下端关节面 3cm 以内的骨折。这个部位为骨松质与骨密质的交界处．为解剖薄弱处，一旦遭受外力，容易骨折。

● **桡骨下端关节面形成哪两个角度？分别为几度？**

答：桡骨下端关节面呈由背侧向掌侧、由桡侧向尺侧的凹面，分别形成掌倾角（10°～15°）和尺偏角（20°～25°）。见图 1-55。

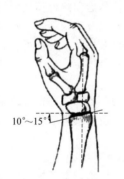 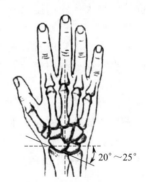

图 1-55　桡骨下端关节面的掌倾角与尺偏角

● **伸直型骨折的临床表现、诊断及治疗是什么？**

答：伸直型骨折在 AO 分类中属于 A 型及 B 型。Abraham Colles 于 1814 年详细描述了这种骨折，因此以他的名字命名，称为柯莱斯（Colles）骨折，见图 1-56。多由间接暴力引起，通常的受伤机制是腕关节处于背伸位、手掌着地、前臂旋前时受伤，应力通过手掌传导到桡骨下端而发生骨折。

（1）临床表现与诊断　伤后局部肿痛，可出现典型的畸形姿势，即侧面看呈"银叉状"畸形，正面看呈"枪刺样"畸形。检查局部压痛明显，腕关节活动障碍，皮下出现瘀斑。X 线片可见骨折端有以下几种移位表现：①骨远端桡骨折向背侧移位；②远端向桡侧移位；③骨折端向掌侧成角；④近端嵌入远端，桡骨短缩，或远端呈粉碎性骨折；⑤桡骨远端旋转。因此表现出典型的畸形体征。可同时伴有下尺桡关节脱位及尺骨茎突撕脱骨折。

（2）治疗

① 手法复位外固定。为主要的治疗方法。在局部麻醉下肩外展 90°，助手一手握住拇指，另一手握住其余手指，沿前臂纵轴向远端持续牵引，另一助手握住肘上方做反牵引。待克服重叠畸形后，术者双手握住腕部，拇指挤压住骨折远端向远侧推挤，2～5

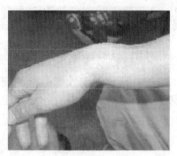

图 1-56　桡骨远端伸
直型骨折（Colles 骨折）

指顶住骨折端，加大屈腕角度，取消成角，然后向尺侧挤压，缓慢放松牵引，在屈腕、尺偏位检查骨折对位对线情况及稳定情况。在屈腕、尺偏位超腕关节小夹板固定或石膏托夹板固定 2 周，水肿消退后，在腕关节中立位继续小夹板或改用前臂管型石膏托外固定。

② 切开复位内固定。

a. 手术适应证。严重的粉碎性骨折，桡骨下端关节面破坏；手法复位失败，或复位成功，外固定不能维持复位以及嵌插骨折，导致尺桡骨下端关节面显著不平衡者。

b. 手术方法。经腕背桡侧切口暴露骨折端，在直视下复位，用 T 形钢板、螺钉或钢针固定。若骨折块碎裂、塌陷，有骨缺损，经牵引复位后，分别于桡骨及第 2 掌骨穿针，用外固定支架维持复位，取髂骨植骨，充填缺损，用螺钉或钢针固定。6～8 周后可取消外固定支架。

③ 康复治疗。无论手法复位或切开复位，术后均应早期进行手指屈伸活动。4～6 周后可去除外固定，逐渐开始腕关节活动。骨折愈合后，桡骨下端因骨痂生长，或由于骨折对位不良，使桡骨背侧面变得不平滑，拇长伸肌腱在不平滑的骨面反复摩擦，导致慢性损伤，可发生自发性肌腱断裂，可做肌腱转移修复术。若骨折短缩畸形未能纠正，使尺骨长度相对增加，尺桡骨下端关节面不平衡，常是后期腕关节疼痛及旋转障碍的原因，可做尺骨短缩术。

● **屈曲型骨折的临床表现、诊断及治疗是什么？**

答：1847 年 Smith 首先详细描述了与 Colles 骨折不同特点的桡骨下端屈曲型骨折，又称史密斯（Smith）骨折，见图 1-57。该骨折常由于跌倒时，腕关节屈曲、手背着地受伤引起；或手掌着地，前臂处于旋后位受伤引起；也可因腕背部受到直接暴力打击发生。较伸直型骨折少见。

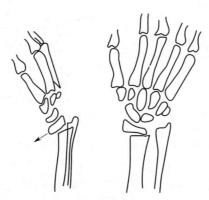

图 1-57 桡骨远端屈曲型骨折（Smith 骨折）示意

（1）临床表现与诊断 受伤后，腕部下垂，局部肿胀，腕背侧皮下瘀斑，腕部活动受限。检查局部有明显压痛，尺桡骨茎突关系异常。X线片可发现典型移位，近侧骨折端向背侧移位，远侧骨折端向掌侧、尺侧移位，与伸直型骨折移位方向相反，称为反 Colles 骨折或 Smith 骨折。可伴有尺骨茎突骨折。很少出现嵌入骨折。

（2）治疗 主要采用手法复位、夹板或石膏托外固定。复位手法与伸直型骨折相反，基本原则相同。由于复位后维持复位位置较困难，可采用前臂旋后位用长臂石膏托外固定，屈肘 90°固定 5～6 周。复位后若极不稳定，外固定不能维持复位者，行切开复位、钢板或钢针内固定。

● **桡骨远端关节面骨折的临床表现、诊断及治疗是什么？**

答： 桡骨远端关节面骨折是桡骨远端骨折的一种特殊类型。由 Barton 于 1938 年首先描述，又称巴顿（Barton）骨折。在腕背伸、前臂旋前位跌倒，手掌着地，暴力通过腕骨传导，撞击桡骨远端关节面背侧发生骨折，腕关节也随之而向背侧移位。

（1）临床表现及诊断 临床上表现为与 Colles 骨折相类似的"银叉状"畸形及相应体征。X线片可发现桡骨远端背侧缘关节面骨折，骨折块呈楔形，腕关节随骨折块一起向背侧、近侧移位。当跌倒时，腕关节屈曲、手着地受伤，应力由腕背传导至桡骨远端掌侧，导致掌侧关节面骨折，腕关节随骨折块一起向掌侧、近侧移位，称反 Barton 骨折。

见图 1-58。

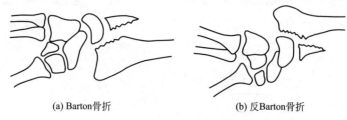

(a) Barton骨折   (b) 反Barton骨折

图 1-58 桡骨远端 Barton 骨折与反 Barton 骨折示意

（2）治疗 无论是掌侧或背侧桡骨远端关节面骨折，首先均采用手法复位、夹板或石膏托外固定。复位后若很不稳定者，可予切开复位、钢针内固定。或用托状钢板固定治疗反 Barton 骨折，可取得较好的功能恢复。

✦ ［住院医师或主治医师补充病历］

本例患者在臂丛麻醉下进行左桡骨远端骨折切开复位内固定手术。手术过程：患肢外展置于侧台上，常规皮肤无菌操作，铺巾。取前臂远端掌侧一个长约7cm的纵向切口，沿桡侧腕屈肌腱与掌长肌腱之间切开皮肤至远侧腕横纹，并向桡侧转向。切开浅筋膜，钝性分离暴露正中神经，牵开正中神经及肌腱。注意保护正中神经。钝性分离至旋前方肌，切开部分旋前方肌，将其从桡骨附着处剥离，从而显露桡骨远端掌侧关节面及腕关节面。显露骨折端及移位的骨块，清除嵌压的软组织和血肿后骨折复位，复位时要尽可能维持关节面的平整，恢复桡骨茎突高度和掌倾角。对骨质疏松、骨缺损、骨塌陷者予以植骨处理。掌侧置入一

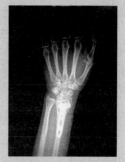

图 1-59 术后X线片

"T"形锁定钢板及5枚锁定钉固定。术中结合 C 型臂 X 线透视机显示骨折复位及内固定位置满意后，生理盐水冲洗，逐层关闭伤口。注重术后康复锻炼，按不同时间段进行相应的康复锻炼。术后 2 周后用关节扭挫伤洗剂熏洗协助康复。术后 X 线片见图 1-59。

主任医师常问住院医师、进修医师或主治医师的问题

● 桡骨远端骨折的 AO 分型是什么？

答：桡骨远端骨折的 AO 分型见表 1-2。

表 1-2 桡骨远端骨折的 AO 分型

AO 分型	表现
A 型	关节外骨折
A1 型	尺骨骨折
A2 型	桡骨简单骨折或嵌插骨折,若伴有背侧旋转,即为掌侧旋转,即为 Smith 骨折
A3 型	桡骨粉碎性骨折,可以是楔形、嵌插、复杂粉碎性骨折
B 型	部分关节内骨折
B1 型	桡骨矢状面部分关节内骨折
B2 型	桡骨背侧缘部分关节内骨折,即为 Barton 骨折
B3 型	桡骨掌侧缘部分关节内骨折,即为反 Barton 骨折
C 型	完全关节内骨折
C1 型	桡骨干骺端及关节内简单骨折
C2 型	桡骨干骺端粉碎性骨折,关节内简单骨折
C3 型	桡骨关节面粉碎性骨折,伴干骺端简单骨折或粉碎性骨折

临床上习惯依据受伤机制的不同,将桡骨远端骨折分为伸直型、屈曲型及粉碎型骨折。

● 不稳定性桡骨远端骨折的分类及分级是什么？

答：(1) 不稳定性桡骨远端骨折的分类（Lidstrom，1959）

Ⅰ度：无畸形,背侧无成角,桡骨短缩不超过 3mm。

Ⅱ度：轻度畸形,背侧成角 $1°\sim10°$,桡骨短缩 $3\sim6mm$。

Ⅲ度：中度畸形,背侧成角 $11°\sim15°$,桡骨短缩 $7\sim12mm$。

Ⅳ度：严重畸形,背侧成角 $>15°$,桡骨短缩 12mm 以上。

(2) 按关节面情况分为四级（Knirk SI Jupiter, 1986）

0 级：关节面平整,或有 1mm 塌陷。

Ⅰ级：关节面有 $1\sim2mm$ 塌陷。

Ⅱ级：关节面有 $2\sim3mm$ 塌陷。

Ⅲ级：关节面有 3mm 以上塌陷。

以上各种情况,在 X 线片上都极易分辨,治疗时应注意。

● 桡骨远端骨折的复位指南是什么？

答：（1）桡骨在尺桡骨关节远端的短缩＜5mm。

（2）前后位 X 线显示桡骨远端尺侧倾斜≥15°。

（3）侧位片显示矢状位倾斜在背侧 15°和掌侧 20°之间。

（4）桡腕关节内的脱位或间隙＜2mm。

（5）桡骨远端半月切迹关节错位＜2mm。

● 何谓不稳定性桡骨远端骨折？

答：（1）桡骨短缩超过 5mm。

（2）侧方倾斜丢失超过 20°。

（3）关节面台阶超过 2mm。

（4）粉碎超过骨干的中轴线。

这种不稳定性骨折需要手术干预。

● 桡骨远端骨折的手术入路如何选择？

答：手术入路的选择取决于骨折类型、移位方向和伴随软组织的损伤情况等。

（1）背侧入路　应用于向背侧移位、背侧干骺端粉碎的关节内和关节外骨折、桡骨茎突骨折等。

（2）掌侧入路　应用于所有向掌侧移位的骨折。

● 桡骨远端和尺骨远端在生物力学上形成的三个柱是什么？各个柱包括哪些解剖结构？

答：尺桡骨远端可被分为三个独立的支柱，分别为桡侧柱、尺侧柱和中间柱。解剖上的拇长伸肌的支点 Lister 结节为三柱理论的提出和划分提供了分水岭。桡侧柱包括桡骨茎突和舟骨窝；中间柱为桡侧尺侧，包括月骨窝和乙状切迹；尺侧柱包括三角纤维软骨复合体和远端尺桡关节尺侧部分。

主任医师总结 ·········

桡骨远端骨折主要有几种治疗方法：闭合复位石膏托外固定、闭合复位克氏针固定或支架外固定，切开复位钢板螺钉内固定。一直以来以闭合复位后石膏托外固定为主。近年来，随着掌侧钢板的临床应用，切开复位内固定在治疗中所占的比例日益增高。部分学者认为非手术治疗可以避免手术带来的并发症，且治疗费用较低，虽然骨折畸形愈合比例高，但患者的功能相对较好，主张非手术治疗；但也有学者认为闭合复位很难恢复解剖关系，特别是当存在关节内塌陷时，依赖韧带整复技术对无韧带附着的关节面进行闭合复位将无能为力，而关节面 3mm 的塌陷将导致腕关节应力的改变从而加速腕关节退行性变，造成创伤性关节炎。

对桡骨远端骨折，选择合理的治疗方式需要综合考虑骨折的类型、有无伴随损伤、患者年龄、日常活动度、生活习惯和骨质疏松水平。对于稳定性桡骨远端骨折，非手术治疗可以获得良好的预后。当桡骨短缩超过 5mm，侧方倾斜丢失超过 20°；关节面台阶超过 2mm；粉碎超过骨干的中轴线，桡骨背侧骨皮质粉碎，合并尺骨骨折或关节内骨折时骨折多不稳定，往往需要切开复位内固定治疗。年轻患者影像学解剖复位和腕关节功能正相关，且出于对外观的要求，多需要手术治疗恢复良好的解剖结构。

目前，临床在治疗复杂的桡骨远端骨折过程中，并没有公认的金标准。外固定支架是一种传统的固定方式，有着良好的治疗效果。支架外固定可保持桡骨长度，提供持续牵引力，维持复位，创伤小，4～6 周即可拆除外固定支架，避免二次手术，但外固定支架术后仍有部分患者骨折块移位及腕关节无法进行积极的功能锻炼而导致手术效果欠佳。应用解剖钢板治疗桡骨远端骨折，特别是对不稳定性骨折的治疗。越来越多的报道指出无论桡骨远端骨折粉碎的程度如何，钢板骺端的锁定设计均可满意地维持桡骨远端长度。由于行钢板内固定患者相对于外固定支架患者，可以更早地进行腕部功能锻炼，故短期功能评价上，内固定组患者评分均高于外固定组患者，远期功能评价两者趋于一致。

总之，目前没有任何一种单独的方法可处理全部的桡骨远端骨折。因此，对于每一位患者、每一种骨折类型，应制订个体化的治疗方案，采用多种联合的治疗方法才会得到更好的疗效。

参 考 文 献

[1] 许宝满，张爱国. 桡骨远端骨折治疗进展 [J]. 中国中医骨伤科杂志，2011，19 (3)：70-72.

[2] 王兴凯，杨付晋，苏晓龙. 手法整复小夹板外固定治疗梯骨远端骨折的临床观察 [J]. 中国骨伤，2010，23 (8)：573-574.

［3］ 彭利平，何庆建 . 折顶挤扣法配合中药外用治疗老年桡骨远端骨折［J］. 中国骨伤，2010，23（8）：569-570.

［4］ 张传毅，马毅，陈海啸，等 . 掌侧 "T" 形钢板和外固定支架治疗尺桡骨远端复杂骨折的疗效分析［J］. 中国骨伤，2010，23（8）：575-577.

［5］ Gehrmann S V，Windolf J，Kauf mann R A. Distal radius fracture management in elderly patients：a literature review［J］. J Hand Surg Am，2008，33（3）：421-429.

［6］ 马小明，方玉树，谭挺生 . 掌侧锁定钢板与外固定架治疗复杂桡骨远端骨折［J］. 实用骨科杂志，2012，18（12）：1071-1072.

第二节 下肢部分

车祸外伤致下腹部疼痛 7 天——骨盆骨折

⚙ [实习医师汇报病历]

患者男性，39 岁，以"车祸外伤致下腹部疼痛 7 天"为主诉入院，入院 X 线片提示骨盆骨折，为进一步治疗，门诊拟"骨盆骨折"收入院，患者既往体健，否认其他"心、肝、肺、脾、肾"等重要脏器病史，否认传染性疾病病史，否认外伤病史、输血史，否认食物、药物过敏史。

体格检查：T 36.7℃，P 80 次/分，R 20 次/分，BP 110/60mmHg，神志清楚，心肺未见明显异常，腹软，腹部稍压痛，无反跳痛。专科查体：下腹部肿胀明显，压痛明显，骨盆分离试验与挤压试验阳性，会阴部可见大片瘀斑，直肠指诊阴性，肢体远端感觉、血运、皮温未见明显异常。其余肢体未见明显异常。

辅助检查：急诊骨盆 X 线片（图 1-60）及 CT 三维重建（图 1-61）提示骨盆多发骨折（L5 右侧横突骨折等）。

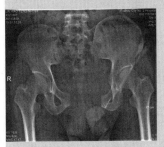
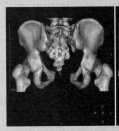
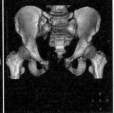

图 1-60 骨盆 X 线片　　　　　图 1-61 骨盆 CT 三维重建

入院诊断：骨盆多发骨折。

诊疗计划：（1）积极抗休克、输血等治疗。

（2）骨盆兜固定、双下肢绷带固定，内收内旋双下肢，必要时骨盆外支架固定。

（3）完善检查，排除外科急腹症。

（4）待生命体征稳定，收入病房，择期手术治疗。

主任医师常问实习医师的问题

● 本例骨盆骨折的分型，骨盆骨折急诊分型是什么？

答：本病例为翻书样损伤，骨盆 Tile 分型为 C1.3，Young 分型为前后挤压损伤（APC Ⅲ型）。骨盆骨折急诊分型主要根据 Young 分型。

（1）侧方挤压型（Lateral Compression，LC）　前方耻骨支横形骨折伴同侧或侧后方损伤。

Ⅰ型：骶骨侧方压缩。

Ⅱ型：后方髂骨翼骨折（月牙形）。

Ⅲ型：LC-Ⅰ型或 LC-Ⅱ型损伤伴对侧翻书样损伤。

（2）前后挤压损伤　耻骨联合分离或耻骨支纵向骨折。

Ⅰ型：＜2.5cm 的耻骨联合分离；一侧或双侧耻骨支纵向骨折但后方韧带保持完整。

Ⅱ型：＜2.5cm 的耻骨联合分离；骶髂关节张开，前方骶髂韧带、骶结节韧带、骶棘韧带、耻骨联合韧带撕裂，而骶髂后韧带保持完整，呈翻书样损伤，内旋和外旋不稳定；垂直方向稳定。

Ⅲ型：耻骨联合韧带、骶结节韧带、骶棘韧带、骶髂韧带完全撕裂，半骨盆完全分离，旋转极度不稳而无垂直移位；极高的神经血管损伤风险和失血。

（3）垂直剪切损伤　前后方垂直移位，通常经骶髂关节，偶尔通过髂骨翼或骶骨。

（4）联合机制损伤　包括所有损伤类型，最常见的是垂直损伤联合侧方压缩。

● 骨盆骨折的急救原则是什么？

答：骨盆骨折的急救应遵循高级创伤生命支持（advanced trauma life support，ATLS）原则进行。创伤发生后数分钟至数小时内是抢救的黄金时间，与第二个死亡高峰期重合。严重多发伤的患者通常难以提供完整的病史，因此应尽可能从护送或现场人员中了解情况，分析病情和损伤机制。ATLS 的"ABCDE"原则如下。

* A（airway）气道：呼吸道通畅。
* B（breathing）呼吸：呼吸功能。
* C（circulation）循环：循环血容量和出血。
* D（disability）神经系统：颅脑和脊髓。
* E（exposure）暴露：充分暴露伤员全身。
* F（Fracture）：四肢骨折。

 主任医师常问住院医师及进修医师的问题

● 骨盆骨折大出血的临床表现及诊断是什么？

答：骨盆骨折大出血的全身表现是失血性休克，局部表现是腹膜后血肿的出现及增大。若合并有其他区域的损伤，将出现相应的表现，其中腹腔内出血和（或）腹膜炎最常见。如果患者处于低血容量性休克，在积极抢救的同时必须立即对出血源进行判断，分清是腹腔内出血还是腹膜后血肿。其常见的临床表现有以下方面：

（1）休克

① 血压的改变。收缩压＜90mmHg 或脉压≤20mmHg，或高血压病患者收缩压下降 30％以上。

② 脑、心、肾、皮肤等功能的失常。以下 3 条中必须具备 2 条或 3 条：a. 意识障碍；b. 脉细速，＞100 次/分或不能触及；c. 尿量＜30mL/h，四肢湿冷，皮肤花纹，结膜苍白或发绀，毛细血管再充盈时间＞2s（胸骨部皮肤）。

③ 影像学表现。床边 X 线片示骨盆骨折，尤其是 Young-Burgess 分型为 LC2、AP2、AP3 和 VS 型，常提示骨盆大量出血。

（2）腹腔内出血

① 腹膜刺激征阳性。常弥漫全腹，移动性浊音（＋）。

② 腹腔穿刺阳性。一般在腹腔积血达 200mL 时即可获得阳性结果；积血达 500mL 时，可以很容易抽出不凝血。

③ 腹部 X 线片可以出现移位征。胃泡右移（脾破裂）；右膈升高（肝破裂）；小肠浮至腹中央且肠间隙增宽，充气的左、右结肠与腹脂线

分离。

④ 腹部 B 超对诊断腹腔出血具有较大的诊断价值，可显示肝肾间隙出现无回声带。

⑤ 腹腔灌洗目前已不常用，当腹腔内出血达 25mL 时，流出的灌洗液就可呈现肉眼混浊态。腹膜后血肿时也常常呈假阳性，若与 CT 结合应用可提高诊断准确率。

（3）腹膜后出血（血肿）

① 症状。腰背部及下腹部痛，伴腹膜刺激征，以下腹部为明显。

② 体征。腹部不对称性膨隆，下腹腰部肿胀且可能进行性增大，有时延及会阴、阴囊臀部。

③ 影像学表现。骨盆 X 线片可见腰大肌轮廓不清，有麻痹性肠胀气；CT 见腹膜后间隙增宽。

骨盆骨折大出血的主要来源与解剖基础是什么？

答：骨盆骨折大出血主要源自：①骨盆壁血管；②盆腔静脉丛；③盆腔内脏器；④骨折断端；⑤盆壁软组织。

常见的损伤血管解剖基础如下。

（1）髂内动脉　在骶髂关节处分出后，越过髂总或髂外静脉斜向内下进入小骨盆中，后方有同名静脉伴行，约在坐骨大孔上缘开始分支。动脉主干直径右侧平均 4.6cm，左侧平均 4.4cm，起始处管径 7.9~8.1mm。

（2）臀上动脉　为髂内动脉后干的终支，平均直径 3.8mm，绕坐骨大切迹的锐角或直角弯向后上至臀部，立即分为浅、深 2 支（该处是骨折和医源性损伤最常见的部位）。浅支于臀大肌深面入该肌。深支分出短距离（2~5mm）后即分为上、下 2 支。上支供应臀小肌，下支供应臀中肌与臀小肌，手术时注意保护上述两分支，避免发生肌肉坏死。

（3）臀下动脉　发自髂内动脉，平均直径 3.4mm，出梨状肌下孔后，主要供应外旋肌群，该血管在暴露髋臼低位后柱骨折时，常与向后移位的髋臼后柱关系紧密，要注意保护。

（4）闭孔动脉　起自髂内动脉，沿骨盆侧壁闭孔内肌内面前行，在骨盆内发出髂支和耻骨支。

（5）冠状血管　由闭孔动静脉与髂外动静脉吻合构成。据解剖学资料，此血管在人体中出现的概率为 10%~40%。

（6）盆腔静脉及静脉丛　盆腔静脉及静脉丛也是出血的常见部位，

主要包括骶前静脉丛、阴部丛、膀胱静脉丛、子宫静脉丛、阴道静脉丛、直肠静脉丛。

● 液体复苏的原则有哪些？

答： 创伤患者早期死亡的主要原因是大出血，其导致的低体温、酸中毒、凝血病被称为死亡三联征，三者相互促进使病情进行性恶化，导致患者死亡。止血是创伤失血性休克最有效的治疗方法，但确定性止血治疗并不总能马上进行。因此尽快进行液体复苏十分重要。液体复苏原则可以分为三阶段。第一阶段：活动性出血期（8h内），液体复苏以平衡盐液和浓缩红细胞为主。第二阶段：血管外液体扣押期（1~3天），胶体与晶体液相结合的方法。第三阶段：血管再充盈期（复苏后3天），减少输液量，适当应用利尿药。

● 骨盆带适应证、分类、使用方法及要点有哪些？

答：（1）骨盆带的适应证　主要适用于翻书样骨盆骨折。

（2）骨盆带的分类　①各种常见商用骨盆带；②临时用床单制作的骨盆带。

（3）骨盆带的使用方法及要点　通常骨盆带束缚于骨盆周围，对骨盆环施加压力以达到稳定骨折、控制骨盆容积的作用。可在骨盆周围不同位置使用骨盆带，但达到同等程度复位骨盆环的目的所需力是不同的。Botlang等对尸体进行力学实验表明，经股骨大转子及耻骨联合为（180±50）N，经耻骨联合和髂骨翼正中为（228±55）N，经髂前上棘和髂骨翼之间为（262±79）N。因此，综合固定效果及所加压力等因素，推荐经大转子放置骨盆带。另外，经大转子使用骨盆带还不影响腹部检查、腹股沟血管穿刺等操作。如果配合将下肢内收、内旋固定效果会更好。

● 此患者手术策略是什么？

答： 该患者耻骨联合分离明显，前路采用Stoppa切口选用重建钢板固定；后环骶骨经骶孔纵向骨折，骨折块向外及向上移位明显，属纵向不稳定骨折，考虑患者为青年男性，体型强壮，术后早期活动量大，采用三角固定术（腰髂固定＋骶髂关节螺钉固定见图1-62）能满足患者早期活动需求，避免骨折再次移位。

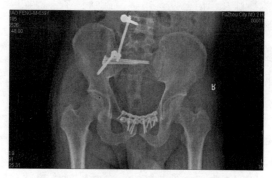

图 1-62　腰髂固定＋骶髂关节螺钉固定

● **三角固定术的适应证有哪些？**

答：骨折线未累及 L5/S1 关节 ［图 1-63（b）］ 并且在其内侧，则骶骨的纵向稳定性不受干扰，未来发生纵向移位的可能性很小，不需要脊柱骨盆固定（SPF）。骨折线累及 L5/S1 关节 ［图 1-63（a）］ 或在其外侧，骶骨骨折表现为粉碎的、分离趋势的纵向不稳定，发生纵向移位的可能性很大，需要行脊柱骨盆固定术、三角固定术。

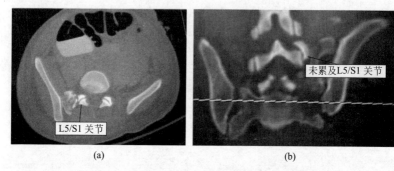

　　　　　（a）　　　　　　　　　　　　　（b）

图 1-63　累及及未累及 L5/S1 关节影像资料

主任医师总结

对于 Tile C 型骨盆骨折后环固定的常见方式为经皮骶髂螺钉、后方张力带钢板及前方压力钢板固定，但这些固定方式的固定强度较弱。C 型骨盆骨折是极度不稳定的骨折，产生创伤性脊柱—骨盆分离，一般同时伴有骶骨的横行骨折，而这亦是髂腰固定用于治疗 C 型骨盆骨折的基础，即重建腰骶—骨盆的稳定性，是一种生物学固定方式，髂腰固定符合垂直不稳的 C 型骨盆骨折或脊柱—骨盆不稳定的生物力学特点，能重建和维持骨盆垂直方向的稳定性，也是目前固定后环最坚强的内固定装置，特别是能获得术后即刻稳定性。

参 考 文 献

［1］ Wolinsky P R. Assessment and management of pelvic fracture in the hemodynamically unstable patient ［J］. Orthop Clin North Am，1997，28（3）：321-329.

［2］ Grolz MR，Allami MK，Harwood P，et al. Open pelvic fractures：epidemiology，current concepts of management and outcome ［J］. Injury . 2005，36（1）：1-13.

［3］ Ertel W，Keel M，Eid K，et al. Control of severe hemorrhage using C-elamp and pelvic packing in multiply injured patients with pelvic ring disruption ［J］. J Orthop Trauma，2001，15（7）：468-477.

［4］ Giannoudis PV. Surgical priorities in damage control in polytrauma ［J］. J Bone Joint Surg Br，2003，85（4）：478-483.

［5］ American College of Surgeons：Advanced Trauma Life Support for Doctors，ed 8. Chicago，IL：American College of Surgeons，2008.

［6］ 孙旭，吴新宝，王满宜 . 骨盆骨折的急救 ［J］. 中华创伤骨科杂志，2009，11（7）：637-641.

外伤致左髋部疼痛3天——髋臼骨折

✷ [实习医师汇报病历]

　　患者男性，52岁，以"外伤致左髋部疼痛3天"为主诉入院，入院X线片提示左侧髋臼骨折，为进一步治疗，门诊拟"左侧髋臼骨折"收入院，患者既往体健，否认其他"心、肝、肺、脾、肾"等重要脏器病史，否认传染性疾病病史，否认外伤病史、输血史，否认食物、药物过敏史。

　　体格检查：T 36.7℃，P 70次/分，R 20次/分，BP 120/60mmHg，神志清楚，心肺未见明显异常，腹软，腹部稍压痛，无反跳痛。专科查体：左下肢胫骨结节牵引中，左髋部肿胀、压痛，左髋关节活动受限，肢体远端感觉、血运、皮温未见明显异常。其余肢体未见明显异常。

　　辅助检查：骨盆X线片（图1-64）及CT三维重建（图1-65）提示左侧髋臼骨折。

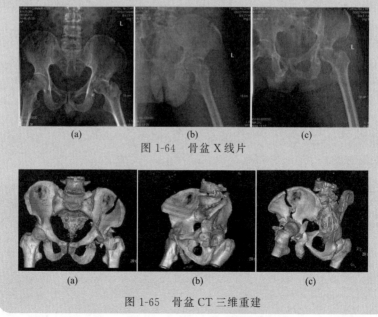

(a)　　　　　　　　　(b)　　　　　　　　　(c)

图1-64　骨盆X线片

(a)　　　　　　　　　(b)　　　　　　　　　(c)

图1-65　骨盆CT三维重建

　　入院诊断：左侧髋臼骨折。

　　诊疗计划：完善检查，对症镇痛、抗凝等处理，择期手术治疗。

主任医师常问实习医师的问题

● **本例髋臼骨折的分型是什么？**

　　答：最常用的骨折分型是 Letournel-Judet 基于解剖的分型系统。

　　(1) 简单骨折　横行或累及一个柱，一个壁的孤立性骨折。包括：后壁、后柱、前壁、前柱和横行骨折五个类型。

　　后壁骨折：闭孔斜位片观察最佳；常合并股骨头后脱位，后柱稳定性不受影响；骨折涉及关节面，关节面塌陷者需撬拨复位，否则会影响髋臼的生物力学变化，继发创伤性骨性关节炎。

　　后柱骨折：骨折线起于坐骨大切迹，穿行髋臼后壁关节面，止于闭孔。可伴随股骨头的中心性脱位。

　　前壁骨折：前柱保持完整，坐骨、耻骨支无骨折。

　　前柱骨折：髂耻线连续性中断，骨折从耻骨坐骨支中部延伸至髂棘中部任意点。

　　横行骨折：髋臼被分为上下两个部分，根据骨折线的位置可分为经顶骨折、顶旁骨折、顶下骨折。骨折线越高，髋臼顶的损伤就越重，预后也就越差。髂坐线和泪滴的位置关系正常。

　　(2) 复杂骨折　两个简单骨折的并存，包括：T 形骨折、后壁后柱联合骨折、横行伴后壁联合骨折、前柱骨折伴后半横行骨折、双柱骨折。

　　T 形骨折：在横行骨折的基础上，合并纵向的骨折线，骨折线经过坐骨，将耻骨、坐骨分成两部分。两部分骨块为游离状态，很难通过单一手术入路完成两部分骨块的同时复位和固定。

　　后壁后柱联合骨折：后壁相对于后柱明显移位或旋转，经常合并股骨头脱位，引起坐骨神经损伤。

　　横行伴后壁联合骨折：可合并股骨头后脱位或中心性脱位。闭孔斜位片对观察骨折及其移位情况非常重要。

　　前柱骨折伴后半横行骨折：髋臼顶的关节面仍保持正常位置，为复位固定提供参照。

双柱骨折：指髋臼骨折后，骨折块与中轴骨失去连续性，即骶髂关节与骨折块之间失去连接，髋臼顶失去正常的解剖位置，骨折复位固定失去参照，是髋臼骨折中最复杂的骨折类型。髋臼的前后柱互相分离，并与中轴骨相互分离，形成"漂浮髋臼"。

本例患者髂耻线断裂，髂坐线完整，伴有后壁粉碎性骨折，2013年 *International Orthopaedics* 杂志中有学者报道，通过髋臼马蹄窝中心与坐骨大切迹之间的连线，将髋臼后壁分为两部分：连线以上为高位后壁（Superior portion），连线以下为正常后壁（Normal portion），故可以诊断本病例为高位后壁骨折。

● 髋臼骨折的临床评估有哪些？

答：髋臼骨折为高能量损伤，往往合并腹部、盆腔等重要脏器损伤，注意髌骨骨折、膝关节脱位、股骨干骨折、股骨颈骨折等多发性损伤。

骨折移位可引起血管损伤。当患者血流动力学不稳定，失血性休克难以纠正时，应该想到髂内血管，特别是臀上动脉的损伤。必要时可采取血管造影和栓塞技术，控制活动性出血。

注意观察同侧肢体的合并伤，如股骨颈骨折、髌骨骨折、膝关节损伤等。

必须进行准确的神经检查，判定神经损伤情况。后壁骨折可导致40%的坐骨神经损伤。

直肠指诊和阴道检查可以排除开放性骨折，明确盆腔脏器损伤情况；血尿提示可能合并膀胱、尿道的损伤。

股骨大粗隆和髂骨翼部位的软组织挫伤，提示可能存在 Morel-Lavalle 损伤。此为广泛的皮肤脱套伤，表现为皮下巨大血肿和脂肪坏死，常继发细菌感染。在确定性手术前应彻底清创，否则感染的概率非常高，1/3 的患者可继发感染。

影像学评估如下。

（1）X 线平片

① 前后位：显示 Letournel 提出的六个基本放射学标记线。

② 髂骨斜位片：骨盆向患侧翻转 45°摄片，即骨盆外旋 45°摄片，可显示整个髂骨、后柱和前唇，有助于评价后柱和前壁的骨折情况。

③ 闭孔斜位片：骨盆向健侧翻转 45°摄片，即骨盆内旋 45°摄片，可显示髋臼的前柱和后壁，有助于评价前柱、后壁的骨折情况。此时髂

骨翼位于垂直位，可观察到双柱骨折时髋臼上方的所谓"马刺征"。

（2）CT 扫描 CT 对髋臼骨折的判断提供更多的信息。能精确判断骨折的粉碎程度，关节面的嵌压、关节内游离骨块、髋关节脱位和骶髂关节损伤等情况。

CT 三维重建能立体再现骨折的整体移位情况。减去股骨头后，可观察髋臼的关节面，对进一步明确骨折的分类和治疗方案的拟定都有帮助。

（3）核磁共振成像 对髋臼骨折的分类、诊断意义不大，但是对判断股骨头的血供状态和游离骨块的存活状态有帮助。

● 如何确定髋臼骨折的手术时机？

答：髋臼骨折的手术治疗最好在损伤后的 5～7 天内进行。超过这一时间，血肿机化、软组织挛缩、早期骨痂等均妨碍骨折复位。如果手术延期超过 2～3 周，需要更广泛地显露，才能达到良好的复位。

髋臼骨折的急诊手术指征包括：骨折脱位不能复位，预示有骨块或软组织嵌在关节内；复位后不稳定，易发生再脱位；闭合复位后坐骨神经损伤加重，临床判断有神经卡压；合并血管损伤；开放性骨折。

合并有同侧下肢骨折者，应先处理这些骨折，因为髋臼骨折手术时需要活动及牵引下肢，有这些骨折时会影响髋臼骨折的手术。

如因患者病情复杂，一周内不能进行髋臼骨折的手术，则应对髋臼骨折进行骨牵引，以防骨折端软组织挛缩而造成后期手术困难。

● 髋臼骨折的常用手术入路有哪些？

答：前入路：髂腹股沟入路、改良的 Stoppa 入路、腹直肌旁入路、髂股入路。

后入路：Kocher-Langenbeck 入路、经大转子入路。

扩展入路：扩展的髂股入路、经转子的"Y"形入路。

前后联合入路：髂腹股沟入路＋Kocher-Langenbeck 入路。

● 手术入路选择方面应遵循的规律有哪些？

答：没有一个入路可以显露所有的骨折类型，术前正确的骨折分类对最佳入路的选择非常重要。

骨折的类型决定手术入路。前柱、前壁骨折需行前入路。后柱、后壁骨折需行后入路。

在相同情况下，如前、后入路均可采用的情况下，尽可能采用前入路。因为前入路安全，并发症少。

尽量选择简单入路，避免扩展入路，必要时可选择前后联合入路。因为扩展入路手术并发症非常高。

扩展入路可用在非常复杂的髋臼骨折，或陈旧性髋臼骨折。

● 如何选择手术方案？

答：本病例采取前后联合入路。后入路可以显露整个后柱、髋臼后壁；前入路可以显露整个前柱、骶髂关节、耻骨联合。

优点：显露充分，对于复杂的骨折也能获得较好的复位。

缺点：不能通过一个切口看见骨折的全貌，手术损伤大，出血多，感染的概率增加。

手术步骤：前方采用髂窝切口，后方采用 Kocher Langenbeck 入路，是二者的联合使用。前后联合入路，不完全是前后两个入路的简单叠加，其最重要的是选择第一切口，一般原则是选择骨折移位大、粉碎程度严重的一侧作为第一切口，因为往往通过第一切口就能将对侧的骨折进行部分复位和固定。

● 复位和固定技巧有哪些？

答：予以髂窝入路，予以髂骨翼骨折复位，予以双钢板固定。

对于后壁骨折复位，股骨的牵引，助手徒手牵引或在股骨大粗隆置入 Schanz 螺钉，可借助 T 形手柄向外、向远端牵引股骨，协助显露髋关节情况，清理髋臼内的游离骨块，以关节囊、软组织附着为轴，翻开骨折片探查清理髋关节，对于伴有骨折粉碎或骨折压缩的髋臼前后壁骨折，要以股骨头为模板，首先撬拨复位关节面骨块，用克氏针维持复位，并在压缩区域植骨，然后再复位外层骨块，用圆头顶棒复位骨折片后，用复位钳维持骨折的复位，注意避免关节内骨块的再移位，对于髋臼后壁大块骨折的固定，可以使用拉力螺钉及 3.5mm 或 4.5mm 重建钢板固定，通常重建钢板两端各固定 2~3 枚螺钉，分别固定在坐骨和髂骨上。对于髋臼后壁小骨块的固定，对于不宜应用拉力螺钉固定的小骨块，可应用弹性钩状钢板固定，之后可以将重建钢板叠加在弹性钩钢板之上。见图 1-66。

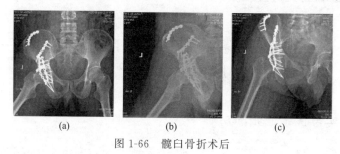

(a)   (b)   (c)

图 1-66 髋臼骨折术后

主任医师总结

髋臼后壁粉碎性骨折容易造成髋关节不稳，并且对合不良，以及继发髋臼匹配不良，最终导致明显的髋关节功能障碍，临床要求达到解剖复位、牢靠固定，以获得股骨头和髋臼的良好对位，早期运动以恢复髋关节功能。本例患者为高位后壁粉碎性骨折，后壁骨折为粉碎性骨折，并伴有软骨面压缩性损伤，同时存在关节软骨面嵌入骨折后壁边缘的松质骨内的边缘嵌入性损伤，关节内还存在游离骨、软骨碎片，处理起来非常困难，我们采用漂浮体位，前侧髂窝入路联后路 Kocher-Langenbeck 入路，对髋臼良好的暴露和复位，在翻开骨折块时要尽量小心保留关节囊及软组织附着部，这样有利于术中复位对位和后期愈合。应尽量保留其中小的骨折块，使用无头钉及弹簧钢板固定，对小的骨折端可以达到良好的有效复位固定。

参 考 文 献

［1］ Thos Harnroongroj. Posterior acetabular arc angle of unstable posterior hip fracture-dislocation ［J］. International Orthopaedics（SICOT），2013，37：2443-2449.

［2］ Tseng s，Tornetta P 3rd. Percutaneous management of Morel-Lavallee lesions ［J］. J Bone Joint Surg Am，2006，88：92-96.

［3］ Letournel E，Judet R. Fractures of the Acetabulum ［M］. 2nd ed. New York：Springer-Verlag，1993.

［4］ Moed BR，Ajibade DA，Israel H. Computed tomography as a predictor of hip stability status in posterior wall fractures of the acetabulum ［J］. J Orthop Trauma，2009，23：7-15.

［5］ Marvin Tile，David L helfet，James F Kellam. Fractures of the Pelvis and Acetabulum ［M］. 3rd ed. Lippincott Williams & Wilkins，2003.

［6］ Judet R，Judet，Letournel E. Fractures of the acetabulum：Classification and surgical approaches for open reduction ［J］. J Bone Joint Surg Am，1964，46A：1615-1638.

跌倒致右膝部疼痛，右膝关节活动受限 4h—— 胫骨平台骨折

⚛ ［实习医师汇报病历］

患者女性，45岁，以"跌伤致右膝部疼痛，右膝关节活动受限 4h"为主诉入院。本院 X 线片示右胫骨平台骨折。为进一步治疗，急诊拟"右胫骨平台骨折"收住入院。患者既往体健，否认其他"心、肝、肺、脾、肾"等重要脏器疾病史，否认传染性疾病史，否认外伤史、输血史，否认食物、药物过敏史。

体格检查：体温 36.8℃，脉搏 86 次/分，呼吸 20 次/分，血压 126/82mmHg。神志清楚，心肺未见明显异常。腹平软，无压痛。专科检查：无法站立行走，平车入院。脊柱无畸形，生理弯曲存在，右膝关节肿胀，见皮下紫绀，膝前外侧见约 3.0cm×2.0cm 皮肤擦伤，压痛明显，皮温不高，右膝关节主动伸屈活动受限，被动活动疼痛明显。浮髌试验阳性。

辅助检查：右膝关节 X 线片（图 1-67）示右胫骨平台骨折。

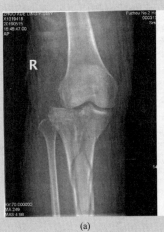 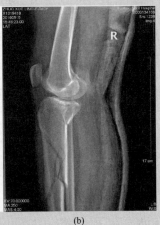

(a)　　　　　　　　　　　(b)

图 1-67　右膝关节 X 线片

入院诊断：右胫骨平台骨折。

诊疗计划：（1）完善入院血常规、生化全套、凝血功能四项、心电图等检查。

（2）完善CT三维重建、MRI平扫。

（3）予以消肿、镇痛、制动等治疗。

（4）限期手术治疗。

 主任医师常问实习医师的问题

何为胫骨平台骨折？

答：胫骨平台即胫骨近侧干骺端之上，外形膨大，主要由松质骨构成，骨皮质相对于股骨髁较薄弱。故胫骨平台骨折是膝关节创伤中最常见的骨折之一，约占成人全身骨折的1.66%。膝关节遭受内/外翻暴力的撞击，或坠落造成的压缩暴力等均可导致胫骨髁骨折，由于胫骨平台骨折是典型的关节内骨折，其处理与预后将对膝关节功能产生很大的影响。同时，胫骨平台骨折常常伴有关节软骨、膝关节韧带或半月板的损伤，遗漏诊断和处理不当都可能造成膝关节畸形、力线或稳定问题，导致关节功能障碍。

胫骨平台的临床表现及体检要点是什么？

答：（1）病史 外伤史（可由低能量损伤或高能量损伤引起）。

（2）症状和体征 膝关节肿胀、疼痛，活动障碍，主动活动受限，被动活动时膝关节疼痛，胫骨近端和膝部压痛明显。侧方应力试验阳性。皮肤软组织肿胀明显合并水疱者（高能量损伤者常见），应注意检查骨筋膜室张力、末梢动脉及下肢神经功能情况，排除有无筋膜间室综合征。

（3）影像学检查 X线、CT三维重建、MRI平扫可提示胫骨平台骨折，可同时合并韧带、半月板、关节软骨损伤。

[住院医师或主治医师补充病历]

右膝关节X线检查示右胫骨平台骨折，软组织肿胀明显。右膝关节CT三维重建示右胫骨平台骨折，内外侧平台劈裂并有关节面塌陷，干骺端粉碎性骨折累及胫骨干（图1-68）。

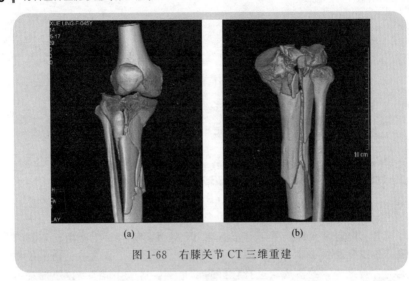

(a)   (b)

图 1-68　右膝关节 CT 三维重建

主任医师常问住院医师、进修医师或主治医师的问题

● 胫骨平台骨折的分型有哪些？

答：目前胫骨平台骨折分型超过 40 种，但较多临床医师喜欢采用的分型为 Schatzker 分型（图 1-69）和罗从风教授的三柱分型。传统的 Schatzker 分型主要基于二维的 X 线片进行划分，无法区分前后侧平台骨折。为此，2018 年在 *Injury* 上 Mauricio Kfuri 和 Joseph Schatzker 联合发表了新型 Schatzker 分型。其在传统内外侧平台的划分基础上将腓骨小头外侧嵴（外侧副韧带止点后方）和胫骨后内侧嵴（内侧副韧带浅层止点后方）相连做一虚拟的纵切面，即可将平台分为前内（AM）、前外（AL）、后内（PM）、后外（PL）四个象限，但仍保留传统的六型骨折分类方法（图 1-70）。这一分型也影响了 2018 版 AO 分型中亚型的变革，但仍保留了关节外（A 型）、部分关节内（B 型）、完全关节内（C 型）的分类方法。而罗从风教授等在传统三柱分型基础上提出了六种受伤力学机制分型，即在 CT 片上根据胫骨近端内侧角的变化区分内翻与外翻暴力，根据胫骨平台后倾角的变化区分过伸、伸直、屈曲三种暴力，从而组合得出六种分型（图 1-71）。国内学者亦有在 CT 基础上采用热力图技术对胫骨平台骨折线进行描绘得出了四柱九区分型，其主

要意义在描述了骨折线好发于骨皮质的薄弱之处，对于一部分骨折可采用自然截骨的方法进行治疗。当然随着微创治疗理念的深入，张英泽院士团队则提出了胫骨平台骨折的综合分型，其中Ⅰ型骨折定义为单纯的外侧胫骨平台骨折，包括不同时合并腓骨头骨折的 Schatzker Ⅰ～Ⅲ型骨折和外后侧胫骨平台骨折；Ⅱ型包括合并腓骨头骨折的 Schatzker Ⅰ～Ⅲ型骨折和外后侧胫骨平台骨折；Ⅲ型骨折定义为内侧胫骨平台骨折，包括 Schatzker Ⅳ型胫骨平台骨折和内后侧胫骨平台骨折；Ⅳ型骨折定义为双侧胫骨平台骨折，即 Schatzker Ⅴ、Ⅵ型胫骨平台骨折；Ⅴ型骨折定义为胫骨平台骨折同时合并胫骨结节部位的撕脱骨折；Ⅵ型为胫骨平台骨折合并胫骨干骨折。这一分型带来了新的治疗理念。

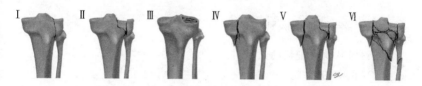

图 1-69　胫骨平台骨折的传统 Schatzker 分型

Ⅰ型，单纯外侧劈裂骨折；Ⅱ型，外侧劈裂联合塌陷骨折；Ⅲ型，单纯中央塌陷性骨折，没有外侧楔形骨块，塌陷可在前方、后方或累及整个平台；Ⅳ型，内侧平台楔形劈裂分离；

Ⅴ型，内外侧平台均骨折，注意干骺端与骨干的连续性存在；

Ⅵ型，内外侧平台均骨折，干骺端与骨干分离

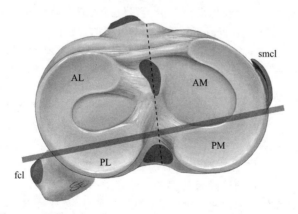

图 1-70　胫骨平台骨折的新版 Schatzker 分型中四象限的划分

AM—前内侧；AL—前外侧；PM—后内侧；PL—后外侧；

smcl—内侧副韧带浅层；fcl—外侧副韧带

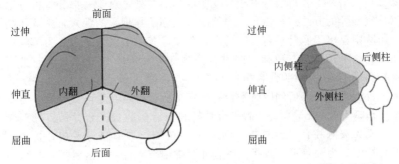

图 1-71　罗从风教授提出的胫骨平台骨折三柱分型与六种受伤力学机制

● 胫骨平台的治疗原则有哪些？

答：（1）获得平整的关节面。

（2）正常的力线。

（3）良好的膝关节功能（包括膝关节的稳定、活动度）。

（4）避免创伤性关节炎的发生。

● 胫骨平台的治疗方式有哪些？

答：胫骨平台的治疗方式有保守治疗和手术治疗。

（1）保守治疗　胫骨平台骨折无移位或者骨折塌陷＜2mm，劈裂移位＜5mm 粉碎性骨折或不易手术切开复位的骨折。

保守治疗的方式有：①石膏制动（适用于低能量损伤或软组织肿胀较轻的患者）；②骨牵引（适用于软组织肿胀明显的患者，或者作为高能量损伤患者术前准备），但注意：关节内的嵌压骨折块引起的关节面的压缩和缺损将作为永久性缺损保留下来，并且不为纤维软骨所填充，故牵引治疗并不能恢复正常的关节对合和力线，需要手术处理。

（2）手术治疗　适应证为平台骨折的关节面塌陷超过 2mm，侧向移位超过 5mm；合并有膝关节韧带损伤及有膝内翻或膝外翻超过 5°。任何一个关节骨折的治疗目的都是：保存关节的活动度、关节的稳定性、关节表面的对称性和轴向力线、减轻关节疼痛、防止术后的创伤性关节炎。

因此，以下因素决定胫骨平台骨折的远期预后：①关节面的压缩度；②髁部骨折的范围和分离的程度；③骨干-干骺端的粉碎和分离的程度；④软组织的损伤程度。

什么是过伸双髁胫骨平台骨折？

答：临床相对少见，当膝关节遭受过伸型损伤发生的一种特殊类型的胫骨平台双髁骨折，被称为过伸双髁胫骨平台骨折（hyperextension bicondylar tibial plateau fractures，HEBTPs）。这种过伸型损伤容易导致膝关节半脱位、脱位、不稳定，韧带软组织发生对角线损伤严重，且发生率高，神经及血管等软组织牵拉伤发生率高，严重者可危及肢体存活，术后肢体功能恢复差，须高度重视。过伸内翻损伤在X线片的典型特点为以下4个方面：①胫骨平台关节面矢状面上表现为后倾角丢失；②后侧皮质表现为张力性损伤；③前侧皮质表现为压缩损伤；④冠状面上表现为内翻畸形。

如何处理后外侧平台骨折？

答：后外侧平台骨折的处理是胫骨平台骨折治疗中的一个难点，也是近年来的一个学术热点。根据损伤机制分型，后外侧平台骨折可以分为两类，一类是屈曲型损伤所致，另一类是骨折脱位型损伤的一部分。屈曲型损伤所致的后外侧平台骨折，可以单独发生，也可以合并后内髁冠状面劈裂骨折，通常还合并前交叉韧带撕脱所致的髁间嵴骨折。此类骨折通常为低能量损伤，骨折形态主要表现为外侧平台后缘的压缩。后外侧平台关节面压缩的手术指征尚无定论，一般认为超过5mm应予手术复位。单纯后外侧平台骨折，可采用后外侧入路，予直视下行骨折复位、植骨，后外侧接骨板支撑固定。合并后内髁骨折者，可选择后内侧倒"L"型入路，同时处理后外及后内骨折，也可选择后外及后内侧联合入路，予以分别复位、固定。骨折脱位型损伤所致的后外侧平台骨折，一般为高能量损伤，骨折多位于后外侧平台偏中间部位，关节面塌陷及后外皮质劈裂和粉碎更为严重。此类骨折处理最为困难，需根据具体骨折形态及平台整体损伤情况选择前外侧入路、后外侧入路、Frosch入路或者后内侧入路予以相应的复位和固定。

胫骨平台手术的并发症有哪些？如何处理？

答：（1）感染　感染是胫骨平台骨折最严重的并发症。感染的发生与创伤的损伤程度（开放性骨折伤口污染严重、软组织肿胀明显并有水疱）、手术时机选择不当、手术切口设计不当有关。万一表浅伤口溃破，则应立即手术。反复冲洗和清创，伤口二期关闭，旋转皮瓣，或者在很少的情况下，需要带血管游离皮瓣。

（2）膝关节关节面塌陷，畸形愈合 造成明显外观缺陷及功能障碍者，需二期截骨矫形或关节置换术以恢复关节面平整及正常下肢力线。

（3）对线不良 常见于高能量损伤，骨折块粉碎、移位严重，保守及手术治疗患者均可发生。手术患者如果术中骨折块复位不良，合并腓骨头骨折，患者过早下地，患肢负重，关节面塌陷，后期畸形愈合，导致下肢对线不良，可行二期截骨矫形内固定、关节成型、关节置换术等。

（4）膝关节僵直 严重的骨折或术后没有立即开始早期关节活动的病例可能产生关节粘连。对于术后4周内没有达到屈曲90°的患者，可在麻醉下关节镜内粘连松解并用软柔的手法，有望获得功能改善。

● **胫骨平台骨折术后处理有哪些？**

答：术后，患肢抬高3天或置于CPM机，屈曲20°～60°。也可以将肢体置于膝关节固定装置上，第三天开始主动活动。当患者恢复对股四头肌的控制后，停止使用膝关节固定装置。通常7～10天膝关节至少要达到90°的屈曲活动。术后24～48h必须保证抗生素的使用。负压吸引或引流片引流，如果有必要至少保持24h。如果缝合口有明显的肿胀，需延迟物理治疗至肿胀消退。B型和C型骨折须保证部分负重（10～15kg）或不负重约6～8周。最终的目标是在术后一个月膝关节屈曲达到120°。6～8周负重可以增加至50%，但必须根据X线摄片上骨折的愈合情况来决定。高能量损伤（B3和C3），完全负重必须延迟至8～12周。低能量损伤8～12周可达到完全负重，4～6个月有望重新恢复从事大部分简单活动。干骺端骨干的愈合通常较慢，如果没有愈合的迹象就需要植骨。更严重程度的损伤，通常需要12～18个月才能恢复日常活动。

❋ ［主治医师补充病历］

本例患者为双侧胫骨平台骨折，在Schatzker和张氏综合分型中均为Ⅵ型。入院后予跟骨牵引，待软组织条件好转后，在"全麻＋神经阻滞"麻醉下行"右胫骨平台骨折有限切开复位＋内固定手术"。采用张英泽院士发明的双反牵引复位器协助骨折微创复位（图1-72），术中C型臂X线透视机显示获得良好的力线后，选用标准的前外和前内侧切口，切口远端选择经皮螺钉固定。为防止胫骨平台变宽，在复位过程中可加用点状复位钳进行双侧加压。术后患肢手术切口愈合良好，皮瓣血运良好，患肢肢端血运、感觉及肌力良好。术后 X 线片显示胫骨平台关节面平整、力线恢复良好（图 1-73）。随访中患者获得满意的膝关节功能。

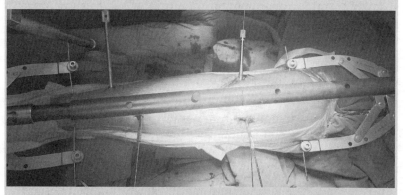

图 1-72　采用张英泽院士发明的双反牵引复位器协助骨折微创复位

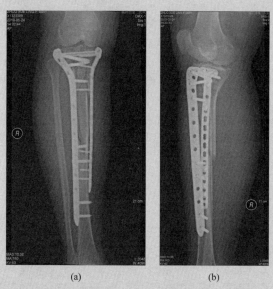

(a)　　　　　　　　(b)

图 1-73　右侧胫骨平台骨折术后即刻 X 线片

主任医师总结 ···

由于现代交通工具的便捷，近年来高能量损伤所致的胫骨平台骨折呈多发趋势，胫骨平台骨折约占所有骨折的 1%，高龄人群骨折的 8%，其中外侧平台骨折多见，占 55%～70%，骨折的合并伤、并发症及预后与骨折类型密切相关。

胫骨平台骨折是一种复杂的骨折，治疗方案的选择往往取决于多种因素，包括患者的全身情况、损伤机制、软组织条件、关节面塌陷程度及合并韧带损伤等。每一种治疗方法都有其优点和局限性，因此深刻认识每个患者的骨折分型，客观评估软组织条件，并在此基础上制订个性化的治疗方案对胫骨平台骨折的治疗非常重要。有条件者可在加速康复外科（ERAS）理念指导下进行治疗。

对于低能量损伤的胫骨平台骨折，有许多研究报道表明手术效果非常好。近年来流行的微创内固定系统的主要特点是钢板不需要与骨折端紧密接触，有利于保护骨折端的血液循环，锁定钢板能为骨折的愈合提供更好的生物力学环境，与微创技术结合后可进一步减少软组织的损伤。但采用微创内固定系统治疗也不可避免地会出现并发症，如腓神经麻痹、内固定物植入过多造成深部感染、螺钉钢板移位等，与非手术治疗相比采用内固定治疗更好，术后结果可获得 75%～90% 满意率。一般低能量损伤型骨折伴少量的粉碎骨块且软组织条件好的患者内固定术后预后很好，功能能够完全恢复或活动轻微受限。

为了得到高能量粉碎性骨折有效的复位，切口常需要延长，并用一至两块支持接骨板固定，术后发生皮肤坏死、深部感染和畸形愈合/不愈合等并发症的比率明显增高。对高能量胫骨平台双髁骨折、后内侧胫骨平台冠状位劈裂骨折、内侧胫骨平台粉碎骨折、内侧胫骨平台后方半脱位或完全骨折脱位，以及后内外侧胫骨平台同时骨折患者，通常需要采用联合入路，此时单独使用外侧钢板固定的效果往往较差，一般需附加内固定以避免发生内翻畸形。尽量采用器械辅助下进行高能量胫骨平台骨折的患者的有限切开复位，这是治疗发展的趋势，能够明显降低伤口并发症，改善预后。

对严重关节面粉碎性骨折或干骺端骨干分离的患者，如果软组织条件极差，可采用有限切开关节面固定，联合使用混合型外固定支架。或者一期先行跨关节外固定架固定，待软组织条件好转后再更改为内固定。胫骨平台骨折合并半月板和交叉韧带损伤也是较常见的，术前

MRI检查，术中通过切口观察，或者关节镜技术探查等手段加以明确，并根据情况予以一期或二期处理。

虽然微创技术与锁定钢板技术的发展已大大改善胫骨平台骨折的治疗效果，使二次手术率降低，深部感染的发生减少，但膝关节僵硬、患侧平台增宽、后期关节面再塌陷等并发症，仍是我们骨科医师需要解决的难题。

参 考 文 献

［1］ Kfuri M，Schatzker J. Revisiting the Schatzker classification of tibial plateau fractures ［J］. Injury，2018，49（12）：2252-2263.

［2］ Xie X T，Zhan Y，Wang Y K，et al. Comparative Analysis of Mechanism-Associated 3-Dimensional Tibial Plateau Fracture Patterns ［J］. J Bone Joint Surg Am，2020，102（5）：410-418.

［3］ Le Baron M，Cermolacce M，Flecher X，et al. Tibial plateau fracture management：ARIF versus ORIF- clinical and radiological comparison ［J］. Orthop Traumatol Surg Res，2019，105（1）：101-106.

［4］ 姚翔，徐勇，袁即山，等. 胫骨平台骨折的四柱九区分型体系 ［J］. 中华创伤骨科杂志，2020，22（8）：665-675.

［5］ 郑占乐，常恒瑞，刘欢，等. 胫骨平台骨折综合分型初步探讨 ［J］. 河北医科大学学报，2018，39（11）：1354-1355.

［6］ 魏学磊，鲁杰，卢艳东，等. 过伸双髁胫骨平台骨折的特点及疗效观察 ［J］. 中华骨科杂志，2020，40（2）：65-72.

［7］ 白求恩·骨科加速康复联盟，白求恩公益基金会创伤骨科专业委员会，白求恩公益基金会关节外科专业委员会，等. 加速康复外科理念下胫骨平台骨折诊疗方案优化的专家共识 ［J］. 中华创伤骨科杂志，2020，22（10）：829-840.

扭伤致右踝部肿痛、活动受限 6h——踝关节骨折

❀ ［实习医师汇报病历］

患者女性，53 岁，以"扭伤致右踝部肿痛、活动受限 6h"为主诉入院。

缘于入院前 6h 因不慎外伤致右踝部肿胀、疼痛、畸形、踝关节活动受限，不能站立行走，右踝部局部皮肤擦伤，无破裂、流血，无足部疼痛、麻木、无力，急诊于我院，拍片（2021-07-03 本院）提示右踝关节骨折。为求进一步诊治，急诊遂拟"右踝关节骨折伴脱位（旋后外旋Ⅳ度损伤）"收住本科。

既往体健，否认"心、肝、肺、脾、肾"等重要脏器疾病史，否认传染性疾病史，否认外伤史、输血史，否认食物、药物过敏史。

体格检查：T 36.4℃，P 72 次/分，R 18 次/分，BP 90/60mmHg。神志清楚，心肺腹未见明显异常。右踝部"U"形石膏托外固定，解开见右踝部肿胀，轻度内翻畸形，右踝关节内外后方压痛均明显，可触及骨擦感，右小腿中上段无压痛，右踝关节活动功能障碍，右足各趾活动正常，肢端感觉、血运、皮肤温度正常。脊柱生理弯曲存在，无畸形，各棘突无压痛、叩击痛，活动正常。余肢未见明显异常。

辅助检查：右踝关节 X 线片（图 1-74）示右内踝、外踝、后踝骨折。

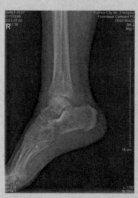 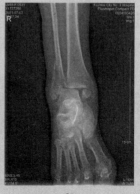

(a)　　　　　　　　　　(b)

图 1-74　右踝关节 X 线片

主任医师常问实习医师的问题

● 踝关节的构成有哪些?

答:踝关节由骨和韧带组成。①骨性结构包括胫腓骨远端及距骨。胫骨远端膨大向内下方突出的部分构成内踝。腓骨远端膨大的部分构成外踝。胫骨下端后缘稍向后突的部分构成后踝。②韧带结构包括下胫腓复合体(下胫腓前韧带、下胫腓后韧带、骨间韧带)、内侧副韧带(浅层的胫跟韧带、深层的前后胫距韧带)、外侧副韧带(距腓前韧带、跟腓韧带、距腓后韧带)。

● 踝关节骨折的 X 线检查要求有哪些?

答:标准的踝关节 X 线片包括前后位、侧位、踝穴位。踝穴位即踝关节处于内旋 20°位置的前后位片。踝穴位的 X 线片易于发现腓骨短缩,若胫骨关节面软骨下骨和外踝的软骨下骨的连线处出现台阶,则提示腓骨存在短缩。

● 踝关节骨折的损伤机制有哪些?

答:受伤时足的位置和暴力方向决定了踝关节骨折的损伤类型。足的位置决定了变形发生时哪个结构紧张以至于最先损坏,足处于旋后位时,外侧结构紧张,内侧结构松弛,故外侧结构最先损坏;相反,足处于旋前位时,内侧结构紧张,最先损坏。导致踝关节骨折的暴力可以是直接暴力,但常见的是间接的旋转、传导及轴向暴力,其所导致的特定的骨折形状是踝关节骨折分类的基础。

● 踝关节骨折的常见手术并发症有哪些?

答:踝关节骨折的常见手术并发症有浅表感染、骨髓炎、创伤性关节炎、骨折不愈合或延迟愈合、反射性交感性营养不良、骨异物反应、伤口裂开或皮肤撕脱、胫后肌腱炎、内固定物断裂、再骨折、骨缺血性坏死、腓浅神经麻痹。

● 踝关节骨折非手术治疗和手术治疗的适应证有哪些?

答:(1) 非手术治疗的适应证
① 无移位且稳定的骨折。

② 无需反复整复可达到并维持解剖复位的有移位的骨折。

③ 由于全身或局部条件的影响，患者不能接受手术治疗。

（2）手术治疗的适应证

① 非手术治疗失败。

② 有移位的或不稳定的踝关节骨折。

③ 垂直压缩骨折。

④ 多数的踝关节开放性骨折。

 主任医师常问住院医师、进修医师或主治医师的问题

● **临床上常用的踝关节损伤分类系统有哪些？**

答：目前临床上踝关节损伤使用最普遍的分类系统有 Lauge-Hansen 分类系统和 AO/OTA 分类系统。Lauge-Hansen 分类系统根据受伤时足部所处的位置、外力作用的方向以及不同的创伤病理改变，分为旋后-内收型、旋后-外旋型、旋前-外展型、旋前-外旋型、旋前-背屈型，第一个词代表损伤时足部所处的位置，第二个词代表造成损伤的暴力方向。Lauge-Hansen 分类系统较全面地反映了对踝关节稳定性的影响，明确了损伤机制和创伤病理特点，涉及踝部韧带，对治疗具有实践的指导意义。但有时仅根据 X 线片不能明确骨折的分型，其中未包含直接暴力所造成的骨折，对骨折的预后无评价意义。AO/OTA 分类系统是根据损伤机制，特别是腓骨骨折部位及腓骨骨折与踝穴水平间隙、下胫腓联合之间的关系而进行的一种分类方法。它将踝关节骨折分为 A、B、C 型，而在 A、B、C 三种类型中又有不同的亚型。AO/OTA 分类系统强调外踝的治疗，但没有涉及内侧结构的损伤。

● **踝关节骨折的复位标准有哪些？**

答：应在踝穴位片及侧位片上来判断：①完整等距且平行的关节；②踝关节的沈通线（Shenton's 线），即胫骨软骨下的骨折线在下胫腓联合处与腓骨相连通；③距骨外侧关节面下部与腓骨远端腓骨肌腱经过的隐窝之间有一连续的曲线。

Burwell 和 Charnlew 认为踝关节复位的 X 线标准如下。

① 优：内踝或外踝无向内或向外移位；无成角；内踝或外踝纵向移位不超过 1mm；后踝骨折块向近侧移位不超过 2mm；距骨无移位。

② 良：内踝或外踝无向内或向外移位；无成角；外踝向后移位2.5mm；后踝骨折块向近侧移位 2～5mm；距骨无移位。

③ 差：内踝或外踝向内或向外移位；外踝向后移位大于 5mm；后踝骨折块向近侧移位大于 5mm；距骨移位。

手术治疗三踝骨折（内踝、外踝、后踝骨折）的手术体位、切口选择及处理次序如何？

答：三踝骨折是一种复杂的关节内骨折，其手术往往需要从三个不同平面操作。三踝骨折的手术体位包括以下 3 种。

（1）俯卧位　患者取俯卧位，在腓骨后缘与跟腱外缘之间中央做纵向切口。于腓骨短肌外侧骨膜下剥离显露腓骨远端，于腓骨短肌内侧肌间隙进入显露后踝，复位固定外踝，再复位固定后踝，体位不改变，直接做内踝后侧弧形切口，助手协助将患肢固定在屈膝 45°位置，复位固定内踝。

（2）侧卧位改仰卧位　患者侧卧位，踝关节后外侧入路处理后踝与外踝，然后改变体位为仰卧位，内踝后侧切口复位固定内踝。

（3）仰卧位　患者仰卧位，于跟腱与内踝之间的中点做 8～10cm纵向切口，显露内踝（先不固定），于拇长屈肌内侧的肌间隙进入显露后踝，复位固定后踝，再复位固定内踝，最后做外侧切口复位固定外踝。

三踝骨折多伴有下胫腓联合分离，如何诊断？固定下胫腓时的注意事项有哪些？

答：在小腿内旋 20°的踝关节前后位 X 线片上，正常胫骨前结节与腓骨重叠影占该处腓骨宽度的 1/3，如果重叠影减少及下胫腓联合间隙＞5mm 的踝穴间隙不均等，即可诊断下胫腓联合分离。有学者介绍结合术中用尖钩钳牵拉外踝，活动超过 3～4mm 即说明下胫腓分离。

外踝尖端比内踝长 0.5cm 且位于内踝后 1cm，所以固定下胫腓的螺钉方向应从后外斜行到前内侧，角度为 25°～30°，且与胫骨纵轴呈直角与关节面平行，以免导致腓骨远端发生倾斜或者移位。固定时一般踝关节处于背伸位，以防止踝穴变窄。

制订踝关节骨折治疗方案时应考虑哪些因素？

答：（1）波及负重关节面的大小，关节面是否平整，以及胫距关相互的对应关系是否正常。

（2）对踝关节稳定性的影响，踝关节两处或以上的损伤（包括骨折和韧带损伤）和原始损伤距骨有明显的脱位均影响踝关节的稳定性。

（3）下胫腓分离，踝穴增宽，常发生在踝关节水平以上的骨折，并同时伴有内踝或三角韧带损伤的情况。

● 三踝骨折中后踝骨折常采用何种分型？

答：三踝骨折中常采用 Naoki 后踝分型。Ⅰ型：即后外侧斜型（占全部后踝骨折的 67%），常为包括胫骨远端后外侧的三角形骨折块。Ⅱ型：即内侧延伸型（19%），由胫骨远端后外侧结节延伸至内踝，多见于包括内踝、外踝的三踝骨折中，且常包含有胫骨的两部分骨折块，即后内侧骨折块和后外侧骨折块。Ⅲ型：即小骨块型（14%），包括 1 个或多个骨片的胫骨后唇骨折。

● 如何选择手术治疗后踝骨折的内固定方法？

答：对于三踝骨折中后踝骨折的治疗，应根据骨折块大小不同采用不同的内固定方法。对于后踝骨折块＜25% 踝关节面的小块后踝骨折，可用 1～2 枚螺钉从后向前固定（图 1-75）。如骨折块为贝壳状，单纯螺钉固定可能无法获得较好的加压效果和固定强度，可考虑使用

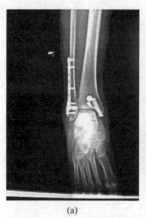 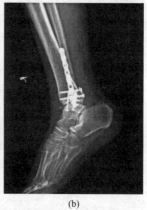

(a)   (b)

图 1-75　从后向前固定

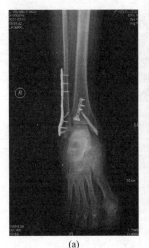 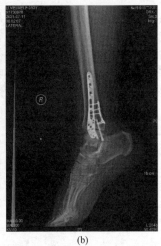

(a)   (b)

图 1-76 重建钢板固定

星形钢板固定。如后踝骨折块＞25％踝关节面且无明显移位时，也可间接复位后通过前侧螺钉从前向后固定，但应注意如果骨折块大小不超过半螺纹螺钉的螺纹长度，前侧螺钉无法起到较好的加压效果，且间接复位术中评估较困难。故对于移位较大的大块后踝骨折不主张用该法。如骨折块较大且向近侧显著劈裂，可以通过 Meta 钢板或重建钢板固定（图 1-76）。对于内侧延伸型后踝骨折，最好采用支撑钢板固定，因为其损伤主要为垂直暴力所致，骨折线向近侧劈裂，单纯螺钉固定其强度不够。抗滑钢板固定后踝，尤其对骨质疏松患者是一种较好的选择。

主任医师总结

踝关节骨折中以三踝骨折损伤程度最为严重，治疗难度大，后期并发症多。三踝骨折又称为 Cotton 骨折，是指内踝、外踝、后踝均发生骨折，属于关节内骨折，常导致踝关节不稳定和下胫腓损伤。三踝骨折虽只占踝关节骨折的 7％，但绝大多数三踝骨折都需要手术治疗，因为这种类型的骨折往往不稳定。

目前对于内踝骨折的处理方式已无多大争议，但在外踝骨折钢板的放置，后踝骨折的手术指征、固定方式，下胫腓联合的固定适应证仍有较多争议。

目前外踝骨折的治疗大部分应用外踝钢板，但其存在的最大缺点是螺钉可进入关节腔导致关节软骨的损害及内固定术后出现的局部不适或疼痛而需再次手术的发生率很高。然而后外侧抗滑钢板应用于腓骨下段骨折的固定，比外侧钢板有更强的生物力学稳定性。后外侧钢板同样允许螺钉最大限度地把持于腓骨远端干骺端，同时可避免螺钉进入关节腔的风险。而且局部的不适感明显低于外侧钢板。

踝关节骨折中合并后踝骨折的比例高达44％，但并非所有后踝骨折均需处理。目前最为普遍的观点认为，当侧位X线片上后踝骨折块累及关节面超过25％和移位＞2mm时需对后踝骨折行切开复位内固定治疗。Streubel等认为，后踝骨折块的大小不应作为单独的手术适应证。由于后踝骨折块一般为下胫腓后韧带的附着点，后下胫腓联合韧带是韧带复合体中维持胫腓联合稳定性最重要的结构，通过恢复胫腓联合韧带于解剖位置，可使整个胫腓联合的稳定性得到恢复，从而避免使用胫腓联合螺钉。通过解剖复位后踝骨折，可极大地增强下胫腓联合的稳定性。Gardner等通过生物力学及临床研究提出固定后踝可恢复下胫腓稳定性。Langenhuijsen等研究发现，如果没有解剖复位，即使只有超过关节面10％的后踝骨折块，也会导致预后不良。Streubel等也认为后踝的复位和固定对踝关节包绕提供了重要的支撑作用，并降低了矢状面的剪切力。

所以更多医师认为，后踝骨折块对踝关节稳定性的影响对决定是否固定更重要。后踝的复位固定，推荐后外侧入路，该入路可同时固定外踝和后踝，从腓骨长短肌和跟腱之间的间隙显露后踝，直视下复位和固定，复位时注意保存下胫腓后韧带的完整性。虽然，目前对使用螺钉还是接骨板固定后踝的效果无明确证据，但理论上讲，接骨板固定会增加对肌腱的刺激，应减少使用。对骨折块粉碎、骨质疏松等无法单纯使用螺钉固定的患者，可使用接骨板固定。

由于后踝骨折形式多样，X线片因为重叠有时难以看清骨折线的实际形状，需要通过CT来进一步明确。CT扫描加三维重建可以更清晰地显示骨折的类型和骨折块的大小。CT检查应作为后踝骨折诊断及复位后评估的主要依据。同时有助于术者进行手术入路的选择。通过CT扫描有些后踝骨折合并压缩骨块，临床上将这类型的后踝骨折归为后Pilon样骨折，这里不再详细论述。

后踝骨折的治疗对于骨科医师充满挑战，手术后常不能达到预期效果。许多文献表明，合并有后踝骨折的踝部骨折，预后往往不尽人意，直接原因可能是关节残存的畸形、不稳定以及由于关节软骨损伤造成的创伤性关节炎。

下胫腓螺钉固定后患者长期无法负重行走，且需二次手术取出，延长了患者的康复时间。因此，避免不必要的下胫腓螺钉置入非常重要。一般而言，下胫腓联合的稳定性常可通过牢固的腓骨固定和内踝固定来实现，若不能实现，下胫腓联合的损伤通常直接使用联合螺钉固定。然而，目前关于下胫腓联合不稳定性的准确诊断仍存在许多挑战。术前根据标准平片和生物力学试验不足以诊断胫腓联合的损伤，同样，仅用内外踝的坚强固定也不能充分恢复破裂胫腓联合的稳定性，认为踝关节骨折在术中透视下应力位检测能提供非常有价值的有助于术中及术后治疗的信息，但这很难在急性踝关节骨折患者术前应用。目前较认同的关于下胫腓联合固定的手术适应证是踝关节以上 5cm 以外的腓骨骨折常伴有胫腓骨间膜广泛的撕裂，属于不稳定性踝关节，良好功能结果的获得需依靠下胫腓联合的联合螺钉的应用。在这类骨折中，毫无疑问地使用联合螺钉。而 Boden 等在尸体的生物力学研究中发现，超过踝关节 3～4.5cm 的腓骨骨折合并不能修复的内侧韧带损伤，也需要下胫腓联合螺钉固定。踝关节上方 5cm 以内的腓骨骨折是否使用联合螺钉却存在着争议。

综上所述，对于踝关节骨折，应将其作为一个统一的整体来综合考虑。涉及后踝的踝关节骨折多存在关节不稳定，如不恢复关节的协调性，将出现早期关节退变，且该类骨折常存在关节面软骨的损伤，治疗后关节功能恢复及预后较差。

参 考 文 献

[1] 赵宏谋，俞光荣. 后踝骨折的治疗现状 [J]. 中华创伤杂志，2009，25（5）：477-479.

[2] 刘哲，阿良，张勇. 三踝骨折分型与手术体位选择的关系及疗效分析 [J]. 中华创伤杂志，2011，27（11）：974-978.

[3] 夏睿，孔荣，方诗元，等. 延期切开复位内固定治疗三踝骨折 [J]. 中国矫形外科杂志，2010，18（12）：986-990.

[4] 俞光荣，赵宏谋，杨云峰，等. 切开复位内固定治疗后踝骨折的疗效分析 [J]. 中国修复重建外科杂志，2011，25（7）：774-777.

[5] 安帅，付中国，张殿英，等. 后踝骨折的手术适应证选择 [J]. 中华创伤骨科杂志，2013，15（3）：216-219.

［6］东靖明，田旭，马宝通 . 经踝关节后外侧入路治疗三踝骨折［J］. 中华创伤杂志，2013，29（6）：536-540.

［7］陆军，周玲珍，王宸，等 . 三踝骨折的手术疗效分析［J］. 中华创伤骨科杂志，2010，12（11）：1092-1094.

［8］Toth M J，Yoon R S，Liporace F A，et al. What's new in ankle fractures［J］. Injury，2017，48（10）：2035-2041.

［9］Veltman E S，Halma J J，De Gast A. Longterm outcome of 886 posterior malleolar fractures：A systematic review of the literature［J］. Foot Ankle Surg，2016，22（2）：73-77.

［10］梁羽，方跃，姚相雨，等 . 踝关节骨折的治疗现状及进展［J］. 华西医学，2014，29（01）：172-178.

［11］龚晓峰，吕艳伟，王金辉，等 . 踝关节 CT 与踝关节骨折分型的相关性研究［J］. 北京大学学报（医学版），2017，49（02）：281-285.

高处跌伤致右足跟肿痛、活动受限 2h——跟骨骨折

✿ [实习医师汇报病历]

患者男性，51岁，以"高处跌伤致右足跟肿痛、活动受限2h"为主诉入院。缘于入院前2h，不慎摔倒，右足跟部着地，致右足跟部肿痛、活动受限，无法站立行走，局部皮肤无破溃、流血。急诊于本院，拍片（2021-08-08）如图1-77，提示：右跟骨骨折，予以手法复位和石膏托外固定等对症治疗，建议患者注意进一步治疗，患者自行离院。今为求进一步诊治，患者要求住院，门诊拟"右跟骨骨折"收住入院。既往体健，否认"心、肝、肺、脾、肾"等重要脏器疾病史，否认传染性疾病史，否认外伤史、输血史，否认食物、药物过敏史。

体格检查：T 36.3℃，P 70次/分，R 19次/分，BP 162/90mmHg，神志清楚，心肺腹未见明显异常。脊柱生理弯曲存在，无畸形，各棘突无压痛、叩击痛，活动正常。右足跟部肿胀明显，压痛，纵向叩击痛阳性，右小腿无压痛，右踝关节活动障碍，右足各趾活动正常，肢端感觉、血运、皮肤温度正常。余肢未见明显异常。

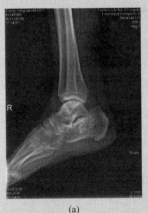
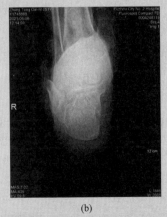

(a)   (b)

图1-77 右跟骨X线

主任医师常问实习医师的问题

● **跟骨骨折的临床病理变化有哪些？**

答： 跟骨骨折的临床病理变化有足弓塌陷，跟骨外侧壁外膨，距骨背屈，肢体短缩，关节面不平整、塌陷、翻转，关节面破坏和软骨损坏，后跟内、外翻畸形，跟腓撞击，腓骨长短肌腱卡压，后足力线改变，足底受力分布改变，后足运动和步态异常，后足外形改变，穿鞋困难。

● **跟骨骨折的临床表现有哪些？**

答： 新鲜跟骨骨折伤后的主要表现为局部疼痛、压痛、骨擦感，局部肿胀、皮下瘀斑，跟部畸形、活动受限。陈旧性跟骨骨折可表现为跟部的慢性肿胀、疼痛、畸形、功能障碍，如运动功能障碍、负重功能障碍、穿鞋困难等。

● **跟骨关节内骨折根据 CT 表现如何分型？**

答： 跟骨骨折可分为关节外骨折和关节内骨折。其中关节内骨折的 CT 分型有多种方法，最常用的是 Sanders 分型，其分型以冠状面及矢状面 CT 扫描为基础，分为 4 型。方法为选择后距下关节的最大面，A、B 两线由外向内将距骨面 3 等分，则跟骨被对应的 A、B 两线分为 3 部分，即内侧柱、中柱和外侧柱，C 线对应距骨面内侧缘，A 线对应外侧缘。

Ⅰ型：为所有无位移的关节内骨折，而不管有多少条骨折线。此型不许采用手术治疗。

Ⅱ型：出现位移的关节内骨折，并根据相应原发骨折线的位置分为 A、B、C 三个亚型。

Ⅲ型：后关节面出现 2 根骨折线，并根据其部位分 AB、BC 以及 AC 三个亚型，各亚型均有一中央凹陷骨折段。

Ⅳ型：包括那些严重的粉碎性骨折，后关节面出现 4 个骨折块。

Sanders Ⅱ型、Sanders Ⅲ型及 Sanders Ⅳ型常需采取外科手术复位治疗，对严重的凹陷性骨折区必要时还需做植骨术辅助治疗。

● **一般怎么治疗跟骨骨折？**

答： 跟骨骨折的治疗可分为非手术治疗和手术治疗。

（1）以下情况可考虑非手术治疗。①结节纵向骨折：无位移的可采用加压包扎，对有移位的患者，可采用跟骨牵引侧位加压复位，然后以石膏托外固定。②结节水平骨折：无位移的患者可用石膏托外固定，有移位者如果手法不能复位，可切开复位以螺钉固定。③无位移载距突骨折。④跟骨前突骨折：小腿管型石膏托外固定即可愈合，不愈合的可切除前突。⑤接近跟距关节的骨折：无位移的以石膏托外固定；有明显位移的，跟骨结节牵引复位，恢复结节关节角，再整复跟骨的增宽畸形后以石膏托外固定。另外，以下情况也考虑非手术治疗：①患有严重心血管和糖尿病等，或伴有严重复合伤危及生命的骨折患者；②关节重建无必要或者无意义者，年迈不能行走或已截瘫者；③骨折位移＜2mm 的关节内骨折。

（2）对于有明显位移的波及跟骨下关节面的骨折，目前多主张手术治疗。手术治疗的目的和解剖重建跟骨的标准：①在治疗跟骨骨折时应尽量恢复足后正常的生物力学特点；②骨折应准确复位，对涉及距下关节和跟骰关节的骨折应达到解剖复位，恢复距下关节面的平整和 3 个关节面之间的正常解剖关系，恢复跟骨的整体外形和长、宽、高等几何参数，恢复Gissane 角、Bohler 角，矫正内翻、外翻畸形，恢复后足的负重轴线；③固定方法应可靠、稳定，允许早期功能锻炼和早期负重，减少术后疼痛的发生和关节僵硬，同时应减少软组织损伤和切口并发症的发生率。

※［住院医师或主治医师补充病历］

患者入院后检查三大常规、生化全套、凝血功能四项、心电图、胸部X线片等均提示未见明显异常，并行左跟骨CT三维重建（图1-78），该患者诊断明确：右跟骨粉碎性骨折；关节面塌陷，跟骨高度丢失，有

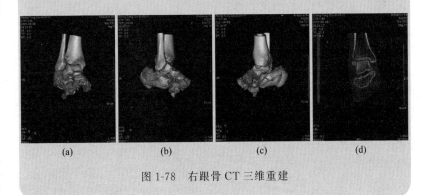

(a)　　　　　　(b)　　　　　　(c)　　　　　　(d)

图 1-78　右跟骨 CT 三维重建

手术切开复位内固定的指征，予以镇痛、消肿等准备后，待皮肤出现"皱纹征"时再进行手术治疗。

 主任医师常问住院医师、进修医师或主治医师的问题

● **如何掌握跟骨骨折的手术适应证？**

答：不涉及距下关节的跟骨骨折的手术适应证：①跟骨体骨折有较严重的压缩、位移、短缩和增宽畸形；②跟骨体外侧壁的剪切骨折块；③跟骨粗隆后上骨折块分离＞1cm；④前突骨折发生疼痛性骨不连接；⑤鸟嘴型骨折。

涉及距下关节的跟骨骨折的适应证：对关节内有不平整台阶的患者，如 Sanders Ⅱ型、Sanders Ⅲ型、Sanders Ⅳ型骨折存在关节内骨折的明显位移，均为手术适应证。对以下情况可考虑手术：①跟骨长度缩短明显；②跟骨宽度增加＞1cm；③跟骨高度降低 2cm；④Bbhler 角缩小＞15°；⑤Gissane 角缩小 90°或增大 130°；⑥跟骰关节骨折块的位移或间隙＞1mm；⑦伴有跟骨周围关节的脱位或半脱位；⑧跟骨外膨明显影响外踝部腓骨长短肌腱的活动；⑨内翻畸形成角＞5°，外翻＞10°；⑩跟骨粗隆明显外翻等；⑪其他有关角度，距骨倾斜角明显缩小和消失，跟距角、第一舟距角、跟骨倾斜角等有明显的变化或异常。

● **与跟骨相关的测量有哪些？**

答：与跟骨相关的测量见图 1-79。

● **常见的跟骨骨折的早期并发症有哪些？如何处理？**

答：常见的跟骨骨折的早期并发症包括软组织损伤、肿胀、张力性水疱、筋膜间隔综合征、深静脉血栓形成等。

对软组织肿胀的处理包括：①抬高患肢使其高于心脏水平；当怀疑有筋膜间隔综合征时可将其置于心脏水平；②应用消肿药物，如 20% 的甘露醇静脉滴注；③冰袋冷敷；④应用足动脉静脉泵；⑤对有明显水疱者可抽吸水疱，消毒后弹力包扎，效果较好。

筋膜间隔综合征的治疗原则是早发现、早诊断，及时正确地治疗，最大程度地阻止病情的发生、发展，防止足部肌肉坏死和神经功

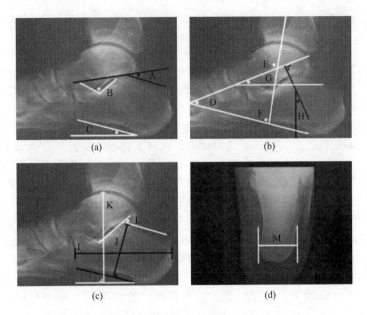

图 1-79　与跟骨相关的测量

A 为 Bbhler 角（跟骨结节关节角）；B 为 Gissane 角（跟骨交叉角）；
C 为跟骨倾斜角；D 为跟距角；E 为胫距角；F 为胫跟角；G 为距骨垂直角；
H 为距骨倾斜角；I 为跟骨长度；J 为跟骨突高度；K 为足绝对高度；
L 为跟距关节面倾斜角；M 为跟骨宽

能障碍，最大程度地恢复患足的功能。应重视预防，注意缺血早期潜在的体征，如果发现有形成该病的倾向，就应避免应用任何绷带、石膏托、支具。足部置于心脏高度，以利用静脉回流并防止足部缺血。可静脉滴注甘露醇。一经确诊即应急诊处理，最有效的方法是筋膜切开减压。

　　深静脉血栓的预防措施主要如下。①基本措施包括：a. 早期床上活动功能锻炼；b. 多饮水，适量补液，纠正血容量不足；c. 对高血脂及糖尿病患者应用降脂药物及尽量控制血糖于正常范围；d. 心力衰竭患者应积极改善心功能；e. 避免高胆固醇油腻饮食；f. 禁止吸烟等。②机械措施包括：a. 下肢穿逐级加压弹力袜；b. 应用足底静脉泵；c. 间歇充气加压装置。③药物预防包括：肝素、低分子肝素、阿司匹林、维生素 K 拮抗药和戊聚糖钠等。

● 新鲜跟骨骨折的常用手术入路、手术要点有哪些？手术中要注意什么？

答：跟骨骨折的手术体位可选择侧卧位或俯卧位，常选用外侧扩大"L"形切口，皮肤切口始于外踝尖上5～7cm，腓骨后缘与跟腱后缘连线的中点，垂直向远端至足背皮肤与足底皮肤交界水平偏下，再90°弧形折向前方，至第5跖骨基底外侧缘水平。将包括腓骨肌腱和腓肠神经在内的全层软组织连同骨膜整块向上掀起，显露距骨颈部和跟骰关节。用3枚克氏针分别钻入腓骨远端、距骨颈部和骰骨，将其弯曲以拉开切口皮瓣。显露骨折后常可见跟骨后关节面外侧骨块塌陷，为了充分显露距下关节和跟骨内侧壁的骨块，可将外侧壁骨块及其后方的软组织合页为轴向外掀起，并用斯氏针打入跟骨结节向下牵引，若发现内侧壁骨块也有移位，可以骨撬拨复位，将外侧壁骨块抬起复位，克氏针临时固定。检查跟骨的前外侧骨块以及跟骰关节面的移位情况，复位并以克氏针临时固定。C型臂X线透视机跟骨侧位和轴位以观察复位情况，如复位满意，选择跟骨解剖型钢板略塑形贴附固定，需保证有1～2枚螺钉贯穿后关节面的软骨下骨打入载距突，钢板最前方的螺钉应拧入跟骰关节的软骨下骨，最后方的螺钉应拧入跟骨后结节后缘增厚的骨质中。外侧入路在分离时需注意勿损伤腓肠神经和腓骨长短肌腱。

● 微创手术治疗跟骨骨折的适应证和手术方式有哪些？

答：（1）微创手术治疗跟骨骨折的适应证

① 软组织损伤严重的跟骨骨折，特别是对于合并筋膜间隙高压导致足跟外侧有严重张力性水疱、外侧皮肤开放性创口污染严重者或局部皮肤挫伤严重的患者，以及骨块压迫皮肤可能造成皮瓣坏死的急诊患者，采用微创手术以期在获得骨折满意复位的同时，减少软组织并发症的发生率。

② 多发伤及复合伤患者，采用有限切开或经皮复位内固定的微创技术可尽快完成手术，以期达到创伤控制的目的。

③ 存在严重且难以控制的糖尿病、重度吸烟、免疫缺陷等切开复位禁忌证的患者，可考虑采用微创手术治疗。

④ 简单类型的跟骨关节内骨折，如Sanders II型或简单的Sanders III型患者可采用有限切口的切开复位内固定技术。

（2）微创手术治疗跟骨骨折的术式 有闭合复位经皮内固定技术、经有限切口的切开复位内固定技术、关节镜辅助复位技术、外固定支架韧带整复间接复位技术、球囊扩张复位技术及注射型人工骨辅助固定等。

● **跟骨骨折如何进行术后康复指导？**

答： 术后应将患肢抬高放置 3 天，术后 24h 开始进行足趾被动活动；48h 开始足趾和踝关节的主动和被动活动，活动以屈伸为主并逐渐加强；足的内外翻锻炼一般在术后 4～6 周再开始；患足完全负重需在骨折骨性愈合后。

● **如何选择跟骨骨折钢板？**

答： 对于有移位的跟骨关节内骨折，切开复位钢板内固定仍是目前最常用的治疗方法。目前用于跟骨骨折的钢板种类很多，如 AO 钢板、"H" 形钢板、"Y" 形钢板、重建钢板、解剖型钢板、小蝶形钢板等。如何选择合适的跟骨钢板应考虑以下因素：固定的有效性；固定的可靠性；微创性；符合骨折特点、骨折块大小；符合后足部负重等生物力学特点及较好的组织相容性。

该患者行解剖型钢板内固定，术后 X 线片见图 1-80。

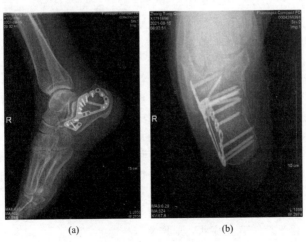

(a) (b)

图 1-80 解剖型钢板内固定术后 X 线片

● **跟骨骨折的晚期并发症有哪些？如何处理？**

答：跟骨骨折的晚期并发症主要有骨折畸形愈合、跟腓及踝关节前方撞击综合征、创伤性关节炎、足跟疼痛等，还包括慢性神经、血管、肌腱损伤以及反射性交感性营养不良等。

（1）跟骨骨折畸形愈合　对已发生骨性关节炎的畸形愈合，最有效的方法是各种形式的距下关节融合术，及根据不同畸形采用不同形式的跟骨截骨矫形手术。对单纯疼痛性距下关节炎患者，可行距下关节原位融合术。对跟骨高度丧失者，需行距下关节撑开植骨融合术或跟骨丘部重距下关节融合术，以恢复跟骨高度；也可采用跟骨跖侧滑动截骨术。对内外翻畸形、后足负重力线和关节运动轴线改变者，可采用跟骨矫形手术、距下关节撑开楔形植骨融合术或跟骨截骨加距下关节融合术。外侧壁明显膨出者行跟骨外侧减压术，恢复跟骨的正常宽度，消除跟腓的撞击、腓长肌腱炎及腓短肌腱炎。

（2）跟腓及踝关节前方撞击综合征　有效的方法是行跟骨截骨矫形术及外侧壁骨突切除术等。

（3）距下关节创伤性关节炎　可行关节内注射局部麻醉药。若疼痛缓解，可选择非手术治疗，如穿戴鞋具、矫形器，使用非甾体抗炎药等。若非手术治疗失败，则需行骨移植距下关节融合术。足踝部疼痛，大部分情况下，疼痛可通过非手术治疗得到缓解，如口服或局部应用抗炎性药物，穿戴后跟矫形垫或支具等。

（4）慢性神经、血管、肌腱损伤　可采用非手术治疗，如穿特制的鞋、理疗、非甾体抗炎药注射到附骨管等，无效时采用手术治疗，如神经松解减压术、神经瘤切除术，对于症状顽固者还可行神经移位术。若慢性肌腱损伤经非手术治疗无效，则应采用外科手术治疗，包括肌腱减压松解术、外侧壁骨突切除术、骨折畸形矫形手术等。对腓骨肌腱炎，若确定其在推拿（按摩）、牵引等非手术治疗后出现腓骨肌腱瘢痕形成或撞击，则需行肌腱松解术。腓骨肌腱脱位时，应重建肌腱的软组织鞘。

（5）反射性交感性营养不良　对早期反射性交感营养不良的患者，可通过强化治疗缓解其症状，如推拿（按摩）、运动等。对病情迁延的患者，可行多段腰交感神经阻滞。

主任医师总结

目前扩大外侧"L"形切口仍然是手术治疗跟骨关节内骨折最为常用的治疗方法。因为跟骨骨折治疗目的是恢复跟骨的长、宽、高，纠正跟距、跟骰关节面的解剖关系（Bohler角、Gissane角），达到跟骨的重新塑形，恢复关节正常解剖关系。扩大"L"形切口可以在术中直视下完成解剖复位。目前由于更加重视软组织肿胀充分消肿，术前术中影像学资料的详细分析以及内置物材料的提高，切口出现坏死及延迟愈合的概率已明显降低。而且扩大外侧入路的手术具有程序化：切开皮肤、皮下、深筋膜直到骨膜，沿骨膜下掀开全层皮瓣，用2.0克氏针固定在距骨外沿而翻开皮瓣暴露跟骨外侧。将克氏针固定在后方跟骨结节内作为撬杠，逆损伤机制进行轴向牵引，外翻、内移的复位动作，先复位并固定跟骨后关节面，再恢复跟骨长度、高度、外翻。术中Broden位及轴位相确认后关节面平整及无内翻。使用钢板将压缩关节面骨块或舌型骨块与跟骨连接起来，注意在后关节面下、跟骰关节下及跟骨结节三点骨质坚强处使用螺钉固定。是否应用锁定钢板或锁定螺钉固定需根据患者骨质情况及是否需要内外侧挤压决定。切口缝合时，需注意深筋膜的缝合，这样可以对表皮起到减张的作用，虽然对是否放置引流管有争议，但伤口的加压包扎十分重要。

近年来很多学者应用小切口直视下复位关节面，使用牵引、撬拨等操作进行闭合复位跟骨体的骨折移位。经小切口植入钢板或结合螺钉固定复位的骨块，手术后随访显示在患者满意度、功能评分、疼痛程度方面小切口微创方法的应用结果与外侧扩大切口无显著性差异，而在软组织并发症发生率上，微创组明显减少，具有显著性差异。微创技术具有以下优点：①可减少软组织的损伤，降低伤口不愈合和感染的发生率，减轻术后肿胀；②可减少关节周围手术瘢痕，有利于患者早期进行功能锻炼和恢复功能；③可以早期手术，缩短了患者的住院时间和康复时间；④对于全身状态不佳或局部软组织问题不允许进行扩大切口入路的患者，微创手术更有意义。但需要注意的是，无论何种方法，关节面复位、恢复跟骨高度及对线（轻度外翻）、稳定固定骨折而尽早恢复功能活动，这些都是治疗目的。微创技术更需要经验积累和学习曲线，是建立在理解跟骨骨折机制、病理解剖等基础知识，并有扩大外侧切口治疗在临床操作经验的基础上完成的，并有明确的适应证，一般认为Sanders Ⅱ型最为适宜，有学者扩大至Sanders Ⅲ型等。

综上所述，只要能全面、客观地了解跟骨骨折的损伤机制及损伤解剖学特点，认真做好术前设计，正确地掌握跟骨骨折手术治疗的理念、指征及技术，无论使用微创切口还是"L"形切口，临床疗效一定会得到不断提高。

参 考 文 献

［1］俞光荣，Zwipp Hans. 跟骨骨折的基础和临床［M］. 上海：上海科学技术出版社，2008.

［2］王正义，俞光荣，张建中，等. 足踝外科手术学［M］. 北京：人民卫生出版社，2009.

［3］俞光荣，余霄. 掌握前沿技术，不断提高新鲜跟骨骨折的临床疗效［J］. 中华创伤骨科杂志，2012，14（8）：645-647.

［4］施忠民，蒋圭. 跟骨关节内骨折的微创治疗进展［J］. 中华创伤骨科杂志，2012，14（12）：1089-1091.

［5］李山珠，俞光荣，梅炯，等. 跟骨骨折的手术与康复［J］. 现代康复，2001，5（7）：74-75.

［6］武勇. 跟骨骨折的治疗进展［J］. 中国骨伤，2017，30（12）：1077-1079.

［7］Kiewiet N J，Sangeorzan B J. Calcaneal Fracture Management：Extensile Lateral Approach Versus Small Incision Technique［J］. Foot Ankle Clin，2017，22（1）：77-91.

［8］Yao H，Liang T Z，Xu Y C，et al. Sinus tarsi approach versus extensile lateral approach for displaced intra-articular calcaneal fracture：a meta-analysis of current evidence base［J］. J Orthop Surg Res，2017，12（1）：43.

［9］Van Hoeve S，Poeze M. Outcome of Minimally Invasive Open and Percutaneous Techniques for Repair of Calcaneal Fractures：A Systematic Review［J］. J Foot Ankle Surg. 2016，55（6）：1256-1263.

［10］苗旭东. 微创技术治疗跟骨骨折进展［J］. 中国骨伤，2018，31（07）：591-593.

［11］梁晓军，赵宏谋. 跟骨骨折的临床治疗要点［J］. 中国骨伤，2014，27（07）：533-535.

摔伤致右足肿痛、活动受限 3 天——Lisfranc 损伤

❀ [实习医师汇报病历]

　　患者男性，15 岁，以"摔伤致右足肿痛、活动受限 3 天"为主诉入院。3 天前患者不慎摔伤致右足肿胀、疼痛、活动受限，无法站立行走，无皮肤裂伤出血，无肢体麻木。伤后在当地医院予以镇痛对症等处理。今求诊本院，急诊 X 线检查提示左足跖跗关节脱位伴骨折。暂行行右足石膏托外固定后拟"Lisfranc 损伤（右足跖跗关节脱位伴骨折）"收入住院。既往体健，否认"心、肝、肺、脾、肾"等重要脏器疾病史，否认传染性疾病史，否认外伤史、输血史，否认食物、药物过敏史。

　　体格检查：T 36.8℃，P 74 次/分，R 19 次/分，BP 96/57mmHg，神志清楚，心肺腹未见明显异常。脊柱生理弯曲存在，无畸形，各棘突无压痛、叩击痛，活动正常。右足石膏托外固定外观，拆开石膏托见右足肿胀明显，前足轻度外展畸形，右足压痛明显，足趾活动受限，被动活动足趾疼痛加剧，右踝无压痛，踝关节活动稍受限，足背动脉搏动存在，肢端感觉、血运、皮肤温度正常。其余肢体未见明显异常。

　　辅助检查：右足 X 线片（图 1-81）示右足跖跗关节脱位。

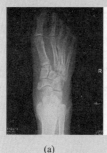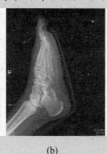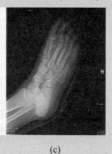

(a)　　　　　　　　(b)　　　　　　　　(c)

图 1-81　右足 X 线片

　　入院诊断：右足跖跗关节脱位（Lisfranc 损伤）。

　　诊疗计划：①按骨科护理常规；②完善右足部 CT 三维重建及术前检查；③治疗上予以消肿、镇痛、抬高患肢等对症治疗；④择期行手术治疗。

主任医师常问实习医师的问题

何谓 Lisfranc 损伤？

答：Lisfranc 损伤是指跗跖关节和楔骨关节复合体的骨性及韧带结构的损伤，包括从稳定的部分扭伤到不稳定的中足骨折脱位。

Lisfranc 关节的解剖特点如何？

答：足部内侧三个跗跖关节的骨性结构（内侧、中间和外侧楔骨，以及第 1、第 2、第 3 跖骨基底部）在冠状面上形成一个特殊的梯形，朝向足底的凹形类似"古罗马拱门"。在足矢状面上，第 2 跖骨在内外侧楔骨间下凹；冠状面上第 2 跖骨位于"古罗马拱门"顶端。因此，在整个中足复合体中，第 2 跖骨是最关键的一块。背侧和跖侧的跗跖韧带起到稳定跗跖关节的作用。在第 2～5 跖骨基底部之间，背侧和跖侧的跖骨间韧带提供进一步的稳定。在第 1 和第 2 跖骨间没有韧带连接，使该区域易于受到损伤。Lisfranc 韧带在跖侧连接内侧楔骨与第 2 跖骨基底部。内侧的三个跗跖关节和邻近的楔骨间关节以及舟楔关节（内侧柱和中间柱）活动范围有限，所以这些关节对足的功能影响不大。内侧柱是指第 1 跗跖关

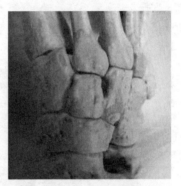

图 1-82　Lisfranc 关节的结构

节和舟骨-内侧楔骨关节；中间柱包括第 2、第 3 跗跖关节，舟骨和外侧以及中间楔骨分别形成的关节。第 4、第 5 跗跖关节（外侧柱）活动性较大，使足可以适应不平整的平面。Lisfranc 关节的结构见图 1-82。

Lisfranc 损伤的发病机制有哪些？

答：Lisfranc 损伤多为高能量损伤，如高处坠落或高速交通事故。但依据足的位置，Lisfranc 损伤也可能是低能量损伤，如平地滑倒或摔伤。这些损伤的原因包括轴向压力、中足背伸、跖屈、外展和内收等的结合。病理解剖具有个体差异和高度多样性，包括单纯的韧带损伤、单纯骨折以及二者的结合。Lisfranc 损伤常包括第 1、第 2、第 3 跗跖关

节，但也可出现所有跗跖关节、楔骨间关节损伤，损伤甚至可以延伸到舟骨和骰骨近端或远端。在单纯韧带损伤中，损伤后的稳定性取决于足底跗跖韧带的完整性。一旦强健的足底跗跖韧带断裂，损伤即不稳定。低能量的部分损伤（如扭伤）多见于跖屈位时受到轴向压力，如在竞技性运动中。这一类损伤中，由于足底跗跖韧带保持完整，所以损伤是稳定的。

● **如何对 Lisfranc 损伤的患者进行病史采集和体格检查？**

答： 对 Lisfranc 损伤的患者，应当获得患者受伤病史以及准确的受伤细节（足的位置、暴力倾向、能量涉及范围），应当观察初始的肿胀情况及负重情况，需要对患足和踝部进行全面检查，还应评估相关损伤，注意触诊肿胀及有压痛的部位。应当观察皮肤软组织情况，中足广泛肿胀和跖侧瘀斑提示 Lisfranc 损伤。应触诊中足关节，有压痛提示 Lisfranc 损伤。通过被动背伸跖骨头以及前足被动的外展和内收，可检查患者中足稳定性，前足被动活动引起的跗跖关节区域疼痛提示 Lisfranc 损伤。

● **如何进行 Lisfranc 损伤的影像学和其他诊断性检查？**

答： 对怀疑 Lisfranc 损伤的患者，最初的影像学检查包括足部非负重时的前后位、斜位和侧位片。通过了解关节处移位情况，可以获得足够的诊断信息。负重下透视检查有助于诊断细微损伤，但负重时患者会有疼痛，所以常需要借助麻醉。因此，更倾向于负重下的足部影像学检查以了解细微损伤；根据需要，可进行健侧足负重下检查以作对照。负重时足前后位片可以显示关节内移位情况，包括第 1、第 2 跗跖关节，楔骨间关节，舟骨楔骨关节；也可以显示第 1、第 2 跖骨底部的骨折，内侧楔骨和中间楔骨的骨折，向近端延伸到舟骨的骨折以及压缩骨折。正常足的前后位片上，第 2 跖骨内侧缘应当与中间楔骨的内侧缘呈一直线。斜位片可以显示第 3~5 跗跖关节内移位，第 3~5 跖骨基底部骨折，外侧楔骨骨折，以及骰骨骨折。正常足的斜位片上，第 3、第 4 跖骨内侧缘应分别与外侧楔骨和骰骨的内侧缘呈一直线。侧位片可以显示背侧或跖侧的骨折和脱位、足内侧弓变平，以及承重的内侧柱情况。CT 扫描对诊断细微的 Lisfranc 损伤也有用，特别是不能负重拍片的多发伤患者或下肢多处损伤的患者。CT 扫描也可以判断延伸至舟骨、骰骨和楔骨的骨折。

● **Lisfranc 损伤常用的临床分型有哪些？**

答：临床上对 Lisfranc 损伤常采用 Myerson 分型。A 型：同向性脱位。B1 型：单独性内侧脱位。B2 型：单独性外侧脱位。C1 型：部分离性脱位。C2 型：完全分离性脱位。

❀ ［住院医师或主治医师补充病历］

　　患者入院后完善各项术前常规检查，行右足 CT 三维重建（图1-83），明确诊断：右足跗跖关节脱位（右足 Lisfranc 损伤），Myerson 分型为 B2 型，需手术切开复位内固定，经镇痛、消肿等治疗，完善术前准备，排除手术禁忌后，择期行右足跗跖关节脱位切开复位内固定术。

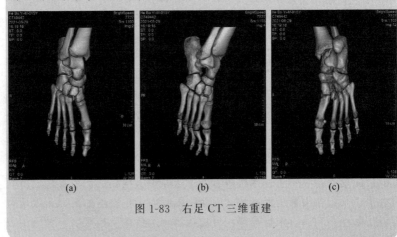

(a)   (b)   (c)

图 1-83　右足 CT 三维重建

? 主任医师常问住院医师、进修医师或主治医师的问题

● **Lisfranc 损伤非手术治疗时应注意什么？**

答：部分 Lisfranc 损伤（扭伤）是一种稳定损伤。负重 X 线片没有移位的患者可采用非手术治疗。无移位或微小移位的跗骨基底部关节外骨折，负重 X 线片没有关节内移位的患者也可以用非手术治疗。由于部分 Lisfranc 损伤常只有细微表现，而且误诊可导致不良后果，所以在不能做出明确诊断时，应在受伤后 2～3 周复查负重 X 线片。非手术治疗包括制动、穿静脉压力弹力袜以及穿防骨折靴。应允许患者在可承受的范围内负重，鼓励患者早期关节活动。患者应穿 5～6 周防骨折靴，直到复查负重 X 线片显示骨折对线良好且已连接。此后，允许患者穿普通鞋并循序活动。完全恢复或进行体育活动及其他剧烈运动需要 3～4 个月。

● **如何对跖跗关节骨折脱位进行切开复位内固定手术治疗？**

答：切开复位内固定术的治疗目的在于恢复 Lisfranc 损伤中所有关节的解剖对线。其中，楔骨和骰骨有无合并骨折是判定 Lisfranc 损伤是否稳定的重要标志。临床上首推的手术方式为切开复位不稳定区域及 3.5cm 螺钉坚固内固定，同时也可选用克氏针，但克氏针维持关节稳定的力量较螺钉弱。对不同类型的损伤可采用不同的手术方式。

（1）单纯脱位 足背侧纵向切口，长 7～8cm，在第 3 趾的趾长伸肌旁并超过跖跗关节面，使近、远端均显露；如有多个关节脱位可采用几个切口，分离软组织显露脱位的关节面，纵向牵引达到整复，内侧脱位的关节用 3.5mm 骨皮质螺钉固定；外侧的 2 个跖跗关节若需加强固定，可施予 1.6mm 克氏针固定，克氏针做内固定应有足够的长度穿出皮肤，以便于后期拔除。

（2）跖跗关节脱位伴近端骨折 这类损伤主要包括跗骨的不稳定性及轻度的嵌入骨折。该类损伤可破坏跖跗关节的正常弧度。治疗时，应在跗骨间行切开复位及螺钉坚强内固定。若某一关节的关节面超过 50％受到破坏，为了维持长期的稳定性，即需在该关节处行关节融合术。此外，解剖学上必须恢复短缩的跗骨，如合并骰骨骨折时，需从同侧跟骨、胫骨或髂骨取骨行骨移植以恢复骰骨的长度。

（3）跖跗关节脱位伴远端骨折 这类损伤可用髓内的克氏针结合切开复位内固定术使远端的骨折也达到解剖学上的对线，也应用螺钉或小钢板固定。术后右足正斜位 X 线片见图 1-84。

（4）跖跗关节脱位伴关节内骨折 治疗时，应在解剖学上复位较大的碎骨片，清除关节内小的碎骨屑。如果内侧 3 个关节的关节面破坏超过 50％，则须行急性关节融合术；但外侧两个关节面无论损伤多大面积都不需要进行关节融合术。

（5）跖跗关节脱位伴筋膜间隔综合征 对可能发生筋膜间隔综合征的患者，应测量筋膜间隙压力，如果压力超过 40mmHg 应行减

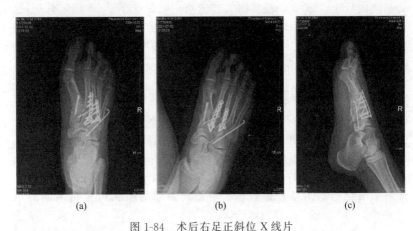

图 1-84　术后右足正斜位 X 线片

压术。

● Lisfranc 损伤行切开复位内固定术后的处理原则有哪些？

答： Lisfranc 损伤行切开复位内固定术后需予以短腿管型石膏托非负重于足中立位固定至少 8 周，石膏托上面中间开窗，以防止足部肿胀。手术 5～6 个月后，愈合良好者可取出内固定螺钉；若使用了克氏针，则需在密切随访到 6 周时将其取出。

● Lisfranc 损伤的并发症有哪些？如何处理？

答： Lisfranc 损伤治疗后主要可出现 3 种不良预后：①未达到解剖复位或对线；②创伤性关节炎；③负重位时疼痛。创伤性关节炎开始可予非手术治疗，包括非甾体抗炎药、矫形器、矫形鞋等。如果这些治疗方法疗效欠佳，即可选择关节固定术。关节固定的程度、切口应根据关节疼痛的位置和 X 线片表现决定。关节融合术原则即在残留最小畸形的情况下，可不完全恢复关节的对线，仅行关节固定术，但如果前足或中足存在畸形，则纵向和横向结构都须完全整复，如距舟、跟骰融合术。关节融合术后，随着内侧关节的重新对线及稳定性的加强，外侧疼痛常会好转；若外侧的疼痛仍顽固性地存在，则可行外侧两个关节的间位关节成形术，即取一段较短的伸肌腱置于关节间，这样既能使该关节继续运动又可防止骨性接触点压力造成再疼痛。Lisfranc 损伤后部分患者有残余畸形，可行关节固定术恢复前足的对线。术中必须恢复纵向和横向的对线，否则内侧结构的背侧强度将减弱。跖跗关节固定后，大部分患者在功能和活动方面都恢复尚佳。若患者已出现明显的外翻平足畸形、足内侧骨性突起、前足僵硬、足底软组织挛缩及骨关节病变，即失去关节融合术矫形的手术指征。此时，为减轻疼痛及足内侧骨性突起的压迫和摩擦，可行足内侧骨性突起切除术；同时行跖跗关节融合术，但关节融合术后，足的活动范围减少。

● 在对 Lisfranc 损伤患者进行诊疗中，如何防范失误？

答：（1）对近侧关节（内侧、中间或外侧楔骨，楔骨间关节，骰骨）损伤的误诊，由于损伤类型存在多样性，必须保持高度警惕。术前应仔细观察 X 线片，特别是近侧关节处，如果经 X 线检查不能确诊，应进行 CT 检查。术中应留意楔骨间关节背侧关节囊的完整性，并注意每个关节的稳定性。

（2）对第 1、第 2 跖跗关节的跖屈移位进行复位过程中应密切关注第 1、第 2 跖骨和它们所对应的楔骨的排列位置，防止背伸或跖屈移位。跖屈移位＞2mm 将影响各跖骨的负重功能，可能导致转移性跖骨痛。

（3）纠正第 1 跖跗关节的外旋畸形，在内侧楔骨和第 1 跖骨上，通常有一条独特的背脊。根据背脊连贯性可进行精确复位。

（4）第 1 跖跗关节的最终固定，由于第 1 跖骨骨干部骨皮质坚硬，从远侧向近侧打入的螺钉应进行埋头，以避免破坏骨软骨。

（5）Lisfranc 关节的最终固定，固定 Lisfranc 关节时，螺钉应向背侧呈一定角度以符合冠状面上正常的"古罗马拱门"结构。

● 如何处理陈旧性 Lisfranc 损伤？

答：陈旧性 Lisfranc 损伤的治疗目标是尽可能恢复中足的解剖位置，稳定关节，减轻疼痛。对于较早期的患者，有报道伤后 6 周的患者仍可行切开复位、内固定。但对更为晚期的患者，关节已有骨性关节炎，需行跖跗关节融合术。没有脱位或有脱位可以复位者，可行关节复位融合术。手术中在足背内外侧分别做两个纵向切口，充分显露跖跗关节，清除其间的瘢痕组织及切除关节软骨，对合相应的骨结构，即第 1～3 跖骨和相应楔骨对合。对第 4、第 5 跖骨与骰骨活动度较大者，不适合行融合术，可行成型术，予切除跖骨基底或用第 3 腓骨肌腱填入关节间隙，术后用石膏托制动 3 个月。如果足部畸形明显，足底软组织挛缩及骨关节本身有改变，再行复位已不可能，可能需要行跖骨基底和楔骨截骨。截骨时应注意：①尽量少量截骨；②背侧不要截骨太多，以免形成平足；③如果复位时，足的内侧纵弓或外侧纵弓明显短缩，应植骨支撑，以保持足的纵弓力线和长度。

主任医师总结

　　Lisfranc损伤又称跖跗关节复合体损伤，占所有骨折的0.2%左右，是一种严重的中足损伤。随着工业的发展和交通事故的日益频繁，Lisfranc损伤的发生率也呈逐年上升趋势。此类损伤由于其解剖结构的复杂性，有报道其漏诊和误诊率高达20%～39%。延误治疗可导致骨折畸形愈合、慢性疼痛及中足关节病等严重并发症。因此详细询问完整的病史和体格检查是临床诊断的基础，应明确损伤机制的不同细节，包括受伤时足的位置、暴力的方向和所涉及的能量高低等。常规X线平片检查包括不负重的足前后位片，30°斜位片和侧位片，但常因骨重叠导致对跖跗关节损伤的诊断困难。与普通X线片相比，CT扫描不仅易于摆放投照体位，而且不存在X线片的结构重叠，可清楚地显示隐匿型脱位、关节内骨折，特别是三维技术骨折成像可评估足底粉碎性骨折，对于多发伤或患有多肢损伤者，能为术前方案的选择提供依据。

　　目前对于不稳定的Lisfranc损伤，切开手术治疗以恢复其结构的稳定性仍然是金标准。Chiodo等根据三柱解剖概念提出"三柱损伤理论"，提出了三柱分型系统，将跖跗关节损伤分为内侧柱、中间柱和外侧柱损伤；其认为每一柱均作为一个整体发挥功能，若其中一柱部分骨折或脱位，该柱的其他部分也可受累。内侧楔骨及第1跖骨组成内侧柱，中间及外侧楔骨与第2、第3跖骨组成中间柱，骰骨及第4、第5跖骨组成外侧柱。因此手术固定顺序为内侧柱→中间柱→外侧柱，固定原则对内侧柱、中间柱给予坚强固定，而外侧柱给予弹性固定。在选择内固定方法上包括螺钉固定、微型钢板固定及克氏针固定、微型支架固定等，但哪种固定方法最佳尚未达成共识。目前的主流还是以螺钉固定和微型钢板固定为主。

　　Lisfranc损伤手术治疗的并发症主要包括关节退变、畸形愈合及转移性跖痛。术后几乎不可避免地发生跖跗关节退变，畸形愈合的发生以第2跖骨成角畸形较为多见。

　　骨科医师必须要全面、客观地了解Lisfranc损伤的机制及解剖学特点，避免漏诊、误诊，认真做好术前设计，正确地掌握 Lisfranc 损伤手术治疗的理念、指征及技术，不断提高 Lisfranc 损伤的临床疗效。

参 考 文 献

[1] Sam W Wiesel. Wiesel 骨科手术学 [M]．张长青，译．上海：上海科学技术出版社，2013.

[2] Myerson M S，Fisher R T，Burgess A R，et al．Fracture dislocations of the tarsome ta tarsal joints：end results correlated with pathology and treatment [J]．Foot Ankle，1986，6 (5)：225-242.

[3] 毛宾尧，俞光荣，张建中．踝足外科学 [M]．2 版．北京：科学出版社，2007.

[4] 朱辉，赵宏谋，袁锋，等．切开复位内固定治疗新鲜跖跗关节损伤的疗效分析 [J]．中国骨伤，2011，24 (7)：922-925.

[5] 杨焱，刘天宇，项明源，等．Lisfranc 损伤的诊治进展 [J]．中医正骨，2019，31 (06)：25-28.

[6] 徐世明，孙大炜，黄东．Lisfranc 损伤的诊断和治疗研究进展 [J]．山东医药，2018，58 (07)：111-114.

[7] 叶秀章，顾龙殿，周建华，等．Lisfranc 损伤的分型和手术治疗 [J]．中国骨与关节损伤杂志，2013，28 (06)：592-593.

[8] 黄伟军，赵凯，李志民，等．切开复位螺钉内固定治疗 Lisfranc 损伤 [J]．中医正骨，2016，28 (11)：50-52.

[9] Ponkilainen V T，Mattila V M，Laine H J，et al．Nonoperative，open reduction and internal fixation or primary arthrodesis in the treatment of Lisfranc injuries：a prospective，randomized，multicenter trial-study protocol [J]．BMC Musculoskelet Disord，2018，19 (1)：301.

第二章 关节外科

多关节肿痛 20 余年，左膝关节加剧 3 年—— 左膝关节类风湿关节炎

◈ [实习医师汇报病历]

患者女性，69 岁，以"多关节肿痛 20 余年，左膝关节加剧 3 年"为主诉入院。入院前 20 余年无明显诱因出现全身多关节肿痛，以双手掌指关节、近端指间关节、双足趾间关节、左膝关节等明显，天气变化时症状加重，于晨起及固定某个体位较长时间后感到关节僵硬，活动数分钟后缓解。发病以来症状反复发作，曾就诊当地医院，诊断为"类风湿关节炎"，平素口服"甲泼尼龙（美卓乐）＋艾拉莫德＋雷公藤＋沙利度胺"，近 2 个月美卓乐用量减半，伴食欲减退，食量减少。3 年前左膝关节疼痛加剧，伴有明显的活动受限。今为求进一步治疗，门诊拟"①左膝关节类风湿关节炎；②类风湿关节炎；③2 型糖尿病"收入住院。患者发病以来，一般情况尚可。既往体健，"糖尿病"病史 10 余年，未口服降糖药物，未规律检测血糖。否认其他"心、肝、肺、脾、肾"等重要脏器疾病史，否认传染性疾病史，否认外伤史、输血史，否认食物、药物过敏史。

体格检查：T 36.5℃，P 70 次/分，R 18 次/分，BP 149/70mmHg。神志清楚，心肺腹未见明显异常。左膝关节稍红肿、变形，局部皮肤温度稍高，稍压痛。关节活动受限明显：左膝关节屈曲挛缩畸形，内翻约 5°，左膝内侧关节间隙压痛阳性，左侧髌骨无脱位。左侧浮髌试验（－），左侧髌磨试验（＋）。左膝过伸痛（＋），过屈痛（＋）。邻近肌肉稍萎缩。双手掌指关节、近端指间关节、双足趾间关节肿胀变形。

辅助检查：类风湿因子（RF）78.1IU/mL，C 反应蛋白 3.79mg/L，红细胞沉降率（血沉，ESR）9mm/h。

入院诊断：①左膝关节类风湿关节炎；②类风湿关节炎；③2型糖尿病。

诊疗计划：（1）入院完善术前检查，血气分析、三大常规、生化、凝血功能、抗环瓜氨酸肽（CCP）抗体、术前八项、心电图、肺部CT等检查。

（2）请示上级医师，指导进一步诊疗计划。

 主任医师常问实习医师的问题

● **什么是类风湿关节炎？**

答：类风湿关节炎（rheumatoid arthritis，RA）是一种以关节软骨侵蚀为主要表现的全身性自身免疫性疾病。病变可累及所有含滑膜的关节，以手、足最常见。其病理特征是滑膜增生和向外生长，增生的炎症组织破坏关节和关节周围组织，引起关节畸形和功能障碍。RA可发生于任何年龄，以30～50岁为发病的高峰，男女患病比例为1：（2.5～3）。

● **类风湿关节炎的临床表现有哪些？**

答：（1）症状和特征　RA的主要临床表现为对称性、持续性关节肿胀和疼痛，常伴有晨僵。受累关节以近端指间关节，掌指关节，腕、肘和足趾关节最为多见；同时，颈椎、颞颌关节、胸锁关节和肩锁关节也可受累。中、晚期患者可出现手指的"天鹅颈"及"纽扣花"样畸形，关节强直和掌指关节半脱位，表现掌指关节向尺侧偏斜。除关节症状外，还可出现皮下结节，称为类风湿结节；心、肺和神经系统等受累。

（2）实验室检查　RA患者可有轻度至中度贫血，ESR增快、C反应蛋白（CRP）和血清IgG、IgM、IgA升高，多数患者血清中可出现RF、抗CCP抗体、抗P68抗体、抗环瓜氨酸化纤维原（ACF）抗体或抗核周因子（APF）等多种自身抗体。这些实验室检查对RA的诊断和预后评估有重要意义。

（3）影像学检查

① X线检查。双手、腕关节以及其他受累关节的X线片对本病的诊断有重要意义。早期X线表现为关节周围软组织肿胀及关节附近骨

质疏松；随病情进展可出现关节面破坏、关节间隙狭窄、关节融合或脱位。根据关节破坏程度可将 X 线改变分为 4 期。

② MRI。MRI 在显示关节病变方面优于 X 线，近年已越来越多地应用到 RA 的诊断中。MRI 可显示关节炎性反应初期出现的滑膜增厚、骨髓水肿和轻度关节面侵蚀，有益于 RA 的早期诊断。

③ 超声检查。高频超声能清晰地显示关节腔、关节滑膜、滑囊、关节腔积液、关节软骨厚度及形态等，彩色多普勒血流显像（CDFI）和彩色多普勒能量图（CDE）能直观地检测关节组织内的血流分布，反映滑膜增生的情况，并具有很高的敏感性。超声检查还可以动态判断关节积液量的多少及与体表的距离，用以指导关节穿刺及治疗。

● 如何诊断类风湿关节炎？

答：（1）诊断　RA 的诊断主要依靠临床表现、实验室检查及影像学检查。典型病例按 1987 年美国风湿病学会（ACR）的 RA 分类标准诊断并不困难，但对于不典型及早期 RA 易出现误诊或漏诊。对这些患者，除 RF 和抗 CCP 抗体等检查外，还可考虑 MRI 及超声检查，以利于早期诊断。对可疑 RA 的患者要定期复查和随访。2009 年 ACR 和欧洲抗风湿病联盟（EULAR）提出了新的 RA 分类标准和评分系统，即：至少 1 个关节肿痛，并有滑膜炎的证据（临床或超声或 MRI）；同时排除了其他疾病引起的关节炎，并有典型的常规放射学 RA 骨破坏的改变，可诊断为 RA。另外，该标准对关节受累情况、血清学指标、滑膜炎持续时间和急性时相反应物 4 个部分进行评分，总得分 6 分以上也可诊断 RA。

根据 2018 年中国类风湿关节炎指南推荐意见所建议使用 2010 年 ACR/EULAR 发布的 RA 分类诊断标准（表 2-1）。

表 2-1　RA 分类诊断标准（2010 年 ACR/EULAR）

目标人群：有至少一个关节具有明确的临床滑膜炎（肿胀）；具有滑膜炎，用其他疾病不能得到更好解释的
①受累关节数目，0~5 分
1(中大关节)，0 分
2~10(中大关节：指肩肘、髋、膝和踝关节)，1 分
1~3(小关节：指掌指关节、远端指间关节、第 1 指间关节、第 2~5 足趾关节)，2 分
4~10(小关节)，3 分
>10(至少 1 个为小关节)，5 分
②血清学抗体检测，0~3 分

RF 或抗 CCP 均阴性,0 分

RF 或抗 CCP 至少 1 项滴度阳性(滴度超过正常值但<3 倍正常上限值),2 分

RF 或抗 CCP 至少 1 项高滴度阳性(滴度高于正常上限 3 倍),3 分

③ 滑膜炎(肿胀)持续时间,0~1 分

<6 周,0 分

≥6 周,1 分

④急性期反应物,0~1 分

CRP 或血沉(ESR)均正常,0 分

注:综合评分 6 分或以上并排除其他可能的关节炎,可确诊类风湿关节炎;受累关节数(压痛和肿胀)不包括远端指间关节、第 1 腕掌关节和第 1 跖趾关节等骨关节炎常受累关节;小关节是指掌指关节、近端指间关节、第 2~5 跖趾关节、第 1 指间关节和腕关节,而中大关节是指肩、肘、髋、膝和踝关节;CCP=抗环瓜氨酸多肽抗体;RF=类风湿因子;CRP=C 反应蛋白;ESR=血沉。

(2) 鉴别诊断 RA 应注意与骨关节炎、痛风性关节炎、血清阴性脊柱关节病 (如强直性脊柱炎)、系统性红斑狼疮 (SLE)、干燥综合征 (SS) 及硬皮病等其他结缔组织病所致的关节炎鉴别。

① 骨关节炎。该病在中老年人多发,主要累及膝、髋等负重关节。活动时关节痛加重,可有关节肿胀和积液。部分患者的远端指间关节出现特征性赫伯登 (Heberden) 结节,而在近端指关节可出现布夏尔 (Bouchard) 结节。骨关节炎患者很少出现对称性近端指间关节、腕关节受累,无类风湿结节,晨僵时间短或无晨僵。此外,骨关节炎患者的 ESR 多为轻度增快,而 RF 阴性。X 线显示关节边缘增生或骨赘形成,晚期可由于软骨破坏出现关节间隙狭窄。

② 痛风性关节炎。该病多见于中年男性,常表现为关节炎反复急性发作。好发部位为第 1 跖趾关节或跗关节,也可侵犯膝、踝、肘、腕及手关节。本病患者血清自身抗体阴性,而血尿酸水平大多增高。慢性重症者可在关节周围和耳郭等部位出现痛风石。

③ 强直性脊柱炎 (AS)。本病以青年男性多发,主要侵犯骶髂关节及脊柱,部分患者可出现以膝、踝、髋关节为主的非对称性下肢大关节肿痛。该病常伴有肌腱端炎,HLA-B27 阳性而 RF 阴性。骶髂关节炎及脊柱的 X 线改变对诊断有重要意义。

④ 其他疾病所致的关节炎。SS 及 SLE 等其他风湿病均可有关节受累。但是这些疾病多有相应的临床表现和特征性自身抗体,一般无骨侵蚀。

⚜ [主治医师补充病历]

　　结合病史、体征及辅助检查可明确诊断：①左膝关节类风湿关节炎；②类风湿关节炎；③2型糖尿病。左膝关节畸形，症状明显，严重影响功能，经药物非手术治疗无效。左膝关节正侧位、下肢全长位X线片（图2-1）示左膝关节外翻，外侧间隙变窄，膝关节缘骨质增生变尖，骨赘形成，髁间嵴及髌骨缘骨质增生变尖。RF 78.1IU/mL，CRP 3.79mg/L，ESR 9mm/h。建议行左人工膝关节置换术。

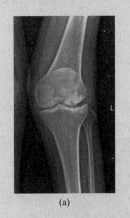 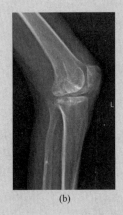 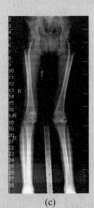

(a)　　　　　　　　(b)　　　　　　　　(c)

图2-1　左膝关节正侧位、下肢全长位X线片

❓ 主任医师常问进修医师或主治医师的问题

● 类风湿关节炎的非手术治疗方法有哪些？

　　答：RA治疗的目的在于控制病情，改善关节功能和预后。应强调早期治疗、联合用药和个体化治疗的原则。非手术治疗方法包括一般治疗、药物治疗等。

　　（1）一般治疗　强调患者教育及整体和规范治疗的理念。适当的休息、理疗、体疗、外用药、正确的关节活动和肌肉锻炼等对缓解症状、改善关节功能具有重要作用。

　　（2）药物治疗　常用药物包括非甾体抗炎药（NSAIDs）、改善病情抗风湿药（DMARDs）、糖皮质激素、生物制剂、植物药制剂。

① 非甾体抗炎药（NSAIDs）。包括传统 NSAIDs 和选择性环氧化酶（COX）-2 抑制药（如昔布类），这类药物主要通过抑制环氧化酶（COX）活性，减少前列腺素合成，具有抗炎、镇痛、减轻关节肿胀的作用。相对于前者，选择性 COX-2 抑制药能明显减少严重的胃肠道不良反应。NSAIDs 使用中应注意药物种类、剂量和剂型的个体化；避免两种或两种以上 NSAIDs 同时服用；注意血常规和肝肾功能监测；使用前应进行胃肠道和心血管风险评估，特别是老年患者。应强调 NSAIDs 虽能减轻 RA 症状，但不能改变病程和预防关节破坏，应与其他药物联合应用。

② 改善病情抗风湿药（DMARDs）。这类药物较 NSAIDs 发挥作用慢，需 1～6 个月。不具有明显的镇痛和抗炎作用，但可延缓或控制病情进展。常用药物包括柳氮磺吡啶、氨甲蝶呤。为弥补其起效慢和抗炎作用弱的缺点，可与一种 NSAIDs 联合应用。

③ 糖皮质激素。它不能阻止 RA 的进展，且不良反应大。一般不主张长期口服或静脉应用。对重症 RA 伴有心肺或神经系统受累的患者，可给予短效激素，其剂量依病情严重程度确定。关节腔注射激素有利于减轻关节炎症状，改善关节功能。但 1 年内注射次数不宜过多，避免产生类固醇晶体性关节炎。

④ 生物制剂。为一种新型的控制 RA 的药物，具有良好的抗炎和阻止疾病进展的作用，主要包括肿瘤坏死因子（TNF-a）抑制剂、白介素（IL）-1 拮抗剂、IL-6 受体拮抗剂等。TNF-a 抑制剂主要包括依那西普、英夫利西单抗及阿达木单抗。与传统抗风湿药相比，TNF-a 抑制剂治疗 RA 的主要特点是起效快，患者总体耐受性好，延缓或抑制骨破坏的效能明显。早期应用可使更多 RA 患者的临床症状、躯体功能障碍得到缓解，阻止影像学进展。生物制剂有可能发生注射部位反应或输液反应，有增加结核感染、肝炎病毒激活和肿瘤的风险。

⑤ 植物药制剂。包括雷公藤多苷、白芍总苷、青藤碱等。

类风湿关节炎手术治疗的目的是什么？术前准备有哪些？方法有哪些？

答：（1）目的 类风湿关节炎的外科治疗应达到消除疼痛，延缓肌腱或软骨破坏，增加或减少关节活动的目的，以改善功能、矫正畸形、增加稳定性。

（2）术前准备

① 整体评估。术前需仔细评估，特别是多关节受累时。首先评估

疼痛、畸形和功能障碍程度、精神心理状态、对疾病预后的期望值等。RA患者病情波动，应在积极的内科干预下使患者达到较好的身体状态再行手术。此外，应对其预后影响因素进行分析，包括全身情况、病程、躯体功能障碍、关节外表现、血清中自身抗体、皮肤情况和X线骨破坏征象等。

② 麻醉评估。麻醉评估是最重要的术前评估项目之一。麻醉方式的选择主要依据患者全身情况和手术方式，尚无统一的麻醉参考标准。对采用全身麻醉的患者，术前需考虑患者颈部疾病、畸形和不稳定对气管插管的影响，特别是伴有寰枢椎关节半脱位者；必要时行颈椎影像学、心肺功能和神经病学检查；全麻术后需加强镇痛管理。对下肢手术，在全麻情况下可采用椎管内麻醉联合局部麻醉，同时予以术后镇痛；也可采用外周神经阻滞或腰骶神经丛阻滞，相对于硬膜外麻醉，单侧外周神经阻滞可提高麻醉效果。上肢手术可采用臂丛神经阻滞。

③ 呼吸功能评估。对合并慢性肺部疾病的患者，需全面评估呼吸功能，行肺功能检查。术前常规行咳嗽、咳痰训练，必要时请呼吸内科医师会诊。

④ 内科药物准备。RA患者围手术期的用药需调整。以个体化治疗为基础，减少手术并发症，维持药物疗效。

（3）手术方式 手术治疗分为预防性、治标性和重建性三种，根据手术部位、软组织情况和疾病分期制订手术方案。

① 手术时机选择。RA多侵犯数个关节。确定手术顺序的一般原则：下肢手术为先，四肢手术为后；下肢手术以脚趾、髋、膝为先，可以髋膝一期手术，足、踝关节为后。早期手术方法主要是滑膜切除术；中期可行软组织松解术和肌腱、韧带重建术；晚期为关节切除术或截骨术、关节置换术及关节融合术。

② 滑膜切除术。是RA早期手术治疗最重要的方法。滑膜切除可缓解疼痛、肿胀，延缓软骨破坏，适用于大的滑膜关节。手术时机：关节疼痛、没有明显的结构破坏、药物治疗6个月以上无效。目前，关节镜下滑膜切除术是标准术式。RA晚期行关节镜下滑膜切除术失败率高，不建议采用。对仅有1~2个关节受损较重、经药物治疗无效者可试用滑膜切除术。肌腱重建术应与滑膜切除术联合应用，且滑膜切除术越早、越彻底，肌腱重建手术的必要性就越小。

③ 关节置换。由于全关节置换技术的进展，使RA的手术指征明显扩大。对关节软骨和软骨下骨中到重度破坏的关节，全关节置换术

可使关节疼痛消失、畸形矫正和功能改善。最适用于多关节受累的终末期关节炎病变患者，特别是同侧髋或踝及对侧膝、髋或踝关节均受累者，但其他关节病变不能影响患膝术后的功能康复锻炼。

④ 关节融合术。关节融合术的适应证逐渐减少，一般作为关节置换术失败的挽救措施。对小关节病变、非中心关节或活动要求低的关节，在要求关节稳定或关节成形效果不好时应用。

⑤ 其他手术。小关节的手术还包括关节囊和韧带折叠术、关节囊和韧带成形术、肌腱固定术。在均不能应用关节囊折叠和成形术时，可采用肌腱固定术，达到关节稳定。后期病变静止，关节明显畸形时可行截骨矫正术和小关节成形术。

◈ [主治医师再次补充病历]

本例患者在全身麻醉＋股神经、坐骨神经阻滞下行"左膝关节置换术"。术中见关节囊增生肥厚，水肿变性，股骨髁软骨面破坏，股骨髁、胫骨平台及髌骨周缘骨质增生明显。手术步骤如下。①采用左膝前正中入路，充分暴露，切除部分滑膜，咬除增生的骨赘、内外侧半月板及前、后交叉韧带。采用胫骨髓外定位法，确定胫骨平台截骨平面。在股骨髁后交叉韧带正前方起点前方略偏内 0.8cm 处向股骨髓腔钻孔，置入股骨髓内定位杆，采用外翻6°定位器定位切除股骨髁远端，测大小为 4 号，用 4 号股骨截骨板分别做股骨髁的前方、前下、后下、后方截骨，然后做髁间截骨及后髁截骨。②松解后关节囊，去除骨赘，充分松解内、外侧副韧带松解。试装 4 号试模合适，测量屈伸间隙相等，活动时关节稳定。测量胫骨近端为 3 号，修整胫骨平台内侧骨赘，然后取外侧胫骨平台松质骨植骨，安装胫骨假体试模，胫骨聚乙烯衬垫试模厚度 9mm。装入股骨试模，复位膝关节，测试屈伸间隙相等，见下肢力线良好，膝关节活动范围满意，关节稳定。取出试模，冲洗并拭干截骨面，调和骨水泥，先后置入 3 号胫骨假体、4 号股骨假体、9mm 衬垫，去髌周神经，做髌骨成形术。③待骨水泥完全固化后，再次活动膝关节，见膝关节屈曲达120°，软组织平衡、下肢力线、髌骨轨迹良好。再次彻底冲洗关节，放置引流管 1 条，清点器械敷料无误，维持膝关节屈曲位，逐层缝合髌旁支持带、深筋膜、皮下、皮肤，松止血带。术毕，用弹力绷带稍加压包扎。术后检查膝关节正侧位及双下肢全长位 X 线片，见图 2-2。

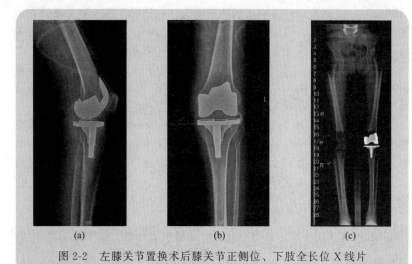

(a)　　　　　　　　(b)　　　　　　　　(c)

图 2-2　左膝关节置换术后膝关节正侧位、下肢全长位 X 线片

主任医师常问住院医师、进修医师或主治医师的问题

● 膝关节置换术的术中要求有哪些？

答：（1）重建下肢正常负重力线，使骨、骨水泥、假体界面剪力达到最小。

（2）膝关节自然位完全伸直达 0°。

（3）屈曲＞120°。

（4）膝内外翻紧张度相似。

（5）重建髌骨正常运动轨迹。

（6）骨、骨水泥、假体加强牢固连接。

（7）防止骨折和血管神经肌腱损伤。

● 膝关节置换术的术后并发症有哪些？

答：全膝关节置换术的术后并发症主要有感染、膝关节不稳定、假体磨损、假体无菌性松动及股四头肌肌力弱等。

● 膝关节置换术术后注意事项有哪些？

答：膝关节置换术术后的注意事项如下：

（1）避免过度使用膝关节，如：爬山，长距离行走、跑步等。不建议进行增加关节磨损的运动，如打网球、打篮球等。但日常生活中正常走路或跳舞基本没问题。

（2）术后3个月、半年、一年，以后每年复查X线片。

（3）膝关节功能的锻炼，要在屈曲、伸直、直腿抬高等各方面进行锻炼。

（4）出院后要遵医嘱继续口服抗生素1周。

（5）出现以下这些情况有可能会意味着翻修手术，因此需要尽快就诊。

① 关节局部的红肿热痛或出现小洞口有液体流出。

② 感到关节活动没有过去正常或受限制。

③ 出现整个肢体的肿胀并伴有疼痛或出现关节畸形。

④ 外伤后关节出现变形和疼痛。

主任医师总结

类风湿关节炎是自身免疫系统错误地攻击了自身的关节而导致的一种慢性关节损害，其主要表现是关节的疼痛和肿胀。骨关节炎有时只发生于单侧膝关节，但类风湿关节炎一般会影响双侧关节。这种疾病也会波及髋关节、腕关节、指间关节和足。同时类风湿也会有其他全身的症状，比如发热和疲劳等。类风湿性膝关节炎患者病程长，治疗经过复杂，往往长期服用免疫抑制剂、激素等药物。患者全身免疫系统处于紊乱状态，并且常合并严重骨质疏松，给手术带来不利影响。因此，类风湿关节炎患者进行全膝置换术比骨关节炎患者的风险显著上升，其围手术期处理非常重要。术前，应请风湿科医师协助处理，一般不需要将血沉以及C反应蛋白完全调整至正常，减少免疫抑制剂的使用，防止术后感染。手术之前可以服用一段时间抗骨质疏松药物，提高骨密度。由于患者一般合并骨质疏松、韧带功能不全等，术中操作以及手术后康复治疗应小心、轻柔，防止假体周围骨折。术中注意清除所有骨赘，锉除病变的软骨，防止类风湿病变继续进展。截骨与软组织平衡，病史较长的类风湿性膝关节炎往往合并严重的骨缺损，韧带松弛。优良的人工膝关节假体应符合下述标准：重建下肢正常负重力线、膝关节实现基本屈曲伸直功能、膝内外翻紧张度相似、重建髌骨正常运动轨迹、防止骨折和血管神经肌腱损伤。术后密切观察肢端血液循环、足趾运动、肿胀程度及全身情况。

人工膝关节置换术最严重的并发症是感染，一旦出现感染即导致手术失败。因此，要重视感染的潜在性和严重性，工作中严格遵守无菌操作规程。有效的康复训练是保证手术成功的关键。膝关节的主要活动为屈曲和伸直。早期的功能训练可最大限度地防止肌肉萎缩、关节粘连，尽快恢复肢体功能，提高疗效，缩短疗程，减轻患者的痛苦及经济负担。

参 考 文 献

[1] 中华医学会风湿病学分会. 2018 中国类风湿关节炎诊疗指南［J］. 中华内科杂志，2018，57（04）：242-251.

[2] 薛太平. 影像学诊断对类风湿关节炎的诊断、治疗及预后评估［J］. 中国 CT 和 MRI 杂志，2015，13（08）：105-107.

[3] 赵金霞，刘湘源，苏茵，等. 早期类风湿关节炎分类标准及 2010 年 ACR/EULAR 分类标准在早期 RA 中诊断价值的比较［C］. 第 17 次全国风湿病学学术会议论文集，2012：42.

[4] 徐丽玲，苏茵. 2015 年美国风湿病学会类风湿关节炎的治疗指南［J］. 中华风湿病学杂志，2016，20（01）：69-70.

[5] 高惠英，张文. 2009 年欧洲风湿病联盟关于类风湿关节炎治疗的指南［J］. 中华临床免疫和变态反应杂志，2009，3（04）：316-317.

[6] Sledge C B，Walker P S. Total knee arthroplasty in rheumatoid arthritis［J］. Clin Orthop Relat Res，1984，182：127-136.

[7] Ravi B，Croxford R，Hollands S，et al. Increased risk of complications following total joint arthroplasty in patients with rheumatoid arthritis［J］. Arthritis Rheumatol，2014，66（2）：254-263.

右肘术后 16 年，疼痛 10 年，加重 1 年——
右肘关节创伤性关节炎

⚙ [实习医师汇报病历]

患者女性，63 岁，以"右肘术后 16 年，疼痛 10 年，加重 1 年"为主诉入院。缘于入院前 16 年因"右肘关节骨结核"就诊于当地医院行"骨结核切除术"，术后恢复良好后出院。10 年前无明显诱因出现右肘关节疼痛，伴轻微活动受限，无上肢乏力、麻木感，无放射痛，无低热、盗汗、疲乏、消瘦，无游走性关节肿痛等症状，未进行进一步诊治。1 年前症状加重，性质同前，今为求进一步诊治，就诊于我院门诊，门诊拍片示"右肱骨及尺桡骨改变，考虑陈旧性骨折伴脱位、畸形改变，创伤性关节炎，周围软组织骨化性肌炎"，门诊拟"右肘关节炎"收住入院，患病以来，精神、饮食、睡眠可，二便正常，体重未见明显减轻，患者发病以来，一般情况尚可。既往"高血压"病史 5 年，平素服用坎地沙坦，未定期监测血压。否认其他"肝、肺、脾、肾"等重要脏器疾病史，否认传染性疾病史，否认其他手术外伤史、输血史，否认食物、药物过敏史。

体格检查：T 36.7℃，P76 次/分，R 19 次/分，BP 110/80mmHg。神志清楚，心肺未见明显异常。脊柱生理弯曲存在，无畸形，棘突无压痛、叩击痛。右肘关节后侧正中可见一长约 10cm 陈旧性手术瘢痕。右肘部明显肿胀、畸形，周围皮温无升高，皮肤无红肿，轻度触痛、压痛，未触及明显骨擦音及骨擦感。右关节肘轻度活动受限，屈曲约 120°，伸直约 5°，肘关节旋前、旋后轻微活动受限，旋前 90°，旋后 70°，尺神经肘部 Tinel 试验（＋），肘关节内外翻应力试验（＋），小指屈曲 15°，呈爪形指畸形，小指尺侧部分感觉减退，无法伸直，右小指、环指夹纸试验（＋），右桡动脉搏动可触及，肢端感觉、活动、血运可。其余四肢肌张力、感觉、肌力、血运未见异常。马鞍区感觉无异常。生理反射存在，病理征未引出。

辅助检查：右肘关节正侧位X线（图2-3）示右肱骨及尺桡骨改变，考虑陈旧性骨折伴脱位，畸形改变，创伤性关节炎，周围软组织骨化性肌炎。

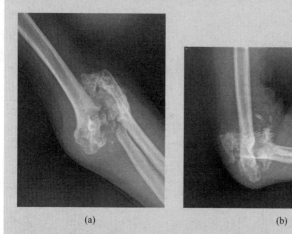

(a)　　　　　　　　　　　　(b)

图2-3　右肘关节正侧位X线片

入院诊断：①右肘关节炎（伴畸形）；②右肘关节积液；③右肘关节游离体；④右尺神经损害；⑤右肘关节骨结核（骨结核切除术后）。

诊疗计划：①骨科常规护理，二级护理；②完善血气分析等检查；③暂予对症等处理，积极术前准备，拟择期行右肘关节置换术治疗；④请示上级医师，指导进一步诊疗计划。

❓ 主任医师常问实习医师的问题

● 肘关节置换术的适应证及禁忌证是什么？

答：（1）肘关节置换的适应证

① RA。RA分4期。Ⅰ期：X线表现正常，有骨质疏松和活动性滑膜炎。Ⅱ期：慢性滑膜炎，轻度关节退变和关节间隙变窄，早期可采取关节镜下滑膜切除，结合药物治疗可获得较满意疗效。Ⅲ期：关节软骨完全丢失，伴疼痛和力量减弱。Ⅳ期：可出现骨性破坏和严重不稳定，

采取 TEA 疗效最好。术前必须评估全身情况，若下肢已行关节置换，可能需要上肢辅助行走，则不适合肘关节置换术。

② 创伤后关节炎。逐渐成为常见适应证，但必须考虑其年龄和活动水平、损伤严重性、关节破坏程度。假体有一定使用寿命，且有失效倾向，对年轻、活动量较大者，不应考虑 TEA，应对骨折不愈合和畸形愈合行内固定、关节松解和清理、间隔式关节成形术等。CT 扫描可评估畸形程度和关节面质量。肱尺关节严重破坏不能挽救时可行 TEA，适用于活动少、年龄超过 60～65 岁者。

③ 肱骨远端骨折。新鲜骨折、不愈合、畸形愈合、毁损伤。

④ 原发性骨性关节炎。OA 常见于中老年，主要是中年（40 岁）以上的男性，女性少见。大多为主力侧，通常为终身体力劳动者。最常见主诉是活动终末时出现疼痛，最大屈肘和伸肘有一定受限，前臂旋转受限较少见。间断出现"绞锁"现象和疼痛，主要由关节内游离体所致。约 20% 有尺神经病变。功能要求高且年轻者，首选关节清理和松解；功能要求较低、关节破坏严重、年龄超过 60 岁者，建议肘关节置换。

⑤ 肘关节僵硬。肘关节置换治疗肘关节僵硬非常具有挑战性，特别是关节僵直或融合的患者更要慎重。

（2）肘关节置换的禁忌证　患肢可疑有皮肤、软组织、骨骼感染；肘关节僵直伴相应肌群重度萎缩，术后不能遵医嘱行肘关节康复锻炼。

✳ ［主治医师补充病历］

> 结合病史、体征及辅助检查可明确诊断：①右肘关节炎（伴尺神经损害）；②患者系右肘关节骨结核术后右肘关节炎，伴大量积液，肱骨远端及尺桡骨近端形态畸形，骨质碎裂、不连，关节面不整，关节损坏严重，经药物治疗无效，有关节置换指征。右肘关节正侧位 X 线片（图 2-3）示肘关节畸形、脱位、滑膜炎，滑膜及关节周围多发游离体形成；右肘关节腔大量积液，伴有部分骨质破坏，建议行右人工肘关节置换术。

？ 主任医师常问住院医师、进修医师或主治医师的问题

● **肘关节置换术的手术入路如何选择？**

答：肘关节置换发展中期出现多种手术方式，各种手术方式各有其优缺点，手术方式主要区别在于手术切口、肘关节周围肌肉处理与保护、尺神经是否前置、Sharpey's纤维处理及保持深肌纤维和鹰嘴附着点完整性。现国内外TEA手术主要运用肘后正中入路，其中主要包括3种处理肱三头肌伸肘装置方法。①通过剥离肱三头肌肱骨止点自单侧或者双侧进入肘关节，或横断肱三头肌使肱三头肌鹰嘴附着点保持完整性；②在保持组织连续性的同时向内或者向外侧翻转整块肱三头肌群，可能使骨性鹰嘴附着点完整性结构破坏；③直接劈开肱三头肌肌群，以不同的方法从尺骨近端和肱骨远端上翻开伸肘装置。虽然通过剥离肱三头肌止点自单侧或者双侧进入肘关节这一手术方式可以保持鹰嘴附着点完整性，但此手术方法术中显露尺骨近端结构较为困难，从而间接地增加了手术时间和止血带使用时间，增大了在显露肘关节过程中损伤尺神经的可能性，国内行TEA手术方式大多采用Bryan Morrey肘后入路，此手术方式不仅对鹰嘴附着点进行了骨性剥离，也可简单、快速显露整个肘关节，术后给予有效固定后肱三头肌屈伸装置能基本恢复。

● 如何处理肘关节置换术尺神经？

答：目前对于应在术中暴露尺神经并进行保护这一观点已获得共识，但是对术后尺神经的处理一直存在争议，不同文献报道的并发症也不同。很多针对是否应该前移尺神经的研究都是关于肱骨远端骨折切开复位内固定的，而对于肘关节置换，传统观点认为应常规对尺神经进行前置。对于肱骨髁间骨折，无论尺神经前置与否，更重要的是使用软组织将尺神经和内固定物进行间隔，避免两者直接接触，使肘关节活动过程中尺神经滑动摩擦产生症状。而对于肘关节置换的患者，若已切除内外侧髁，也就无所谓是否前置，仅需避免尺神经向后滑移，而对于RA等患者内侧髁完整者，若将尺神经置于原位，可能会在假体和内上髁之间发生卡压出现症状，建议常规前置。尺神经病变的原因有很多，血运障碍、骨性压迫、瘢痕粘连、过度牵拉和尺神经滑脱均可在术后引起尺神经症状。因而最重要的是在术中游离尺神经并在整个手术过程中充分加以保护，术后进行间隔和固定。如果术前存在长期的屈曲障碍，一旦术后屈肘功能明显改善，若尺神经仍保留在原始解剖位置，在术后练习屈肘或术后屈肘位石膏固定时可对尺神经产生压迫，从而引起尺神经麻痹，此时应皮下前置尺神经。若患者之前做过涉及尺神经的手术，为避免术后软组织粘连对尺神经的压迫，也应进行尺神经前置。若术后立即出现尺神经运动功能减退且不能确定神经的状态，应立即进行神经探查；若属神经支配区的感觉减退，特别是不完全性感觉减退，可进行观察，多可自行恢复，不需要手术探查。

✱ ［主治医师再次补充病历］

本例患者在气管插管全身麻醉下行"右肘关节置换术"。术中见右肘关节大量软组织粘连，部分滑膜组织坏死，关节软骨面破坏，骨外露，各关节面周缘骨质增生。手术步骤：取右肘后偏内侧原手术切口，长约20cm，依次切开皮肤、皮下，分离显露尺神经，游离并橡皮片标记尺神经，将肱三头肌止点处连同骨膜一起掀开。切开关节囊，显露肱骨滑车、尺骨鹰嘴及桡骨小头，见关节囊增生肥厚，滑车及鹰嘴关节面破坏，死骨形成；按照截骨块截骨，处理髓腔；切除部分鹰嘴，开口，并处理尺骨髓腔，选择合适的肘关节假体，调骨水泥，安装尺骨假体、肱骨假体，组装聚乙烯内衬及插件；待骨水泥凝固后活动肘关节，屈曲110°，伸直10°；游离并前置尺神经，缝合关节囊、重建肱三头肌止点，缝合浅筋膜及皮肤，留置潘氏引流管1根，加压包扎。术中透视见假体在位，位置良好，未见骨折征象。术后检查肘关节正侧位X线片，见图2-4。

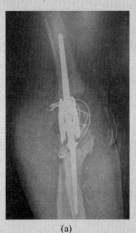 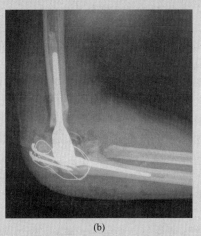

(a)　　　　　　　　　　(b)

图 2-4 术后肘关节正侧位 X 线片

主任医师常问住院医师、进修医师或主治医师的问题

● 肘关节置换术的术中注意要点有哪些?

答：术中完整保护肱三头肌装置，对术后肘关节功能恢复很重要。保护尺神经，并将其前移。肱骨内、肱骨外髁骨柱是对线的标志，术中避免其折断。骨切除时，要耐心，反复以试件作参照，防止切骨过多而致肱骨内、肱骨外髁骨折。假体以小型、长柄为宜，既减少切骨量，又增加稳定性。

● 全肘关节置换术的术后并发症主要有哪些?

答：全肘关节置换术的术后并发症主要有尺神经损伤、关节脱位、肱骨髁上骨折、感染、肘关节不稳定、假体磨损断裂、假体无菌性松动及肱三头肌肌力弱等。

● 肘关节置换术术后如何进行康复锻炼?

答：（1）早期（术后1~3天）　手术后患肢石膏托外固定，肘关节屈曲40°，患肢用气垫或软枕垫起15~20cm或用吊带绑在石膏托上将手向上悬吊于输液杆上，有利于消肿。观察石膏托有无变形、松动，患者有无主诉疼痛不适，如有应立即对症处理。观察患肢血运、皮肤温度，警惕有无手指麻木、发绀、神经血管损伤症状。记录引流量，引流管不畅要报告医师及时处理并在病历上记录。鼓励术后早期下床活动，每日2~3次，每次10~30min，下床活动时用颈腕吊带将患肢固定于胸前。手术当天麻醉消失后可指导患者做患肢肱二头肌、肱三头肌等长收缩练习，10~15次/组，3~5组/天。患肢肌肉收缩可促进血液循环、消肿、减少（轻）肌肉萎缩。术后第1天行肩关节、腕关节、手指各关节主动活动，活动度可到最大范围。肩关节的主动活动可包括主动屈伸腕练习。手部训练包括握拳及伸指运动练习，10~20次/组，2~3组/天。训练中嘱患者循序渐进，逐渐加大活动量，量力而为。

（2）中期（术后4天至4周）　这期患者伤口已换药，引流管已拔除。要在原有活动的基础上增加肘关节的主动屈肘和被动伸肘活动，让患者坐于椅子上，身体患侧靠于床侧并侧身。将患肢放于床上，身体稍后倾，嘱患者主动屈肘至最大角度并用健侧手保护停留10s，健侧手帮助患肢做被动伸肘活动，伸平为 10°，2～3 次/天，20～30 组/次。每日训练结束睡觉时将患肢用支具固定。术后第 4 周下床活动时可弃用吊带。术后 3～4 周可做主动伸肘练习。若患者在训练中患肢明显肿胀，给予缩短锻炼时间，或改为 10～20 次/组，2 组/天。

（3）后期（4～6 周后） 术后 4 周后开始练习肘关节主动屈伸及肘部的屈肘旋臂运动，主要恢复前臂的旋转功能。前臂内旋及外旋到活动极限，并在此保持 5～10s，10～15 次/组，2～3 组/天。患肘关节活动范围主要在此阶段完成，在此训练中有患者主诉肘部疼痛，训练结束后给予冷敷肘部 20～30min，或口服镇痛药物防治疼痛。6 周后可拆下支具训练，内容为生活中使用患肢使其功能生活化，如拧毛巾、吃饭、梳头、系扣子，另外还有肌肉牵伸和抗阻力性力量训练。全肘关节置换术后终身禁止单次屈肘持重 5kg，反复屈肘超过 1kg。出院前详细向家属讲述康复训练的方法和步骤以及注意事项，并让家属也加入训练，以达到理想的效果。

主任医师总结

关节置换术是治疗类风湿肘关节炎、创伤性肘关节炎等的一种有效方法，可以迅速解除关节疼痛，恢复关节的稳定，改善关节的活动。优良的人工肘关节假体应符合下述标准：无障碍屈伸活动，侧向稳定性好，生物相容性好，最小可能的切骨。随着半限制性及表面置换型全肘关节假体的发明，假体的松动率显著降低，开创了全肘关节置换术的新篇章，使人工肘关节置换术有了长足的发展。人工肘关节置换术最常见的并发症是尺神经损伤，发生原因可能与术后绷带过紧、组织肿胀刺激神经、出血形成血肿压迫以及术中对尺神经的牵拉有关。术后密切观察肢端血液循环、手指运动、肿胀程度及全身情况。若术后立即出现尺神经运动功能减退且不能确定神经状态，应立即进行神经探查；若属于神经支配区的感觉减退，特别是不完全性感觉减退，可进行观察，多自行恢复或使用促神经生长药，不需要手术探查。人工肘关节置换术最严重的并发症是感染，一旦出现感染即导致手术失败。因此，要重视感染的潜在性和严重性，工作中严格遵守无菌操作规程。有效的康复训练是保证手术成功的关键。肘关节的主要活动为屈伸和前臂的旋前、旋后。早期的功能训练可最大限度地防止肌肉萎缩、关节粘连，尽快恢复肢体功能，提高疗效，缩短疗程，减轻患者的痛苦及经济负担。

参 考 文 献

[1] 中华医学会风湿病学会. 类风湿关节炎诊断及治疗指南 [J], 中华风湿病学杂志, 2010, 14 (4): 265-270.

[2] 中华医学会骨科学分会. 类风湿关节炎的诊断与治疗骨科专家共识 [J]. 中华骨科杂志, 2012, 32 (12): 1184-1186.

[3] 徐永丰, 许永武. 人工全肘关节置换术的研究进展 [J]. 江西医药, 2008, 43 (10): 1117-1121.

[4] 蒋协远, 王满宜. 全肘关节置换术概述 [J]. 中华外科杂志, 2009, 47 (12): 906-908.

[5] 姜军, 关振鹏, 张绍龙, 等. 伴有僵/强直畸形的炎症性肘关节炎行半限制性人工全肘关节置换术的早期疗效 [J]. 中华外科杂志, 2011, 5 (3): 18-20.

[6] 周春秀. 肘骨性关节炎人工关节置换术的手术配合 [J]. 护士进修杂志, 2013, 28 (2): 166-167.

[7] 毛建杰, 韩亦军. 半限制全肘关节置换治疗复杂性肱骨远端骨折疗效分析 [J]. 中外医学研究, 2014, 12 (24): 15-16.

[8] Guttler K, Landor I, Vavrik P, et al. Total elbow replacement in patients with rheumatoid arthritis [J]. Acta Chir Orthop Traumatol Cech, 2011, 78 (5): 423-430.

[9] Kumar S, Mahanta S. Primary total elbow arthroplasty [J]. Indian J Orthop. 2013, 47 (6): 608-614.

[10] Prasad N, Dent C. Outcome of total elbow replacement for rheumatoid arthritis: single surgeon's series with Souter-Strathclyde and Coonrad-Morrey prosthesis [J]. J Shoulder Elbow Surg, 2010, 19 (3): 376-383.

[11] Pugh D M W, Mckee M D. Advances in the management of humeral nonunion [J]. J Am Acad Orthop Surg, 2003, 11 (1): 48-59.

[12] Chammas M. Post-traumatic osteoarthritis of the elbow [J]. Orthop Traumatol Surg Res, 2014, 100 (1): S15-S24.

右髋疼痛伴活动受限 1 年余——
右侧股骨头缺血性坏死

❀ [实习医师汇报病历]

患者女性，58 岁，以"右髋疼痛伴活动受限 1 年余"为主诉入院。缘于入院前 1 年余，无明显诱因出现右髋疼痛伴行走困难，行走时疼痛加剧，无法走远，休息时可缓解。无腰部疼痛及右下肢放射痛，无午后低热、盗汗、疲乏、消瘦，无游走性关节痛、晨僵，无头晕头痛、恶心呕吐、胸闷心悸、腹胀腹痛、呕血黑粪、尿血、尿频、尿急、尿痛等症状。期间就诊于当地医院，予保守治疗，具体不详，未见明显缓解。今为进一步诊疗，就诊我院门诊，门诊拍片示：右股骨头缺血性坏死。要求住院治疗，门诊拟"右侧股骨头缺血性坏死"收住本科。患者既往体健，否认饮酒及激素类药物，否认其他"肝、心、脾、肺、肾"等重要脏器疾病史，否认传染性疾病史，否认手术史及外伤史。

体格检查：T 36.3℃，P 64 次/分，R 20 次/分，BP 118/83mmHg。神志清楚，心肺未见明显异常。脊柱生理弯曲存在，各棘突、棘旁无压痛及叩击痛。跛行步态，右髋皮肤未见瘀斑、破溃、流血；右下肢无屈曲挛缩畸形，肌肉萎缩，纵向叩击痛阴性。右髋活动受限：前屈 100°，后伸 5°，内旋 10°，外旋 15°，内收 15°，外展 30°。右侧 Thomas 征（＋），"4"字试验（＋）。右下肢足背动脉可扪及搏动，肌张力、感觉未见异常，肌力 5 级；其余肢体肌张力、肌力、感觉、活动、血运未查及异常；马鞍区感觉无异常；生理反射存在，病理征未引出。

辅助检查：本院髋部 X 线片（图 2-5）示右侧股骨头缺血性坏死。

入院诊断：右侧股骨头缺血性坏死。

诊疗计划：①按骨科护理常规，二级护理；②完善血常规、尿常规、粪常规、生化全套、凝血全套、心电图、双下肢彩超等各项检查；③暂予对症处理，请示上级医师，指导进一步诊疗计划。

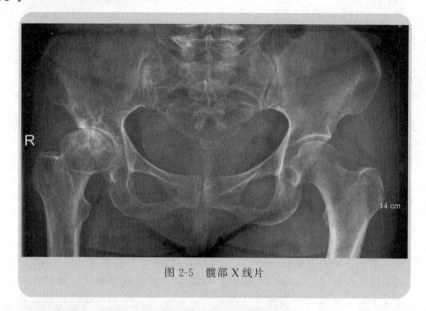

图 2-5 髋部 X 线片

主任医师常提问实习医师的问题

什么是股骨头坏死?

答：股骨头坏死是股骨头静脉淤滞、动脉血供受损或中断使骨细胞及骨髓成分部分死亡引起骨组织坏死及随后发生的修复，共同导致股骨头结构改变及塌陷，引起髋关节疼痛及功能障碍的疾病。股骨头坏死可分为创伤性和非创伤性两大类。创伤性股骨头坏死的主要致病因素包括股骨头颈骨折、髋臼骨折、髋关节脱位、髋部严重扭伤或挫伤（无骨折，有关节内血肿）；在我国非创伤性股骨头坏死的主要病因为皮质类固醇类药物应用、长期过量饮酒、减压病、血红蛋白病（镰状细胞贫血、血红蛋白C病、珠蛋白生成障碍性贫血、镰状细胞特质等）、自身免疫性疾病和特发性疾病等。吸烟、肥胖、放射治疗、妊娠等增加了发生股骨头坏死的风险，被认为与股骨头坏死相关。

如何诊断股骨头坏死?

答：（1）临床特征　多以髋部、臀部或腹股沟区疼痛为主，偶尔伴有膝关节疼痛、髋关节内旋活动受限。常有髋部外伤史、皮质类固醇类药物应用史、酗酒史及潜水员等职业史。

（2）MRI 影像 MRI 检查对股骨头坏死具有较高的敏感性。表现为 T1WI 局限性软骨下线样低信号或 T2WI "双线征"。

（3）X 线影像 髋关节正位和蛙式位是诊断股骨头坏死的 X 线基本体位，通常在早期表现为硬化、囊变及 "新月征"，坏死区与正常区域之间往往可见硬化征象等；晚期股骨头因塌陷失去原有球面结构，以及呈现退行性关节炎表现。

（4）CT 扫描征象 通常可见股骨头星芒征缺失，负重区骨小梁缺失断裂，骨硬化带包绕囊变区或软骨下骨断裂，坏死骨与修复骨交错存在等征象。

（5）放射性核素检查 股骨头急性期骨扫描（^{99m}Tc-MDP、^{99m}Tc-DPD 等）坏死区为冷区；坏死修复期表现为热区中有冷区，即 "面包圈样" 改变。单光子发射计算机断层显像（single-photon emission computed tomography，SPECT）或许能提高放射性核素检查对股骨头坏死诊断的灵敏度。PET 可能比 MRI 和 SPECT 能更早地发现股骨头坏死征象，并预测股骨头坏死进展。

（6）骨组织活检及病理表现 病理形态学上分为血运变化早期、中期及晚期。血运变化早期（静脉淤滞期）：此时血液供应受阻，出现部分细胞坏死迹象，骨小梁的骨细胞空陷窝多于 50% 且累及邻近骨小梁，骨髓部分坏死；受骨坏死致病因素刺激，骨髓干细胞逐渐分化为肥大脂肪细胞，细胞直径可达 $10\mu m$ 以上；小静脉出现血栓，静脉扩张、静脉窦充血、间质水肿，因血液回流不畅而造成骨内静脉淤滞和高压。血运变化中期（动脉缺血期）：静脉血栓状况进一步加剧，出现动静脉血管的受压狭窄或动脉血栓等，导致动脉系统供血不足，进而进入到动脉缺血状态；此期表现出软骨下骨骨折，坏死区域扩大，局部呈囊性变，部分股骨头区域出现塌陷，坏死骨组织进入主要修复期，可见新生血管及新生纤维组织长入坏死区，形成肉芽组织。血运变化晚期（动脉闭塞期）：动脉血管内皮增生增厚，动脉管径变小，甚至动脉结构缺失进一步加大，完全进入动脉闭塞；股骨头塌陷的范围和程度加大，表现为髋关节骨关节炎（图 2-6）。

上述表现多为非创伤性股骨头坏死的病理变化。而创伤性股骨头坏死在创伤初期就出现动、静脉血运受阻或中断，在病理表现上进入缺血状态，逐渐出现血运变化中期相似的组织学改变，并可发展到血运变化晚期。活组织检查通常在大直径环钻髓芯减压术中取样，当 MRI 提示

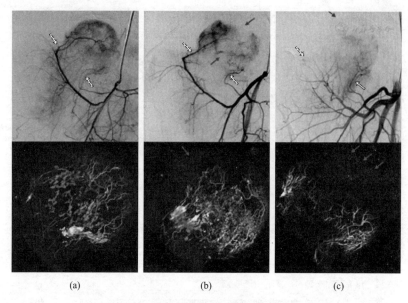

(a)　　　　　　　　　　(b)　　　　　　　　　　(c)

图 2-6　股骨头坏死病理血运变化分期
［骨内血管典型 DSA（上）和 Micro-CT 影像（下）］

（a）早期（静脉淤滞期），DSA 示静脉回流淤滞受阻，造影剂通过上、下支持带动脉（空心虚线箭头）进入股骨头，充盈停滞于股骨头内部，聚集于末端毛细血管内，回流时限延长；Micro-CT 示造影面积占据整个股骨头区域，表现为静脉淤滞

（b）中期（动脉缺血期），DSA 示血运改变主要以动脉缺血为主，虽然上、下支持带动脉（空心虚线箭头）通畅，但造影剂难以覆盖整个股骨头，绿色箭头示造影剂缺失区域；Micro-CT 示股骨头内部分动脉区域造影剂难以进入（箭头），表现为动脉缺血

（c）晚期（动脉闭塞期），DSA 示造影剂能通过下支持带动脉进入股骨头内（空心箭头），但上支持带动脉没有显影（空心虚线箭头），提示已处于闭塞阶段，股骨头大部分区域没有造影剂残留（箭头）；Micro-CT 可见股骨头内血管大面积闭塞（箭头），造影区域仅存在于股骨颈附近，闭塞的支持带动脉难以为股骨头提供血运，提示此阶段为血运病理分期的动脉闭塞期

典型的股骨头坏死病变时可不进行活检。

（7）数字减影血管造影（digital subtraction angiography，DSA）表现为股骨头血供减少、受损和中断，对预防股骨颈骨折后骨坏死的发生有重要的指导意义。非创伤性股骨头坏死，早期出现静脉淤滞、回流受阻，中期表现为动脉缺血，晚期为动脉闭塞。建议在明确骨坏死诊断后，对拟进行保髋手术治疗的患者进行 DSA 检查，为手术方案的制订

提供依据。

满足以上（1）、（2）即可确诊为股骨头坏死，（3）至（7）为辅助诊疗与治疗的检查方法。

● **股骨头坏死应与哪些疾病相鉴别？**

答：（1）中、晚期髋关节骨关节炎　当关节间隙变窄并出现软骨下囊性变时与股骨头坏死不易鉴别。但股骨头坏死的 CT 表现为硬化并有囊性变，且囊性变多远离软骨下骨；关节炎的囊性变多位于负重区软骨下骨对应区域，MRI 改变以 T1WI 低信号为主。此外，骨关节炎股骨头的轮廓变形不严重，以间隙狭窄为主；而骨坏死股骨头塌陷变形严重，其次是间隙狭窄，可据此鉴别。

（2）髋臼发育不良继发骨关节炎　X 线表现为髋臼对股骨头包裹不全、关节间隙变窄或消失、骨硬化及囊变，髋臼对应区出现类似改变，容易鉴别。

（3）强直性脊柱炎累及髋关节　常见于青少年男性，多为双侧骶髂关节受累，血清检测 HLA-B27 阳性，X 线表现为股骨头保持圆形而关节间隙变窄、消失甚至融合，容易鉴别。部分患者长期应用皮质类固醇类药物可并发股骨头坏死，股骨头可出现塌陷但往往不严重。

（4）暂时性骨质疏松症或骨髓水肿综合征　中青年发病，属暂时性疼痛性骨髓水肿。X 线片表现为股骨头颈甚至转子部骨量减少；MRI主要表现为股骨头和颈部 T1WI 均匀低信号、T2WI 高信号，范围可至股骨颈及转子部，无带状低信号；病灶可在 3~12 个月内消散。

（5）股骨头内软骨母细胞瘤　MRI 表现为 T2WI 片状高信号，CT扫描呈不规则的溶骨破坏。

（6）软骨下骨不全骨折　多见于 60 岁以上患者，无明显外伤史，或长期从事剧烈运动的中青年，如运动员、军人等。表现为突然发作的髋部疼痛，不能行走，关节活动受限。X 线片示股骨头外上部稍变扁；MRI 表现为 T1WI 及 T2WI 软骨下低信号线及周围骨髓水肿，T2 抑脂像出现片状高信号。

（7）色素沉着　绒毛结节性滑膜炎出现髋关节色素沉着，绒毛结节性滑膜炎不常见，多累及青壮年，轻中度疼痛伴跛行、早中期关节活动轻度受限为特征。CT 及 X 线片表现为股骨头颈或髋臼皮质骨侵蚀，关节间隙轻中度变窄；MRI 表现为广泛的滑膜肥厚，低或中度信号均匀分布。

（8）滑膜疝　滑膜疝为滑膜组织增生侵入股骨颈皮质的良性病变，多由髋关节撞击综合征所致，通常无临床症状。MRI 表现为股骨颈上部皮质 T1WI 低信号、T2WI 高信号的小圆形病灶。

（9）骨梗死　发生在干骺端或长骨骨干的骨坏死，不同时期 MRI 影像表现不同。①急性期：病变中心 T1WI 呈与正常骨髓相同或略高信号，T2WI 呈高信号，边缘呈长 T1、T2 信号。②亚急性期：病变中心 T1WI 呈与正常骨髓相同或略低信号，T2WI 呈与正常骨髓相同或略高信号，边缘呈长 T1、长 T2 信号。③慢性期：T1WI 和 T2WI 均呈低信号。

（10）髋关节撞击综合征　股骨髋臼撞击症分为夹钳型（Pincer 型）、凸轮型（Cam 型）及混合型。蛙式位或髋关节 X 线侧位片可见股骨头颈部明显有骨赘形成，α 角增大。MRI 检查 T1WI 股骨头颈部呈片状低信号，T2WI 股骨头颈部大片状骨髓水肿信号，股骨头颈交界处充盈缺损，α 角增大超过 55°。CT 检查可见股骨头颈部明显增生，斜矢状位片 α 角增大，股骨头无明显囊性改变，无骨破坏。CT 三维重建往往更能清楚地显示股骨头颈部的解剖异常或骨赘增生。

❓ 主任医师常问住院医师、进修医师或主治医师的问题

● 股骨头坏死的分期与分型有哪些？

答：（1）分期　建议使用最新发布的 2019 年国际骨微循环研究协会（Association Research Circulation Osseous，ARCO）分期系统升级版（表 2-2）。

表 2-2　股骨头坏死 ARCO 分期（2019 版）

分期	影像所见	影像图片	分期表现
1	X 线片正常，MRI 有异常	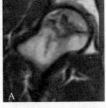	MRI 上可见坏死区周围低信号带病变，骨扫描可见一冷区，X 线片异常改变

分期	影像所见	影像图片	分期表现
2	X 线片、MRI 均有异常	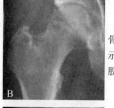	X 线片或 CT 可见骨硬化、局部骨质疏松或囊性变,但无证据显示软骨下骨折、坏死部分骨折或股骨头关节面变平
3A（早期）	X 线片或 CT 显示软骨下骨折	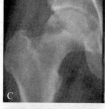	X 线片或 CT 可见软骨下骨折、坏死部分骨折和(或)股骨头关节面变平,股骨头塌陷≤2mm
3B（晚期）		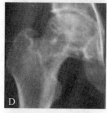	X 线片或 CT 可见软骨下骨折、坏死部分骨折和(或)股骨头关节面变平,股骨头塌陷>2mm
4	X 线片显示骨关节炎	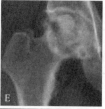	X 线片可见髋关节骨关节炎间隙狭窄、髋臼改变及破坏

ARCO 分期是 1991 年 ARCO 委员会在综合 Ficat 分期、Steinberg 分期（表 2-3）和日本骨坏死研究会分期后制订的分期系统，较之前的任何一种分期方法都更系统、更全面、更实用，在确定诊断、评估治疗效果和预后方面具有很高的价值。ARCO 分期（2019 年版）于 2019 年 5 月 3 日在中国大连举行的 2019 年 ARCO 年会上提出并获得批准。我国于 2015 年制订了股骨头坏死中国分期，本版指南进一步对其进行了补充和更新，将中国分型（中日友好医院分型）和各分期病理变化引入

中国分期，更方便应用（表2-4）。

表 2-3　股骨头坏死 Steinberg 分期：宾夕法尼亚大学分期

分期	临床及影像学表现
0 期	X 线片,骨扫描与 MRI 正常
Ⅰ 期	X 线片正常,骨扫描或(和)MRI 出现异常
	A:轻度,股骨头病变范围<15%
	B:中度,15%～30%
	C:重度,>30%
Ⅱ 期	股骨头出现透光和硬化改变
	A:轻度,<15%
	B:中度,15%～30%
	C:重度,>30%
Ⅲ 期	软骨下塌陷(新月征),股骨头没有变扁
	A:轻度,<关节面长度 15%
	B:中度,关节面长度 15%～30%
	C:重度,>关节面长度 30%
Ⅳ 期	股骨头变扁
	A:轻度,关节面长度<15%或塌陷<2mm
	B:中度,关节面长度 15%～30%或塌陷 2～4mm
	C:重度,关节面长度>30%或塌陷>4mm
Ⅴ 期	关节狭窄或髋臼病变
	A:轻度
	B:中度
	C:重度
Ⅵ 期	严重退行性改变

表 2-4　股骨头坏死中国分期

分期	临床表现	坏死部位分型	影像学	病理改变
Ⅰ期(临床前期,无塌陷) 依坏死面积:Ⅰa:小,<15% 　　　　　Ⅰb:中,15%～30% 　　　　　Ⅰc:大,>30%	无	M,C,L (L1,L2,L3)	MRI(＋),核素(＋),X线片(－),CT(－)	骨髓组织坏死,骨细胞坏死,股骨头内血运呈静脉淤滞表现
Ⅱ期(早期,无塌陷) 依坏死面积:Ⅱa:小,<15% 　　　　　Ⅱb:中,15%～30% 　　　　　Ⅲc:大,>30%	无或轻微	M,C,L (L1,L2,L3)	MRI(＋),X线片(±),CT(＋)	坏死灶吸收,组织修复,股骨头内血运静脉淤滞表现加重或出现早期动脉缺血表现

续表

分期	临床表现	坏死部位分型	影像学	病理改变
Ⅲ期(中期,塌陷前期) 依新月征 占关节面 Ⅲa:小,<15% 长度: Ⅲb:中, 15%～30% Ⅲc:大,>30%	疼痛起始, 跛行明显,疼 痛中重度,内 旋活动受限, 内旋痛		MRI T2WI 抑脂 像示骨髓水 肿;CT 示软 骨下骨折;X 线片示股骨 头外轮廓中 断,新月征 阳性	软骨下骨 折或经坏死 骨骨折,股 骨头内血运 主要呈动脉 缺血表现
Ⅳ期(中晚期,塌陷期) 依股骨头 塌陷程度: Ⅳa:轻,<2mm Ⅳb:中,2～4mm Ⅳc:重,>4mm	疼痛较重, 跛行加重,内 旋活动受限, 内旋痛加重, 外展、内收活 动稍受限		X 线片示 股骨头塌陷, 但关节间隙 正常	股骨头塌 陷,股骨头 内血运呈动 脉缺血表现 并加剧
Ⅴ期(晚期,骨关节炎)	疼痛重,跛行严重, 所有活动(屈曲、外展、 内外旋、内收)均受限	X 线片示股骨头变 扁,关节间隙变窄、髋 臼表性变或硬化		软骨受累,骨 关节炎,股骨头 内血运呈动脉闭 塞表现

注:坏死面积评估选用 MRI 或 CT 冠状面正中层影像,通过坏死累及的层面数评估坏死体积。Ⅲ期发生塌陷的风险评估采用挂式位或正位 X 线片上新月征占关节面长度的比例。Ⅲ期塌陷程度的评估采用正位或蛙式位 X 线片,测量关节面塌陷深度。对 X 线片未显示股骨头塌陷但出现髋部疼痛的患者需进一步行 MRI 与 CT 检查,出现骨髓水肿或软骨下骨板断裂征象提示坏死已进展到Ⅲ期。已发生股骨头塌陷且髋部疼痛症状超过 6 个月,提示关节软骨已发生明显退变(Ⅴ期),不是股骨头坏死保髋手术的最佳时机。

(2) 分型 选用 MRI 冠状面 T1WI 或 CT 扫描冠状面重建图像,选择正中层面,确定坏死部位。依圆韧带前缘及后缘划线将此平面分成三柱:内侧柱,占 30%;中央柱,占 40%;外侧柱,占 30%。

中国分型(中日友好医院分型)依坏死灶占据三柱情况进行分型。M 型,坏死灶占据内侧柱;C 型,坏死灶占据中央柱、内侧柱;L 型,坏死灶占据全部三柱。依坏死灶占据外侧柱状态,外侧型又分为三种亚型:L1 型,坏死灶占据部分外侧柱,尚有部分外侧柱存留;L2 型,坏死灶占据全部外侧柱,部分占据中央柱,内侧柱未受累;L3 型,坏死灶占据整个股骨头(图 2-7)。

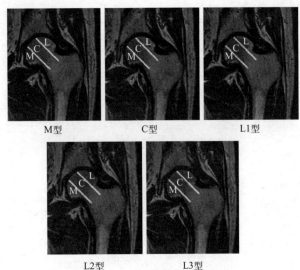

图 2-7　中国分型（中日友好医院分型）

M，内侧柱；C，中央柱；L，外侧柱

如何治疗股骨头坏死？

答：（1）股骨头坏死的预防

① 创伤性股骨头坏死的预防。可行 DSA 或 CT 血管造影和 X 线片评估股骨头内血运，分析股骨头是否有支持带血管供血。若无供血可行支持带血管探查吻合、带血管蒂的骨瓣移植，内固定时注意保护血运，避免损伤动脉弓。

② 激素性股骨头坏死的预防。在疾病治疗过程中需要使用激素治疗的患者，可考虑使用扩张血管药联合抗凝活血药物，或者活血化瘀中药，预防骨坏死的发生。

③ 其他股骨头坏死的预防。对具有骨坏死高诱发因素的人群，解除诱发原因可有效预防股骨头坏死。如减少酗酒可降低酒精性骨坏死的发生。

（2）非手术治疗

① 保护性负重。避免撞击性和对抗性运动。使用双拐减少股骨头承重可有效减轻疼痛，延缓股骨头塌陷时间，但不主张使用轮椅。

② 药物治疗。建议选用抗凝、增加纤溶、扩张血管与降脂药物联合应用；也可联合应用抑制破骨和增加成骨的药物。药物治疗可单独应

用，也可配合保髋手术应用。

③ 中医药治疗。以中医整体观为指导，遵循"动静结合、筋骨并重、内外兼治、医患合作"的基本原则，强调早期诊断、病证结合、早期规范治疗，力求达到髋关节局部及整体稳定。对高危易感人群（长期大剂量使用激素）应用活血化瘀、补肾健骨中药，有可能预防坏死发生；对早期髋部无痛患者，结合坏死部位，如塌陷风险较低，采用活血化瘀通络为主，辅以祛痰化湿、补肾健骨等中药，促进坏死修复；如塌陷风险较大，需配合保护性负重以降低塌陷风险。对出现髋部疼痛者，塌陷往往已经发生或股骨头软骨下骨板发生断裂。若坏死、塌陷未累及股骨头前外侧壁，塌陷程度轻（小于 2mm）、髋关节功能良好、再塌陷风险较低者，可在保护性负重的基础上应用活血化瘀通络、补肾健骨等中药治疗，以期缓解疼痛、促进坏死修复及避免手术治疗；对塌陷明显（2～4mm）、塌陷时间短（不超过 6 个月）、累及前或外侧壁者，在保髋手术基础上配合采用活血化瘀通络、补肾健骨中药，可以提高保髋手术效果。

④ 物理治疗。包括体外冲击波、电磁场、高压氧等。

⑤ 制动与牵引。对大范围坏死（面积＞30％）患者，塌陷早期可使用制动与牵引；对坏死面积＜30％者，不需要牵引治疗。

（3）手术治疗

股骨头坏死进展较快，非手术治疗效果不佳，多数患者需要手术治疗。手术方式包括保留患者自身股骨头为主的修复重建术和人工髋关节置换术两大类。保留股骨头的手术包括髓芯减压术、截骨术、带或不带血运的骨移植术等，适用于股骨头坏死早期（ARCO 1 期）或中期（ARCO 2～3B 期），且坏死体积在 15％以上者。如果方法有效，可避免或推迟人工关节置换术。

① 髓芯减压术。DSA、MRI 提示血运呈早期静脉淤滞表现（ARCO 分期 1～2A 期），可选择髓芯减压术。该术式开展时间长，疗效肯定。主要分为细针多孔钻孔减压术和粗通道髓芯减压术，区别在于减压通道的直径。细针钻孔减压术的孔道直径为 3mm、3.5mm 或 4mm，粗通道髓芯减压术为 6mm 以上。目前髓芯减压联合干细胞移植（或浓集自体骨髓单个核细胞移植）在国内医疗机构的临床应用效果较好，因此在获得国家资质的前提下可以使用。

② 不带血运骨移植术。应用较多的术式有经股骨转子减压植骨术、经股骨头颈灯泡状减压植骨术等。植骨方法包括压紧植骨、支撑植骨等，植骨材料包括自体皮质骨和松质骨、异体骨、骨替代材料。

③ 截骨术。目的是将坏死区移出股骨头负重区。截骨术包括内翻或外翻截骨、经股骨转子旋转截骨以及经外科脱位入路股骨颈基底部旋转截骨等。以正常骨为负重，截骨后对股骨头血供不干扰，且不影响后期关节置换为原则选择术式。

④ 带血运自体骨移植术。DSA、MRI 提示血运表现为动脉缺血（ARCO 2B～3B 期）选择该方法，自体骨移植分为髋周骨瓣移植及腓骨移植。髋周带血管蒂骨瓣移植包括：a. 带旋股外侧血管升支髂骨（膜）瓣转移术；b. 旋股外侧血管升支臀中肌支大转子骨瓣转移术；c. 带旋股外侧血管横支的大转子骨瓣转移术；d. 带旋髂深血管蒂的髂骨（膜）瓣转移术；e. 股方肌蒂骨柱移植术；f. 对整个股骨头甚至部分股骨颈受到累及者采用的横支大转子骨瓣联合升支髂骨（膜）瓣再造股骨头（颈）；g. 髋关节后方入路旋股内侧血管深支大转子骨瓣、臀上血管深上支髂骨瓣等。髋周带血管蒂骨瓣手术创伤小、疗效确切、手术方法容易掌握，推荐使用。为增加股骨头内的强力支撑，在应用髋周带血管蒂骨瓣时可联合支撑材料植入，能够避免术后股骨头塌陷，中短期疗效好，长期疗效有待确定。吻合血管腓骨移植的手术效果目前也较为肯定，推荐使用。带血运自体骨移植术式的选择可根据其各自优缺点、术者的熟练程度等因素综合考虑。

⑤ 人工关节置换术。股骨头塌陷较重，为晚期动脉闭塞表现（ARCO 3C、4 期）、出现关节功能严重丧失或中度以上疼痛，应选择人工关节置换术。一般认为，非骨水泥型或混合型假体的中长期疗效优于骨水泥型假体。股骨头坏死的人工关节置换术要特别注意：a. 患者长期应用皮质类固醇类药物或有其他基础病需持续治疗，使感染的风险升高；b. 长期不负重、骨质疏松等原因导致髋臼及股骨骨折风险增大；c. 既往保留股骨头手术会给关节置换造成技术困难；d. 激素性、酒精性股骨头坏死不仅仅是股骨头的病变，其周围及全身骨质均已受损，因此关节置换术的远期疗效可能不及应用于骨关节炎或创伤性股骨头坏死的关节置换术。

（4）治疗方案的选择原则　股骨头坏死治疗方案的选择应根据 MRI、股骨头坏死血运变化表现、骨坏死分期、分型、坏死体积、关节功能及患者年龄、职业及对保存关节治疗的依从性等因素综合考虑（图 2-8）。

① 无临床症状、坏死位于非负重区、坏死面积<15％者可严密观察，积极抗凝及扩血管，避免负重，定期随访。无临床症状、坏死位于负重区、坏死面积>30％者应积极治疗，评估血运情况，不应等待症状出现。根据血运表现变化、坏死位置，可联合应用髓芯减压术或非手术

治疗手段。

② ARCO 0 期（1994 版 ARCO 分期）。如果一侧确诊为非创伤性股骨头坏死，对侧应高度怀疑，此时宜行双侧 MRI 检查，建议每 3～6 个月随访一次，并采用抗凝联合扩张血管药物或者活血化瘀中药进行治疗。

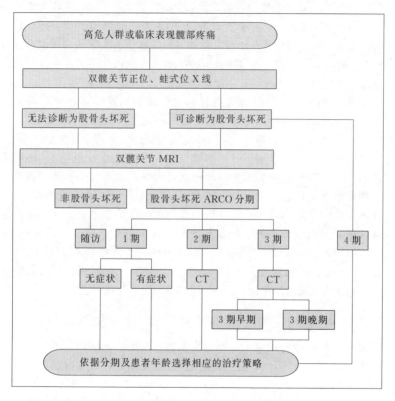

图 2-8　成人股骨头坏死临床诊断流程

③ ARCO 1、2 期。对有症状或坏死面积 15％～30％者，应积极行下肢牵引及药物等非手术治疗；根据静脉淤滞和动脉缺血的血运表现情况也可行保留关节的手术治疗，采用髓芯减压术或配合干细胞移植或浓集自体骨髓单个核细胞移植。ARCO 2C 期可采用带或不带血运的骨移植术（可联合支撑材料）、截骨术等。下肢牵引、药物治疗等非手术治疗应作为辅助治疗积极开展。

④ ARCO 3 期早期。动脉缺血的血运表现，采用带血运自体骨移

植术（可联合支撑材料）。

⑤ ARCO 3 期晚期。根据血管闭塞的血运表现情况，采用带血运骨移植术（可联合支撑材料），部分年轻、坏死塌陷面积小于 2/3 的患者可以考虑截骨或人工关节置换。

⑥ ARCO 4 期。出现严重的髋关节功能丧失或疼痛，应选择人工关节置换术。如果症状轻、年龄小（55 岁以下），可选择保留关节手术，参考血运表现情况采用带血管自体骨骨移植（如带血管蒂大转子骨瓣联合髂骨移植等）联合支撑材料。保留股骨头的手术常可应用几种术式中的一种或两种以上的组合。非手术治疗也应包含在综合治疗范围内。

⑦ 年龄因素。是治疗方案选择的另一关键因素。青壮年活动量较大，应选择既能保留股骨头又不会对将来的人工关节置换术造成不利影响的方案。建议参考血运变化，采用髓芯减压术（干细胞移植）、带血运自体骨移植术、不带血运骨移植术（坏死范围 15%～30%）。坏死塌陷面积小于 2/3 的患者可以考虑旋转截骨的手术方法。中年患者若处于较早期阶段（无塌陷）应尽最大努力保留股骨头，如采用髓芯减压术、带或不带血运的骨移植术；若处于中晚期，则应结合患者主观愿望及技术条件选择保留股骨头的治疗方案或人工关节置换术。

当采用人工关节置换时假体选择应充分考虑二次翻修的可能。老年患者建议行人工全髋关节置换术，对高龄（>75 岁）患者视原日常活动状况、髋部骨质情况、寿命长短的预期等因素而定，建议行全髋关节置换术。

主任医师总结

股骨头坏死是临床常见的难治性疾病。其确切的病理生理机制尚不完全清楚，股骨头坏死的预防和治疗一直是临床骨科医师面临的巨大挑战。对于股骨头坏死患者，适当进行康复锻炼是防止失用性肌肉萎缩、促使其早日恢复功能的有效手段。功能锻炼应以主动活动为主，被动活动为辅，由小到大，由少到多，逐渐增加；并根据股骨头坏死的分期和分型、治疗方式、髋关节功能评分及步态分析结果选择适宜的锻炼方法。

（1）平卧分腿法　平卧位，双下肢伸直位紧贴床面，脚尖向上，中立位向外侧展开 30°再内收至中立位，动作反复，每日 200 次，分 3～4 次完成。应用于股骨头坏死各期及术后的康复治疗始终。

（2）坐位踢腿法　坐位稍前屈，双膝关节与肩同宽或稍外展，用力将小腿向前上方踢起，直至膝关节完全伸直并停留 5s，可逐渐增加负重踢腿训练，每日 200 次，分 3～4 次完成。应用于股骨头坏死各期及术后康复治疗始终。

（3）卧位抬腿法 平仰卧，抬高患肢，屈髋屈膝 90°，再放平患肢，动作反复。每日 200 次，分 3～4 次完成。应用于股骨头坏死保守治疗及外科治疗术后半负重及全负重期。

（4）坐位分合法 坐于椅上，双手扶膝，双脚与肩等宽，双腿同时充分外展、内收。每日 300 次，分 3～4 次完成。应用于股骨头坏死保守治疗及外科治疗术后可部分负重期。

（5）立位抬腿法 手扶固定物，身体保持竖直，抬高患肢，屈髋屈膝 90°，使身体与大腿成直角，再放下患肢，动作反复。每日 300 次，分 3～4 次完成。应用于股骨头坏死保守治疗及外科治疗术后可部分负重期。

（6）扶物下蹲法 手扶固定物，身体直立，双脚与肩等宽，下蹲后再起立，动作反复。每日 300 次，分 3～4 次完成。应用于股骨头坏死保守治疗及外科治疗术后可完全负重期。

（7）内旋外展法 手扶固定物，双腿分别做充分的内旋、外展、划圈动作。每日 300 次，分 3～4 完成。应用于股骨头坏死保守治疗及外科治疗术后可完全负重期。

（8）扶拐步行训练或骑自行车锻炼 应用于股骨头坏死保守治疗及外科治疗术后半负重或完全负重期。

参 考 文 献

[1] 中国医师协会骨科医师分会骨循环与骨坏死专业委员会，中华医学会骨科分会骨显微修复学组，国际骨循环学会中国区. 中国成人股骨头坏死临床诊疗指南（2020）[J]. 中华骨科杂志，2020，40（20）：1365-1376.

[2] 何伟. 科学看待中医药治疗非创伤性股骨头坏死 [J]. 中华关节外科杂志（电子版），2013，7（3）：284-286.

[3] 庞承刚，姜文学，姜春乾，等. 仿生脉冲磁场联合同种异体骨髓间充质干细胞移植治疗股骨头坏死的实验研究 [J]. 中华关节外科杂志（电子版），2012，6（5）：67-70.

[4] Mukisi-Mukaza M，Gomez-Brouchet A，Donkerwolcke M，et al. Histopathology of aseptic necrosis of the femoral head in sickle cell disease [J]. Int Orthop. 2011，35（8）：1145-1150.

[5] Panteli M，Rodham P，Giannoudis P V. Biomechanical rationale for implant choices in femoral neck fracture fixation in the non-elderly [J]. Injury，2015，46（3）：445-452.

［6］陈晓东."保髋"之路将越走越宽［J］.中华关节外科杂志（电子版），2017，11（3）：219-221.

［7］李少飞.健脾活骨方治疗早中期非创伤性股骨头坏死的前瞻性临床研究［J］.中外医学研究，2015，13（17）：8-9.

［8］Abdulkareem I H. Radiation-induced femoral head necrosis［J］. Niger J Clin Pract. 2013，16（1）：123-126.

［9］王秀利，王义生，吴学建，等.自体骨髓干细胞种植骨诱导活性材料移植联合髓芯减压术治疗早期股骨头坏死［J］.中华显微外科杂志，2017，40（2）：142-145.

［10］赵德伟，胡永成.成人股骨头坏死诊疗标准专家共识（2012年版）［J］.中华关节外科杂志（电子版），2012，6（3）：89-92.

［11］陈卫衡.股骨头坏死中医疗效评价标准（2019年版）［J］.中医正骨，2019，31（6）：3-6.

［12］李子荣，刘朝晖，孙伟，等.基于三柱结构的股骨头坏死分型——中日友好医院分型［J］.中华骨科杂志，2012，32（6）：515-520.

反复左髋渐进性疼痛伴行走困难18年——
左先天性髋关节发育不良

❋ [实习医师汇报病历]

患者女性，56岁，以"反复左髋渐进性疼痛伴行走困难18年"为主诉入院。缘于入院前18年无明显诱因出现左髋疼痛伴行走困难，行走时疼痛加剧，无法走远，休息时可缓解。无腰部疼痛及双下肢放射痛，无午后低热、盗汗、疲乏、消瘦，无游走性关节痛、晨僵，无头晕头痛、恶心呕吐、胸闷心悸、腹胀腹痛、呕血黑粪、尿血、尿频、尿急、尿痛等症状。期间求诊于外院未见明显缓解（具体不详）。今为求进一步诊治，门诊拟"左髋关节病"收住本科。发病以来，左髋疼痛，精神、睡眠、食欲尚可，二便如常，体重无明显变化。既往健康状况良好，否认其他"心、肝、肺、脾、肾"等重要脏器疾病史，否认传染性疾病史，否认手术、外伤、输血史，否认食物及药物过敏。

体格检查：T 36.5℃，P 70次/分，R 18次/分，BP 123/81mmHg。神志清楚，心肺检查未见明显阳性体征。脊柱生理弯曲存在，各棘突、棘旁无压痛及叩击痛。跛行步态，左髋皮肤未见瘀斑、破溃、流血；左髋关节周围无瘢痕及窦道，软组织对称，未见异常隆起或塌陷。左下肢无屈曲挛缩畸形，肌肉萎缩，纵向叩击痛阴性。左髋活动受限：前屈90°，伸直5°，内旋10°，外旋15°，内收15°，外展30°。左侧Thomas征（＋），"4"字试验（＋），左下肢足背动脉可扪及搏动，肌张力、感觉未见异常，肌力5级；其余肢体肌张力、肌力、感觉、活动、血运未查及异常；马鞍区感觉无异常；生理反射存在，病理征未引出。

辅助检查：双髋关节正位、左髋关节侧位及双下肢全长位片（图2-9）示左先天性髋关节发育不良。

初步诊断：左先天性髋关节发育不良。

诊疗计划：①骨科常规护理，二级护理；②完善血气分析等检查；③暂予卧床休息、镇痛对症等处理，积极术前准备，拟择期做人工全髋关节置换术。

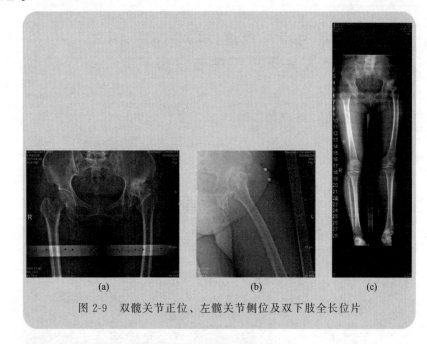

图 2-9   双髋关节正位、左髋关节侧位及双下肢全长位片

主任医师常问实习医师问题

● 什么是髋关节发育异常？

答：髋关节发育不良（DDH）是年轻患者髋关节骨性关节炎的一个主要病因。由于髋臼先天性发育缺陷，髋臼对股骨头的覆盖减少，髋臼与股骨头的匹配关系不良，长期生物力学异常继发股骨发育异常，股骨侧的异常变化进一步加重了髋臼的畸形发育。随着病情的发展，可逐渐出现股骨头半脱位或脱位，长期的应力分布异常是导致继发髋关节骨性关节炎的原因。

● 髋关节发育不良的临床症状有哪些？

答：DDH 患者（除小儿先天性髋关节脱位外）早期多无临床症状，或仅有髋关节轻度不适感，运动或负重活动后症状可加重，休息后缓解，对日常生活及工作影响不大。多数患者在 20～40 岁时症状逐渐加重，表现为不同程度的疼痛，以腹股沟内侧疼痛多见，髋关节旋转活动时明显，疼痛可放射至膝关节前内侧，随着疾病进展可出现不同程度的髋关节活动功能障碍。合并关节盂唇损伤时可出现髋关节弹响、刺痛或无力感。亦有患者始发症状不是髋部疼痛，而是表现为臀部、大腿或下腰部等部位疼痛，或步态异常。

● 髋关节发育异常分型有哪些？

答：髋关节发育不良临床分型的目的在于通过对畸形严重程度的分类，选择相应的手术方法。1979 年，美国医生 Crowe 等根据 X 线片测量股骨头移位的距离与股骨头及骨盆高度的比例，将髋关节发育不良分为四型（图 2-10）。

（1）Ⅰ型　股骨头移位占股骨头高度不到 50% 或骨盆高度不到 10%。

（2）Ⅱ型　股骨头移位占股骨头高度的 50%～75%，或骨盆高度的 10%～15%。

（3）Ⅲ型　股骨头移位占股骨头高度的 75%～100%，或骨盆高度的 15%～20%。

（4）Ⅳ型　骨头移位超过股骨头高度的 100%，或骨盆高度的 20%。

在临床工作中，由于 Crowe 分型方法简单实用，具有较高的量化成分，可对不同术者、不同手术的效果进行比较，故现已被大多数学者和医师采纳使用。

● 如何确定治疗方案？

答：早期没有明显症状的髋臼不良的患者首选保守治疗，严格控制体重，减少关节的负重、避免体力劳动和剧烈运动，加强髋周肌肉的训练增加关节稳定性，口服镇痛药物，外用膏药，热敷等，可以暂时缓解疼痛，也可以延缓疾病的进展。

对于有明显疼痛症状，轻度半脱位，股骨头变形不显著，关节间隙基本正常，年龄小于 45 岁的患者，可采取手术治疗，增加髋臼覆盖，延缓骨性关节炎的发生，目前常用的术式是髋臼加盖手术或髋关节周围截骨手术。

严重的高脱位患者通常会出现明显的双下肢不等长，如果还没有出现明显的疼痛症状建议通过加鞋垫或订制支具的方法调整双下肢长度至等长，以避免长期跛行导致的腰椎或膝关节疼痛等并发症。

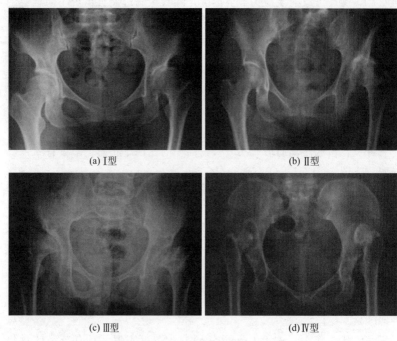

(a) Ⅰ型 (b) Ⅱ型

(c) Ⅲ型 (d) Ⅳ型

图 2-10　髋关节发育异常 Crowe 分型

　　髋臼发育不良晚期，常常同时伴有严重的骨性关节炎，关节软骨大部分已经破坏殆尽，髋臼和股骨头的骨质增生，关节间隙变窄甚至消失。患者疼痛剧烈，举步维艰，此时首选人工全髋关节置换术，缓解疼痛，恢复关节活动功能。

● **该患者的治疗方案是什么?**

　　答：根据患者的 X 线片检查可知该患者为 Crowe Ⅱ型合并骨性关节炎，结合病史体征，现患者左髋关节软骨大部分已经破坏殆尽，髋臼和股骨头的骨质增生，关节间隙变窄甚至消失。疼痛剧烈、跛行，严重影响日常生活，为恢复关节活动功能、缓解疼痛，故首选人工全髋关节置换术。对该患者我们采用 DAA 入路治疗，直接前入路（direct anterior approach，DAA）微创 THA，主要经缝匠肌与阔筋膜张肌间隙显露髋关节，无须切断任何肌肉，因此有创伤较小、术后并发症较少的特点。术后相关检查如图 2-11 所示。

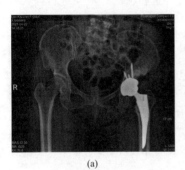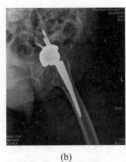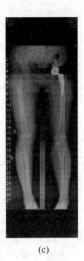

(a)   (b)   (c)

图 2-11 术后双髋正位、左髋侧位、双下肢全长位片

主任医师总结

THA 是目前治疗成人 DDH 的主要手段，大量研究及实践均证实，THA 可解除髋关节疼痛，纠正肢体畸形，改善髋关节功能，治疗效果显著。尽管 THA 治疗成人 DDH 可取得较为理想的效果，但其手术难度较大，手术操作复杂，术中出血量较大，并发症较多。尤其是股骨近端发育不良、骨盆髋臼骨量缺损等，处理难度较大。在进行髋臼假体植入时，其难点包括以下几点。①髋臼底及真臼寻找。由于患者多存在严重的骨性关节炎，髋臼底部增生，导致髋臼形态发生改变，表现为大且平，不利于辨别真臼位置，往往需要凿开髋臼底，确定圆韧带、半月切迹，并沿着该方向继续加深、内移。同时，长期脱位患者多存在大量纤维组织，因此寻找真臼更加困难。②髋臼加深内移后，外上缘多伴有骨缺损，一般情况下，臼杯覆盖 70％ 以上的患者，不需要进行植骨，对不足 70％ 的患者，则需要植骨。③髋臼加深时，可能出现髋臼底磨穿，在植骨时，一般需要将其修成弧形植骨块，填补缺损后置入髋臼假体。魏伟生研究显示，当髋臼壁完全陷入盆腔＜1mm 时，假体与骨界面应力分布相对均匀，不会对假体固定效果及稳定性造成影响。

在处理股骨近端、安装假体时，为避免股骨距骨缺损，不应沿股骨头下缘截骨，若已经出现股骨距骨缺损，则需要进行骨移植，进行股骨距重建，也能够获得较好的效果。若股骨髓腔异常狭窄，在植入假体时，可能造成股骨近端劈裂骨折，可使用捆绑带固定，固定较为牢固，效果较好。坐骨神经损伤是 THA 常见并发症，一般认为，大神经一次性骨性延长可耐受的最大值为 4cm，但由于部分 DDH 患者下肢短缩常 >4cm，因此容易导致坐骨神经损伤。针对这种情况，应先进行经大转子下截骨，再进行复位，方便调节软组织张力及下肢长度，同时，应确保坐骨神经安全，而不是单纯追求双下肢骨性等长。DAA 因创伤小、术后并发症少等特点现已成为主流手术入路方案。对接受 DAA 微创 THA 的患者实施规范的围手术期护理也至关重要，不仅可以提高手术效果，还可以降低并发症的发生率。术前详细评估患者病情，进行有效心理指导，有助于将患者身体调整至适合手术状态，降低手术风险。术后规范进行功能锻炼，可以促进髋关节功能恢复。疼痛护理贯穿手术前后，是护理的重点。程序化疼痛护理可以显著减轻围术期疼痛，尤其是运动痛，因此有助于早期进行功能锻炼。

参 考 文 献

[1] Crowe J F, Mani V J, Ranawat C S. Total hip replacement in congenital dislocation and dysplasia of the hip [J]. J Bone Joint Surg Am，1979，61 (1)：15-23.

[2] 卢泽安，黄建华，曾文聪. 髂筋膜间隙阻滞对髋关节置换术患者术后静脉自控镇痛效果的影响 [J]. 泰山医学院学报，2018，39 (1)：28-31.

[3] 魏伟生. 全髋关节置换术在成人先天性髋关节发育不良治疗中的应用 [J]. 中国实用医刊，2014，41 (14)：109-110.

[4] Barton C, Kim P R. Complications of the direct anterior approach for total hip arthroplasty [J]. Orthop Clin North Am，2009，40 (3)：371-375.

[5] Jewett B A, Collis D K. High complication rate with anterior total hip arthroplasties on a fracture table [J]. Clin Orthop Relat Res，2011，469 (2)：503-507.

[6] Benoit B, Gofton W, BeauléP E. Hueter anterior approach for hip resurfacing：assessment of the learning curve [J]. Orthop Clin North Am，2009，40 (3)：357-363.

[7] 陶莹，陈珏文，熊思绮. 人工髋关节置换术后护理体会 [J]. 吉林医学，2015，36 (6)：1208-1209.

[8] 娄强翠，陈前波，肖桃丽，等. 术前疼痛认知教育对病人疼痛认知知度及术后镇痛效果影响的 Meta 分析 [J]. 护理研究，2010，24 (6)：1496-1499.

[9] 齐艳秋，魏秀萍. 微创全髋关节置换术后的康复指导 [J]. 中国中医骨伤科杂志，2010，18 (6)：61.

左全髋置换术后8年，疼痛1年——
左髋关节置换术后感染

 ［实习医师汇报病历］

　　患者女性，68岁，以"左全髋置换术后8年，疼痛1年"为主诉入院。缘于入院前8年因股骨头坏死于外院行左全髋关节置换术，术后恢复良好，近3个月左髋疼痛伴行走困难，行走时疼痛加剧，无法走远，夜间疼痛未缓解，休息后稍缓解。无腰部疼痛及双下肢放射痛，无午后低热、盗汗、疲乏、消瘦，无游走性关节痛、晨僵，无头晕头痛、恶心呕吐、胸闷心悸、腹胀腹痛、呕血黑粪、尿血、尿频、尿急、尿痛等症状。今为求进一步诊治，求诊我院门诊，双髋正位片X线示左侧人工髋关节置换术后。血沉92mm/h，血常规：白细胞计数12.9×10^9/L，中性粒细胞绝对值8.73×10^9/L。CRP 25.4mg/L。各种穿刺液常规检查：有核细胞总数109304，多核细胞94。为进一步检查，门诊拟：左髋关节置换术后疼痛（感染）收住入院。发病以来，左髋疼痛，精神、睡眠、食欲尚可，二便如常，体重无明显变化。既往健康状况良好，否认其他"心、肝、肺、脾、肾"等重要脏器疾病史，否认传染性疾病史，否认外伤、输血史，否认食物及药物过敏。

　　入院诊断：左髋关节置换术后疼痛（感染）。

　　诊疗计划：①按骨科护理常规，二级护理；②完善血常规、尿常规、粪常规、生化全套、凝血全套、心电图、下肢彩超、心脏超声等各项检查；③暂予卧床休息、股四头肌功能锻炼、对症等处理，积极术前准备，拟择期行左髋关节翻修术治疗。请示上级医师，指导进一步诊疗计划。

❓ 主任医师常问实习医师的问题

● 全髋关节置换术后疼痛的常见原因有哪些？

　　答：（1）内在病因

① 无菌性松动。在瑞典，70%的髋翻修的原因为无菌性松动，知道使用的假体类型很重要，有一些假体设计导致早期失败。其中早期股骨干假体失败的最引人注目的报道是 Capital 全髋（英国3-M公司）。在26个月的随访中，其明确的松动率为16%，另外有8%为可能松动。在英国大概有5000例股骨干假体置入，5年的失败率估计在20%。松动在其早期通常是无症状的，特别是髋臼松动。后期表现可能为腹股沟或大腿疼痛。有时髋臼松动表现为臀深部不适。

② 感染。深部感染对于患者和医师来讲都是挑战性的并发症。英国医学研究委员在一项大范围回顾中报道，关节置换术后感染率在0.3%～2.2%。Fitzgerald 等对关节假体感染进行分型。分为以下3型。

Ⅰ型：急性暴发性感染，通常发生于6周内。

Ⅱ型：延迟脓毒症，或慢性无痛性感染。

Ⅲ型：之前良好功能的髋关节置换后发生迟发血源性感染。

Tsukayama 等提出了第Ⅳ型：在髋关节翻修前没有感染证据，但翻修时培养结果阳性。

大量研究显示最常见的单发菌种为凝固酶阴性葡萄球菌（47%的病例）和甲氧西林敏感金黄色葡萄球菌（44%的病例），8%转为耐药金黄色葡萄球菌，7%转为厌氧菌。

③ 脱位。脱位是全髋关节置换的最常见并发症之一。报道显示初次全髋关节置换的脱位发生率在0.3%～7%，而全髋翻修的脱位率上升到25%。根据病史和放射学表现，髋关节完全脱位很明显，而半脱位则不明显。脱位和髋臼位置、颗粒和不足的外展肌力有关。脱位因软组织张力产生不适，可能会有机械碰撞声。

早期脱位发生在术后最初的3个月内，此类型能更好地诊断，使用非手术治疗比迟发脱位类型的较低。相对的，迟发脱位包含多种原因，如聚乙烯颗粒，软组织松弛并最终导致较高的再脱位率。较大的股骨头通过增加头颈比率来增加稳定性。因此，在脱位发生之前提高了初始活动弧和更大范围的移动而减少了脱位次数。

④ 假体周围骨折。Berry 报道假体周围骨折的发生率，20859例初次骨水泥型全髋关节置换术后假体周围骨折的发生率为0.3%，而非骨水泥型全髋（3121例）的发生率为5.4%。骨水泥型全髋关节置换术后假体周围骨折的发生率为0.3%，而非骨水泥型全髋（3121例）的发生率为5.4%。骨水泥型全髋翻修术中骨折的发生率在3.6%，而非骨水泥型全髋翻修术中骨折的发生率为20.9%。

骨折部位和骨质量需要仔细评估。Vancouver 分型是基于骨折部位。

⑤ 炎症情况。据报道关节置换术后转子滑囊炎的发生率，在转子截骨术时为 17%，没有截骨时为 3%。逐渐增加的手术侧髋关节的偏移或转子部位钢丝可引起滑囊炎。疼痛局限，在患侧卧位时疼痛加重。髂腰肌肌腱炎可由假体领前缘和相对前倾或后倾的髋臼杯撞击而发生。

⑥ 大腿疼痛——股骨干假体顶端疼痛。大腿痛的病因学是多因素的，各报道的发生率不同。Engh 和 Massin 记载在骨向内长入时大腿痛的发生率为 8%，而纤维长入时其发生率为 35%。有两种基本的致病机制：股骨假体顶部微动或超负荷。前者，股骨假体松动或纤维固定，允许假体顶部在关节圆周负荷时移动，这依次刺激稠厚的神经支配的骨内膜。后者，由于在坚硬的大直径非骨水泥股骨假体和其周围强度较低的宿主骨之间的弹性模量不匹配。因此，股骨干假体不能沿股骨全长传导适用的负荷，但是集中在假体顶部产生过度的骨局限性压力和骨内膜刺激。

(2) 外在病因　如果关节置换术后疼痛与术前相似，这看起来髋关节病因并没有引起疼痛症状。举个例子，腰椎和骶髂部病因所致的症状和髋关节炎的症状类似，发生大腿、臀部疼痛，偶尔腹股沟区疼痛。椎管狭窄是最常用的鉴别诊断之一。这部分病例中髋关节活动障碍应该是无痛的，但是偶尔合并的椎管狭窄，在全髋置换术后逐渐增加患者的活动度后才会被发现。但是这样的疼痛具有不同于术前的特征。

其他退变性、脊柱炎症，或骶髂关节问题能根据详细的病史和检查予以鉴别，也能由放射学、CT 或 MRI 检查证实。然而，在有些病例中，基于检查和研究来排除脊柱原因的疼痛是困难的，诊断性局部麻醉药髋部注射可能有帮助。

疼痛也可能和佩吉特病有关，该病能和髋关节骨关节炎共存。该病能产生术后疼痛，但应该对医学治疗敏感。在术中直接损伤股神经、坐骨神经和股外侧皮神经，或由全髋置换导致的肢体延长而间接损伤，产生皮肤灼痛。骨盆、腰椎或股骨骨折肿瘤转移性疾病能产生症状，使人误认为全髋功能不良和疼痛。这样的转移疾病可能在放射学上没有证据，可能由于内固定物而致认识不清。此种情况有经典的休息痛或夜间痛病史。

● **全髋关节置换术后感染的诊断标准是什么？**

答：（1）主要标准（存在一项即可诊断）

① 有一个窦道与假体相通。

② 两次假体关节标本培养出同一种病原菌。

（2）次要标准（术前检验，≥6分可确诊，2～5分需要进一步手术探查，0～1分须排除感染）

① CRP 或 D-二聚体升高（2分）。

② 血清 ESR 升高（1分）。

③ 关节液白细胞计数升高或白细胞酯酶阳性（3分）。

④ 关节液 α-防御素阳性（3分）。

⑤ 关节液中性粒细胞百分比升高（2分）。

⑥ 关节液 CRP 升高（1分）。

（3）次要标准（术后检验，术前＋术后检验得分：≥6分可确诊，4～5分需要分子生物学检测，≤3分须排除感染）

① 病理学诊断阳性（3分）。

② 术中见受累关节处有脓肿（3分）。

③ 单次培养阳性（2分）。

● **哪些放射征象提示感染或松动？**

答：（1）X线平片征象

① 骨水泥与骨界面之间透亮带达 2mm 或其以上。

② 骨水泥与骨界面之间透亮带进行性增宽。

③ 假体移位。

④ 金属假体与骨水泥界面之间出现透亮带或进行性增宽。

⑤ 骨水泥断裂。

⑥ 骨膜增生。

⑦ 应力（持重）位 X 线片或透视下，见假体移位。

⑧ 骨质破坏。

（2）放射性核素骨扫描征象

① 手术 6～12 个月以后，髋臼或股骨区有放射性核素浓聚。

② ^{67}Ga 摄取较 ^{99}Tcm 摄取为多。

● **髋臼翻修的基本原则有哪些？**

答： ① 完整取出髋臼假体，尽可能保留髋臼骨组织。

② 正确评估骨缺损决定重建方法。

③ 修复缺损骨组织，为假体表面提供最大覆盖和支撑。

④ 选择合适的髋臼假体和固定方法。

⑤ 提高假体即刻机械稳定性。

✵ ［住院医师及主治医师补充病历］

> 患者左髋关节疼痛呈持续性，长时间行走后加重，疼痛局限在大腿，行走的持续时间降低，关节活动度降低，无发热、切口红肿。X线未见骨折。患者血沉、CRP、D-二聚体、白细胞计数等炎症指标升高，入院后关节积液细菌培养：金黄色葡萄球菌。全身骨显像示左侧人工髋关节置换术后，左侧髋臼、左侧股骨上段放射性异常浓聚，考虑感染。故左髋关节置换术后疼痛（感染）诊断明确。入院后检查血常规、生化全套、尿常规、粪常规、凝血功能四项、心电图、胸部X线片、心脏彩超、股深浅动静脉彩超等均提示重要脏器功能未见明显异常；患者做置换术后髋关节疼痛明显，影响生活质量，患者及家属手术愿望迫切。综合以上情况，故该患者有手术指征。

 主任医师常问住院医师、进修医师或主治医师的问题

● **如何进行术前评估？**

答： 术前评估时应详细了解病史、查体及摄线片。病史中应重点了解症状产生的部位、特点、时间、疼痛持续时间以及诱因和相关症状。对于所有髋关节置换术后出现疼痛的病例，均应进行包括血沉（正常值＜20mg/dL）、C反应蛋白（正常值＜10mg/L）在内的相关实验室检查。大多数血清炎症标志物结果阳性的病例均应在术前接受髓关节穿刺抽吸检查。将抽吸所得的滑液进行细胞计数及分类检查，同时进行厌氧菌和需氧菌培养。除术后立即进行的关节抽吸检查外，如果关节液检查结果显示白细胞计数＞$3.0×10^6$/L，且中性分类比例＞70％，就应该考虑存在感染的可能性。结合影像学检查，X线片、CT、全身骨显像等检查，术前评估假体周围骨质的丢失量、假体的位置等，有利于明确手术方案。

● **如何确定治疗方案？**

答：明确患者为髋关节置换术后感染的诊断后，一般会采取以下的几种治疗方案。

（1）单纯抗菌药物治疗 根据细菌培养＋药敏结果，采用适合的抗生素。单纯抗生素治疗不能彻底清除假体深部感染，一般不作为首选治疗方法，常用于对于高龄、一般情况较差不能耐受手术或不愿接受手术治疗的患者，符合以下条件可考虑采用长期抗菌药物治疗：

① 肝、肾功能相对正常，可耐受长期抗菌药物治疗。

② 致病菌明确，对易耐受的口服抗菌药物敏感。

③ 有条件规律监测感染相关指标，如白细胞计数、血沉、C 反应蛋白等。

④ 术中培养阳性的患者可于术后接受 6 周口服或静脉抗菌药物治疗，无须手术。

（2）保留假体清创 保留假体清创术包括大量冲洗，彻底清除无活性组织，保留假体并更换可动组件（聚乙烯垫片及股骨头），术后联合抗菌药物治疗。保留假体的清创术主要用于急性感染和血源性感染的急性期，其指征为：

① 感染症状出现＜3 周或初次置换 1 个月内（细菌尚未到达关节腔或尚未定植时）。

② 假体未出现松动。

③ 软组织条件良好、无窦道形成。

④ 已明确为单一致病菌，且能使用针对生物膜细菌有良好生物利用度和活性的抗菌药物。

而对于那些病原菌已进入假体下的松质骨床，并已在假体周围形成生物膜保护的亚急性或慢性人工关节感染（PJI）患者，该治疗方法效果差，不建议采用。

（3）翻修手术 精确术前设计，通过 3D 打印技术，明确翻修手术的假体型号，有利于降低骨量的丢失及软组织损伤，缩短手术时间。

① 一期翻修。通过一次手术，取出感染假体及异物，彻底清创，植入新的假体。适应证：a. 无伤口并发症；b. 全身情况良好；c. 对抗生素敏感的葡萄球菌或链球菌感染；d. 致病菌对骨水泥中抗生素敏感。禁忌证：a. 细菌培养阴性人工关节感染；b. 缺乏敏感抗生素治疗；c. 两次以上一期翻修失败；d. 感染损伤神经血管束以及需要骨移植。

② 二期翻修。手术分为两个阶段，即一期旷置和二期翻修。首次手术取出所有异物，彻底清创，置入抗生素骨水泥（占位器）进行旷置，待感染完全控制后，二期手术植入新的假体。适应证：a. 存在至少1处窦道，关节周围软组织条件较差；b. 具有全身性感染症状；c. 出现感染症状，病原体未明确；d. 感染的病原体耐药；e. 患者能耐受多次手术。禁忌证：a. 持续或反复的顽固性髋关节感染；b. 髋关节周围软组织广泛受损及严重骨质缺损；c. 翻修已经不可能恢复功能。

不同手术方式的优缺点见表 2-5。

表 2-5　不同手术方式的优缺点

手术方式	优点	缺点
一期翻修	住院时间较短，花费少，瘢痕少，术后关节功能恢复较快	不是在感染控制稳定的情况下实施的，复发率高
二期翻修	是治疗髋关节置换术后感染的金标准，感染控制率达 $80\% \sim 100\%$，最大限度减少复发风险	手术难度大，住院时间长，花费多，瘢痕多，旷置期功能丧失，容易造成骨丢失，术后功能恢复较差

术前计划中应根据哪些情况进行相应的准备？

答：（1）前次手术记录及假体使用情况　如果手术是在其他医院做的，应该得到手术记录，注意使用假体的类型以及手术中遇到的特殊情况，如骨缺损、是否发生骨折及植骨情况。

（2）准备假体取出器械　明确假体的类型，股骨头是否可拆卸等，根据具体情况准备特殊的取出工具。如果假体类型不明或没有专有的取出工具，应准备公用的取出工具。

（3）与原假体匹配的髋臼、股骨柄或股骨头　如果股骨柄或髋臼某一侧不做翻修，这样可极大地降低手术难度。

（4）术前 X 线片的模板测量　术前决定假体的可能型号。在 X 线片上测量股骨颈的长度。测量小转子到旋转中心的距离是方便的参考方法。

如何评估股骨骨量缺损？

答：临床常用的股骨骨量缺损的评价系统是 AAOS 分型和 Paprosky 分型。

（1）AAOS 分型

① Ⅰ型：节段性缺损。

a. 股骨近端骨皮质缺损。

b. 局部缺损（前侧、内侧、后侧）。

c. 完全性缺损。

d. 中间段缺损。

e. 大转子缺损。

② Ⅱ型：腔隙性缺损。

a. 骨松质缺损。

b. 髓内侧骨皮质缺损。

c. 膨胀性骨缺损。

③ Ⅲ型：混合性缺损。

④ Ⅳ型：股骨对线不佳，旋转或成角。

⑤ Ⅴ型：股骨变细，髓腔狭小或闭锁。

⑥ Ⅵ型：股骨不连（继发于股骨骨折）。

（2）Paprosky 分型

① Ⅰ型：干骺端骨松质仅有少量缺损，股骨干完整。

② Ⅱ型：干骺端骨松质广泛缺损，股骨距缺损，骨干连续性完好。

③ Ⅲ型：干骺部骨质缺失并伴有股骨近端明显重塑现象。

a. ⅢA型：股骨干骺端骨松质广泛缺损，股骨距缺损，骨干连续性缺失，远端峡部有超过4cm范围可以用来固定假体。

b. ⅢB型：股骨干骺端严重损坏，骨干远端可以用来固定假体的峡部少于4cm。

④ Ⅳ型：股骨髓腔内广泛的骨松质缺损，骨干的连续性缺失，用于固定假体的髓腔峡部完全缺失。

应该如何做术后处理及康复？

答：术后长期正规使用抗生素，包括静脉给药及关节腔注射给药，定期监测炎症指标，直至感染得到控制。患者术后可进行早期非负重活动，但需延缓部分负重的时间，通常为术后 6～12 周以后，由于患者术中行转子截骨，故应限制承重至少 6 周，开始用助行器行走，等有足够的肌力后再改手杖行走。

主任医师总结

全髋关节置换术后感染治疗方案复杂，挑战性极大，治疗时间长，容易导致患者的精神及经济压力，故而大大要求手术医师具有高超的技术及丰富的经验。术前应仔细评估患者的原发疾病、全身情况、髋关节损坏程度、感染情况等，根据 X 线评估骨质破坏情况，制订良好的术前计划和准备能预判术中可能遇到的困难，优化手术方案，充分做好准备，减少手术时间。术中操作应清创彻底，防止感染复发或者再次扩散，应有备用处理方案，保证手术的顺利进行。术后运用有效的抗菌药物，密切观察炎症指标，注意感染控制情况，同时注意评估术后身体情况，注意肢体功能锻炼。

参 考 文 献

[1] 曾建春，曾意荣，李杰，等. 全髋关节置换术后假体周围感染治疗及抗生素缓释系统研究进展 [J]. 中国骨伤，2020，33 (11)：1022-1026.

[2] 孙墨渊，张俊涛，贾宇东，等. 全髋关节置换术后假体感染诊治的研究进展 [J]. 中国医药导刊，2021，23 (04)：251-255.

[3] Taha M, Abdelbary H, Ross F P, et al. New Innovations in the Treatment of PJI and Biofilms-Clinical and Preclinical Topics [J]. Curr Rev Musculoskelet Med, 2018, 11 (3)：380-388.

[4] Kildow B J, Della-Valle C J, Springer B D. Single vs 2-Stage Revision for the Treatment of Periprosthetic Joint Infection [J]. J Arthroplasty, 2020, 35 (35)：524-530.

[5] Gehrke T, Alijanipour P, Parvizi J. The management of an infected total knee arthroplasty [J]. Bone Joint J, 2015, 97/B (10 Suppl A)：20-29.

[6] Ting N T, Della Valle C J. Diagnosis of Periprosthetic Joint Infection-An Algorithm Based Approach [J]. J Arthroplasty, 2017, 32 (7)：2047-2050.

左髋关节置换术后10年，疼痛1个月——左髋关节置换术后假体松动

⊛ [实习医师汇报病历]

患者女性，66岁，以"左髋关节置换术后10年，疼痛1个月"为主诉入院。缘于10年前因左股骨头缺血性坏死，于我院行"左全髋关节置换术"，术后恢复良好，未规律复查。1个月前无明显诱因出现左髋部疼痛，活动后明显，无腰部疼痛及下肢放射痛，无午后低热、盗汗、疲乏、消瘦，无游走性关节痛、晨僵，无头晕头痛、恶心呕吐、胸闷心悸、腹胀腹痛、呕血黑粪、尿血、尿频、尿急、尿痛等症状，曾就诊当地医院，拍X线片示左全髋置换术后。予口服镇痛药物治疗，症状无缓解。今为进一步治疗，求诊我院，门诊拟"左全髋关节置换术后疼痛"收住入院。患病以来，左髋疼痛，神志清楚，精神尚可，纳可，二便如常，近期体重无明显减轻。既往健康状况一般。预防接种史不详。既往患有"帕金森病"10年，平素规律服用恩他卡朋（柯丹）、多巴丝肼片等药物，自诉病情控制一般。否认高血压、心脏病、脑血管意外等心脑血管疾病史，否认肺炎、慢性支气管炎、哮喘等肺疾病史，否认急慢性肾炎、肾衰竭等肾疾病史，否认糖尿病、甲状腺功能亢进等内分泌系统疾病史，否认病毒性肝炎、肺结核、伤寒等重要传染病史，否认外伤、输血史，否认食物及药物过敏史。

体格检查：神志清楚，跛行入院。脊柱生理弯曲存在，各棘突、棘旁无压痛及叩击痛。左髋前侧方部可见一长约10cm陈旧性手术瘢痕，左髋皮肤未见瘀斑、破溃、流血。局部深压痛，无纵向叩击痛。左髋活动受限：屈曲80°，后伸10°，内收10°，外展15°，内旋10°，外旋10°。下蹲受限。活动时可触及关节摩擦感。左Allis征、Thomas征、"4"字征均阳性。左下肢足背动脉可扪及搏动，肌张力、感觉未见异常，肌力4级。其余肢体肌张力、肌力、感觉、活动、血运未查及异常。马鞍区感觉无异常。生理反射存在，病理征未引出。

辅助检查：本院 X 线片（图 2-12）示左髋关节置换术后假体松动。

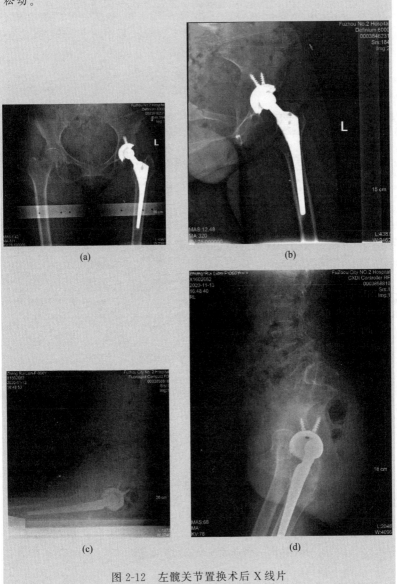

(a)

(b)

(c)

(d)

图 2-12　左髋关节置换术后 X 线片

入院诊断：①左髋关节置换术后假体松动；②帕金森病。

诊疗计划：①骨科常规护理，二级护理；②完善血常规、凝血功能、生化全套、血沉、C反应蛋白、心电图、CT等检查；③暂予卧床休息、股四头肌功能锻炼、对症等处理，积极术前准备，拟择期行左人工髋关节翻修术治疗。

上级医师看过患者后指导上述治疗方案。

❓ 主任医师常问实习医师的问题

● 人工髋关节假体松动的分型有哪些？

答：（1）O'Neill和Harris将骨水泥型股骨干假体松动分类。

① 可能存在的松动：射线透亮带位于骨-骨水泥界面，占整个骨-骨水泥界面的50%～100%。

② 可能的松动：放射透亮带是连续围绕于整个骨水泥套，或在某些位置有2mm宽度。

③ 明确的松动：假体位移，骨水泥或假体骨折。

（2）骨水泥型髋臼组件松动由Hodgkinson等依据骨-骨水泥界面的分界范围分类。

0型：没有放射透亮带

1型：外1/3。

2型：外和中1/3。

3型：完全分界。

4型：髋臼移位。

这和松动的术中所见相关。0型的没有松动，7%的1型，71%的2型，94%的3型，100%的4型松动。

● 哪些放射性征象提示松动或感染？

答：（1）X线平片征象

① 骨水泥与骨界面之间透亮带达2mm或以上者。

② 骨水泥与骨界面之间透亮带进行性增宽。

③ 假体移位。

④ 金属假体与骨水泥界面之间出现透亮带或进行性增宽者。

⑤ 骨水泥断裂。

⑥ 骨膜增生。

⑦ X线应力（持重）位片或透视下，见假体移位。

⑧ 骨质破坏。

（2）放射性核素骨扫描征象

① 手术6～12个月以后，髋臼或股骨区有放射性核素浓聚。

② ^{67}Ga摄取较^{99m}Tc摄取为多。

● 髋臼翻修的基本原则是什么？

答： 髋臼翻修的基本原则为：①完整取出髋臼假体，尽可能保留髋臼骨组织；②正确评估骨缺损决定重建方法；③修复缺损骨组织，对假体表面提供最大覆盖和支持；④选择合适的髋臼假体和固定方法；⑤提供假体即刻机械稳定性。

 ［住院医师或主治医师补充病历］

> 患者左髋关节疼痛呈持续性，长时间行走后加重，疼痛局限在大腿，下肢进行性缩短，行走的持续时间降低，关节活动度降低，无发热、切口红肿。从X线片上可见假体和周围骨质之间出现透亮带，血沉、CRP、降钙素原、白细胞计数均正常，ECT指示考虑假体松动，故左髋关节置换术后假体松动诊断明确。入院后检查血常规、生化全套、尿常规、粪常规、凝血功能四项、心电图、胸部X线片、心脏彩超、下肢深浅动静脉彩超等均提示重要脏器功能未见明显异常；患者左髋置换术后髋关节疼痛明显，影响生活质量，患者及家属手术愿望迫切。综合以上情况，故该患者有手术指征。

❓ 主任医师常问住院医师、进修医师、主治医师的问题

● 如何进行术前评估？

答： 术前评估时应详细了解病史、查体及摄X线片。病史中应重点了解症状产生的部位、特点、时间、疼痛持续时间以及诱因和相关症状。对于所有关节置换术后出现疼痛的病例，均应进行包括血沉（正常值＜20mg/dL）、C反应蛋白（正常值＜10mg/dL）在内的相关实验室检查。大多数血清炎症标志物结果阳性的病例均应在术前接受关节穿刺抽吸检查。将抽吸所得的滑液进行细胞计数及分类检查，同时进行厌氧菌和需

氧菌培养。除术后立即进行的关节抽吸检查外，如果关节液检查结果显示白细胞计数＞$3.0×10^6$/L，且中性分类比例＞70%，就应该考虑存在感染的可能性。股骨假体松动的病例——大多数为骨水泥固定的假体，股骨近端通常已经重新塑形至内翻和旋后位（即股骨近端重塑现象）。术前认识到存在这种重塑现象的可能性有助于降低翻修术中骨皮质穿透、术中骨折以及假体型号选择偏小的风险。扩大转子截骨（ETO）通常会有利于翻修手术的操作，尤其是对于股骨近端显著内翻重塑、固定牢固的非骨水泥型假体以及假体柄远端下方存在长段骨水泥者。普通 X 线平片通常会低估骨质丢失量。偶尔可以结合 CT 扫描以进一步确定股骨骨质丢失的严重程度。故建议对所有需要进一步鉴别骨质丢失类型，以及存在任何可能影响重建计划的股骨畸形病例均进行 CT 扫描检查。

主任医师总结

全髋关节翻修术是极具挑战性的手术，患者的原发疾病、全身情况、髋关节损坏程度都应在术前进行详细的评估。良好的术前计划和准备能预判术中可能遇到的困难，充分做好准备，减少手术时间，降低术后、术中并发症，是手术成功的关键之一。翻修手术时有很多技术和假体可供选择。骨水泥假体、非骨水泥假体、肿瘤假体、打压植骨、结构性植骨、颗粒植骨等技术和材料都分别有各自的适应证。骨缺损的程度、骨皮质的完整性、患者的全身状况以及功能要求都能影响手术方案的制订和假体的选择。术前摄片有助于合理估计骨缺损，确定假体的种类和型号。但实际的骨缺损程度只有假体取出后才能最后确定，有时骨缺损的情况比术前估计的更严重，术者对此应有所准备，术中应有备用处理方案，以保证手术顺利完成。

参 考 文 献

[1] Ardeshir Y. Bonshahi，Anil K. Gambhir. Evaluation of a painful total hip replacement [J]. Orthopaedics and Trauma，2009，23（5）：301-306.

[2] 吕厚山. 现代人工关节外科学 [M]. 北京：人民卫生出版社，2006.

[3] 张先龙. 人工髋关节外科——从初次置换到翻修手术 [M]. 北京：人民军医出版社，2009.

[4] Prokopetz Julian Jz，Losina Elena，Bliss Robin L. et al，Risk factors for revision of primary total hip arthroplasty：a systematic review [J]. BMC Musculoskeletal Disorders，2012，13：251.

[5] Gallo Jiri，Goodman Stuart Barry，Lostak Jiri，et al. Advantages and disadvantages of ceramic on ceramic total hip arthroplasty：A review [J]. Biomed Pap Med Fac Univ Palacky Olomouc Czech，2012，156（3）：204-212.

左膝关节疼痛伴活动受限1年——
左膝关节骨性关节炎

☸ [实习医师汇报病历]

　　患者女性，61岁，以"左膝关节疼痛伴活动受限1年"为主诉入院。入院前1年无明显诱因开始出现左膝关节行走时疼痛，多为隐痛及钝痛，活动过度、天气变化时加重，伴有关节肿胀不适，休息后缓解，晨起及固定某个体位较长时间后感到关节僵硬，活动数分钟后缓解，偶可感到关节活动时响声及关节交锁，无高热、寒战、低热、盗汗、游走性关节痛等。曾就诊于当地医院，诊断为"左膝关节骨性关节炎"，给予非甾体抗炎药、关节腔内注射玻璃酸钠等治疗，症状未见明显缓解。为明确诊疗求诊我院，门诊以"左膝关节骨性关节炎"收入住院。患者发病以来，一般情况尚可。既往体健，否认其他"心、肝、肺、脾、肾"等重要脏器疾病史，否认传染性疾病史，否认外伤史、输血史，否认食物、药物过敏史。

　　体格检查： T 36.6℃，P 70次/分，R 20次/分，BP 115/64mmHg。神志清楚，心肺检查阴性。脊柱生理弯曲存在，无畸形，棘突无压痛、叩击痛，运动可。骨盆挤压试验、骨盆分离试验（－）。双侧髋关节无畸形，髋关节活动正常，双侧 Thomas 征（－），"4"字试验（－）。双下肢远端肌力5级，肌张力正常。左膝皮肤温度无明显增高，左膝内侧关节间隙压痛明显。左侧浮髌试验（－），髌骨研磨试验（＋），膝关节活动度 90°—0—0°，内、外侧方应力试验（－），前、后抽屉试验（－），拉赫曼（Lachman）试验（－），回旋挤压试验（McMurray 试验）（＋）。其余肢体无明显异常。

　　辅助检查： 左侧膝关节正侧位 X 线片（图 2-13）示左膝关节退行性骨关节病。化验：新冠病毒核酸检测阴性。

　　诊疗计划： ①按骨科护理常规，二级护理；②完善入院常规检查，血常规＋血型、凝血功能、生化、电解质分析、术前免疫八项、胸部 X 线片、心电图等；③查双下肢全长、膝关节站立位正位、膝关节屈膝 45°侧位 X 线片，以及 ESR、CRP 等；④暂予对症处理，请示上级医师，指导进一步诊疗计划。

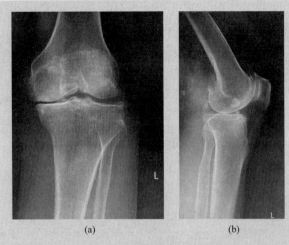

(a)　　　　　　　　　　　(b)

图 2-13　左侧膝关节正侧位 X 线片

主任医师常问实习医师的问题

什么是骨性关节炎?

答：骨性关节炎（osteoarthritis，OA），又称为肥大性骨关节炎、退行性关节炎、变形性关节炎、增生性关节炎、骨关节病、老年性骨关节炎、软骨软化性关节病、萎缩性关节炎等，是影响人类健康最常见的关节疾病之一，以中老年居多。临床上，OA 包括关节症状和结构改变；在病理学上，OA 以关节软骨局灶损伤，伴有骨赘形成、软骨下骨的改变、韧带松弛、关节周围肌肉萎缩、滑膜炎症和关节囊增生为特征。

骨性关节炎的临床症状及体征有哪些?

答：骨性关节炎的临床症状及体征主要有以下几点。

（1）关节疼痛及压痛　本病最常见的表现是关节局部的疼痛和压痛。一般早期为轻度或中度间断性隐痛，关节局部可有压痛，活动后加重，休息时好转，随病情进展可出现持续性疼痛、关节活动受限，在伴有关节肿胀时尤为明显。疼痛在阴冷、潮湿和雨天会加重。

（2）关节肿大　早期为关节周围的局限性肿胀，随病情进展可有关节弥漫性肿胀、滑囊增生，伴有关节积液。后期可在关节部位触及增生的骨赘。

（3）晨僵　患者可出现晨起或静止一段时间后关节僵硬感，活动后可缓解。本病的晨僵时间一般为数分钟至十几分钟，很少超过半个小时，不同于类风湿关节炎。

（4）关节摩擦音（感）　由于软骨破坏、关节表面粗糙，出现关节活动时骨摩擦音（感）。

（5）关节活动受限　由于关节肿痛、活动减少、肌肉萎缩、软组织挛缩等引起关节乏力、活动受限（缓慢发生）。早期表现为关节活动受限，晚期关节活动范围减小。还可因关节内的游离体或软骨碎片，在活动时出现"绞锁"现象。

（6）关节内翻、外翻畸形及屈曲挛缩畸形。

如何诊断膝关节骨性关节炎?

答：膝关节骨性关节炎的诊断主要根据患者的症状、体征、影像学检查及实验室检查。目前采用美国风湿病协会 1995 年修订的诊断标准，包含临床和放射学指标，对膝关节骨性关节炎诊断的敏感性、特异性分别为 91％和 86％。

（1）临床标准

① 近 1 个月大多数时间有膝关节疼痛。

② 有骨摩擦音。

③ 晨僵时间＜30min。

④ 年龄＞38 岁。

⑤ 有骨性膨大。

满足①＋②＋③＋④条，或①＋②＋⑤条或①＋④＋⑤条者可诊断为膝骨性关节炎。

（2）临床＋放射学＋实验室标准

① 近 1 个月大多数时间有膝关节疼痛。

② X 线片可见骨赘形成。

③ 关节液检查符合骨性关节炎的特征。

④ 年龄＞40 岁。

⑤ 晨僵＜30min。

⑥ 有骨摩擦音。

满足①＋②条或①＋③＋⑤＋⑥条或①＋④＋⑤＋⑥条者可诊断为

膝骨性关节炎。

● **膝关节骨性关节炎应与哪些疾病进行鉴别?**

答：本病主要与以下疾病鉴别。

（1）类风湿关节炎（RA） 多为对称性小关节炎。以近端指间关节和掌指关节及腕关节受累为主，晨僵明显，持续时间常大于1h，可有皮下结节，类风湿因子（RF）阳性，X线以关节侵蚀性改变为主。

（2）强直性脊柱炎（AS） 本病好发于青年男性，主要侵犯骶髂关节和脊柱。也可累及膝、髋关节，常伴有肌腱末端炎。晨僵明显，患者常同时有炎性下腰痛，影像学检查提示骶髂关节炎，常有 HLA-B27 阳性。

（3）银屑病关节炎 本病好发于中年人，起病较缓慢，以远端指（趾）间关节、掌指关节、跖趾关节、膝关节和腕关节等四肢关节受累为主，关节病变常不对称，可有关节畸形。病程中可出现银屑病的皮肤和指（趾）甲改变。

（4）痛风性关节炎 本病多发于中年以上男性，常表现为反复发作的急性关节炎，最常累及第1跖趾关节和跗骨关节，也可侵犯膝、踝、肘、腕等关节，表现为关节红、肿、热和剧烈疼痛，血尿酸水平多升高，滑液中可查到尿酸盐结晶。慢性者可出现肾脏损害，在关节周围和耳郭等部位可出现痛风石。

● **膝关节骨性关节炎的治疗方法有哪些?**

答：膝关节骨性关节炎的治疗目的在于缓解疼痛、阻止和延缓疾病的进展、保护关节功能、提高生活质量。治疗原则应以非药物治疗联合药物治疗为主，必要时行手术治疗。

治疗方法如下。

（1）非药物治疗 在膝关节骨性关节炎的治疗中起到很重要的作用，包括患者教育、运动、生活指导及物理治疗等。

① 患者教育。

a. 使患者了解本病绝大多数预后良好，消除其思想负担。

b. 告诫患者避免对本病治疗不利的各种因素，建立合理的生活方式。如保护受累的关节，避免长久站立、跪位和蹲位、爬楼梯、不良姿势等。

c. 在医师指导下规范用药，了解所用药品的用法和不良反应。

d. 家庭和社会的支持与帮助对患者的治疗起积极作用。

② 运动及生活指导。

a. 合理的关节肌肉锻炼：关节在非负重状态下进行活动，以保持关节活动度；进行有关肌肉或肌群的锻炼，以增强肌肉的力量和增加关节的稳定性。

b. 对不同受累关节进行不同的锻炼，如手关节可做抓、握锻炼，膝关节在非负重情况下做屈伸活动，颈椎和腰椎关节向不同方向进行轻柔的活动。

c. 有氧运动：步行、游泳、骑自行车等有助于保持关节功能。

d. 肥胖者应减重：超重会增加关节负担。

e. 减轻受累关节的负荷：可使用手杖、助步器等协助活动。

f. 保护关节：可戴保护关节的弹性套，如护膝等；避免穿高跟鞋，应穿软、有弹性的"运动鞋"，用适合的鞋垫。

③ 物理治疗。急性期物理治疗的主要目的是镇痛、消肿和改善关节功能；慢性期物理治疗以增强局部血液循环和改善关节功能为主。物理治疗可以减轻疼痛症状和缓解关节僵直，包括电刺激、针灸、推拿（按摩）、热疗、水疗等保护剂。

（2）药物治疗

① 对乙酰氨基酚。由于老年人对非甾体抗炎药（NSAIDs）易发生不良反应，症状轻者可短期使用一般镇痛药（如对乙酰氨基酚），作为首选药物，主要不良反应有胃肠道症状和肝毒性。

② 非甾体抗炎药。NSAIDs 既有镇痛作用又有抗炎作用，是最常用的一类控制 OA 症状的药物。主要通过抑制环氧化酶（COX）活性，减少前列腺素合成，减轻关节炎症所致的疼痛及肿胀，改善关节活动。其主要不良反应有胃肠道症状、肾功能或肝功能损害、影响血小板功能、可增加心血管不良事件发生的风险。NSAIDs 应使用最低有效剂量，短疗程；有胃肠道危险因素者应用选择性环氧化酶-2 抑制药或非选择性 NSAIDs ＋米索前列醇或质子泵抑制药。如患者有发生心血管不良事件的危险则应慎用 NSAIDs。

③ 阿片类镇痛药。对于急性疼痛发作的患者，当对乙酰氨基酚及 NSAIDs 不能充分缓解疼痛或有用药禁忌时，可考虑用弱阿片类药物。这类药物的耐受性较好而且成瘾性小。如口服可待因或曲马朵（曲马多）等，由于曲马多不抑制前列腺素合成，因此对胃黏膜无明显不良影响。该类制剂应从低剂量开始，每隔数日缓慢增加剂量，可减少不良反应。

④ 糖皮质激素。关节腔注射长效糖皮质激素可缓解疼痛，减少渗

出。疗效持续数周至数月，但尽量避免在同一关节反复注射。

⑤ 透明质酸（玻璃酸）。非药物和药物治疗疗效不佳的膝关节 OA 者，可采用关节腔内注射透明质酸（玻璃酸）类制剂，对减轻关节疼痛、增加关节活动度、保护软骨均有效，治疗效果可持续数月。对轻中度的 OA 具有良好的疗效。每周 1 次膝关节腔内注射，4～6 周为 1 个疗程。但对其疗效，目前仍有争议。

⑥ 氨基葡萄糖。为天然的氨基单糖，是人体关节软骨基质中合成蛋白聚糖所必需的重要成分。它可改善关节软骨的代谢，提高关节软骨的修复能力，保护损伤的关节软骨，同时缓解 OA 的疼痛症状，改善关节功能，延缓 OA 的病理过程和疾病进程。因而兼具症状调控和结构调控效应，可联合 NSAIDs 使用。

⑦ 硫酸软骨素。通过竞争性抑制降解酶的活性，减少软骨基质和关节滑液成分的破坏；通过减少纤维蛋白血栓的形成，改善滑膜和软骨下骨的血液循环，能有效减轻 OA 的症状，减轻疼痛，改善关节功能，减少 NSAIDs 或其他镇痛药的用量。

⑧ 双醋瑞因。是白细胞介素（IL）-1 抑制剂，可抑制软骨降解，促进软骨合成并抑制滑膜炎症。它不仅能有效地改善、缓解骨关节疼痛，改善关节功能，而且具有后续效应，可以延缓 OA 病程的进展，具有结构调节作用。

⑨ 多西环素。具有抑制基质金属蛋白酶的作用，可发挥抗炎效应，抑制一氧化氮的产生，减少骨的重吸收作用，使 OA 的软骨破坏减轻。

⑩ 双磷酸盐。在 OA 治疗中的主要作用机制是抑制破骨细胞溶解矿物质，同时防止矿物质外流。还可抑制胶原酶和前列腺素 E，从而减少骨赘形成。

⑪ 维生素 A、维生素 C、维生素 E、维生素 D。OA 的软骨损伤可能与氧自由基的作用有关。近年来的研究发现，维生素 A、维生素 C、维生素 E 可能主要通过其抗氧化机制而有益于 OA 的治疗。维生素 D 则通过对骨的矿化和细胞分化的影响在 OA 治疗中发挥作用。

（3）外科治疗及其他治疗 对于经内科治疗无明显疗效、症状严重及关节功能明显障碍的患者可以考虑外科治疗，以校正畸形和改善关节功能。外科治疗的主要途径是通过关节镜手术和开放手术。

① 关节镜手术。经内科规范治疗仍无效者，可予关节镜下关节腔灌洗来清除软骨残渣、游离体等。

② 开放手术。

a. 人工关节置换术。包括单髁关节置换术、全膝关节表面置换术，正规药物治疗反应不佳的进展性 OA 患者可予行关节置换术，以显著减轻疼痛症状，改善关节功能。

b. 关节融合术。

✿ ［住院医师或主治医师补充病历］

> 患者为老年女性，左膝关节骨性关节炎病史十余年，X 线显示左膝关节骨性关节炎，关节间隙狭窄。专科检查：左膝皮肤温度无明显增高，左膝内侧关节间隙压痛明显。左侧浮髌试验（－），髌骨研磨试验（＋），膝关节活动度屈曲 90°，伸直 0°，内、外侧方应力试验（－），前、后抽屉试验（－），Lachman 试验（－），回旋挤压试验（McMurray 试验）（＋）。左膝关节 X 线片示左膝关节骨性关节炎，关节间隙狭窄。结合病史、体征及辅助检查可确诊为"左膝关节骨性关节炎"。

❓ 主任医师常问住院医师、进修医师或主治医师的问题

● 本例患者的治疗方案是什么？

答：患者老年女性，年龄大于＞60 岁，膝关节骨性关节炎十余年，疼痛及关节活动受限症状明显，影响日常生活，膝关节间隙狭窄，非手术治疗无法达到满意效果，建议行全膝关节置换术。

● 全膝关节置换假体有几类？

答：全膝关节置换假体的分类如下。

（1）按固定方式分类 对膝关节假体而言，由于骨水泥固定型假体有较好的长期随访结果，使得这一类型的假体被广泛接受。在膝关节置换手术中，骨水泥的作用已不仅仅是固定假体，更重要的作用是加强骨床的承载强度，尤其是在胫骨侧。近年来发展起来的非骨水泥固定型假体，如各种微孔型或 HA 涂层假体在近期获得了较好的随访结果，但由于缺乏远期随访，尚无法与骨水泥型假体相比较。参照全膝关节置换术的经验，对 60 岁以上的患者，推荐使用骨水泥固定，对年龄较轻且骨质较好的患者可选择非骨水泥固定胫骨侧假体。但目前绝大多数医师仍

推荐使用骨水泥固定型假体。

（2）按不同限制程度分类

① 非限制性假体。非限制性全膝关节置换假体以保留后交叉韧带假体（CR）为代表。保留的后交叉韧带（PCL）保留了本体觉和假体置入后的后方稳定性，因而允许胫骨关节面趋向于大曲率的低限制设计而获得更大的关节活动度。但同时由于股骨髁部件与胫骨关节面的接触面变小，易致磨损，PCL的保留还可能使屈曲挛缩畸形难以纠正。因此，新的设计摒弃了胫骨垫的近似平面的设计而增加了股骨与胫骨的匹配度以减少磨损，但也获得了一定的限制度。事实上，全膝关节置换假体都存在不同程度的机械制约，包括保留后交叉韧带的假体，只是它的限制较少而已。此类假体的设计中较多地考虑了关节的活动度而使得假体本身具有较少的机械制约。CR假体术后的稳定性主要依赖于膝关节周围韧带、软组织结构的完整和平衡。对年轻、关节稳定结构完好的患者可选择此类保留后交叉韧带的假体，可望获得更大的关节活动度。但保留的PCL在膝关节活动过程中可能与假体产生生物力学紊乱，尤其在有屈曲挛缩畸形和PCL紧张的病例中，这一紊乱更为突出。因此，在目前临床应用CR假体的比例与20世纪80年代相比，呈现下降趋势。

② 部分限制性假体。部分限制性全膝关节置换假体以后稳定型（PS）或称后交叉韧带替代型（CS）为代表，是指那些介于非限制性和高限制性之间的假体。它是通过胫骨垫中央的凸起和相应的股骨髁间凹槽替代PCL的功能。其优点是适应证广，无疑是PCL功能不全或因膝关节屈曲挛缩无法保留PCL的病例的最好选择。其缺点是比CR假体更多的截骨量以及过屈时可能导致股骨髁与胫骨假体后缘的撞击而使关节活动度减小。但最新的设计考虑到早期设计的缺点而进行了一系列改良，使后交叉韧带替代型假体的临床应用比例出现增加。是否保留PCL在理论上仍然存在争论，在假体的选择上应根据患者的膝关节条件和术者的手术经验选择合适的假体。早期胫骨部件的平面设计由于点状接触导致高磨损率，应避免使用。

③ 高限制性假体。此类假体如限制型膝关节假体（CCK）等，针对膝关节不稳定采用更高大的胫骨凸和更匹配的股骨设计，以获得侧向和后方的稳定性。主要用于侧副韧带功能不全、伴有较大骨缺损或严重畸形的初次置换病例以及使用非限制性或部分限制性假体初次置换失败后的翻修手术。

④ 全限制性膝关节假体。全限制性假体以铰链式膝关节为代表，此类假体的铰链设计提供了足够的机械稳定性，因而可应用于膝关节肿瘤截除术后以及膝关节稳定性丧失的全膝翻修术。单纯铰链膝关节假体的长期随访结果显示有较高的松动率，一般已不再应用于初期的全膝关节置换术。但近年来，各种旋转铰链膝关节假体的设计已能获得与非限制膝关节接近的伸屈或旋转活动度。因而，仍不失为膝关节稳定性丧失患者的一种较好的选择。

⑤ 此外，各类假体还可与各种垫片、金属垫块、可调式加强物以及髓内固定杆相配合，以适应修复骨缺损、结构重建、翻修术及肿瘤切除术后保肢手术的需要。

● **本例患者宜选择何种假体置换?**

答：本例患者膝关节骨性关节炎，无明显骨质缺损，膝关节周围韧带、软组织条件良好，故不需要选择限制性假体；结合患者要求达到较大屈曲度，满足日常生活需要，予以选择部分限制性稳定型全膝关节置换假体。

● **膝内翻关节置换手术，术中操作有哪些注意要点?**

答：膝内翻关节置换手术成败的关键很大程度上取决于术者的操作技术，重要的是要注重操作细节。①首先，皮肤切口应偏向胫骨结节基线内侧 1cm 左右，保护好髌腱内侧纤维，不能使之从止点上撕脱；②内侧的关节囊组织必须连同骨膜一起从胫骨表面上分离，使之保持为一个完整的袖套状结构，不要破坏内侧结构的完整性；③如果松解内侧关节囊，甚至内侧副韧带深层还不能完全矫正膝内翻的话，可进一步向胫骨远端松解以延长内侧结构；④如果伴有伸膝紧张，以内侧副韧带后束松解为主；如果伴屈膝紧张，则以内侧副韧带前束松解为主；⑤为避免失误，首先切忌以截骨方法矫正因韧带挛缩而导致的内侧间隙紧张，其次避免韧带平衡不良时以韧带紧张度判断伸屈膝间隙而进行截骨。

● **如何制订详细的术后康复计划?**

答：（1）术后的康复治疗程序
① 术后当天，足跟部垫高，抬高患肢休息，避免压力性损伤。
② 术后第 1 天，进行股四头肌、腘绳肌的等长收缩练习。休息时抬高患肢，开始平衡、协调性练习，下地站立练习。练习扶双拐或步行

器行走。

③ 术后第 2～4 天，CPM 屈伸范围逐步增加至 0°～110°，争取术后 2 周内膝屈范围能达到 120°。

④ 术后第 5 天，进行器械抗阻，进行股四头肌、腘绳肌的等张收缩肌力练习，功能自行车练习，酌情练习上下楼。

⑤ 术后第 2 周，增加下蹲练习。

⑥ 术后 3～6 周，以增强肌力为主，并继续关节活动度练习，同时继续提高步行能力，充分负重。

（2）术后常用的康复训练方法

① 股四头肌等长练习：仰卧位或坐位，患膝伸直，在不增加疼痛的前提下进行尽可能最大力量的等长收缩股四头肌练习。

② 腘绳肌等长练习：仰卧位或坐位，患膝伸直或稍屈曲，在不增加疼痛的前提下进行尽可能最大力量的等长收缩腘绳肌练习。

③ 伸膝练习：坐位或仰卧位，足跟垫高，空出小腿及膝关节，保持 20～30min，必要时可于膝上加重物。

④ 直抬腿练习：仰卧位，尽可能伸直膝关节，直腿抬高。力量增强后改为坐位，并可在踝关节处加适量负荷以强化练习。

⑤ 髌骨松动术：以手指指腹或掌根推髌骨边缘，向上、下、左、右四个方向缓慢用力推动髌骨。每方向 10～20 次，2～3 次/日。

主任医师总结

膝关节骨性关节炎是成人最常见的关节炎，与患者体重指数（BMI）及年龄有明显的相关性，还与机械性损伤、遗传、营养、神经肌肉控制失调、先天畸形等相关。严重的膝关节骨性关节炎患者，通常伴有膝关节的内翻或外翻畸形，以及膝关节周围软组织结构的长度及紧张度的失衡。膝内翻畸形是临床最常见的关节畸形之一，主要表现是股胫关节内翻成角。骨性结构改变包括：内侧关节间隙破坏，胫骨平台塌陷，胫骨股骨内侧关节边缘骨赘增生等。髌骨则因力线的改变而发生半脱位、髌骨关节磨损及关节边缘骨赘增生。软组织改变包括：内侧副韧带、鹅足、后内侧关节囊和后交叉韧带挛缩，半膜肌、半腱肌等肌的肌腱粘连，严重者可导致外侧韧带结构的拉长或损伤。由于韧带挛缩，胫骨常位于内旋位。膝外翻较少见，患者多有不同程度的骨形态发育异常，包括股骨外髁发育不良、高位髌骨及假骨发育不良，外翻的膝关节其股骨外髁整体上都是偏小的，关节置换时如果使用后髁线定位，容易误导假体旋转位置，造成股骨假体的异常内旋。

目前全膝关节置换假体的品牌虽繁多，但设计思想相似，疗效的优劣并不仅仅取决于假体的选择，而更多地取决于手术者对手术的精确设计和熟练的操作技术以及术后正确的康复措施。膝关节假体的机械限制提供了假体的机械稳定性，但同时与关节的活动度产生矛盾。一般来说，低限制性假体可以获得更好的关节运动功能，而对关节稳定结构的完整保留及操作技术有更高的要求。高限制性假体在设计上提供了假体额外的机械稳定性，但因此可能会导致截骨较多和损失部分关节活动度，并且可能由于其限制性导致假体活动接触面的磨损以及假体与骨界面的机械松动。

考虑该患者膝关节骨质缺损不严重，膝关节周围韧带、软组织条件良好，选择部分限制性稳定型全膝关节置换假体，骨水泥固定，术后复查 X 线片（图 2-14）示左膝关节畸形矫正效果明显。

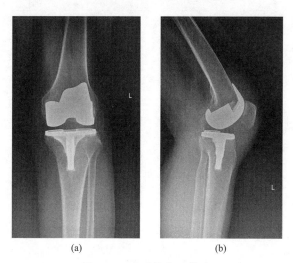

(a)　　　　　　　　(b)

图 2-14　术后复查 X 线片

参 考 文 献

[1] Dell'Isola A，Steultjens M. Classification of patients with knee osteoarthritis in clinical phenotypes：Data from the osteoarthritis initiative ［J］. PLoS One，2018，13 (1)：e0191045.

[2] Jevsevar D S. Treatment of osteoarthritis of the knee：evidence-based guideline, 2nd

edition [J] . J Am Acad Orthop Surg，2013，21（9）：571-576.

［3］ Jacobs J J，Jevsevar D S，Brown G A，et al. AAOS Osteoarthritis Guideline：transparency and credibility [J] . Arthroscopy，2014，30（6）：656-658.

［4］ Hameed F，Ihm J. Injectable medications for osteoarthritis [J] . PM R，2012，4（5）：S75-S81.

［5］ Pas H I，Winters M，Haisma H J，et al. Stem cell injections in knee osteoarthritis：a systematic review of the literature [J] . Br J Sports Med，2017，51（15）：1125-1133.

［6］ Chen Z，Wang C，You D，et al. Platelet-rich plasma versus hyaluronic acid in the treatment of knee osteoarthritis：A meta-analysis [J] . Medicine (Baltimore)，2020，99（11）：e19388.

［7］ Figueroa D，Calvo R，Villalón I E，et al. Clinical outcomes after arthroscopic treatment of knee osteoarthritis [J] .Knee，2013，20（6）：591-594.

左膝关节间断疼痛活动受限 8 个月——
左膝关节骨性关节炎（行单髁置换术）

⊛ ［实习医师汇报病历］

　　患者女性，62 岁，缘于入院前 8 个月，无明显诱因出现左膝疼痛、肿胀，于行走、上下楼梯时疼痛加重，无发热、盗汗、疲乏、消瘦，无游走性关节肿痛，无关节僵硬，无下肢麻木、无力，无头晕、头痛，无恶心、呕吐，无胸闷、心悸，无腹胀、腹痛，无呕血、黑粪，无尿血、尿频、尿急、尿痛等不适。多次就诊于外院，诊断为双侧膝关节骨性关节病，予镇痛等保守处理，症状未见明显改善，1 个月前就诊于我院，查 X 线片示左侧膝关节退行性骨关节病，当时患者要求保守处理，未行手术治疗，期间上述症状反复，今患者为进一步诊治，再次就诊于我院，要求住院治疗，门诊拟"左侧膝关节骨性关节病"收住入院。既往体健。否认心脏病、脑血管意外等心脑血管疾病史，否认手术、外伤、输血史，否认食物及药物过敏史。

　　体格检查：脊柱生理弯曲存在，各棘突、棘旁无压痛及叩击痛。跛行步态，左膝关节稍肿胀，无皮肤红肿、破溃，无明显屈曲挛缩畸形、内翻畸形，左膝表面不红，皮温正常，左大腿肌肉萎缩；左膝内侧关节间隙压痛阳性，内、外侧副韧带止点压痛阳性。腘窝无肿胀、压痛；髌骨无脱位、半脱位。左膝关节活动度：屈曲 135°，伸直 0°；髌骨研磨试验（＋），浮髌试验（－），麦氏征（－），内、外侧方应力试验（－），前、后抽屉试验（－），Lachman 试验（－）；股四头肌肌力 5 级；左膝、跟腱反射正常，左下肢肢端感觉、血运正常。

　　辅助检查：双膝关节负重正位、左膝关节侧方应力位、左膝关节侧位、双膝髌骨轴位、双下肢负重全长正位 X 线片（图 2-15～图 2-19）。提示：双膝股胫关节及髌股关节对位良好，双侧股骨内外髁、胫骨平台边缘、髁间嵴及髌骨缘可见骨质增生，左膝内侧为著；左膝内侧间室关节面硬化，关节间隙变窄。左膝关节侧方应力位 X线片可见：施加外翻应力后，左膝内侧间室间隙恢复正常（图 2-16 箭头所示）。

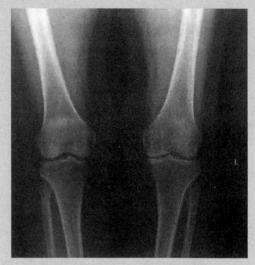

图 2-15　双膝关节负重正位 X 线片

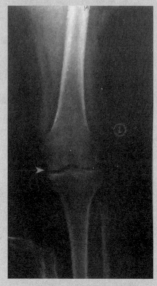

图 2-16　左膝关节侧方应力位 X 线片

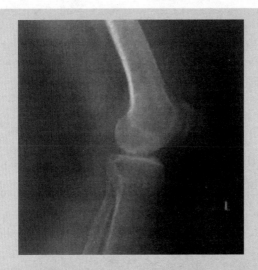

图 2-17 左膝关节侧位 X 线片

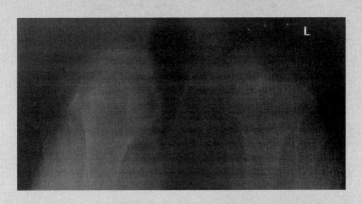

图 2-18 双膝髌骨轴位 X 线片

入院诊断：左膝关节骨性关节炎。

诊疗计划：①骨科常规护理，二级护理；②完善血气分析、三大常规、生化、凝血功能、术前八项、心电图、胸部 CT 等检查；③暂予卧床休息、股四头肌功能锻炼、对症等处理，注意监测血压、积极术前准备，若无明显手术禁忌证，拟择期行左侧人工膝关节单髁置换术（备：全膝）。

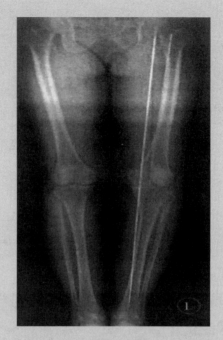

图 2-19　双下肢负重全长正位 X 线片

❓ 主任医师常问实习医师的问题

● 膝关节骨性关节炎 X 线平片的 K/L 分级标准如何?

答：膝关节骨性关节炎 X 线平片的 K/L 分级标准如下。

0 级：正常。

Ⅰ级：关节间隙可疑变窄，可能有骨赘。

Ⅱ级：有明显的骨赘，关节间隙轻度变窄。

Ⅲ级：中等量骨赘，关节间隙变窄较明确，软骨下骨骨质轻度硬化改变，范围较小。

Ⅳ级：大量骨赘形成，可波及软骨面，关节间隙明显变窄，硬化改变极为明显，关节肥大及明显畸形。

● **正常的下肢力线主要有哪些?**

答:(1)股骨机械轴(mechanical axis of the femur) 从股骨头中心点向膝关节中心点所划的线。

(2)股骨解剖轴(anatomic aixs of the femur) 经股骨髓腔中心所划的纵轴线称为解剖轴。

(3)胫骨机械轴(mechanical axis of the tibia) 从膝关节中心点向踝关节中心点所划的线。

(4)整个下肢机械轴(mechanicalaxis of the lower extremity) 从股骨头中心向踝关节中心所划的线。假如这根线经过膝关节中心点,则股骨机械轴将与胫骨机械轴相重叠。

(5)膝关节水平横轴(transverse axis of the knee) 于股骨髁远端所划的线被称为膝关节水平横轴。

(6)正常股骨解剖轴与股骨机械轴呈5°～7°夹角。

(7)正常股骨解剖轴与胫骨解剖轴呈(6±2)°的外翻角。

(8)正常股骨远端关节面与下肢机械轴呈9°外翻成角。

(9)正常胫骨关节面与下肢机械轴呈3°内翻成角。

● **微创的定义是什么?**

答:顾名思义,微创就是微小的创口、创伤,就是在手术治疗过程中只对患者造成微小创伤、术后只留下微小创口的技术。微创主要具有四大特点:切口小、创伤小、恢复快、痛苦少。

● **为什么微创手术是趋势?**

答:从1973年起,人工膝关节手术逐渐广为人们所接受。随着科技的进步,各种内视镜、光学、医疗器械的逐步微小化,手术当然也就微小化,微创手术的目的是运用新的手术器械与手术方式,以极小的伤口仍能达到传统手术的水准与品质,减小伤口的大小,可以降低患者的疼痛,并加速术后复原。手术目的已从单纯镇痛,演进到矫正变形及增加日常生活功能。而单髁置换术属于微创手术中的一种方式。

● **为什么单髁置换术可用于治疗膝关节炎?**

答:骨关节炎(osteoarthritis,OA)是一种以关节软骨变性为特征的慢性关节疾病,我们的前期研究发现国人65岁以上人群患病率高达

8.1%，其中超过30%的患者仅为单间室破坏，内侧间室的破坏比率远高于外侧间室。终末期膝OA常需要进行关节置换，膝关节单髁置换术（unicompartmental knee arthroplasty，UKA）用于治疗单间室OA已经有50余年历史。早期由于UKA适应证把握不好、技术不成熟和假体设计缺陷等问题，导致疗效欠佳。近年来，随着手术技术成熟以及假体不断改进，UKA得到快速发展，以术中创伤小、出血少、截骨量少、手术时间短、住院时间短、术后恢复快、关节本体感觉好、膝关节活动度大等优点而成为单间室膝关节炎的首选疗法。目前，UKA的主要技术包括微创小切口术和计算机辅助导航术，其假体类型主要为以Oxford单髁为代表的活动平台和以Zimmer M/G假体为代表的固定平台。

● **为什么该患者选用单髁置换术？**

答：患者为老年女性，左膝隐匿起病，慢性疼痛伴肿胀，经保守治疗效果不佳，关节功能障碍严重影响日常活动，达到手术治疗指征。结合患者临床体征及辅助检查结果，考虑患者膝关节病变符合以下几个特征：

① 能够排除类风湿关节炎、感染性关节炎等全关节炎性病变可能，证实关节内病变主要集中在左膝内侧间室，影像学提示膝关节内侧间隙明显变窄，病情程度需要接受关节置换手术治疗，而膝外侧间室及髌股间室关节间隙接近正常，髌骨无向外侧脱位或半脱位。

② 膝关节畸形不严重，内翻畸形<10°、无屈曲挛缩畸形（该患者膝内翻5°左右，膝关节存在约5°的主动伸直滞缺，在应力作用下可伸直）。

③ 膝关节屈曲活动度>100°（该患者在120°以上）。

④ 膝关节稳定性良好（前后抽屉试验及内外翻应力试验均为阴性，考虑关节周围韧带功能尚好）。

⑤ 患者BMI为20.04，不属于肥胖体型。

综合以上5条病例特点，该患者适合行左膝单（内侧）髁关节置换手术。

 主任医师常问住院医师、进修医师或主治医师的问题

● **人工膝关节微创置换术的术前准备主要有哪些？**

答：人工膝关节微创置换术的术前准备如表2-6所示。

表 2-6　人工膝关节微创置换术的术前准备

项目	内容
全身检查	常规术前检查,要注意糖尿病、下肢深静脉状况及有无全身感染情况
膝关节检查	一般检查:通过视、触、运动检查、测量等常规手段对膝关节的外形、肿胀或关节积液、皮肤温度、肌肉萎缩、触压痛、股四头肌与腘绳肌肌力、关节活动度及肢体对线(膝关节内翻、外翻)等作出初步评价
	测量检查:应包括肌体对线、Q 角、关节活动度、髌上 10cm 关节周径、髌骨位置与内外侧活动度等多参数的双膝对照测量
	X 线检查:最有意义的标准 X 线片应该是包括站立位的下肢全长的前后位片,以及膝关节屈曲 30°的侧位及 30°/45°的髌骨轴位片,为排除某些不适合施行全膝关节置换术(TKA)手术的疾病,关节穿刺以及关节液的常规和细菌学检查、CT、MRI、同位素骨扫描等都有一定的参考价值
实验室检查	除常规实验室检查外,ESR 和 CRP 检查对排除感染性关节炎和为术后随访提供具有重要意义的参照
术前评价	采用通用的膝关节评分体系对患者术前状况作出客观和量化的评价,以了解患者的术前状况和为术后随访提供资料

如何对所有纳入标准的患者进行膝关节解剖及功能评估?

答:(1)要判断前交叉韧带是否完好　最常进行的是前抽屉试验、膝关节 MRI 和膝关节侧位 X 线片,MRI 不是金标准,因为老年人多少有前交叉韧带损伤,通过这些检查可以判断胫骨磨损有没有扩大到后方,可 95% 预测 ACL 功能性完好与否。若扩大到后方,则 ACL 功能不全。若膝关节存在半脱位,提示 ACL 严重受损、优质的侧位 X 线片应显示两侧髁重叠。

(2)判断外侧间室软骨厚度是否完整　最佳显像方式为外翻应力位 X 线片,外侧全层的关节间隙、软骨表面纤维化、边缘骨赘等无影响。

(3)判断内侧副韧带的功能是否正常　一般伸直位如果有内翻畸形,屈曲 20°时可矫正,屈曲 90°时无内翻畸形的膝关节是可矫正的膝关节畸形,在外翻应力位 X 线片显示内侧间隙开口正常无松弛。这种情况下一般膝关节内侧副韧带的功能是正常的。

(4)判断膝关节内侧全层软骨磨损情况　必须通过影像资料证实,一般拍摄负重片、内翻应力片,膝关节镜等可判断膝关节间隙。部分软骨磨损在不能解释疼痛原因的时候应避免进行单髁置换。

膝关节的侧向稳定结构是指什么?

答:膝关节侧向稳定性不单单由内外侧副韧带来保证,而是由膝关节内侧复合稳定结构和外侧复合稳定结构来保证。内侧复合结构包括内侧副韧带、鹅足、半膜肌和胭斜韧带，其中鹅足、半膜肌和胭斜韧带组成后内侧角。外侧复合结构包括髂胫束、外侧副韧带、股二头肌腱和胭肌腱，其中外侧副韧带、股二头肌腱和胭肌腱组成后外侧角。

● 什么是 Q 角?

答：Q 角指的是股骨解剖轴（可以看作是股四头肌的作用方向）与髌韧带纵轴之间的夹角。生理状态下 Q 角男性为 10°～15°，女性为 12°～18°。Q 角越大，使髌骨外移的分力越大。临床上常用的改变 Q 角的方法是胫骨结节移位。胫骨结节位移与 Q 角的改变见图 2-20。

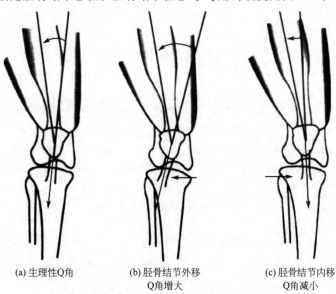

(a) 生理性Q角　　(b) 胫骨结节外移　　(c) 胫骨结节内移
　　　　　　　　　　Q角增大　　　　　　　Q角减小

图 2-20　胫骨结节位移与 Q 角的改变

(引自：吕厚山．膝关节外科学［M］．北京：人民卫生出版社，2010)

● 单髁置换术后常见的并发症及其原因有哪些?

答：UKA 术后常见的并发症为假体脱位和无菌性松动，较少见的有疼痛、感染、深静脉血栓、假体周围骨折、垫片脱位等，有文献研究表明，UKA 翻修率是 TKA 的 3 倍，最常见的失败原因是脱位、无菌性松动以及对侧间室疾病进展和不明原因的疼痛。一般认为无菌性松动是 UKA 早期失败的主要原因，可能是由于截骨不够准确、软骨面残留和假体大小不合适等造成的；而对侧间室内病变加重则是中晚期失败的主要原因，多为过度矫形引发。

● **单髁置换术的适应证及禁忌证有哪些？**

答：（1）UKA 的适应证　①分离的内侧或外侧骨 OA 或骨坏死；②60 岁以上老年患者；③体重 82kg 以下；④内外翻畸形＜150°，被动活动可伸直；⑤屈曲挛缩＜50°和膝关节活动度≥90°；⑥膝关节 ACL 及内侧副韧带结构完整。

（2）UKA 的禁忌证　①存在前交叉韧带损伤、对侧间室及股关节较严重的退行性变者；②年龄＜60 岁者；③BMI≥35kg/m² 者；④活动要求较高者；⑤炎性关节病（如毛结节性滑膜炎、类风湿关节炎）等。

● **如何比较单髁置换术与全膝关节置换术及高位胫骨截骨术？**

答：单髁置换术与全膝关节置换术及高位胫骨截骨术的比较见表 2-7。

表 2-7　单髁置换术与全膝关节置换术及高位胫骨截骨术

项目	全膝关节置换术（TKA）	单髁置换术（UKA）	高位胫骨截骨术（HTO）
手术方式	将病变部位去除,同时去除好的软骨、韧带从而形成一个全新的关节	只去除病变的单间室,而保留原来的韧带,不做软组织松解	通过矫正下肢力线的畸形,使其通过膝关节外侧,使膝关节内侧单间室不再负重从而减少症状
优势	作为终末期 OA 治疗方式,适应证广,疗效确切,且翻修率较 UKA 低	损伤小,恢复快,并发症较少,术后患者本体感觉恢复好,远期运动功能更为接近生理状态	保留自身结构
劣势	损伤较大、恢复时间长,并发症较多	适应证较小,只适用于单间室病变,翻修率高	不修复损伤,疗效不确切,且外侧单间室负荷过重也会导致手术失败

主任医师总结

骨性关节炎是导致大多数人 65 岁以后长期残疾的最常见原因，而且膝关节是最常见的受累部位。80％的膝关节炎患者有运动功能限制，其中25%的患者有日常生活活动困难。随着年龄的增长和全社会人口老龄化进程的加剧，膝关节骨性关节炎的发病率明显增高，对患者生活质量和社会公共卫生事业的影响不可忽视，目前已经引起了国际社会的广泛关注。全膝关节置换术（TKA）是一个重要的治疗方法，采用传统切口进行膝关节置换术治疗膝关节炎取得了较好的临床效果，但术后存在一定的并发症，包括术后出血较多，术后主动活动恢复时间较长等。微创技术并不是仅仅基于手术切口的大小和美容学的结果，而是对所牵涉关节的解剖结构的最小的侵害。UKA因其创伤小、恢复快、花费少、术后功能恢复好等优点，逐渐成为近年来的研究热点，但其仍然存在适应证少、翻修率高等问题。随着技术的成熟和计算机辅助技术的发展，越来越多的学者提出在严格把握UKA适应证的前提下，UKA的并发症可以进一步降低，是单间室OA安全有效的治疗方法。

参 考 文 献

[1] Ast M P，DiMaio F R. Effects of a less-invasive surgical technique on cement mantle quality in total knee arthroplasty [J]. Orthopedics，2012，35（9）：1329-1333.

[2] Alcelik I，Sukeik M，Pollock R，et al. Comparison of the minimally invasive and standard medial parapatellar approaches for primary total knee arthroplasty [J]. Knee Surg Sports Traumatol Arthrosc，2012，20（12）：2502-2512.

[3] Barrack R L，Barnes C L，Burnett R S J，et al. Minimal incision surgery as a risk factor for early failure of total knee arthroplasty [J]. J Arthroplasty，2009，24（4）：489-498.

[4] Bonutti P M，Zywiel M G，Seyler T M，et al. Minimally invasive total knee arthroplasty using the contralateral knee as a control group：a case-control study [J]. Int Orthop，2010，34（4）：491-495.

[5] Chiang H，Lee C C，Lin W P，et al. Comparison of quadriceps-sparing minimally invasive and medial parapatellar total knee arthroplasty：a 2-year follow-up study [J]. J Formos Med Assoc，2012，111（12）：698-704.

[6] Cheng T，Liu T，Zhang G Y，et al. Does minimally invasive surgery improve short-term recovery in total knee arthroplasty？ [J]. Clin Orthop Relat Res，2010，468（6）：1635-1648.

[7] Cheng T，Liu T，Zhang G Y. et al. Computer-navigated surgery in anterior cruciate ligament reconstruction：are radiographic outcomes better than conventional surgery？ [J]. Arthroscopy，2011，27（1）：97-100.

[8] 陶可，林剑浩，李虎. 单髁关节置换术治疗膝骨关节炎的研究进展 [J]. 中华骨与关节外科杂志，2019，12（2）：150-155.

第三章　运动损伤医学科

右肩关节疼痛、活动受限6个月——粘连性肩关节囊炎（冻结肩）

❀ [实习医师汇报病历]

患者女性，56岁，以"右肩关节疼痛、活动受限6个月"为主诉入院。缘于6个月前无明显诱因出现右肩关节疼痛、活动受限，无颈部疼痛，无胸闷，无心前区痛，无呼吸困难等不适，予外用镇痛膏、口服洛索洛芬（乐松）镇痛对症治疗，疼痛症状稍缓解，右肩关节活动受限无明显改善。今为进一步治疗，求诊我院，门诊予行X线及MRI等检查，右肩X线示右肩部未见明显异常。右肩关节MRI示右侧粘连性肩关节囊炎，拟"右冻结肩"收住本科。既往体健，否认其他"心、肝、肺、脾、肾"等重要脏器疾病史，否认传染性疾病史，否认外伤史、输血史，否认食物、药物过敏史。

体格检查：T 36.5℃，P 76次/分，R 16次/分，BP 130/90mmHg。神志清楚，心肺检查阴性。右肩肌肉稍萎缩，肩关节无明显肿胀，压痛明显，右肩主被动活动均明显受限，右肩主动活动度（主动/被动）：前屈60°/60°，外展60°/60°，体侧外旋10°/10°，背手内旋臀部/臀部。肢体远端感觉、血运未见明显异常。脊柱生理弯曲存在，无畸形，棘突无压痛、叩击痛。

辅助检查：右肩关节MRI（图3-1）示右侧粘连性肩关节囊炎。

初步诊断：右侧粘连性肩关节囊炎（冻结肩）。

诊疗计划：①按骨科护理常规，二级护理；②口服依托考昔（安康信）镇痛治疗；③完善术前检查（心电图、肺功能、血常规、生化全套、凝血功能及心脏彩超等）；④择期行右肩关节镜下清理、关节粘连松解术。

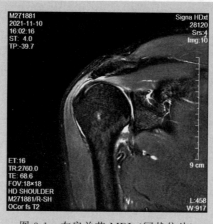

图 3-1　右肩关节 MRI（冠状位片）

主任医师常问实习医师的问题

什么是冻结肩？冻结肩的临床表现有哪些？

答：冻结肩，为粘连性肩关节囊炎，是由于肩关节周围关节囊、软组织无菌性炎症而引起肩关节疼痛和活动功能障碍。冻结肩（frozen shoulder）一词最早于 1934 年由 Codman 提出，一直沿用至今，并且也衍生出了许多的同义词来描述此病，如："肩关节周围炎""粘连性关节囊炎""肩周炎""五十肩"等。冻结肩是一种较为常见的疾病，人群发病率大概为 3%，发病高峰在 40～70 岁，以进行性的肩关节疼痛与运动（尤其是外展运动）障碍为特征。肩部疼痛和肩关节活动障碍经数月甚至更长时间。疼痛逐渐消退，功能慢慢恢复，大部分患者可自愈。

冻结肩的诊断要点是什么？

答：①缓慢起病；②肩关节三角肌止点周围的疼痛；③肩关节各个方向主动、被动活动均受限；④X 线检查阴性；⑤排除其他引起肩痛的原因。

冻结肩与肩袖损伤如何鉴别？

答：（1）疼痛　冻结肩多为终末痛，肩袖损伤疼痛弧阳性。

（2）活动度　冻结肩患者各个方向主被动活动均受限，肩袖损伤患者主动活动受限，被动活动尚可。

（3）肌力 冻结肩患者没有力弱表现，抗阻试验阴性，肩袖损伤患者多有力弱，抗阻试验阳性。

（4）大结节压痛 冻结肩患者阴性，肩袖损伤患者阳性。

（5）磁共振检查 冻结肩患者腋囊增厚水肿，肩袖连续性正常，肩袖损伤患者磁共振成像可见肩袖肌腱内高信号或缺损。

✼ ［住院医师或主治医师补充病历］

> 患者为女性，56岁，无明显诱因出现右肩关节疼痛、活动受限，夜间被痛醒。查体检查表现为右肩关节主动、被动活动均受限。目前MRI提示右侧粘连性肩关节囊炎。结合临床表现及影像学检查支持诊断：右侧冻结肩。注意需要与肩袖损伤鉴别，应详细告知患者疾病及转归。该疾病是种自限性疾病，通常可以自愈，病程常持续1～3年。肩关节镜微创下清理、关节粘连松解手术可以有效地缓解症状，缩短病程，减轻患者疼痛，促进早期康复。

❓ 主任医师常问住院医师、进修医师或主治医师的问题

● 冻结肩的分类有哪些？

答：冻结肩可分为原发性冻结肩、继发性冻结肩和创伤后冻结肩3种类型。原发性冻结肩目前确切的病因尚不清楚，有人认为是一种自身免疫性疾病，也有人认为与全身性代谢障碍有关，通常可自愈。肩部外伤、脑卒中、偏瘫等肩部缺少活动的患者，时间长了也常发生冻结肩。继发性冻结肩根据病因的不同又可分为系统性（糖尿病、甲状腺功能减退症或甲状腺功能亢进症等）、外因性（心脏病、肺病、帕金森病等）以及内因性（肩袖损伤、钙化性肌腱炎、肱二头肌腱炎等）。创伤后冻结肩是肩关节周围软组织的慢性劳损或急性创伤波及关节囊引起的慢性炎症和粘连的一种类型。此外，肩关节的急性创伤如挫伤、脱位等，由于局部出血，继之血肿机化以及疼痛、肌肉痉挛和外固定过久等，均可引起肩关节囊和周围软组织粘连或挛缩。

● 冻结肩的发病机制有哪些？

答：（1）炎症反应机制 Hand等2007年发现大量炎症细胞存在于

肩关节组织当中，这从微观上进一步解释了炎症反应机制。

（2）纤维化机制　Hagiwara 等则通过取材于冻结肩患者和肩袖撕裂的喙肱韧带前中后三个部位，通过组织切片与声波传播速度比较发现冻结肩患者的纤维更加密集，其中以 Ⅰ 型和 Ⅲ 型胶原沉积为主，并且从基因方面分析发现冻结肩患者中与纤维化相关的基因 COL2A1 与 COL13A1 的表达明显高于肩袖撕裂患者。

（3）神经源性炎症机制　有研究表明冻结肩患者的疼痛可能与一些疼痛相关蛋白的高表达有关，例如降钙素基因相关肽（calcitonin gene-related peptide，CGRP）、P 物质（substance P，SP）、蛋白基因产物 9.5（protein gene product 9.5，PGP9.5）和生长相关蛋白 43（growth associated protein 43，GAP43）等。

（4）内分泌机制　糖尿病不仅是冻结肩的高危因素，并且严重减缓冻结肩患者的功能恢复，影响其预后。糖尿病患者晚期的神经、血管并发症可能促进冻结肩的发生。

● 冻结肩如何分期？

答： 通常冻结肩被认为是一种自限性疾病，病程在 1～3 年不等，其过程又可以被分成相互重叠的三个阶段：第一阶段为疼痛期，以肩关节进行性疼痛加重为主要特点，夜间疼痛明显，伴有肩关节活动范围减小，一般持续 2～9 个月；第二阶段为僵硬期或冻结期，这一期疼痛有所减轻，但肩关节活动明显受限，一般持续 4～12 个月；第三阶段为恢复期或解冻期，表现为疼痛症状及肩关节活动范围逐渐改善，一般持续 12～42 个月。

（1）急性期　又称疼痛期。起病急骤，疼痛剧烈，肌肉痉挛，关节活动受限。夜间疼痛加重，难以入眠。压痛范围广泛，喙突、喙肱韧带、肩峰下、冈上肌、肱二头肌长头腱、四边孔等部位均可出现压痛。X 线检查一般无异常发现。关节镜（图 3-2）观察可见滑膜充血，绒毛肥厚、增殖，充填于关节间隙及关节盂下滑膜皱襞间隙，关节腔狭窄，容量减少。肱二头肌长头腱为血管翳覆盖。

（2）慢性期　又称冻结期。此时疼痛症状相对减轻，但压痛范围仍较广泛。由急性期肌肉保护性痉挛造成的关节功能受限，发展到关节挛缩性功能障碍。关节僵硬、梳头、穿衣、举臂托物、向后结腰带等动作均感困难。肩关节周围软组织呈"冻结"状态，冈上肌、冈下肌及三角肌出现挛缩。X 线片偶可观察到肩峰，大结节骨质稀疏，囊样变。关节造影，腔内压力增高，容量减小；肩胛下肌下滑液囊闭锁不显影，关节盂下滑膜皱襞间隙消失，肱二头肌长头腱腱鞘充盈不全或闭锁。

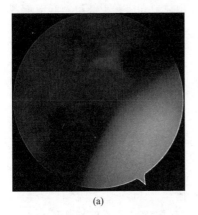 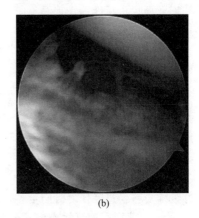

(a)   (b)

图 3-2 术中关节镜下表现

（3）功能康复期 又称解冻期。盂肱关节腔、肩峰下滑囊、肱二头肌长头腱滑液鞘以及肩胛下肌下滑囊的炎症逐渐吸收，血液供给恢复正常，滑膜逐渐恢复滑液分泌，粘连吸收，关节容积逐渐恢复正常。在运动功能逐步恢复过程中肌肉的血液供应及神经营养功能得到改善。大多数患者肩关节功能能恢复到正常或接近正常。肌肉的萎缩需较长时间的锻炼才能恢复正常。

● 如何治疗冻结肩？

答： 尚无公认的临床治疗指南及标准的治疗方案，治疗方案根据患者的需要和病情分期个体化。治疗包括非手术治疗或手术治疗，来改善患者的疼痛及运动情况，非手术治疗无效可以考虑手术治疗。

（1）非手术治疗

① 健康教育。对患者普及冻结肩的相关知识，增加患者对疾病的了解，消除内心的恐惧，提高对治疗方案及治疗医师的信心与信任。

② 药物治疗。临床上使用多种非类固醇消炎药来治疗冻结肩，原理是抑制与疼痛产生相关的前列腺素，发现口服药物虽然可以改善关节活动度、缓解疼痛，但有效治疗时间仅仅为 6 周。

③ 物理治疗。对于病程少于 3～6 个月或初次治疗的冻结肩患者，临床医师常选择物理治疗作为初始治疗的方法，物理治疗的方法有很

多，其中最常见的两种疗法是肢体被动活动和关节囊牵拉。

④ 激素注射。常见的用来治疗冻结肩的激素注射方式有关节周围注射，即扳机点注射、神经阻滞、关节内注射和肩峰下注射，其中最常用的方法为关节内和肩峰下注射。

⑤ 关节囊减张。原理是通过向肩关节内注入液体来撕裂盂肱关节囊。可短期内缓解疼痛、改善活动度。

⑥ 关节松动术。治疗师首先对患者肩关节进行放松，接着对肩胛胸壁复合体分别进行牵引、各向滑动、摆动及松动治疗。

（2）手术治疗

① 麻醉下手法松解。麻醉下手法松解的治疗原理是通过手法被动牵拉撕裂肩关节内韧带和关节囊。

② 开放手术松解术。关节囊后方很难完全松解，术后不良反应及并发症更多，患者恢复时间更长，已经摒弃。

③ 关节镜下关节囊松解。关节镜下松解术对患者的损伤较小。对于病程较长、保守治疗无效的冻结肩患者是一个理想的选择。目前松解的方式有选择性松解法和非选择性（360°松解）松解法。

● **冻结肩的麻醉下手法松解优点有哪些，有什么潜在的手术并发症？**

答：麻醉下手法松解的优点是患者的关节活动度在术后即刻就得到明显改善。需要注意的是：对于继发性肩关节僵硬，不应进行麻醉下手法松解手术，如果需要，此类患者必须进行关节镜下的关节囊松解。潜在的并发症有骨折、血肿形成、关节囊撕裂、肩袖肌腱撕裂、软骨损伤等，操作时尤其要当心骨折的发生，应避免应用于骨质疏松的老年患者，注意手法技巧并在操作前后进行透视确认，有利于减小并发症的风险。

主任医师总结

冻结肩多见于女性，常隐匿起病，但往往由偶然事件诱发，症状加重。本病为多滑囊病变，病变累及盂肱关节的关节囊、肩峰下或三角肌下、肱二头肌长头肌腱滑囊等处。早期病变为滑囊充血、水肿和渗出。后期滑膜腔粘连闭锁、纤维样变。初期疼痛影响了肩部活动，在以上受累组织间的纤维化和瘢痕的发展又进一步限制了肩部活动。患者早期常主诉夜间疼痛无法入睡。随着病情发展，肩关节活动受限渐加重，尤其是过头活动和手伸向后背的活动受限明显。研究表明普通人群中仅 5% 发生冻结肩，而糖尿病人群中这一比例高达 20%，其中 2 型糖尿病患者中冻结肩的患病率达 29%，在胰岛素依赖性糖尿病患者中更是高达 36%，冻结肩与年龄、病程及糖尿病微血管并发症有关，冻结肩的存在多提示患者可能存在多种糖尿病并发症。

对于冻结肩的诊断，除了详细了解病史外，需认真检查肩关节的主动与被动活动度。MRI 检查可以发现肩关节内的炎性改变，尤其对于老年患者，应注意排除有无合并肩袖的撕裂。冻结肩的临床治疗目的主要包括两个方面：缓解疼痛及恢复关节活动度。目前治疗方法多样，除了一些消炎镇痛药物的口服、外用或关节腔内注射外，关节镜微创治疗是一种有效、迅速的治疗方法，可以发现和矫正任何伴发的病变，通过松解关节囊，清理炎性病变，早期达到治疗目的。该患者因疼痛明显，关节活动障碍，影响日常生活，予采用综合治疗方法：①术前口服非甾体抗炎药 2 周；②关节镜微创技术，清理关节囊周围炎性病灶，松解关节（图 3-3），并于术中注射少量激素；③术后继续口服非甾体抗炎药，指导康复锻炼。通过一系列的治疗，能早期缓解关节粘连及疼痛症状，改善患者生活质量。

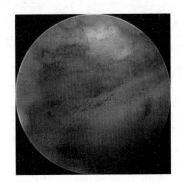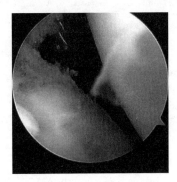

图 3-3　关节镜手术清理后

康复锻炼是冻结肩的重要恢复手段，不管是非手术或手术治疗，康复锻炼都是必不可少的重要环节。康复的原则：急性期主要为缓解疼痛，适当运动，冻结期和缓解期采取积极正确的功能锻炼为主。患者以主动运动的方式为主，具体如下。①钟摆运动：上身前屈使肩关节容易放松，利用重力做前后、内外和旋转活动；也可以站直做肩关节旋转活动。②肩内旋、肩外旋运动：躺在床上，肘关节屈曲 90°，做手心向上和手心向下的前后运动。③棍棒操：1.2m 长的棍也可用长毛巾代替，站立位，双足与肩同宽，健肢带动患肢做，包括：向前上方举、上方举颈后置、向侧上方举、后伸、后上提、左绕环、右绕环、扭臂运动等。④爬墙运动：正面爬墙练习肩关节前屈和上举；侧面爬墙练习肩关节外展。⑤哑铃操：包括上举、侧平举、前平举、内外旋活动。⑥其他：结合生活活动，练习梳头、搂腰活动等。在康复锻炼的过程中适当使用消炎镇痛药物，如塞来昔布、洛索洛芬（乐松）、氟比洛芬巴布膏等，或理疗，包括超短波、热水袋或湿热毛巾外敷、冰敷等。

参 考 文 献

[1] Codman C E. Rupture of the supraspinatus tendon and otherlesions in or about the subacromial bursa [M]. MA：Thumas Toddal Id Co，1934：216-224.

[2] Tighe C B，Oakley W S Jr. The prevalence of a diabetic condition and adhesive capsulitis of the shoulder [J]. South Med J，2008，101（6）：591-595.

[3] Bridgman J F. Periarthritis of the shoulder and diabetes mellitus [J]. Ann Rheum Dis，1972，31（1）：69-71.

[4] Robinson C M，Seah K T M，Chee Y H，et al. Frozen shoulder [J]. J Bone Joint Surg Br，2012，94：1-9.

[5] Hand G C，Athanasou N A，Matthews T，et al. The pathology of frozen shoulder [J]. J Bone Joint Surg Br，2007，89（7）：928-932.

[6] Hagiwara Y，Ando A，Onoda Y，et al. Coexistence of fibrotic and chondrogenic process in the capsule of idiopathic frozen shoulders [J]. Osteoarthritis Cartilage，2012，20（3）：241-249.

[7] Jost B，Koch PP，Gerber C. Anatomy and functional aspects of the rotator interval [J]. J Shoulder Elbow Surg，2000，9（4）：336-341.

[8] 梁宏伟，白原．糖尿病骨关节病临床讨论 [J]．实用糖尿病杂志，2009，5（3）：25.

[9] Dias R，Cutts S，Massoud S. Frozen shoulder [J]. BMJ，2005，331（7530）：1453-1456.

[10] Saeidian S R，Hemmati A A，Haghighi M H. Pain relieving effect of short-course，pulse prednisolone in managing frozen shoulder [J]. J Pain Palliat Care Pharmacother，2007，21（1）：27-30.

[11] Buchbinder R，Green S，Youd J M，et al. Arthrographic distension for adhesive capsulitis (frozen shoulder) [J]. Cochrane Database Syst Rev，2008，(1)：CD007005.

[12] Kwaees T A，Charalambous C P. Surgical and non-surgical treatment of frozen shoulder. Survey on surgeons treatment preferences [J]. Muscles Ligaments Tendons J，2015，4（4）：420-424.

[13] Uppal H S，Evans J，Smith C. Frozen shoulder：a systematic review of therapeutic options [J]. World J Orthop，2015，6（2）：263-268.

摔伤致右肩关节疼痛、无力，伴活动受限 12 天——右肩袖损伤

◎ [实习医师汇报病历]

患者男性，56 岁，以"摔伤致右肩关节疼痛、无力，伴活动受限 12 天"为主诉入院。缘于 12 天前患者行走时不慎摔倒，右肩着地出现右肩关节疼痛、抬举无力伴活动受限，受伤时无昏迷，无伴全身伤口流血，无胸痛、腹痛，无便血、血尿，无呼吸困难，无大小便失禁等不适，伤后自行予云南白药喷雾剂治疗，并制动休息，疼痛症状稍缓解，但夜间疼痛仍明显，右肩关节活动受限未见改善。遂就诊于我院，门诊予行 X 线及 MRI 等检查，右肩 X 线示未见右肩部骨折征象；右肩 MRI 示右侧冈上肌腱损伤。门诊拟"右肩袖损伤"收住本科。既往体健，否认其他"心、肝、肺、脾、肾"等重要脏器疾病史，否认传染性疾病史，否认输血史，否认食物、药物过敏史。

体格检查：T 36.7℃，P 81 次/分，R 19 次/分，BP 134/90mmHg。神志清楚，心肺检查阴性。右上肢悬吊，右上肢肌肉无明显萎缩，肩关节无明显肿胀，肱骨大结节处压痛，Neer 撞击征阳性，Hawkin-Kennedy 撞击征阳性，Hug-up 试验阳性，Jobe 试验阳性，有疼痛弧（70°～110°），lift-off 试验阴性，Belly-press 试验阴性，右肩主动活动度：前屈 90°，外展 60°，体侧外旋 40°，背手内旋达 L3 棘突水平；被动活动度：前屈 130°，外展 90°，体侧外旋 45°，背手内旋达 T12 棘突水平。肢体远端感觉、活动、血运及皮肤温度未见明显异常。脊柱生理弯曲存在，无畸形，棘突无压痛、叩击痛。

辅助检查：右肩 X 线片（图 3-4）示未见右肩部骨折征象，肩峰形态为 Ⅱ 型；MRI（图 3-5）示右冈上肌腱损伤。

初步诊断：①右肩袖损伤；②右肩撞击综合征。

诊疗计划：①按骨科护理常规，二级护理，普通饮食；②予卧床休息、对症处理；③完善术前检查（心电图、心脏彩超、血常规、生化全套及凝血功能等）；④择期行右肩关节镜下肩袖修补手术。

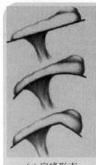
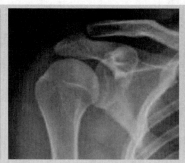
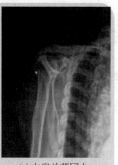

(a) 肩峰形态　　　　　(b) 右肩关节正位X线片　　　　(c) 右肩关节冈上
肌出口位X线片

图 3-4　右肩 X 线片示未见右肩部骨折征象，肩峰形态为 Ⅱ 型

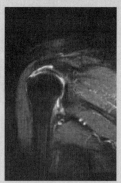
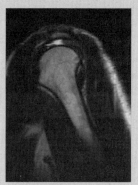

(a) 右肩关节MRI冠状位片　　　　(b) 右肩关节MRI矢状位片

图 3-5　右肩 MRI 示右冈上肌腱损伤

 主任医师常问实习医师的问题

肩袖损伤的临床表现有哪些？

　　答：肩袖损伤常见于年龄较大的人群，经常伴有撞击症状。在从事反复举重或过顶运动的人群中肩袖损伤也较为常见。最常见的表现为肩部疼痛，夜间明显，过顶活动时肩关节出现疼痛弧（外展 60°～140°），并可放射至三角肌及上臂中部。肩关节主动活动受限，前屈、外旋乏力，临床体检见 Neer 撞击征，Hawkin-Kennedy 撞击征阳性，Hug-up 试验阳性，Jobe 试验阳性。影像学：X 线片、MRI 及关节彩超等支持诊断。

● **肩袖损伤的病因有哪些？**

答：病因学上存在内在和外在因素。内因包括肩袖肌力量不平衡、肩袖肌灵活性差、内在弹性负荷过度、血液供应差、组织退行性变。外因包括肩峰下撞击、外伤、骨赘、肩胛运动异常、周围肌肉的不平衡、关节内损伤或病变、弹性负荷过度、反复应力等。

❀ [住院医师或主治医师补充病历]

患者摔伤后出现右肩关节疼痛、无力、上举活动受限，疼痛区域在肱骨大结节区，疼痛症状夜间或活动时加重，查体以主动活动受限为主，被动活动受限不明显。撞击试验与 Hug-up、Jobe 试验为阳性。目前 X 线片可有大结节区骨密度改变及肩峰骨赘增生，MRI 提示冈上肌腱损伤。结合病史、临床表现及影像学检查支持诊断。对存在明显症状的肩袖损伤患者，目前的治疗方案以积极手术治疗为主，修复损伤的肩袖。早期治疗，早期康复，辅以镇痛、患肢支具保护，早日恢复患肢功能。

主任医师常问住院医师、进修医师或主治医师的问题

● **如何鉴别肩部疼痛？**

答：（1）肩袖损伤 大多数肩袖损伤的患者表现为隐匿性、进行性的肩关节疼痛和无力，夜间疼痛明显，并扩散至三角肌止点区域，肩关节主动活动受限，开始时肩关节的被动活动能完全保留，并发肩关节粘连后被动活动才受影响。

（2）冻结肩 好发于 40～60 岁的人群，女性多见，几乎所有患者都有一段时间的肩关节活动障碍史，临床体检见肩关节主动活动、被动活动均受限，静息痛和夜间痛，极度活动时加重，病程为自限性，MRI 及关节彩超支持诊断。

（3）关节盂缘上盂唇前后方向撕裂（SLAP 损伤） 常见于从事反复过顶活动、投掷运动的患者，过顶时肩关节深部的钝痛、交锁、主动活动及被动活动可以正常，O'Brien 试验阳性。

● **肩袖损伤的保守治疗及手术适应证是什么？**

答：（1）保守治疗 年龄大、功能要求低的患者；身体条件差，不耐受手术的患者；肩袖部分损伤患者，可观察 6 周至 3 个月。

（2）手术治疗　肩袖部分损伤保守治疗后，症状再次加重或保守治疗失败者；肩袖完全撕裂，肩关节疼痛明显或无力，保守治疗效果不佳的患者，应积极手术。

● 如何治疗不可修复的巨大肩袖损伤？

答： 不可修复的巨大肩袖损伤指多根肩袖（2 根以上）断裂或单根肩袖断裂，裂口>5cm 或断端回缩 3cm 以上，或断端的肩袖退变达到 Goutallier 3 级及（或）4 级。由于发病机制复杂，肩袖撕裂范围广，肩袖质量差，临床治疗难度大。目前治疗不可修复巨大肩袖损伤的手术方式包括：①关节镜下清理；②肩峰下球囊植入术；③上关节囊重建（SCR），移植物内侧固定于肱骨头上缘，外侧固定在足印区，常用移植物包括自体阔筋膜移植物、异体脱细胞真皮移植物和肱二头肌腱；④桥接技术，移植材料桥接肌腱与足印区之间，移植物包括肱二头肌腱、阔筋膜、人类真皮胶原基质同种异体移植物及合成移植物等；⑤肌腱转位术，如背阔肌转位治疗冈下肌不可修复撕裂；⑥反置式全肩关节置换术；⑦肱二头肌长头腱切断或转位固定。

● 肩袖手术的并发症有哪些？

答： 肩袖手术的并发症有：①肩关节慢性疼痛；②肩袖再撕裂；③关节囊粘连；④关节退变；⑤建立工作通道或修补肩袖时损伤的血管、神经；⑥肩峰切除不完全或切除过多；⑦肩峰骨折；⑧肩袖修补失败；⑨固定物松动、脱落。

● 肩袖术后如何进行康复锻炼？

答： 肩袖损伤术后康复锻炼的基础是重建正常的肌肉平衡和肩关节肩胛骨周围的力量，保证整个运动链的增强。既要遵循基本的原则，又要因人而异，可以实行早期锻炼或延迟锻炼两种方案。早期锻炼的目的是避免术后肩关节僵硬。延迟锻炼的目的是避免修补失败。具体措施如下：①手术后支具保护肩袖 4～6 周，允许腕关节和肘关节的被动活动；②练习后冷敷；③分期锻炼。即第一期控制疼痛，被动伸展练习以恢复或保持关节的活动范围，需要时间为 4～6 周；第二期恢复无痛的活动范围后，开始增强肌肉力量的练习，包括肩胛骨稳定肌群和三角肌等；这个时期至少持续 3 个月，直至完全康复；第三期使患者恢复到损伤前的力量和功能状态。

主任医师总结

　　肩袖在肩关节的正常生理活动中对肩关节起重要的稳定和动力作用。当外伤所致肩袖损伤或发生退行性变时，肌腱会发生水肿和炎性改变，甚至产生断裂，从而导致肩关节的疼痛、力量减弱以及活动受限。若治疗不及时，病变还会进一步恶化，严重妨碍肩关节的功能。对于肩袖的诊断尤为重要，容易与冻结肩混淆，尤其是肩袖损伤后继发肩关节粘连的患者，容易出现漏诊、误诊。

　　肩袖损伤的发病率在不同年龄组有显著差异，随着年龄的增长，有上升趋势，其中冈上肌腱损伤在肩袖损伤中最为常见。部分患者是因为关节退变，肩峰骨赘形成，反复肩关节不恰当运动或治疗，造成肩袖磨损、撕裂。年轻患者多见于过顶位运动后肩峰撞击撕裂。主要临床表现为肩关节疼痛、乏力、活动受限，特征表现为夜间疼痛，甚至因疼痛无法入睡。

　　对于高龄患者，关节活动强度小且功能要求低的，可行保守治疗。肩袖完全损伤，伴肩关节疼痛或无力，肩关节功能障碍，建议手术治疗。由于肩袖损伤患者多为老年人，存在着骨质疏松的可能，使用缝合锚钉修补固定时应注意这一点；必要时可采用双排锚钉或多点固定方式。增加固定面积，促进愈合，同时避免应力集中，导致固定松动，修补失败。对于巨大肩袖撕裂的治疗目前还存在争议，处理方法包括：①关节镜下清理；②肩峰下球囊植入术；③上关节囊重建（SCR）；④桥接技术；⑤肌腱转位术；⑥反置式全肩关节置换术；⑦肱二头肌长头腱切断或转位固定等。具体采用什么方法，应结合损伤分级、患者要求等情况确定。

　　本例患者出现肩关节上举无力、夜间痛等典型症状。结合病史、临床表现及 MRI 检查结果，诊断明确，术中通过关节镜探查见冈上肌腱撕裂，组织弹力良好，我们利用双排锚钉缝合技术，修复损伤的肩袖，可达到牢靠固定。

　　治疗的首要目标是缓解疼痛，手术疗效明显并且确定。改善关节的活动功能是手术的次要目标，但意义重大。手术对肩关节功能的恢复，疗效不像对缓解疼痛那样确定，功能恢复的程度取决于患者年龄、撕裂的大小和时间长短（组织质量及肌肉情况），以及术后康复训练。分阶段的康复锻炼是肩袖修复的重要治疗方法，在专科医师或康复师的指导下进行适当、渐进式的锻炼才能有效缓解病痛，恢复患肢功能。

参 考 文 献

［1］　Mark D Miller，Sekiya J K. Sports medicine：core knowledge in orthopaedics ［M］. Mosby Elsevier，2006.

［2］　Haviv B，Bronak S，Thein R. Symptomatic rotator cuff tear of the shoulder ［J］. Hare fuah，2012，151（2）：102.

［3］　Baydar M，Akalin E，El O，et al. The efficacy of conservative treatment in patients with full-thickness rotator cuff tears ［J］. Rheumatol Int，2009，29（6）：623-628.

［4］　Pill S G，Phillips J，Kissenberth M J，et al. Decision making in massive rotator cuff tears ［J］. Instr Course Lect，2012，61：97-111.

［5］　Lansdown D A，Feeley B T. Evaluation and treatment of rotator cuff tears ［J］. Phys Sportsmed，2012，40（2）：73-86.

［6］　McCarron J A，Milks R A，Mesiha M，et al. Reinforced fascia patch limits cyclic gapping of rotator cuff repairs in a human cadaveric model ［J］. J Shoulder Elbow Surg，2012，21（12）：1680-1686.

［7］　Narvani A A，Imam M A，Polyzois I，et al. The "pull-over" technique for all arthro-scopic rotator cuff repair with extracellular matrix augmentation ［J］. Arthrosc Tech，2017，6（3）：e679-e687.

［8］　Mihata T，Lee T Q，Watanabe C，et al. Clinical results of arthroscopic superior cap-sule reconstruction for irreparable rotator cuff tears ［J］. Arthroscopy，2013，29（3）：459-470.

［9］　Hirahara A M，Adams C R. Arthroscopic superior capsular reconstruction for treat-ment of massive irreparable rotator cuff tears ［J］. Arthrosc Tech，2015，4（6）：e637-e641.

［10］　Denard P J，Brady P C，Adams C R，et al. Preliminary results of arthroscopic superior capsule reconstruction with dermal allograft ［J］. Arthroscopy，2018，34（1）：93-99.

［11］　Pennington W T，Chen S W，Bartz B A，et al. Arthroscopic superior capsular re-construction with acellular dermal allograft using push- in anchors for glenoid fixation ［J］. Arthrosc Tech，2018，8（1）：e51-e55.

［12］　Lubowitz J H，Brand J C，Rossi M J. Shoulder superior capsular reconstruction using acellular human dermal allograft ［J］. Arthroscopy，2019，35（10）：2769-2770.

［13］　Pennington W T，Chen S W，Bartz B A，et al. Superior capsular reconstruction with arthroscopic rotator cuff repair in a "functional biologic augmentation" technique to treat massive atrophic rotator cuff tears ［J］. Arthrosc Tech，2019，8（5）：e465-e472.

［14］　Cuff D J，Pupello D R，Santoni B G，et al. Reverse shoulder arthroplasty for the treatment of rotator cuff deficiency：A concise follow-up，at a minimum of 10 years，of previous reports ［J］. J Bone Joint Surg（Am），2017，99（22）：1895-1899.

摔伤后反复左肩关节脱位 4 年——左肩关节前向脱位

❀ ［实习医师汇报病历］

　　患者男性，28 岁，以"摔伤后反复左肩关节脱位 4 年"为主诉入院。缘于 4 年前患者摔倒后左手着地，出现左肩关节脱位，受伤时无昏迷，无伴全身伤口流血，无胸痛、腹痛，无便血、血尿，无呼吸困难、大小便失禁等不适，伤后于当地医院就诊，诊断为"左肩关节脱位"，予复位并制动，症状缓解。而后反复左肩关节脱位 10 余次，每次都需手法复位，今再次脱位，急诊拍左肩关节 X 线片示左肩关节脱位。为进一步治疗，求诊我院门诊，拟"左肩关节前向脱位"收住本科。既往体健，否认其他"心、肝、肺、脾、肾"等重要脏器疾病史，否认传染性疾病史，否认外伤史、输血史，否认食物、药物过敏史。

　　体格检查：T 36.9℃，P 78 次/分，R 19 次/分，BP 120/70mmHg。神志清楚，心肺检查阴性。右手托左肘，左肩关节内旋位，方肩畸形，可触及前方的肱骨头，后方空虚感，活动受限，Dugas 征阳性，肢体远端感觉、血运、皮肤温度未见明显异常。脊柱生理弯曲存在，无畸形，棘突无压痛、叩击痛。其余肢体未见明显异常。

　　辅助检查：①左肩关节 X 线片示左肩关节脱位；②左肩关节 CT 示关节盂前下缘缺损。

　　初步诊断：左肩关节前向脱位。

　　诊疗计划：①按骨科护理常规，二级护理；②予左肩关节脱位急诊复位、制动；③完善术前检查（心电图、肺功能、血常规、生化及凝血功能、左肩 CT 三维重建及 MRI 等）；④择期行左肩手术（关节镜下盂唇修补或 Lartajet 手术）。

❓ 主任医师常问实习医师的问题

● 维持盂肱关节稳定的因素有哪些？

　　答： ① 静力性结构。包括骨与软骨；关节囊与盂唇及韧带（盂肱上韧带、盂肱中韧带、盂肱下韧带），其中盂肱韧带复合体占了肩关节前方不稳的大部分。

② 动力性结构。包括肌肉、肌腱。盂肱关节周围肌肉将肱骨头限制在关节盂和盂唇的臼内，起到稳定关节的作用。肩袖及肱二头肌腱起主要作用。此外，三角肌产生主要的垂直剪力，肱三头肌长头肌腱由后方向加强盂唇，喙肩韧带起于喙突的外侧缘，止于肩峰外侧缘的下方，与肩峰前缘形成喙肩弓，提供肩关节上方的稳定。

③ 关节内负压。

● **肩关节盂唇的作用有哪些？**

答：盂唇的主要作用为：增加关节盂的深度（50%），增加关节接触面积；增加关节盂的顺应性；盂唇切除后顺应性下降50%；增加盂肱关节的稳定性。

● **肩关节前向脱位者有哪些伴随病变？**

答：①伊尔-萨克斯损伤（Hill-Sachs损伤，肱骨头后上关节面和盂唇边缘创伤性挤压造成的软骨损伤）。见图3-6。②肩袖撕裂。③神经损伤（通常为腋神经麻痹）。④盂唇损伤（Bankart损伤，即盂唇撕裂伴肱盂下韧带从前下关节盂撕裂）。⑤关节盂、肱骨头骨及软骨缺损。

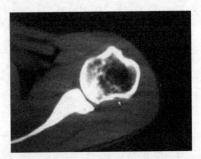

图3-6　肱骨头凹陷性骨折或缺损（Hill-Sachs损伤）

⊛ ［住院医师或主治医师补充病历］

　　患者为青年男性，摔伤后出现左肩关节多次前脱位，此次入院有明显的脱位体征。查体：患者步行入院，右手托左肘，左肩关节弹性固定于内旋位，方肩畸形，可触及前方的肱骨头，后方空虚感，活动受限，Dugas 征阳性，肢体远端感觉、血运、皮肤温度未见明显异常，经复位后肩关节活动度恢复，但体检恐惧试验及负荷移位试验均阳性。入院 X 线片及 CT 三维重建提示左肩关节前向脱位。诊断明确。

目前的治疗方案以积极手术治疗为主。CT 三维重建了解关节盂与肱骨头是否有缺损，检查 MRI，注意排除有无肩袖损伤，根据关节盂有无缺损及缺损大小，决定行关节镜下手术术式，如盂唇修补、髂骨植骨、remplissage 手术、Bristow 手术或 Latarjet 手术。

 主任医师常问住院医师、进修医师或主治医师的问题

● 肩关节不稳怎么分类？

答：（1）病因学分类

① TUBS（traumatic unidirectional bankart lesion surgery）：多由创伤引起，单方向不稳，Bankart 损伤多见，需要外科手术治疗。

② AMBRI（atraumatic multidirectional bilateral rehabilitation inferior capsular shift）：非创伤性的、多方向不稳，双侧发病，多需要康复锻炼，非手术治疗效果不佳者需要行下关节囊移位手术。

（2）Gerber 分类

① 静力性不稳：肩袖病变，关节退变，无不稳定症状。

② 动力性不稳：外伤引起，伴组织损伤、症状明显、手术效果好。

③ 随意性不稳：可自行脱位或复位，无不适，无须治疗。这一类患者多为年轻女性，有精神心理障碍，心理治疗。

● 慢性肩关节脱位有何症状及体征？

答：（1）慢性肩关节前向脱位的主要症状表现为患肩疼痛，肩外展、外旋位恐惧感。多有明确的外伤因素，部分患者无脱位史。前向半脱位在有急性脱位史的患者中常见。半脱位也可以是过度使用所致创伤以及肩袖损伤的继发表现，常见于棒球投手的损伤。

（2）体检有以下阳性发现。

① 前恐惧试验：为肩关节前向不稳的典型体征。患者仰卧位，肩置床沿，肩关节外展90°，缓慢增加外旋，同时压肱骨头向前，患者有

恐惧相，有要脱出感。单纯疼痛非阳性。

② Clunk 试验：仰卧，一手握肱骨头，另一手握肘，被动外展过头，外旋并向前推肱骨头，感觉前盂唇有摩擦音为阳性，可有恐惧。提示前下盂唇损伤。

③ 前抽屉试验：检查时患者仰卧位，患肩外展 70°～80°，前屈 0°～20°，外旋 0°～30°，检查者一手固定患侧肩胛，一手向前推压肱骨头，有肱骨头前移感为阳性。关节松弛程度分为 3 级。1 级：肱骨头前移范围大于健侧，但不超过盂缘。2 级：肱骨头前移超过盂缘。3 级：肱骨头可以置于关节盂前方。

④ 复位及反跳试验：患者仰卧位，肩置床沿，外展外旋至有脱出感位置，向后施力于肱骨近端，疼痛减轻，外旋角度增加。突然松手，疼痛增加，并有恐惧感。

⑤ 肱骨头前推移试验：可以检出前侧关节囊松弛的程度。将一只手置于肩胛骨的边缘以固定其位置，用另一只手握住肱骨头施加轻微压力，上臂在 0°外展位，观察肱骨头在关节盂中向前的移位量。

● 肩关节前向脱位者行关节镜手术的适应证有哪些？

答： 关节镜手术的适应证：①复发性肩关节脱位；②脱位导致持续性肩痛，并且非手术治疗至少 6 个月仍无效果的患者；③创伤性脱位病程在 6 周以内，迫切要求手术修复的患者；④创伤性的初次脱位（TUBS）。

本患者在肩关节镜下行前下缘盂唇修补，见图 3-7。

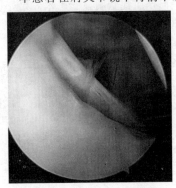 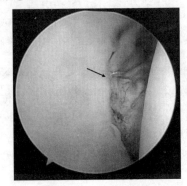

(a) 肩关节镜下所见前下盂唇撕裂　　　　(b) 关节镜下盂唇修补术后

图 3-7　肩关节镜下表现

肩关节脱位术后并发症有哪些？

答：（1）复发，报道的术后复发率不一，大致在 4%～17%。

（2）外旋活动受限，平均外旋活动受限 20°。

（3）伤口感染。

（4）神经（尺神经、腋神经）损伤。

（5）内固定物引起的疼痛、肩僵直、关节碾轧音及内固定物松动等。

主任医师总结

肩关节是人体活动度最大的关节，也是脱位发生最多的关节，约占人体脱位的 50%，在人群发生率约 2%，在运动员中发生率约 7%。肩关节脱位是指包括肩关节脱位、半脱位、脱位后疼痛、松弛在内的一系列的疾病。肩关节前向脱位是盂肱关节脱位中最常见的类型，可分为脱位或半脱位。肩关节脱位的诊断依赖于完整的病史、体格检查及影像学检查。在患者急性损伤时，需要询问受伤时患肢的体位、受外力的方向以及肩关节脱位后是自行复位还是需要手法复位。询问是否优势肩，既往损伤和脱位的病史，以及有无合并神经损伤。在肩关节复位后，需要评估神经血管有无损伤，尤其是腋神经。骨性结构和肌肉组织的触诊也很重要。患肩的肩袖情况及关节活动范围需要与对侧对比，尤其是外旋动作。以下按照脱位的方向分类进行描述，必须详细评估这些脱位的类型，并将其分为单向、双向或多向，同时必须确定单方向或多方向脱位或症状性半脱位的具体方向。

对于肩关节前向不稳的治疗，外伤性肩关节前向不稳的处理还有很多争议，但目前趋势逐渐明朗化。对年轻人的初次脱位，是继续非手术治疗，还是手术，仍有一些争议。但非手术治疗复发率很高已得到普遍认识，20 岁以下达 90% 以上，运动员的复发率更高，所以手术倾向越来越大。以下情况应考虑做急性修复手术：年龄小于 30 岁，创伤引起的（而不是因轻微外力出现的脱位），必须进行复位（而不是自发性的复位）；是优势臂，目前有较高的活动水平，期望保持高水平的活动，悬吊上肢期间或去掉悬吊带后活动及穿衣服时感觉肩脱位。

对于肩关节前向脱位的手术治疗有多种，术前应明确诊断，充分做好术前评估（CT 三维重建、肩关节核磁）及制订手术方案。①软组织损伤采取关节镜下损伤修补，包括关节盂侧 Bankart 损伤，肱骨侧的盂肱下韧带在肱骨上的撕脱（HAGL 损伤）及关节囊松弛。②骨性结构损伤：a. 关节骨折采取骨折复位固定手术；b. 关节盂缺损大于 25% 采取自体髂骨植骨固定术、Bristow 手术、Latarjet 手术；c. 肱骨头凹陷性骨折或缺损（Hill-Sachs 损伤），判断为 "on track" 还是 "off track"，根据情况是否采用 remplissage 手术。

本例患者，年龄小，反复肩关节脱位 10 余次，询问病史，排除癫痫等病史，术前检查 CT 三维重建见关节盂缺损约 8%，未达 25%，采用关节镜下修补关节盂，重建肩关节稳定。

总之，对于肩关节前向脱位的患者是否行手术治疗，需参考以下因素：年龄、创伤、复位方法，是否优势臂，现在的活动水平，期望的活动水平，患者对肩部脱位的感觉，影像学表现等。随意性脱位及关节先天性松弛是手术的相对禁忌证，应注意排除。

参 考 文 献

[1] Kao J T, Chang C L, Su W R, et al. Incidence of recurrence after shoulder dislocation: a nationwide database study [J]. Journal of Shoulder and Elbow Surgery, 2018, 27 (8): 1519-1525.

[2] Gutkowska O, Martynkiewicz J, Urban M, et al. Brachial plexus injury after shoulder dislocation: a literature review [J]. Neurosurgical review, 2020, 43 (2): 407-423.

[3] Kraeutler M J, Currie D W, Kerr Z Y, et al. Epidemiology of Shoulder Dislocations in High School and Collegiate Athletics in the United States: 2004/2005 Through 2013/2014 [J]. Sports health, 2018, 10 (1): 85-91.

[4] Shah A, Judge A, Delmestri A, et al. Incidence of shoulder dislocations in the UK, 1995-2015: a population-based cohort study [J]. BMJ open, 2017, 7 (11): e016112.

[5] Terra B B, Ejnisman B, Belangero P S, et al. Arthroscopic Treatment of First-Time Shoulder Dislocations in Younger Athletes [J]. Orthopaedic Journal of Sports Medicine, 2019, 7 (5): 2325967119844352.

[6] Hutyra C A, Smiley S, Taylor D C, et al. Efficacy of a Preference-Based Decision Tool on Treatment Decisions for a First-Time Anterior Shoulder Dislocation: A Randomized Controlled Trial of At-Risk Patients [J]. Medical Decision Making, 2019, 39 (3): 253-263.

扭伤致左膝关节疼痛、卡压 6 个月——半月板损伤

❀ ［实习医师汇报病历］

患者男性，34 岁，以"扭伤致左膝关节疼痛、卡压 6 个月"为主诉入院。伤后曾多次出现左膝关节交锁症状，改变关节姿势后交锁症状消失。左膝关节磁共振提示左膝关节内侧半月板损伤。为进一步治疗，门诊拟"左膝关节半月板损伤"收入住院。患者既往体健，否认其他"心、肝、肺、脾、肾"等重要脏器疾病史，否认传染性疾病史，否认外伤史、输血史，否认食物、药物过敏史。

体格检查：T 36.5℃，P 70 次/分，R 18 次/分，BP 110/60mmHg。神志清楚，心肺未见明显异常。左膝关节稍肿胀，股四头肌轻度萎缩，左膝关节屈伸活动受限，活动度：伸直 0°～屈曲 80°。左膝关节内侧间隙压痛，麦氏 (McMurray) 征阳性，Lachman 试验阴性，抽屉试验阴性，侧方应力试验阴性，肢体远端感觉、血运、皮肤温度未见明显异常。

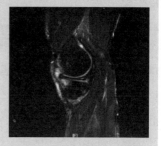

辅助检查：左膝关节 MRI（图 3-8）示左膝关节内侧半月板损伤（Ⅲ度信号改变）。

入院诊断：左膝关节半月板损伤。

图 3-8　左膝关节 MRI

诊疗计划：①按骨科护理常规，二级护理；②完善术前检查，如心电图、肺功能、血常规、生化全套及凝血功能等；③择期手术关，节镜下半月板损伤部分切除或缝合修补术。

❓ 主任医师常问实习医师的问题

● 半月板损伤的诊断要点是什么？

答：（1）年龄　青少年和中年为半月板损伤的好发人群。

（2）症状　膝关节间隙位置疼痛，可能有关节交锁或别卡感，有些

患者会描述关节错动感。

（3）查体 关节间隙压痛最重要。麦氏征对于盘状软骨损伤的诊断很重要。

（4）MRI表现。

● 半月板损伤的临床表现有哪些？

答：膝关节疼痛是最典型的临床症状，尤其是上下楼梯时症状明显。半月板撕裂后疼痛位置较固定，有时在膝关节伸屈活动到某一位置出现。一般半月板滑膜缘撕裂，疼痛症状明显，位置固定，半月板体部撕裂，疼痛症状不典型。打软腿是半月板损伤的另一典型症状，患者膝关节活动时，突然感到肌肉无力，不能控制关节，表现为要跪倒的姿势。其原因是股四头肌肌力减弱，不能稳定膝关节。也有学者认为是股四头肌的收缩反射和肌力不能适应半月板损伤后稳定膝关节的要求。部分患者关节屈伸活动到某一位置时，突然出现疼痛，不敢活动，即关节交锁。

 主任医师常问住院医师、进修医师或主治医师的问题

● 如何进行半月板的体格检查？

答：患者取仰卧位，有关半月板的检查可分为两类：挤压试验和研磨试验。

（1）挤压试验的动作实际上在检查膝关节侧向稳定性时已经实施。比如在施加外翻应力检查膝关节内侧稳定性时，如果出现膝关节外侧间隙疼痛，则说明为外侧半月板损伤；在施加内翻应力检查膝关节外侧稳定性时，如果出现膝关节内侧间隙疼痛，则说明为内侧半月板损伤。

（2）研磨试验——麦氏（McMurray）征。一手握住患侧足，另一手置于膝关节间隙，如果要检查内侧半月板，则先极度屈曲膝关节，外旋患侧足并同时施以内翻应力，如果此时出现内侧关节间隙的疼痛及弹响，则说明为内侧半月板后1/3损伤；然后逐渐伸直膝关节，如果在屈膝90°时出现膝关节内侧的疼痛和弹响，则说明为内侧半月板中1/3损伤。如果要检查外侧半月板，则先极度屈曲膝关节，内旋患侧足并同时施以外翻应力，如果此时出现外侧关节间隙的疼痛及弹响，则说明为外侧半月板后1/3损伤；然后逐渐伸直膝关节，如果在屈膝90°时出现膝关节外侧的疼痛和弹响，则说明为外侧半月板中 1/3 损伤。

McMurray 征实际上是对半月板损伤机制的一种重复，其中有几点需要注意：①该试验对急性损伤敏感性高，但是特异性低；对陈旧性损伤，常难以诱发出典型症状、体征；②该试验对内侧半月板损伤的敏感性高，对外侧半月板损伤的敏感性低；③在内外侧半月板损伤的鉴别上，该试验的准确率为 85%；④该试验不能检查半月板前角损伤。研磨试验还有其他一些方式，但从敏感性和准确性方面讲，还是以 McMurray 征占优。

下肢力线的评估也很重要。对中老年患者或者体重过大的患者，如果发现存在内侧半月板后角的水平裂，或内侧半月板后角的根部损伤，需要检查下肢力线，评估患者是否存在膝内翻，必要时需要拍摄负重位双下肢全长 X 线片，一旦出现力线改变，应及时行截骨手术。

在合并前交叉韧带损伤时，对半月板损伤的检查就很困难。Shellbourne 等的研究发现，关节间隙压痛在合并前交叉韧带损伤的情况下，诊断内侧半月板损伤的准确率为 54.9%，外侧半月板撕裂为 53.2%。他们认为，侧副韧带的损伤、骨挫伤和关节肿胀都可影响诊断半月板损伤的准确率。

● 半月板的 MRI 如何分级？

答：为了准确了解半月板内信号异常改变的程度，在 MRI 图像上有一个与病理模型相关的分级系统。半月板退变和撕裂部表现为不同程度的形态和程度的信号增高影，分级是根据信号的形态及其与半月板关节面的相对关系来确定的。特殊类型的半月板撕裂见图 3-9。

（1）0 级 为正常的半月板，表现为均匀的低信号，且形态规则。

（2）Ⅰ级 表现为不与半月板关节面相接触的灶性的椭圆形或球形的信号增高影。在病理上表现为半月板黏液样变性，多为关节退行性变的表现。

（3）Ⅱ级 表现为水平的、线性的半月板内信号增高，可延伸至半月板的关节囊缘，但未达到半月板的关节面缘。在病理上表现为黏液样变性范围较Ⅰ级大，虽无明显的肉眼可见的裂隙，但显微镜下可见纤维断裂。

（4）Ⅲ级 半月板内高信号可延伸至半月板的关节面缘。在病理上表现纤维软骨撕裂。

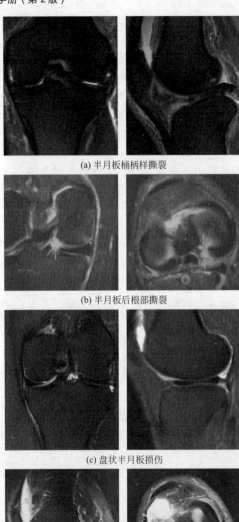

(a) 半月板桶柄样撕裂

(b) 半月板后根部撕裂

(c) 盘状半月板损伤

(d) 半月板囊肿

图 3-9　特殊类型的半月板撕裂

半月板的血供有哪些？

答：膝关节半月板 10％～25％的外周血供来自膝动脉的内、外、中间支，动脉分支发出毛细血管，并形成关节囊和滑膜的毛细血管丛。毛细血管发出分支呈放射状向半月板体部扩散。分布范围为内侧半月板宽度的 10％～30％，外侧半月板宽度的 10％～25％。膝内侧动脉和膝外侧动脉的终末支供应附着在膝关节半月板前后角的滑膜组织，提供半月板前后角的营养供应，半月板体部周缘还有膝下动脉获得的丰富的血液供应，内外侧半月板的关节内 3/4 部分无血管供应，营养完全由滑液供应。

半月板如何分区？

答：根据膝关节半月板的血液供应情况，将膝关节半月板分为 3 区。Ⅰ区：红-红区，膝关节半月板边缘（滑膜缘）1～3mm 的范围，血供来源于膝动脉的内、外、中间支，有丰富的血液供应，称为半月板血运区，具有完全愈合的潜力。Ⅱ区：红-白区，Ⅰ区内侧 3～5mm 的范围，位于血运区边缘，由Ⅰ区毛细血管的终末支供应血液，有愈合潜力。Ⅲ区：白-白区，Ⅱ区内侧部分，为半月板非血运区，营养完全由滑液供应，半月板损伤后愈合能力差。

❀ [主治医师补充病历]

　　患者于术中的探查发现左膝内侧半月板体部及后角部分撕裂伴不稳定 [图 3-10（a）]；行部分切除成形术，术后情况见图 3-10（b）。

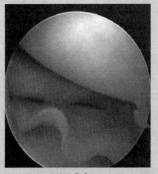 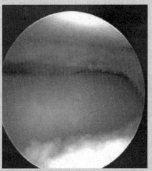

(a) 术中　　　　　　　　　　(b) 术后

图 3-10　左膝关节镜检查及术后

主任医师常问住院医师、进修医师或主治医师的问题

● 半月板损伤的手术治疗方式有哪些？如何选择半月板的手术治疗方式？

答：根据半月板损伤的程度、范围及类型的不同，可考虑行完全切除、部分切除、缝合修补术或半月板移植术。

（1）半月板全切除术或次全切除术　Annandale 于 1889 年首次报道了半月板全切除术。该手术可以很好地缓解症状，有效地改善膝关节功能。由于对半月板功能认识不足，半月板全切除术一直作为半月板损伤的常规治疗方法。但是半月板切除后，就会丧失承重、润滑关节、缓冲震荡等功能，从而造成膝关节不稳定。对于半月板损伤的治疗，目前许多学者认为，应尽量保留原有半月板的结构，尽可能避免采用半月板全切除术或次全切除术。

（2）半月板部分切除术　近年来随着关节镜技术的日趋成熟，关节镜诊断、治疗半月板损伤已成为一种趋势，以往的膝关节开放性半月板全切术已逐渐被淘汰。半月板部分切除术具有微创、风险小、术后能早期进行功能锻炼等优点，可以大大减少或推迟远期膝关节退变的发生。因此广泛应用于临床。但是 Andersson-Molina 等研究表明，半月板部分切除术后仍会造成膝关节软骨退变，而且部分切除术后半月板受力不均，部分患者的半月板其他区域会形成新的撕裂，从而需要再次治疗。

（3）半月板缝合修补术　由于半月板全切除术、次全切除术和部分切除术后会发生膝关节不稳定及关节软骨退变，最终导致膝关节骨性关节炎的发生。近年来，随着关节镜技术的日臻成熟，关节镜下半月板缝合修补术开始逐渐应用于临床。关节镜下半月板缝合修补术的方法分为由内向外缝合、由外向内缝合和完全关节内缝合。随着 Fast-Fix 系统、MM Ⅱ缝合器及带线锚钉等器械的不断出现，半月板的缝合修复术更加简便。关节镜下半月板缝合修补术具有操作简单、创伤小、手术时间短、恢复快等优点，能对半月板损伤进行解剖修复，从而克服了半月板全切除术、次全切除术和部分切除术的各种弊端。目前该方法已成为半月板损伤的标准治疗方法之一。

（4）半月板移植术　随着对半月板切除会加速骨关节炎的认识，半月板移植术逐渐成为目前研究的热点。对于关节结构和关节软骨完整，但半月板损伤严重已无法修补或半月板切除术后的年轻患者，可以考虑行半月板移植术。半月板移植术作为一项新技术，依然存在很多问题需要研究和解决。

● **半月板损伤患者如何进行肢体锻炼？**

答：根据患者病情、手术效果、康复进度、年龄大小制订术后康复护理方案，并适时予以调整。

（1）行半月板切除术后康复流程

① 术后1～2天。

a. 患膝冰敷。

b. 活动髌骨：用拇指、示指固定髌骨，上下左右推动。

c. 踝泵运动：踝关节背伸运动，以促进患肢静脉循环，减轻肿胀，防止静脉血栓形成。

d. 压膝运动：主动下压膝关节，以牵拉后方关节囊，防止后方关节囊粘连、挛缩。

e. 直腿抬高运动。

f. 可扶拐下逐渐负重行走。

② 术后3～14天。a. 继续上述锻炼。b. 半坐位屈伸膝锻炼。

③ 术后2～4周。继续上述锻炼，逐渐增加锻炼次数，促进肌肉力量恢复。

④ 术后1～6个月。患肢逐渐恢复日常生活。

（2）行半月板缝合修补术后康复流程

① 术后1～4周（保护期）。

a. 术后当天及术后第1天。

● 冰敷，抬高患肢，伸直位支具固定。

● 活动髌骨、踝泵运动同半月板切除术后康复。

● 股四头肌等长收缩锻炼。

b. 术后第2天至术后4周。

● 直腿抬高。

● 被动膝关节屈伸活动0°～90°。

● 佩戴膝关节支具保护。

② 术后5～8周（恢复负重期）。

a. 自术后5周起，患肢负重逐渐增加至术后8周完全负重。

b. 开始主动屈伸膝关节锻炼。

③ 术后8～12周（恢复活动期）。

a. 患肢可完全负重，屈膝角度可与健侧相同。

b. 继续膝关节肌力训练。

主任医师总结

该患者运动损伤后造成左膝内侧半月板损伤。半月板损伤后往往会出现膝关节疼痛、弹响、交锁等，影响关节屈伸度及日常生活。若未能得到及时、正确的诊治将导致膝关节失稳、疼痛和载荷传递紊乱，最终导致膝关节骨性关节炎。对于半月板损伤，目前临床上较多地采用手术治疗。

本例患者行半月板部分切除术。患者术后左膝关节弹响症状消失，关节活动度恢复正常，疼痛症状缓解，恢复正常的体育锻炼。随着关节镜下全切除术、次全切除术、部分切除术、缝合修补等手术方式在临床中的广泛应用，治疗半月板损伤也将更加准确、更加简便。半月板移植术是近几年新探索的一种治疗方法，但作为一项新技术，依然存在很多问题需要研究和解决。随着组织工程技术和材料科学的发展，利用细胞因子和支架材料修复损伤的半月板，将成为新的研究方向，将为半月板损伤的治疗带来新的突破。

参 考 文 献

［1］ 敖英芳. 膝关节镜手术学 ［M］. 北京：北京大学医学出版社，2004.

［2］ 冯华，张辉. 半月板损伤与修复 ［M］. 北京：人民卫生出版社，2018.

［3］ Hantes M E, Kotsovolos E S, Mastrokalos D S, et al. Arthroscopic meniscal repair with all absorbable screw: reaults and surgical technique ［J］. Knee Surg Sports Trauma tol Arthrosc, 2005, 13 (4): 273-279.

［4］ Kotsovolos E S, Hantes M E, Mastrokalos D S, et al. Results of all-inside meniscal repair with the FasT-Fix meniscal repair system ［J］. Arthroseopy, 2006, 22 (1): 3-9.

［5］ Andersson-Molina H, Karlsson H, Rockborn P. Arthroscopic partial and total meniscectomy: A long-term follow-up study with matched controls ［J］. Arthroseopy, 2002, 18 (2): 183-189.

［6］ Miller D B. Arthroscopy meniscus repair ［J］. Am J Sports Med, 1988, 16: 315-320.

［7］ Barber F A, Mcgarry J E. Meniscal repair techniques ［J］. Sports Med Arthrosc Rev, 2007, 15 (4): 199-206.

［8］ 王丰哲，孙鹤，潘诗农. 半月板损伤的 MRI 诊断 ［J］. 中华全科医师杂志，2014，(4): 435-438.

扭伤致右膝疼痛伴不稳 1 个月余——前交叉韧带损伤、半月板损伤

✿ [实习医师汇报病历]

患者男性，23 岁，以"扭伤致右膝疼痛伴不稳 1 个月余"为主诉入院。缘于入院前 1 个月余患者打篮球时跳起后落地不慎扭伤右膝，致右膝肿痛，活动稍受限，受伤时无一过性昏迷，无伴全身伤口流血，无胸痛、腹痛，无便血、血尿，无呼吸困难、大小便失禁等不适，伤后当即就诊当地医院，门诊予行 X 线检查，X 线片示膝关节未见骨折、脱位，回家休息半个月左右肿胀消退，后逐渐感行走不稳，遂就诊我院，查 MRI 示右膝前交叉韧带损伤、右膝关节半月板损伤。拟"右膝前交叉韧带损伤、右膝关节半月板损伤"收住本科。既往体健，否认其他"心、肝、肺、脾、肾"等重要脏器疾病史，否认传染性疾病史，否认外伤史、输血史，否认食物、药物过敏史。

体格检查：T 36.5℃，P 85 次/分，R 18 次/分，BP 118/78mmHg。神志清楚，心肺检查阴性。步行入院，右下肢无畸形，右膝关节股四头肌轻度萎缩，内外侧间隙压痛，关节活动度 0°－125°－0°，麦氏（McMurry）征及抽屉试验阳性，Lachman 试验阳性，侧方应力试验阴性。肢体远端感觉、血运、皮肤温度未见明显异常。其余肢体未见明显异常。

辅助检查：右膝关节 MRI（图 3-11）示右膝前交叉韧带损伤，内外侧半月板损伤。

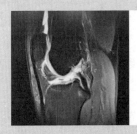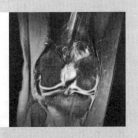

图 3-11 右膝关节 MRI

初步诊断：右膝前交叉韧带损伤；右膝半月板损伤。

诊疗计划：①按骨科护理常规，二级护理，指导患者行双下肢股四头肌锻炼；②进一步完善各项检查，择期行关节镜下探查前交叉韧带重建、半月板部分切除术或修补术。

 主任医师常问实习医师的问题

● 前交叉韧带损伤的诊断要点是什么？

答：（1）患者年龄。

（2）运动伤病史。

（3）查体：Lachman 试验阳性。

（4）MRI 表现。

● 前交叉韧带的功能有哪些？

答：前交叉韧带（ALC）是膝关节重要的静力性和动力性稳定结构。屈膝时防止胫骨前移，伸膝时阻止膝关节过伸，控制膝关节旋转，不同屈膝角度控制膝关节内外翻，具有本体感受功能。

● 如何诊断前交叉韧带损伤？

答：（1）受伤史　膝关节伸直位下内翻和屈曲位下外翻都易导致前交叉韧带断裂。所以详细询问患者是否存在外伤史，了解作用于膝关节暴力的大小、方向，对于急性前交叉韧带损伤的诊断意义很大。

（2）临床症状和体征　膝关节疼痛、打软腿、关节交锁。①前抽屉试验：对于急性损伤的患者，由于关节内血肿等原因，患者常无法屈曲膝关节，或因剧烈疼痛而拒绝查体，多数需在麻醉条件下进行。②Lachman 试验：比起前抽屉试验，Lachman 试验有着明显的优点，该试验不但在陈旧性前交叉韧带损伤时可以进行，在急性前交叉韧带损伤时也可以进行检查；由于无半月板的干扰，检查的阳性率明显提高；可以准确检查到韧带的终止点。

（3）MRI 检查　是诊断膝关节前交叉韧带损伤的可靠影像技术，可以达到关节切开术和关节镜等直观发现前交叉韧带损伤的敏感度和特异度的 90％以上，而且 MRI 是一种无创、无放射性的检查，患者易于接受，特别对于急性前交叉韧带损伤后膝关节活动受限的患者，可以在其无痛苦的条件下进行。MRI 的优势是可以在韧带损伤的病例中排除半月板损伤，以及发现 X 线片发现不了的隐匿性骨折线。MRI 检查对诊治经过是极有价值的补充。

（4）关节镜　膝关节镜检查为诊断与治疗前交叉韧带损伤以及膝关节内病变的重要手段，其可在非开放性手术条件下直视损伤的部位、程度，明确是否存在半月板或其他部位的损伤，并可直接对病变部位进行切除与修复。

 主任医师常问住院医师、进修医师或主治医师的问题

● **何谓抽屉试验？其临床意义如何？**

答：（1）前抽屉试验的操作　屈膝 $90°$，检查者坐于患侧足上以使其固定，双手抱小腿近段向前牵拉，观察胫骨向前移位程度。分别于小腿内旋位、中立位、外旋位进行检查。在内旋位，外侧韧带结构紧张，主要检查前交叉韧带和外侧韧带结构；在中立位，主要检查前交叉韧带；在内旋位，内侧韧带结构紧张，主要检查内侧韧带结构和前交叉韧带。因为内外侧韧带结构都有特异的检查方法，因此主要进行中立位检查。

（2）前抽屉试验的缺点

① 对于急性损伤的患者，由于关节内血肿等原因，患者常无法屈曲膝关节，因而不便于检查。

② 在屈膝位进行前抽屉试验时，由于半月板后角阻挡在股骨髁后部，常出现假阴性结果。

③ 由于半月板的阻挡和大腿的不完全固定，无法分辨硬性和软性终止点，即无法区分韧带的完全断裂、部分断裂和无韧带断裂的关节囊松弛。

（3）后抽屉试验　检查方法基本上同前抽屉试验，只是双手将小腿近段向后推移。在内旋位，内侧韧带结构紧张，主要检查后交叉韧带和内侧韧带结构；在中立位，主要检查后交叉韧带；在外旋位，外侧韧带结构紧张，主要检查外侧韧带结构和后交叉韧带。后抽屉试验是检查后交叉韧带损伤的最可靠的方法。

前、后抽屉试验的分度均以胫骨髁过度移动为准，设 5mm 为一档，即过度移动 5mm 以内为Ⅰ度，6～10mm 为Ⅱ度，超过 10mm 为Ⅲ度。

何谓 Lachman 试验？其临床意义如何？

答：Lachman 试验就是屈膝 30°的前抽屉试验，有 3 种不同的检查方法。对于瘦小的患者，患者仰卧位，检查者一手握持大腿远段，一手握持小腿近段，即可进行检查；对于大腿较粗的患者，不能够用一只手握持，让患者仰卧，检查者可屈曲自己的膝关节垫于大腿远段之下，再用一手自上固定大腿进行检查；如果患者非常肥胖，一只手不能握持小腿者，可使患者坐于检查台边，屈膝约 30°，检查者用双膝部固定患侧足，双手抱小腿近段进行检查。在检查时不但要检查胫骨的前移程度，更重要的是检查韧带的终止点。前交叉韧带的终止点可以分为硬性、软性两类。这 3 种方法以前两种最为准确。

Lachman 试验阳性并伴有软性终止点，说明前交叉韧带完全断裂；Lachman 试验阳性并伴有硬性终止点，说明前交叉韧带部分损伤，或者当关节囊韧带松弛；Lachman 阴性伴有硬性终止点，说明前交叉韧带正常。

前交叉韧带损伤的 MRI 表现有哪些特点？

答：正常前交叉韧带为一直线，与胫骨平台成角 45°～50°。前交叉韧带损伤的 MRI 表现（图 3-12）：①前交叉韧带连续性中断；②前交叉韧带明显萎缩、细小；③前交叉韧带松弛或走向异常，矢状面上不平行于 Blunmensaat 线；④韧带内假瘤形成；⑤前交叉韧带消失，矢状面和冠状面均不见前交叉韧带。

前交叉韧带重建的移植物有哪些？

答：理论上前交叉韧带重建可用的移植物大体分为自体肌腱、异体肌腱和人工韧带。因为多种原因，自体移植物是常用选择。经典的自体移植物为骨-髌腱-骨，近年腘绳肌腱移植物的应用有了广泛的普及，因为它具有供区发病率低、早期愈合、无免疫反应和疾病传播风险等优点。自体腓骨长肌腱的应用作为一种新的技术，正逐渐得到推广。异体移植物的主要弊端就是感染传播性疾病的概率加大。LARs 人工韧带可诱发滑膜炎及后期松动，且价格昂贵及后期愈合的不确定性，使它的适应证明显缩小。

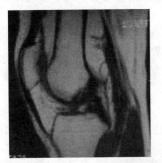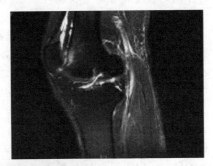

(a) 前交叉韧带明显萎缩、细小

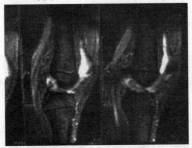

(b) 前交叉韧带形成假瘤

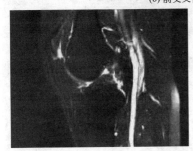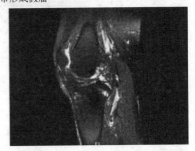

(c) 前交叉韧带消失

图 3-12 前交叉韧带损伤的 MRI 表现

前交叉韧带移植物的固定方式有哪些？

答：目前，临床上采取的固定方式主要有 3 种：

（1）皮质悬吊固定 采用带袢的纽扣钢板（根据袢是否可调整分

为：固定长度和可调节长度祥），这种固定方式强度高，操作简单，使用灵活。

（2）界面螺钉固定　可分为金属螺钉和生物可吸收材料螺钉。金属螺钉可与隧道扩大、脱落等相关，不利于翻修，而可吸收生物螺钉固定时则很少出现并发症。同时，后者组织相容性更好，术后常规影像学检查时没有金属伪影的产生，有利于临床评估。

（3）横穿钉固定　代表固定物为 Rigid 和 Bone mulch screw 等。减少了肌腱活动，对肌腱既有悬吊又有挤压的作用，同时又保证腱骨愈合和避免"蹦极效应"和"雨刷效应"，大大降低了骨隧道扩大和肌腱损伤的概率。但不足之处在于肌腱移植物直径不能小于 7mm，隧道内长度不能小于 2.5cm，否则会增加固定失败风险。

◎ ［主治医师补充病历］

术中的探查发现患者右膝前交叉韧带实质断裂、外侧半月板纵向撕裂（图 3-13），予取自体腘绳肌腱行前交叉韧带重建术，全内缝合外侧半月板纵向撕裂，术后 X 线片见图 3-14。

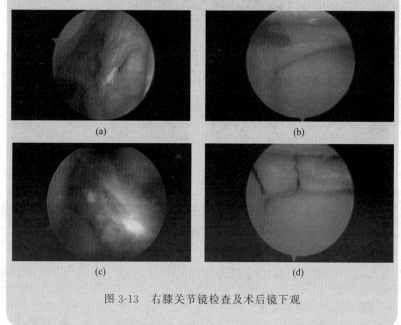

(a)　　　　　　　　　　(b)

(c)　　　　　　　　　　(d)

图 3-13　右膝关节镜检查及术后镜下观

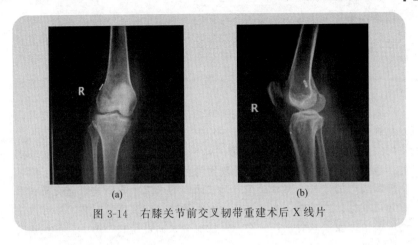

(a)　　　　　　　　　　　　(b)

图 3-14　右膝关节前交叉韧带重建术后 X 线片

主任医师总结

半月板缝合与前交叉韧带稳定性密切相关。

半月板与前交叉韧带共同参与维持着膝关节前向及旋转稳定性。因此，前交叉韧带损伤后，两个半月板后角区域对于不稳定尤其敏感，更容易出现继发损伤（包括纵裂、桶柄样撕裂、腘肌腱区损伤和外侧后根部损伤），陈旧性前交叉韧带损伤容易合并内侧半月板后角撕裂。半月板缝合后的愈合状况及存活的维持与前交叉韧带的稳定性也密切相关。因此，半月板的缝合修补应与前交叉韧带重建同期进行。

膝关节前交叉韧带断裂是发生率较高而又严重的运动损伤，治疗不当可以产生明显的膝关节前向不稳定，严重影响膝关节功能，随之继发关节软骨、半月板等主要结构损害，导致关节退变和骨关节病的早期发生。随着微创外科和膝关节镜技术的发展，目前国际上多在关节镜下手术重建前交叉韧带。前交叉韧带重建手术成功与否取决于关节镜术能否做到以下几点：①准确定位，建立骨隧道；②选择移植物的坚固程度；③固定的牢固程度。另外还包括系统的康复锻炼及良好的本体感觉建立。相比于骨-髌腱-骨（B-PT-B）移植物，应用软组织移植物（自体腘绳肌腱移植物或异体肌腱）的前交叉韧带重建越发流行。然而腱骨之间愈合时间相对较长和愈合结果较差等问题仍未得到很好的解决。因此，加快骨隧道内肌腱的腱骨愈合意义重大。现已有许多提高骨隧道内软组织移植物腱骨愈合的方法的报道，其中采用骨替代、生物刺激和物理刺激等方法已取得令人满意的结果。而干细胞移植、基因修饰技术及局部应用特殊生长因子等方法是近年来研究的热点。组织工程技术的不断发展及应用为促进腱骨愈合并消除移植物供区并发症提供了一种思路。目前的研究获得了许多有利于促进腱骨愈合的研究成果，但现有成果仍处于基础实验阶段。未来应进一步开展相关的临床随机对照试验，将这些基础研究成果向临床应用推广。

随着对前交叉韧带损伤病理机制的深入认识，手术技术、康复理念及材料学的进一步发展，在最近 5 年中，又有医师尝试采用不同的人工支撑结构来缝合韧带，已有少量的研究显示短期内疗效在可接受范围内。也许在不远的将来，可以出现更为可靠的缝合技术和材料用于韧带急性撕裂后的修补。特别对于骨骺未闭合的未成年人而言，前交叉韧带重建可能会损伤骨骺，影响生长，而不处理前交叉韧带断裂又会导致快速的关节退变及软骨损伤。对于慢性前交叉韧带撕裂，由于韧带残端的吸收，是无法行修补手术的。

尽管目前前交叉韧带修补尚不可行，但是，我们在重建时，可以尽量保留原有韧带的组织来加强重建的韧带，尽可能保留本体感觉。故在韧带重建时，我们会充分利用原有韧带，将其附着固定，包绕在重建韧带周围，已有研究显示，这种保残方法可以获得良好的韧带愈合和膝关节功能。

参 考 文 献

[1] 熊明辉. 骨科临床影像学 [M]. 北京：中国科学技术出版社，1997.

[2] 敖英芳. 膝关节镜手术学 [M]. 北京：北京大学医学出版社，2004.

[3] 杨建军，蒋佳，陈世益. 前交叉韧带重建后促进软组织移植物腱骨愈合的研究进展 [J]. 中国运动医学杂志，2013，32（9）：824.

车祸外伤致右膝疼痛、畸形、麻木 4h——
右膝关节脱位伴多韧带损伤，右腘动脉断裂

⚙ [实习医师汇报病历]

患者女性，59岁，以"车祸外伤致右膝疼痛、畸形、麻木 4h"为主诉入院。4h前患者车祸外伤致右膝疼痛、畸形，无法站立行走。受伤时无一过性昏迷，无伴全身伤口流血，无胸痛、腹痛、便血、血尿及呼吸困难、大小便失禁等不适，伤后当即就诊于我院。门诊予行X线、下肢血管彩超等检查，右膝关节X线示右膝关节脱位；右下肢血管彩超提示右侧腘动脉断裂损伤。门诊予监测生命体征、患肢固定、补液等处理。拟"右膝关节脱位伴多韧带损伤，右侧腘动脉断裂"收住本科。本次发病以来，患者精神欠佳。既往体健。否认其他"心、肝、肺、脾、肾"等重要脏器疾病史；否认传染性疾病史，否认外伤史、输血史，否认食物、药物过敏史。

体格检查：T 36.7℃，P 70 次/分，R 18 次/分，BP 110/60mmHg。神志清楚。心肺检查阴性，无法站立行走，车送入院。右膝关节肿胀、畸形并活动受限；前后抽屉试验阳性、内翻试验阳性，因肿痛麦氏征和内外旋试验未能检查，右下肢麻木，足背动脉搏动未扪及，肢端冰凉，皮肤感觉减轻，踝肱指数 0.45，脊柱生理弯曲存在。无畸形，L1 棘突叩击痛。余肢体未见明显异常。

辅助检查：右膝关节X线片（图3-15）示右膝关节脱位；下肢血管彩超（图3-16）提示腘动脉断裂。

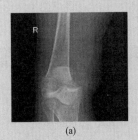
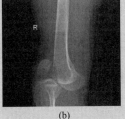

(a)　　　　　　　　　　(b)

图 3-15　右膝关节X线片

初步诊断：右膝关节脱位伴多韧带损伤；右腘动脉断裂。

诊疗计划：①膝关节复位、石膏固定，并按骨科护理常规，一级护理，密切观察生命体征变化，暂禁食；②请神经外科和外科会诊排除颅脑、胸腔、腹腔、盆腔等脏器损伤；③请血管外科会诊，急诊行腘血管探查修补术；④待腘窝血管修补术后2～3周行膝关节镜下一期多韧带重建术。

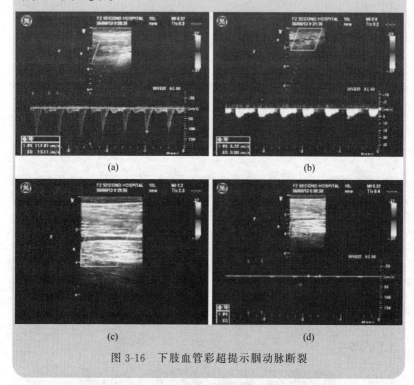

(a)   (b)

(c)   (d)

图 3-16　下肢血管彩超提示腘动脉断裂

主任医师常问住院医师、进修医师或主治医师的问题

什么是膝关节脱位？

答： 膝关节脱位是指胫股关节对合关系丧失，通常有两组或两组以上膝关节韧带损伤，最常见 ACL＋PCL＋其他结构损伤，同时合并关节周围重要结构损伤，多为高能量损伤，可向各个方向脱位，以前脱位

为主，约占 40%，常发生在车祸伤、高处坠落伤及运动损伤等。膝关节脱位常伴有颅脑、胸腔、腹腔、盆腔等重要器官的损伤和半月板、血管、神经损伤，治疗不当，致残率高。

膝关节体格检查包括哪些？

答：膝关节体格检查包括 McMurray 征、前后抽屉试验、Lachman 试验、内外翻试验、内外旋试验、胫前动脉搏动、踝肱指数等。但因膝关节脱位时关节肿痛，而且像麦氏征、内外旋试验、内外翻应力试验等如果强行检查可能加重血管和神经及膝关节内结构损伤并增加患者的恐怖感，故不推荐强行做这些检查。

膝关节脱位的分型有哪些？

答：①根据病程时间分为急性膝关节脱位和陈旧性膝关节脱位。②根据脱位方向（Kennedy 分型）可分为：前、后、内、外及旋转脱位 5 种类型。另旋转脱位可以再分为前内、前外、后内和后外，共 8 个类别。③根据韧带损伤情况（Schenck 改良分型）可分为：KD-Ⅰ型（ACL 或 PCL 损伤并合并其他韧带），KD-Ⅰ型可细分出两个亚型，KD-ⅠA 型［ACL＋PMC（MCL）或 PLC 损伤］与 KD-IP 型［PCL＋PLC 或 PMC（MCL）损伤］；KD-Ⅱ型（ACL＋PCL 损伤）；KD-Ⅲ型［ACL、PCL 和 PMC（MCL）或 PLC 损伤］，KD-Ⅲ型可细分出两个亚型，KD-Ⅲ/M 型［ACL、PCL 和 PMC（MCL）损伤］与 KD-Ⅲ/L 型［ACL、PCL 和（或）PLC 损伤］；KD-Ⅳ型［ACL、PCL、PMC（MCL）和（或）PLC 损伤］；KD-Ⅴ型（膝关节脱位伴骨折），KD-Ⅴ型可细分出五个亚型，分别为 KD-Ⅴ1（KD 损伤伴劈裂骨折）、KD-Ⅴ2（KD 损伤伴全髁骨折）、KD-Ⅴ3（KD 损伤伴边缘撕脱骨折）、KD-Ⅴ4（KD 损伤伴边缘压缩型骨折）、KD-Ⅴ5（KD 损伤伴四部分骨折）。

急性膝关节脱位的并发症有哪些？

答：①危及生命的损伤，如颅脑、胸腔、盆腔、腹腔脏器损伤等；②血管损伤（腘动脉破裂、血栓）；③神经损伤；④骨筋膜综合征。

对急性膝关节脱位进行早期评估的意义是什么？如何进行？

答：急性膝关节脱位合并多发韧带损伤是种严重的损伤，特别是高能量引出的脱位不仅可以导致严重的下肢功能障碍，甚至于有危及生命的并发损伤，早期评估至关重要。评估的顺序为：

（1）危及生命损伤的评估　特别是高能量损伤导致的急性膝关节脱位，需要高度警惕危及生命损伤，坚持高级创伤生命支持、坚持多学科评估和处理危及生命损伤的原则。

（2）血管评估　急性膝关节脱位并发血管损伤发生率为 10%～14%（其中 KD-Ⅴ4、KD-Ⅴ5 血管损伤发生率高达 30% 以上），优良的血管评估对急性膝关节脱位至关重要，我们应及时评估患者的 ABI（踝肱指数：踝部收缩压/肱骨上段收缩压），超过 50% 急性膝关节脱位就诊时已自行复位或被复位，这部分患者要提高警惕，须进行更为详细的检查和 ABI 评估及生命体征损伤的评估。

（3）神经损伤评估　多数急性膝关节脱位并发腓总神经损伤，我们应及时检查患肢感觉和运动功能（足下垂；伸踝、伸趾不能；足背皮感缺失）并注意神经鞘血肿，如形成神经鞘血肿须急行切开手术。

（4）韧带情况评估　根据患者的 MRI 评估韧带损伤情况，并进行相应的体格检查（前抽屉试验、后抽屉试验、拉赫曼试验、内翻试验、外翻试验、旋转试验）。

如何对急性膝关节脱位患者进行早期规范性血管评估？

答：对于确诊或怀疑膝关节脱位的患者应立即进行膝关节复位，复位后应检查患者的足背动脉搏动和测量踝肱指数，如果足背动脉存在且测量踝肱指数≥0.9，继续观察 24h 并连续监测下肢远端脉搏，在韧带重建之前行多普勒超声或 CT 血管造影检查；如果两侧足背动脉搏动不对称或存在足背动脉但测量踝肱指数<0.9，判断患者或存在其他血管损伤的合并症，应及时行血管造影或 CT 血管造影检查；如果远端脉搏消失或其他显著血管损伤征象（末梢血管缺血，活动性、搏动性出血），应马上手术室行血管探查修复，必要时行术中血管造影。

对急性膝关节脱位患者如何进行规范化治疗？

答：对于急性膝关节脱位患者应首先治疗威胁生命的损伤——颅脑损伤和胸、腹、盆腔脏器损伤［应该基于高级创伤生命支持（ATLS）原则］。其次评估患肢血管损伤并进行治疗，在排除威胁生命的损伤及血管损伤后再行治疗急性膝关节脱位。急性膝关节脱位的治疗目的是维护患者膝关节的稳定与灵活，做到无痛，恢复患者膝关节的良好功能，使患者能重返运动。急性膝关节脱位的治疗方法可分为：①保守治疗，有限的修复（KD-Ⅴ5除外）；②分期修复，KD-Ⅴ2和KD-Ⅴ5型先骨折复位固定，修复PMC（MCL）或PLC，骨折愈合后再处理关节内；③一期修重建修复（KD-Ⅴ2与KD-Ⅴ5除外）。急性膝关节脱位的术后康复：①支具固定伸直位6～8周，扶拐2～4周；②术后2周开始膝关节伸直功能锻炼；③股四头肌功能锻炼（术后第一天开始）；④8周后开始重建本体感觉训练（平衡板、磨球等）；⑤半年内禁下蹲、踢腿等运动。

● **膝关节脱位该一期治疗还是分期治疗？**

答： 近年来，随着对膝关节韧带解剖和生物力学研究的深入认识，以及关节镜设备与技术的进步，关节镜下治疗膝关节脱位合并多韧带损伤成为主流的治疗方法。对膝关节脱位采用一期手术还是分期手术，早期手术还是延期手术目前尚有争议。对膝关节脱位合并的所有韧带损伤是否都应进行手术治疗，这是一个值得商榷的问题。编者认为，对不同病例选择个体化的治疗方案，是治疗成功的关键。

Hamer等对早期手术（3周以内）和延期手术（3周以上）的膝关节脱位患者进行随访，发现早期手术不会引起关节僵硬，因此建议膝关节脱位应早期手术修复和重建。Fanelli和Edson等建议在伤后延迟10～21天，待肿胀消退、关节囊愈合后再行手术。Shelbourne和Klootwyk也认为应延迟1～2周再手术，避免术后膝关节僵硬，也有利于恢复股四头肌张力及膝关节活动度，使肿胀消退、关节囊初步愈合。一期修复膝内侧副韧带和重建韧带可能增加膝关节僵硬的风险。Mook等通过分析得出结论，早期手术组中因关节僵硬而行关节粘连松解术的患者多于延期手术组。术后关节僵硬多出现在早期手术和一期手术患者，可能与此时关节炎症较重有关。一期修复所有韧带，手术涉及韧带多，耗时长，容易出现关节僵硬及伤口并发症，影响韧带愈合。国内皇甫小桥等对膝关节脱位多韧带损伤患者，于伤后2～3周行一期修复重建交叉韧带及内外侧结构，取得了满意的疗效。陈志伟等对分期治疗膝关节脱位并多韧带损伤患者，疗效良好。

❀ ［住院医师或主治医师补充病历］

患者入院后予急诊行右腘窝血管探查吻合，石膏托外固定。术后予皮下注射低分子肝素钙抗凝，解痉、改善微循环治疗。术后2周左右查右膝关节磁共振（图3-17）提示右膝前后交叉韧带断裂、半月板损伤。术后3周伤口稳定后行一期右膝前后交叉韧带重建＋后外侧复合体重建术。术后X线片见图3-18。

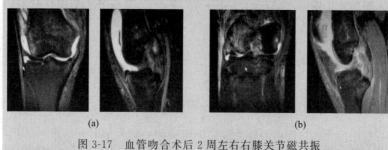

图 3-17　血管吻合术后2周左右右膝关节磁共振

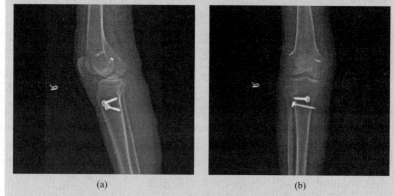

图 3-18　右膝前后交叉韧带重建＋后外侧复合体重建术中图像及术后X线片

主任医师总结

膝关节脱位是胫股关节对合关系丧失，通常有两组或两组以上膝关节韧带损伤，最常见 ACL＋PCL＋其他结构损伤，同时合并关节周围重要结构损伤，多为高能量损伤，可向各个方向脱位，以前脱位为主，约占40％，常发生在车祸伤、高处坠落伤及运动损伤等。常伴有颅脑、胸腔、腹腔、盆腔等重要器官的损伤和血管、神经损伤，治疗不当，致残率高。规范化治疗膝关节脱位是减少后遗症的关键。对于急性膝关节脱位患者治疗应首先治疗威胁生命的损伤，应该基于高级创伤生命支持（ATLS）原则。其次评估患肢血管损伤并进行治疗，膝关节脱位合并腘血管损伤的发生率较高，如果未及时发现，可致肢体坏死和截肢。在排除威胁生命的损伤及血管损伤后再行治疗急性膝关节脱位。急性膝关节脱位的治疗目的是恢复稳定、灵活、无痛、良好功能、重返运动膝关节。急性膝关节脱位的治疗方法可分为：①保守治疗、有限的修复；②分期修复；③一期重建修复。并关注术后康复训练和本体感觉的恢复。编者主张对膝关节脱位采用早期手术，进行关节镜下一期修复多韧带保残解剖重建，术中对合并半月板损伤尽最大限度地缝合保留，并要特别关注后内侧角和后外侧角的损伤修复及下肢后倾角和内侧角的力线异常问题。

参 考 文 献

[1] Harner C D，Waltrip R L，Bennett C H，et al. Surgical management of knee dislocations [J]. J Bone Joint Surg Am，2004，86（2）：262-273.

[2] Mook W R，Miller M D，Diduch D R，et al. Multiple-ligament knee injuries：a systematic review of the of timing of operative intervention and postoperative rehabilitation [J]. J Bone Joint Surg Am，2009，91（12）：2946-2957.

[3] 皇甫小桥，赵金忠，何耀华，等. 膝关节多发韧带损伤的修复与重建 [J]. 中华骨科杂志，2011，31（2）：164-168.

[4] 陈志伟，刘春磊，杨乐忠，等. 分期治疗外伤性膝关节脱位合并多韧带损伤的疗效观察 [J]. 中国修复重建外科杂志，2011，25（2）：225-228.

[5] 张辉，洪雷，王雪松，等. 膝关节创伤性多发韧带损伤中后外侧复合体重建的临床疗效 [J]. 中华创伤骨科杂志，2010（4）：308-313.

[6] 张晋，冯华，张辉，等. 膝关节后外侧复合体股骨附丽急性剥皮样损伤 [J]. 中华骨科杂志，2011，31（5）：456-462.

[7] 王少杰，夏春，石磊，等. 膝关节脱位的治疗策略及疗效分析 [J]. 中华骨科杂志，2012，32（6）：545-550.

[8] 刘文祥，徐斌，徐洪港，等. 关节镜下同种异体肌腱移植重建交叉韧带60例 [J]. 中国组织工程研究与临床康复，2010，14（5）：866-869.

右踝反复扭伤3年多，加剧并行走困难半年——
右踝外侧韧带慢性不稳伴游离体及软骨损伤

❀ [实习医师汇报病历]

患者男性，35岁，以"右踝反复扭伤3年多，加剧并行走困难半年"为主诉入院。3年多以前，打球时右踝扭伤，当时除休息2周外，未行特别治疗。3年来，右踝反复扭伤，扭伤次数愈来愈频繁，连走不平的路都会扭伤，半年来，连走平路都困难，为进一步治疗，就诊我院门诊，拍X线片、MRI检查后，门诊拟"右踝外侧结构性不稳伴软骨损伤、踝关节游离体"收入住院。患者既往体健，否认其他"心、肝、肺、脾、肾"等重要脏器疾病史。否认传染性疾病史，否认外伤史、输血史，否认食物、药物过敏史。

体格检查：T 36.5℃，P 70次/分，R 18次/分，BP 110/60mmHg。神志清楚，心肺未见明显异常。右踝肿胀，背伸稍受限，前抽屉试验（＋），内翻试验（－），距骨软骨面压痛明显。肢体远端感觉、血运、皮肤温度未见明显异常。

辅助检查：右踝关节MRI（图3-19）示右踝距腓前韧带损伤伴游离体、软骨损伤。

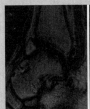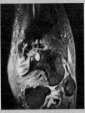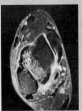

图3-19　右踝关节MRI

入院诊断：右踝距腓前韧带损伤伴游离体、软骨损伤。

诊疗计划：①按骨科护理常规，二级护理；②完善术前检查，如心电图、肺功能、血常规、生化全套及凝血功能等；③择期手术，关节镜下踝关节清理＋游离体摘除＋软骨移植＋距腓前韧带缝合并加固。

主任医师常问实习医师的问题

● 踝关节外侧副韧带的构成有哪些？

答：踝关节外侧副韧带有：①距腓前韧带——其向后附着于外踝前缘，向前附着于距骨颈，起前向稳定作用；②距腓后韧带——其前附着于腓骨指状窝，向后附着于距骨后部的外侧结节，起后向稳定作用；③跟腓韧带——其向上附着于外踝尖端，向下附着于跟骨外侧，起内旋、内移稳定作用。

● 踝关节外侧副韧带损伤的分类有哪些？

答：按病程长短可分为急性外侧副韧带损伤和慢性不稳。急性损伤又可分为：Ⅰ型，轻微损伤；Ⅱ型，不完全撕裂；Ⅲ型，完全撕裂（合并或不合并跟腓韧带撕裂）；Ⅳ型，止点撕脱骨折。慢性不稳可分为：慢性结构性不稳和慢性功能性不稳。

● 如何正确评估踝外侧副韧带的磁共振？

答：在磁共振观察踝外侧副韧带的最佳方位为横断面。①距腓前韧带在磁共振正常表现为条状低信号，厚度＜3mm［图 3-20（a）］。②距腓后韧带在磁共振表现为粗大、条纹状外观［图 3-20（a）］。③跟腓韧带在磁共振正常表现为显示在更下方层面，条状低信号，厚度＜3mm［图 3-20（b）］。要避免将正常的距腓后韧带误诊为损伤［图 3-20（a）］。踝外侧副韧带损伤时，磁共振有表现如下。a. 扭伤：纤维连续，但韧带增粗、水肿、韧带周围水肿［图 3-20（c）］。b. 部分撕裂：纤维部分不连续，并断裂处水肿［图 3-20（d）］。c. 完全撕裂：纤维完全不连续，并断裂处水肿［图 3-20（e）］。d. 撕脱骨折：附着部撕脱骨折，韧带本身尚好［图 3-20（f）］。

● 踝关节扭伤多伴有距骨软骨的损伤，距骨软骨的损伤的磁共振分级有哪些？

答：距骨软骨的损伤在磁共振分级分为 5 级。

Ⅰ级软骨损伤。单纯关节软骨损伤。

Ⅱ级软骨损伤。关节软骨损伤合并软骨下骨折。

Ⅲ级软骨损伤。软骨碎块完全分离、无移位。

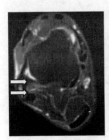
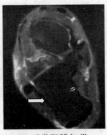
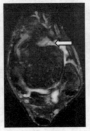
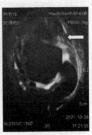

(a) 正常的距腓前韧　(b) 正常跟腓韧带　(c) 韧带增粗、水　(d) 断裂处水肿，纤
带和距腓后韧带　　　　　　　　　　　肿，但纤维连续　　维部分不连续

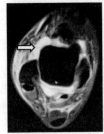
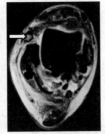

(e) 断裂处水肿，纤　(f) 韧带附着部撕脱骨折
维完全不连续

图 3-20　踝关节 MRI（横断面）

Ⅳ级软骨损伤。软骨碎块完全分离、移位。

Ⅴ级软骨损伤。软骨下囊肿形成。

● 如何规范化治疗踝关节不稳？

答：（1）保守治疗　支具或石膏中立位固定6～8周并配合相应的踝部康复训练（肌力练习：提踵、背伸抗阻、内外翻抗阻。平衡练习：交替站立、平衡木。功能性运动：行走、跳跃、跑步）。其适应证为：急性损伤中单纯Ⅰ、Ⅱ型损伤和合并Ⅰ、Ⅱ度软骨损伤的Ⅰ、Ⅱ型损伤。

（2）手术治疗　手术治疗有切开修复和关节镜下修复，如果存在游离体应同时取出，有软骨损伤可按软骨损伤分型和范围行微骨折、软骨移植等。对慢性结构性不稳可行 Brostrom＋骨膜或伸肌支持带加强缝合、关节镜下带线锚钉缝合＋高强度线缆加固、自体或异体肌腱解剖重建并针对软骨损伤、游离体等并发症治疗。其适应证为：①急性损伤中Ⅲ型损伤、Ⅳ型损伤；②合并Ⅲ级以上软骨损伤的Ⅱ、Ⅲ型损伤；③患者经过规范的保守治疗3～6月效果欠佳者；④X线应力位片证实踝关节稳定性下降（距骨倾斜＞15°）。

● 如何诊断踝关节慢性外侧结构不稳？

答：踝关节慢性外侧结构不稳表现为：反复扭伤，无法快跑、跳跃等，严重者不能走不平的路面；前抽屉试验（＋），多有内翻试验（＋）；多合并不同程度的软骨损伤、游离体、骨赘增生；多出现前踝撞击综合征；严重者出现创伤性关节。

● 如何对踝关节外侧副韧带损伤进行术后康复训练？

答：①术后3周石膏固定；②术后4～8周支具固定，屈伸练习，部分负重；③术后6周内外翻练习；④术后8周完全负重；⑤术后3个月恢复日常生活和运动。

❀ ［主治医师再次完善病历］

该患者经术中诊断为右踝外侧韧带慢性不稳伴游离体及软骨损伤，予关节镜下游离体摘除、关节清理、软骨移植、距腓前韧带缝合并加固（图3-21）。

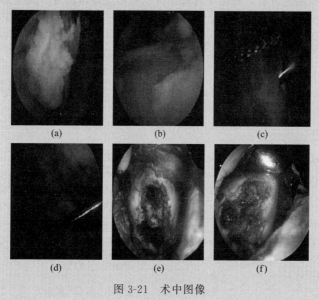

(a)   (b)   (c)

(d)   (e)   (f)

图 3-21　术中图像

主任医师总结 ··

踝关节外侧韧带由距腓前韧带、跟腓韧带、距腓后韧带组成，它们是维持踝关节外侧稳定的重要结构，其中距腓前韧带最细，且在踝关节跖屈、内旋、内翻时承受的张力最大，因此在踝跖屈、内翻时距腓前韧带最容易损伤，踝关节外侧韧带损伤时常常容合并软骨的损伤。治疗不当，可继发踝关节慢性不稳定，造成反复扭伤，导致软骨损伤、游离体、骨赘增生、创伤性关节等，严重影响生活和运动。对于踝关节外侧韧带急性损伤的患者，须规范化治疗。对于急性损伤中单纯Ⅰ、Ⅱ型损伤及合并Ⅰ、Ⅱ度软骨损伤的Ⅰ、Ⅱ型损伤的两类损伤可予中立位支具或石膏固定 6～8 周保守治疗，并辅以踝部的规范化康复训练。如果急性损伤未得到规范性治疗有可能出现踝外侧结构性慢性不稳，并有可能出现踝关节反复扭伤，无法快跑、跳跃，严重者不能走不平的路面，并可出现不同程度的软骨损伤、游离体、骨赘增生、前髁撞击综合征，严重者可继发创伤性关节。对于出现上述症状者，要考虑踝关节外侧韧带慢性结构不稳，应予行 Brostrom＋骨膜或伸肌支持带加强缝合、关节镜下带线锚钉缝合＋高强度线缆加固、自体或异体肌腱解剖重建并针对软骨损伤、游离体等并发症手术治疗。术后应有序加强踝关节功能锻炼，以恢复患者的稳定、灵活、无痛踝关节。

参 考 文 献

[1] 李琪琛，韩树峰，贾二龙，等.踝关节骨折伴三角韧带损伤的修复与重建[J].中国组织工程研究，2022，26（11）：1793-1798.

[2] 户小彬.关节镜下不同术式治疗慢性踝关节外侧不稳的疗效分析[J].微创医学，2021，16（05）：665-668.

[3] Dong Y L, Qian Y N, Liu L, et al. Anatomical Study on the Reconstruction of the Anterior Talofibular Ligament [J]. J Foot Ankle Surg，2021，60（5）：908-911.

[4] Chang S H, Morris B L, Saengsin J, et al. Diagnosis and Treatment of Chronic Lateral Ankle Instability：Review of Our Biomechanical Evidence [J]. J Am Acad Orthop Surg，2020，29（1）：3-16.

[5] Lu A Q, Wang X P, Huang D Q, et al. The effectiveness of lateral ankle ligament reconstruction when treating chronic ankle instability：A systematic review and meta-analysis [J]. Injury，2020，51（8）：1726-1732.

[6] Wang Z G, Wu C. Efficacy of repair and reconstruction therapy for the treatment of lateral ankle ligament injury：A protocol of systematic review and meta-analysis [J]. Medicine，2020，99（22）：e20344.

第四章　骨肿瘤　骨病

确诊"肾癌"6年余，左肩麻木、疼痛、活动受限8个月——左肱骨近端肾癌转移

⚛ [实习医师汇报病历]

　　患者男性，51岁，因"确诊'肾癌'6年余，左肩麻木、疼痛、活动受限8个月"于2018-11-13就诊。2012年，以"无痛性全程肉眼血尿"为主诉，就诊泌尿外科，查泌尿系CT：左肾占位性病变（6.8cm×5.8cm），肾癌可能性大。患方拒绝治疗。2018年3月，无明显诱因出现左肩麻木疼痛，伴左上肢麻木、活动稍受限，无局部皮肤红肿、破溃、渗液，无假关节、骨擦感，无潮热盗汗。中医药治疗，症状仍反复。2018年8月就诊三明某医院肿瘤科，查MR示"左肱骨上段多发病变，考虑转移瘤"，诊为"左肾癌并左肱骨转移"。行帕米膦酸二钠保骨、左肩转移瘤放疗，肩部疼痛症状稍缓解，活动受限仍逐渐加重。2018年9月行"根治性左肾切除术"，术后病理示"左肾透明细胞性肾细胞癌"。术后予以索拉菲尼、干扰素-α治疗。患者左肩疼痛活动受限仍逐渐加重，故而来诊。患者既往体健，否认其他"心、肝、肺、脾、肾"等重要脏器疾病史，否认传染性疾病史，否认输血史，否认食物、药物过敏史。

　　体格检查：左上肢未见明显畸形，肩部皮肤未见明显红肿、破溃、渗液，左肩外侧压痛、叩击痛明显，局部皮下未扪及明显肿物，皮温正常，皮感良好。左肩活动度严重受限：前举40°，后伸5°，外展5°，被动活动时肩部疼痛。肩外展、内收、前屈、后伸肌力2级；其余左上肢肌力正常。

　　辅助检查：

　　① 肾脏切除病理：左肾透明细胞性肾细胞癌，Fuhrman Ⅰ级，癌近邻肾被膜及肾盂，肾门脉管切端、输尿管切端及肾门周脂肪组织

均未见癌累及。

②左肱骨中上段X线（图4-1）示左肱骨近端不规则团块状骨质破坏，溶骨性破坏，边界不清，骨皮质中断，大小约 5.7cm×4.3cm。无骨膜反应。

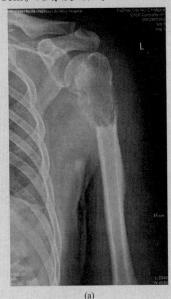 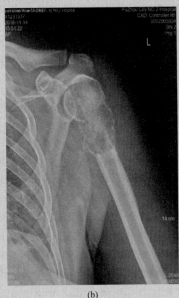

(a)   (b)

图4-1 左肱骨中近端正侧位

入院诊断：左肱骨近端肾癌转移。

诊疗计划：①骨科常规护理，二级护理；②左肩悬臂吊带制动，镇痛等对症支持；③予完善局部 MR、CT，胸部 CT，全身骨显像等相关检查。

 主任医师常问实习医师的问题

● **四肢转移瘤的临床表现和特点有哪些？**

答：（1）流行病学方面 ①通常大于40岁。同样超过40岁也要怀疑转移瘤。②报道30%甚至更高的恶性肿瘤患者会发生骨转移。③乳腺癌、前列腺癌、肺癌、肾癌和甲状腺癌发生的骨转移占所有骨转移的

80％。④骨转移瘤 70％发生于中轴骨，10％发生于长骨，其中以股骨近端、肱骨近端常见。

（2）临床表现　①疼痛，主要表现为钝痛和酸痛。②体重减轻，严重或者晚期患者恶病质。③早期患者或者部分患者可无症状、偶然发现或者随访发现。④病理性骨折。

（3）实验检查　溶骨性病变会出现高钙血症。成骨性病变（比如前列腺癌）可以出现低钙血症。碱性磷酸酶可升高。前列腺癌可出现酸性磷酸酶升高。

（4）影像特征　转移瘤表现多种多样，取决于骨吸收（溶骨）与骨形成（硬化或者成骨）的总量，75％的转移瘤为溶骨性。一般骨转移的骨膜反应轻微且没有良性原发骨肿瘤的硬化缘。大多数转移瘤位于髓腔内。某些转移性病变的特征如下。①皂泡状、膨胀性、溶骨性病变是肾癌或者甲状腺癌的特征。②多灶性、非膨胀性、高密度硬化病变是前列腺癌的特征。③侵袭性骨膜反应（日光放射征）少见，但最常见于前列腺癌、类癌或者神经母细胞瘤。④伴有内部钙化的转移癌包括结肠癌和甲状腺癌。⑤骨皮质病变提示乳腺癌或肺癌转移。X 线片不是最敏感的，但是最容易实施，只有当皮质破坏超过其厚度的 30％～50％时，X 线才能发现。核素骨显像敏感性好，评估整体肿瘤负荷；特异性差。CT 可评估 X 线难以评估的部位和确定骨皮质病变的程度。MRI 可能是最敏感的检查方法，在脂肪性骨髓改变、软组织受累程度和与邻近结构关系方面效果最好。PET-CT 对于大多数实体瘤骨转移的检测效果良好，特别是高代谢活性的肿瘤，其与核素扫描互补，部分原发灶不明的患者可以发现原发灶。

● **骨转移瘤的影响和危害有哪些？什么是骨相关事件？**

　　答：骨转移瘤是导致患者出现病况的一个重要原因，是引发并发症的主要因素，引发骨转移引起的骨相关事件（skeletal-related events，SREs），极大地降低患者的生活质量，影响患者的预后。比如下肢病理性骨折对患者的活动能力有显著的影响，上肢病理性骨折将极大地影响患者生活自理能力。

　　SREs 是由于恶性肿瘤骨转移而发生的一系列骨相关事件。SREs 包括疼痛、病理性骨折、高钙血症和脊髓压迫症，也包括病理性骨折或者脊髓压迫而进行放疗、骨骼手术、改变抗癌方案。

● **骨转移瘤的预后及影响因素有哪些？**

答：目前亦有诸多文献对各种因素进行研究，提出各种预测模型。骨转移瘤的预后影响因素有：原发肿瘤生长快慢/预后/预期寿命、症状、骨转移对生存质量的影响、病理性骨折、体能状态/疾病状况、转移多寡/是否可控/重要器官与否、治疗目标、治疗偏好等。

根据既往的经验和数据，关于骨肿瘤的生存期预估见表4-1。但是这些数据都过于陈旧。如今随着治疗手段越来越先进和多样化，比如化疗、放疗、靶向治疗、细胞治疗以及传统的化疗和放疗的进展，患者的预后有长足的改善。

表 4-1   常见肿瘤骨转移的发生率和预后

来源	骨转移发生率/%	中位生存期/月	5年生存率/%
骨髓瘤	95～100	20	10
乳腺癌	65～75	24	20
前列腺癌	65～75	40	15
肺癌	30～40	<6	<5
肾癌	20～25	6	10
甲状腺癌	60	48	40
黑色素瘤	15～45	<6	<5

❁ ［住院医师或主治医师补充病历］

左肱骨近端CT（图4-2）示左肱骨上段占位伴病理性骨折，溶骨性破坏，病灶内未见明显成骨和钙化，骨皮质破坏，软组织包块不明显，无骨膜反应。

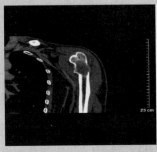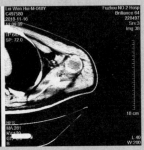

图 4-2   左肱骨近端CT

左肱骨近端 MRI（图 4-3）示左肱骨近端骨破坏伴病理性骨折，病灶呈混杂高信号，周围软组织及骨髓水肿，左肩关节少量积液。

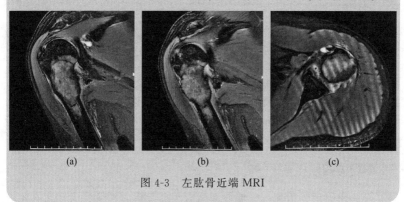

(a)   (b)   (c)

图 4-3 左肱骨近端 MRI

 主任医师常问住院医师的问题

● 四肢骨转移瘤的手术指征和原则有哪些？

答：四肢骨转移瘤的治疗以寿命预估为核心，以骨折风险为关键。

手术指征目前尚无统一的定论，一般认为：患者一般情况良好，预期生存期大于 12 周，甚至部分文献建议 6 周；手术治疗可以使患者获益（早期活动或便于护理）；孤立转移灶，原发灶已经彻底切除或可治愈；已发生病理性骨折或病理性骨折风险较高；放疗失败及持续性疼痛无法缓解。

● 四肢骨转移瘤的外科手术的一般原则有哪些？

答：预防性固定后的生存率高于骨折后固定；病变所致剧痛限制功能且会因承重而加重时，应考虑预防性固定；不管 Mirels 评分结果如何，放疗失败且持续疼痛的患者通常都适合预防性固定；发生在股骨颈、股骨转子间及肱骨颈的病变有极高的骨折风险；如果外科医师相当确定某个病变最终需要固定，那一般最好在放疗和真正发生病理性骨折之前手术；任何固定或者重建应该足够坚固；内固定或重建的使用期限应超过患者的预计生存期；固定不应依赖骨折愈合来达到稳定；允许术后就可立刻充分使用肢体或完全承重；虽然支持放疗有效的研究不多，但是目前指南推荐辅助放疗，即术后常规放疗。

四肢骨转移瘤是否需要术前活检？

答：无论有无癌症病史，孤立性骨病变患者都应该先行组织学诊断再固定真性或濒临病理性骨折。但如果病理性骨折患者曾有骨转移的组织学诊断或多发性骨病变的影像学证据，不是必须术前组织学诊断。仅有久远的癌症病史或无癌症病史，评估难度更大，应该寻找原发灶，但是活检之前应先行诊断性评估。在活检排除原发骨肿瘤之前就进行内固定手术，尤其是行非 En-bloc 手术的情况下将造成周围组织的严重污染，会使保肢手术无法实施。

如何做四肢骨转移瘤的术前评估？

答：在固定骨折前，真性或濒临病理性骨折患者应全面接受系统评估，包括全面的病史采集和详细的体格检查。评估应明确病变的骨骼和软组织范围，及其与相邻结构的关系；确诊指标性病变；确定肿瘤的整体骨骼侵犯范围；检测有无可能需要同时治疗的其他转移灶；以及预测患者的总体预后。

（1）病理性骨折的评估

① 评估病理性骨折的风险和预防性内固定的必要性。目前常用 Mirels 分级系统。

② Fidler（1981 年）：骨折的风险随着骨皮质受累的周径的增加而增加。骨皮质受累不足 50% 时的骨折风险为 2.3%，50%～70% 时骨折风险为 60%，超过 75% 时则为 80%。

③ Harrington（1986 年）：对溶骨性病变需行内固定，当肿瘤累及骨的横径超过 50%、肿瘤直径超过 2.5cm，或持续性疼痛，或放疗后进展。

④ Mirels 分级系统（1989 年）：基于 4 个影像学和临床因素（部位、疼痛、病变和大小），每项评分 1～3 分（总分 4～12 分），如表 4-2。≤7 分不需要预防性固定；≥8 分需要行预防性固定。

⑤ 新的评估方法，更多基于更先进的检测方法。如基于 CT 数据，评估骨骼最薄弱横截面处的骨成分和构造特征变化的 CT 结构刚度分析（CT-based structural rigidity analysis，CTRA）；有限元分析等。

表 4-2　长骨转移瘤病理性骨折 Mirels 评分

项目	Mirels 评分		
	1 分	2 分	3 分
部位	上肢	下肢	转子周围
病痛	轻度	中度	重度
病变性质	成骨性	混合	溶骨性
病变大小	<周径 1/3	周径 1/3～2/3	>周径 2/3

（2）预后及生存期的预测

① 一般来说，拟行手术患者的预计生存期应大于等于手术恢复所需时间。髓内钉固定术、长骨骨折的钢板固定或简单的半髋关节或半肩关节成形术等手术后，恢复期最多为 6 周；而髋臼重建术等更为复杂的手术后，恢复期可能需要 3～6 个月。

② 已有多个模型可根据骨转移灶数量、是否存在脏器转移及累及范围、原发灶部位、血红蛋白水平和体能状态估计预后。所有模型精准预测总生存期的能力均有限，并且尚不清楚哪种更可靠。

✳ ［主治医师再次补充病历］

经术前评估，患者肾癌病史，目前影像学支持左肱骨上段转移瘤，胸部 CT 未见明显转移灶，MRI 评估三角肌侵犯轻微，可以保留大部分，和患者及家属沟通交流后，行左肱骨近端切除＋左反式肩关节假体置换术。术后功能像和正侧 X 线片见图 4-4。

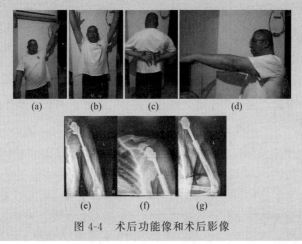

图 4-4　术后功能像和术后影像

❓ 主任医师常问住院医师的问题

● 四肢骨转移瘤的治疗方法有哪些？

答：（1）支持治疗　①疼痛管理/镇痛；②抑制骨破坏药物，包括二膦酸盐和地诺单抗。

（2）全身性抗癌治疗　化疗、靶向治疗和激素治疗可减小肿瘤体积和（或）调节疼痛信号通路。

（3）放疗　①EBRT：有症状的标准治疗50%～80%缓解，1/3完全缓解；推荐单次8Gy。②SBRT：特别对于需再次放疗以及放疗抵抗的肿瘤。

（4）骨靶向放射性药物　针对症状多灶性或者弥漫性疼痛的患者可采用骨靶向放射性药物治疗或者半身照射。如镭-223治疗前列腺癌转移者，钐-153治疗其他转移瘤。

（5）手术　切除方法包括En-bloc或刮除，重建方式包括内固定或假体重建，固定方式包括机械固定或生物固定。

（6）局部消融术　对于在姑息性放疗后因1个或多个骨骼部位小体积病变而存在持续性或复发性疼痛，并且不适合手术或使用立体定向技术再次放疗的患者，局部热消融术是重要的治疗方法。射频消融术（radiofrequency ablation，RFA）、冷冻消融术和聚焦超声（focused ultrasound，FUS）都是缓解有症状骨转移瘤的有效消融治疗方法。

● 四肢骨转移瘤的治疗策略有哪些？

答：骨转移患者的治疗目标包括：最大限度地缓解疼痛，保留和恢复功能，尽量降低SREs发生风险，稳定骨骼，以及增强局部肿瘤控制。四肢骨转移瘤的治疗策略要以病理性骨折、濒临病理性骨折、负重骨等而进行治疗选择，具体如图4-5。

● 怎么选择肱骨转移瘤整块切除术后的重建方式？

答：（1）生物学重建　常用的生物学重建方式包括同种异体骨关节移植、瘤骨灭活后回植内固定、同侧锁骨翻转重建、腓骨移植重建等。其中锁骨翻转重建及腓骨移植重建骨组织来源易获得，术后效果肯定，但并发症发生率约有23.3%。对于不能保留肱骨头的患者，生物重建后功能较差。

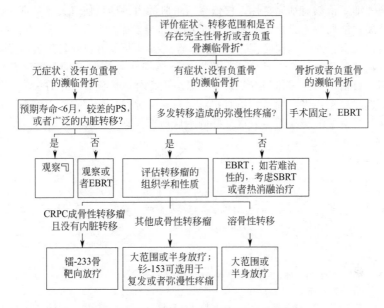

图 4-5　实体瘤非脊柱骨转移的手术方案

假定已获得合适的系统治疗。一线的镇痛治疗包括合适的镇痛药，包含非甾体抗炎药物，可联合或者不联合阿片类药物。抑制骨破坏药物建议用于大多数患者，其既可以镇痛也可以预防骨相关事件。以上方案不适用于多发骨髓瘤。PS—体力状态；EBRT—外放射治疗；SBRT—立体定向放射治疗；CRPC—去势抵抗性前列腺癌

* 评估骨折风险可参考经过验证的评估量表，比如 Mirels 评分量表。

⌐ 如果选择观察，需定期影像学检查；一旦发现骨病损进展或者濒临骨折，需要进行外放射治疗

（2）人工肱骨头置换术　是肱骨近端恶性肿瘤整块切除后最常用的方法之一。该手术可以重建肱骨的骨缺损部位和关节面，提供即刻稳定性，手术简单，术后短期效果好。手术主要并发症包括假体相关机械性并发症和关节脱位、半脱位或不稳、肩关节功能受限明显。

（3）反式肩关节置换术　反式人工全肩关节置换术是指肩关节假体的球形关节面放置于肩胛骨关节盂侧，而盂杯放置于肱骨近端的半限制性人工全肩关节。其设计使得肩关节旋转中心内移，从而减少关节盂和基座剪切力，降低松动率；关节假体的颈干角为 155°，肱骨干略有下移，外展时三角肌的张力较普通假体增加；它的特点是利用三角肌来替代肩袖的功能。通过特殊的生物力学结构提供了不同的肩关节活动机

制，即不依赖肩袖完整性，仅依靠三角肌的力量即可使肩关节具良好的外展、前屈及上举能力。而肱骨近端肿瘤患者，往往切除较多的肩袖。当然反肩置换手术同时存在费用高、学习曲线长及并发症发生率高等缺点，从肿瘤学外科边界角度，其操作破坏构成肿瘤间室的关节盂软骨面，目前采用此假体仍有争议，临床应选择合适病例。反式肩关节假体的选择要求患者切除后三角肌相对完整，腋神经功能存在。本例患者选择反式肩关节置换术，取得良好的术后功能。

参 考 文 献

［1］ Coleman R E. Clinical features of metastatic bone disease and risk of skeletal morbidity ［J］. Clin Cancer Res，2006，12：6243s.

［2］ Pockett R D，Castellano D，Mcewan P，et al. The hospital burden of disease associated with bone metastases and skeletal-related events in patients with breast cancer，lung cancer，or prostate cancer in Spain ［J］. Eur J Cancer Care，2010，19 （6）：755.

［3］ Shinoda Y，Sawada R，Yoshikawa F，et al. Factors related to the quality of life in patients with bone metastases ［J］. Clin Exp Metastasis，2019，36 （5）：441-448.

［4］ 杨荣利，徐万鹏，郭卫，等.61 例肢体转移癌的外科治疗 ［J］. 中国骨肿瘤骨病，2004，3 （6）：330-334.

［5］ H Michael Yu，MD，ScMSarah E Hoffe，MD. Epidemiology，clinical presentation，and diagnosis of bone metastasis in adults. UpToDate. https：//www. uptodate. cn/contents/epidemiology-clinical-presentation-and-diagnosis-of-bone-metastasis-in-adults? csi ＝ 6ecb24c3-3be6-441c-b3ef-f6b50d24a186＆source＝contentShare （Accessed on Jul 25，2019）.

［6］ Wu J S，Hochman M G. Bone Tumors：A practical guide to imaging ［M］. New York：Springer，2012.

［7］ H Michael Yu，Sarah E Hoffe. Overview of therapeutic approaches for adult patients with bone metastasis from solid tumors. UpToDate. https：//www. uptodate. cn/contents/overview-of-therapeutic-approaches-for-adult-patients-with-bone-metastasis-from-solid-tumors? source＝Out%20of%20date%20-%20zh-Hans （Accessed on Feb 05，2021）.

［8］ 中华医学会骨科学分会骨肿瘤学组. 骨转移瘤外科治疗专家共识 ［J］. 中华骨科杂志，2009 （12）：1177-1184.

右髋部及腹股沟处反复疼痛 7 个月——
右骨盆软骨肉瘤

⚙ [实习医师汇报病历]

患者男性，29 岁，以"右髋部及腹股沟处反复疼痛 7 个月"为主诉就诊我院。缘于入院前 7 个月无明显诱因出现右髋部及腹股沟处反复疼痛，疼痛尚可忍受，行走及用力活动时疼痛无明显加剧，久站久立久行后疼痛可加剧，疼痛无向他处放射，无关节活动障碍，无下肢麻木、无力，未予重视及治疗，现疼痛症状稍加重，并可于右腹股沟内下处扪及肿块，局部压痛，无皮肤改变，无明显夜间痛，遂就诊我院门诊，门诊拟"右骨盆肿瘤性质待查"收住入院。自发病以来患者体重无明显减轻，饮食、二便正常。患者既往体健，否认其他"心、肝、肺、脾、肾"等重要脏器疾病史，否认传染性疾病史，否认外伤史、手术史、输血史，否认食物、药物过敏史。

体格检查：体温 36.8℃，脉搏 80 次/分，呼吸 19 次/分，血压 100/70mmHg。神志清楚，心肺未见明显异常。腹平软，无压痛。专科检查：步行入院，步态正常，骨盆及双下肢未见畸形，右髋关节及腹股沟局部皮肤正常，皮温正常，无浅静脉曲张，右腹股沟中点往下 2cm 处可触及一质韧肿物，边界不清，局部压痛明显，叩击痛阳性，右腹股沟中点无压痛，右髋关节外旋活动因疼痛受限，内旋、内收、屈曲、外展均无异常，右髋"4"字试验阳性，右侧阴性，双下肢直腿抬高试验阴性，双下肢感觉、肌力正常，肢端血运、皮肤感觉正常，生理反射存在，病理征未引出。

辅助检查：骨盆正位 X 线片（图 4-6）示右侧髋臼骨皮质缺损，局部见透亮影，密度不均匀，骨质见吸收破坏。

入院诊断：右骨盆肿瘤性质待查。

诊疗计划：①骨科护理常规，二级护理；②对症支持，卧床，不负重；③予完善局部 MR、CT，肺部 CT，全身骨显像等相关检查，择期行病灶穿刺活检，明确病理诊断。

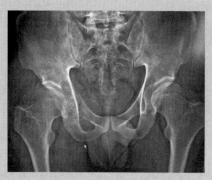

图 4-6　骨盆正位 X 线片

 主任医师常问实习医师的问题

● **骨盆肿瘤的临床特点有哪些？**

答：流行病学显示，骨盆肿瘤相对比较常见，占原发骨肿瘤的 3% ～ 4%，软骨系统肿瘤最常见，其次是 GCT 和成骨肉瘤。儿童的尤文肉瘤好发于骨盆。超过 40 岁要警惕 MT。年龄是病史的最重要信息，因为大多数的骨肿瘤具有明显的年龄段的分布特征。比如 10 ～ 20 岁常见骨肉瘤和 Ewing 肉瘤，20 ～ 40 岁常见 GCT，40 ～ 70 岁常见软骨肉瘤、MT。由于盆腔以及骨盆周围重要脏器、组织、神经和血管复杂多样，故而骨盆肿瘤的临床表现也比较多样。同时也是因为骨盆位置深在，肿瘤的症状是非特异性，其症状是潜在发展的。所以很多患者就诊时候包块已经很大了。

骨盆肿瘤主要的症状是疼痛，尤其是静息痛和夜间痛；肿胀和包块；活动受限或者病理性骨折。其中疼痛跟部位有很大关系：髂骨——下腹，髋臼——髋关节，闭孔——大腿内侧，髂骨后侧——臀部、腰部，骶骨——骶尾区、臀部、大小便。很大一部分患者就诊原因是神经刺激。部分患者出现病理性骨折。

● **骨盆肿瘤如何分区？**

答：Enneking 骨盆肿瘤分区（图 4-7）为：Ⅰ区，髂骨区；Ⅱ区，髋臼及其周围区；Ⅲ区，耻坐骨区；Ⅳ区，骶髂关节、骶骨区。该患者肿瘤侵犯Ⅱ区、Ⅲ区。

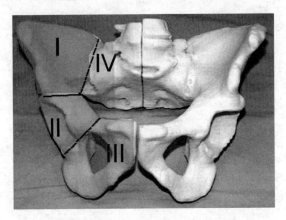

图 4-7　骨盆肿瘤分区

[住院医师或主治医师补充病历]

　　该患者入院后，CRP、血沉、碱性磷酸酶均升高。右髋CT（图 4-8）示右侧髋臼、耻骨上支溶骨性骨质破坏。右髋MRI（图 4-9）示右侧髋臼骨质破坏并软组织块影。遂于局部麻醉下行"穿刺活检术"，术后病理结合影像学诊断"普通型中心型软骨肉瘤Ⅱ级"。结合临床、影像及病理报告，明确"右骨盆软骨肉瘤"诊断。

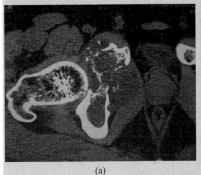
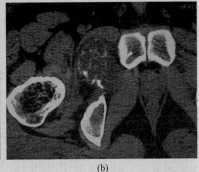

(a)　　　　　　　　　　　　　　(b)

图 4-8　右髋 CT

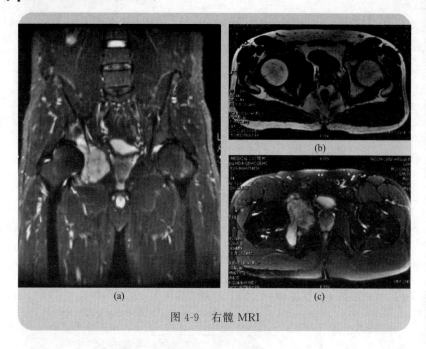

(a)　(b)　(c)

图 4-9　右髋 MRI

主任医师常问住院医师的问题

软骨肉瘤的临床表现有哪些？

答：软骨肉瘤好发于 30～60 岁，男性稍多于女性，占原发恶性骨肿瘤的 20%，为第三好发的骨恶性肿瘤。好发部位为骨盆、长骨（股骨、肱骨）、肩胛骨、胸骨、肋骨。手、足及颅面骨少见；长骨多发于干骺端，近端常多于远端；中轴骨多于肢带骨。

软骨肉瘤一般生长缓慢。症状以疼痛和软组织肿胀为主。临床上，中央型软骨肉瘤常有隐匿性疼痛，除非肿瘤已生长较大，一般无肿块出现；反之，周围型的继发性软骨肉瘤，可以无症状，但有较大的肿块，只有肿瘤生长到一定水平时临床上才能发现。

影像上以软骨样基质（"弧形和环形"钙化）为特征。

软骨肉瘤的病理分级有哪些？

答：组织学分级是判断临床行为和预后最重要的指标之一。软骨肉瘤在组织学上分为 3 级，依据是细胞核大小、核染色类型（深染）、核分裂活性和细胞增殖程度。

（1）1 级软骨肉瘤 细胞增殖适中，富含透明软骨基质。软骨细胞有较小的圆形细胞核，偶见双核，未见核分裂。1 级软骨肉瘤在 WHO 分类中重新分类为"非典型软骨肿瘤"（atypical cartilaginous tumor/ chondrosarcomas grade 1，ACT/CS 1）。ACT/CS 1 几乎不会发生转移，因此目前认为 ACT/CS 1 是局部侵袭性肿瘤，而非恶性肉瘤。患者的 10 年生存率为 83%～95%。

（2）2 级软骨肉瘤 细胞增殖程度较高，而软骨样基质较少，存在核分裂，但很分散。软骨细胞核增大，存在小泡或浓染。2 级软骨肉瘤发生转移的风险在低分级与高分级软骨肉瘤之间（10%～15%）。患者的 10 年生存率为 64%～86%。

（3）3 级软骨肉瘤 细胞增殖程度更高，伴核多形性和明显的核分裂，以及肿瘤结节周围有特征性梭形细胞改变。软骨样基质少见或缺如。高分级软骨肉瘤转移风险较高（32%～70%），单纯手术切除预后不良。患者的 10 年生存率为 29%～55%。

组织学分级易受观察者间差异影响，这种差异会带来一些问题，因为 ACT/CS 1 和 2 级软骨肉瘤的手术治疗策略通常不同。因此，目前需要可预测临床行为指导治疗决策，并为分子靶向治疗提供新靶点的分子标志物，通过发现新的信号通路，促使人们关注分子靶向治疗，尤其是化疗难治的不可手术性或转移性软骨肉瘤。

● 软骨肉瘤的治疗策略有哪些？如何选择？

答：（1）对于所有级别和亚型的非转移性软骨肉瘤，手术切除是唯一的治愈方式。最佳术式取决于组织学分级、肿瘤部位和肿瘤侵犯范围。手术目的是完全切除肿瘤并尽量减少功能残疾程度。

（2）选择策略

① 对局限于骨、累及四肢（附肢骨，长管状骨和短管状骨）的中央型非典型软骨小肿瘤（1 级即是 ACT/CS 1），病灶内刮除联合局部辅助治疗（应用苯酚或冷冻手术，随后骨髓腔内填充骨水泥或骨移植），而非局部扩大切除。

② 对于所有其他患者，均推荐局部扩大切除。

③ 对于局部复发软骨肉瘤，应采用积极治疗，因为这些肿瘤的组织学分级可能比原来的肿瘤更高，从而增加发生转移和致命结局的风

险。对于非转移性 ACT/CS 1 的复发，如果局部复发为单发性、组织学分级没有增加且病灶位于长骨，可复行病灶内切除辅以局部辅助治疗。否则，优选局部扩大切除。

④ 多数软骨肉瘤对放疗相对不敏感。其中，有两亚型对化疗敏感：间叶性软骨肉瘤采用尤文肉瘤方案化疗；去分化软骨肉瘤采用骨肉瘤化疗方案。此两者可行新辅助或者辅助化疗。

⑤ 对于不可切除或转移性晚期肿瘤患者，尽量将其纳入临床试验，比如 IDH 抑制剂、mTOR 抑制剂、酪氨酸激酶抑制剂-受体酪氨酸激酶等。对于不适合进行临床试验的患者，给予多柔比星联合顺铂作为初始治疗。对于不适合进行临床试验的化疗难治性肿瘤患者，对普通型软骨肉瘤患者使用抗血管生成剂如培唑帕尼；对去分化软骨肉瘤患者使用程序性细胞死亡蛋白 1（PD-1）抑制剂，如帕博利珠单抗、纳武利尤单抗。

⊛ ［主治医师再次补充病历］

　　于全麻下行"腹主动脉球囊临时阻断＋右骨盆肿瘤切除＋组配式人工半骨盆置换术"，手术顺利，术后绝对卧床休息，制动患肢，术后病理回报："软骨肉瘤Ⅱ级"。术前 MRI 设计切除范围、术中所见及切除标本、术后 X 线片、术后功能展示见图 4-10～图 4-13。

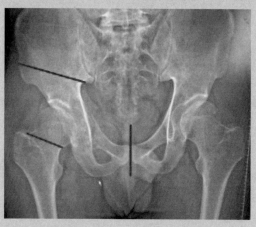

图 4-10　根据术前 MRI 设计切除范围

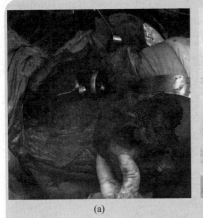 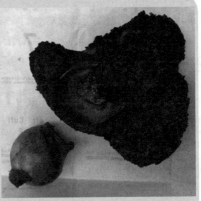

(a)   (b)

图 4-11　术中所见及切除标本

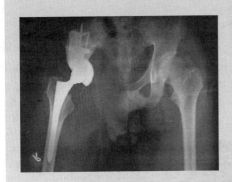 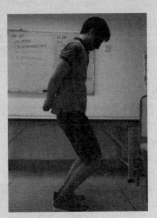

图 4-12　术后 X 线片　　　图 4-13　术后功能展示

 主任医师常问进修医师或主治医师的问题

● **骨盆恶性肿瘤的外科治疗方案有哪些？各有哪些优劣？**

答：骨盆恶性肿瘤的外科治疗包括外骨盆切除术（即半骨盆截肢）和内骨盆切除术（即保肢术）。外骨盆截肢术可以完整切除肿瘤，然而其手术创伤极大，同时功能丧失严重，很多患者难以接受。随着化疗等辅助手段以及外科手术的发展，现在越来越倾向于行内骨盆切除术，其可以保留更多的功能及更好的外形。

内骨盆切除是保肢术的基础，之后可行单纯的旷置或者重建。

骨盆旷置术手术相对简单，术后并发症相对较少，同时保留一定的功能，可作为最终的手术，也可作为重建术的一期手术。

骨盆切除重建术，手术复杂和难度增大，术后感染和机械失败并发症概率增加，但是能够有更好的功能。根据切除的骨盆部位（分区）和范围，可选择不同的重建方式，比如Ⅰ区切除后自体骨或骨水泥复合内固定重建。Ⅱ区切除后需要重建髋关节，可选择骨旋转成形术、自体/异体骨复合人工关节或者假体、骨盆假体重建术以及 3D 打印假体等。单纯Ⅲ区切除后不需重建。涉及Ⅳ区需恢复骶髂关节连续性或者腰髂固定和重建。

● **骨盆外科手术的常见并发症有哪些？如何预防？**

答：骨盆常见的并发症有出血、神经损伤、伤口并发症、感染、机械相关并发症以及局部复发等。

（1）出血的控制是骨盆手术的关键。现临床使用的方法有：术前介入靶血管栓塞 [图 4-14(c)] 及单侧髂内动脉结扎、术中髂总临时阻断 [图 4-14(a)] 以及腹主动脉球囊阻断 [图 4-14(b)]。目前临床上最常用且有效的方法是腹主动脉球囊阻断术，减少出血的同时，也使术野清晰，保证完整切除肿瘤而减少术后肿瘤复发，保护神经、血管和邻近脏器而避免损伤。

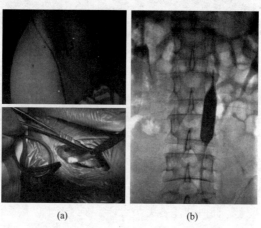

(a)　　　　　　(b)

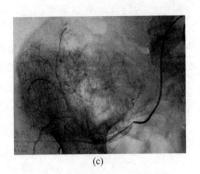

(c)

图 4-14　减少术中出血的方法

（2）骨盆肿瘤外科手术可能损伤骶神经、坐骨神经等重要神经。首先控制出血，获得良好视野，是保护神经的前提。其次术前计划周密、切除范围的预判以及术中仔细和熟练操作有助于神经损伤的预防。当然不能为了保留神经而造成阳性切缘。

（3）伤口并发症和感染是术后早期最易发生的并发症，其与软组织缺失、手术创伤大、手术时间长以及术后空腔大有关。术前术后预防性使用抗生素。术后要通畅引流，防止血肿产生。同时要选择合适的假体或重建，应避免假体或者重建过于复杂、重建后张力过大或对软组织干扰、刺激过大。一旦形成伤口不愈合或者怀疑感染及时清创，或二期缝合或使用邻近皮瓣转移，防止感染形成。注意术后换药护理。

（4）髋关节假体脱位是棘手问题，与肿瘤切除造成周围软组织缺失、张力不足，以及髂骨侧假体摆动不稳有关，也和术中解剖改变致安装不当等有关。需要及时发现，术中通过多种解剖标志确认，屈伸旋转多角度检查，术中透视等方法确认。一旦脱位复位后可牵引数周。对于反复发生的脱位需要对假体位置进行评估，看是否进行翻修或更换限制型臼杯。

（5）机械失败也是非生物重建的中远期并发症。术中合理安置假体。术后适当锻炼，指导患者部分负重。随技术进步，生物涂层、假体表面生物长入设计和 3D 设计打印假体等在一定程度上减少松动等机械失败并发症。

主任医师总结

软骨肉瘤是骨盆最好发的恶性肿瘤。软骨肉瘤影像学上以软骨样基质（"弧形或环形"钙化）为特征。骨盆软骨肉瘤往往以疼痛或肿块常见，临床表现无特异性。软骨肉瘤以完整的手术切除为主要治疗手段。骨盆外科手术是骨肿瘤外科高难度高复杂的手术，其并发症较多。随着止血方法的使用及改进、手术方式方法的进步以及骨盆假体的研发和设计，骨盆肿瘤外科并发症逐渐减少，疗效逐渐增强。手术成功的条件是术前充足的准备，技术熟练的骨肿瘤专业团队，并需要对已有方法进行不断的改进。

参 考 文 献

[1] AJ Gelderblom，Judith VMG Bovée. Chondrosarcoma. UpToDate. https：//www. uptodate. com/contents/chondrosarcoma? csi＝5509b989-4cd4-46bb-b676-7b26595e6217&source＝contentShare（Accessed on Mar 30, 2021）.

[2] 郭卫，杨毅，汤小东，等. 骨盆环软骨肉瘤的手术治疗 [J]. 中华骨科杂志，2008，28（2）：96-100.

[3] 郭卫. 骨盆恶性肿瘤的外科治疗原则 [J]. 中华外科杂志，2008，46（12）：881-883.

[4] 汤小东，郭卫. 骨盆原发恶性肿瘤的切除与重建 [J]. 中华外科杂志，2008，46（12）：904-907.

[5] 郭卫，邱贵兴，戴尅戎. 中华骨科学骨肿瘤卷 [M]. 北京：人民卫生出版社，2010.

[6] National Comprehensive Cancer Network. NCCN Clinical Practice Guidelines in Oncology. Bone Cancer. Available at：https：//www. nccn. org/profes sionals/physician_gls/pdf/bone. pdf（Accessed on May 19, 2020）.

[7] Wu J S, Hochman M G. Bone tumors：A practical guide to imaging [M]. New York：Springer, 2012.

右大腿疼痛 4 个月，加重伴活动受限 1 个月——右股骨骨肉瘤

❖ [实习医师汇报病历]

患者女性，12 岁，以"右大腿疼痛 4 个月，加重伴活动受限 1 个月"为主诉就诊我院。缘于入院前 4 个月无明显诱因出现右大腿隐痛伴酸胀，夜间痛明显，无局部红肿、破溃，关节活动正常，剧烈活动后疼痛可加重，休息后可缓解，未重视及接受治疗，上述症状逐渐加重，入院前 1 个月，右膝关节屈曲活动时疼痛剧烈，关节活动受限，因疼痛无法长时间行走活动，遂就诊当地医院，拍 X 线片示"右股骨下段病损"，未予特殊治疗，建议转上级医院。为进一步治疗，就诊我院门诊，门诊拟"右股骨病损"收住入院。患者既往体健，否认其他"心、肝、肺、脾、肾"等重要脏器疾病史，否认传染性疾病史，否认外伤史、输血史，否认食物、药物过敏史。

体格检查：体温 36.7℃，脉搏 76 次/分，呼吸 19 次/分，血压 100/70mmHg。神志清楚，心肺未见明显异常。腹平软，无压痛。专科检查：跛行入院，右下肢外观无畸形，未见隆起肿物，局部皮肤无明显发红、发绀、破溃、流脓，皮温稍高，无浅静脉怒张，右大腿下段前内侧压痛，未扪及明显包块，右大腿纵向叩击痛阳性，右膝关节屈伸活动受限，右髌骨上缘 2cm 处大腿周径 24.5cm，左大腿相应位置周径 25.5cm，右足背动脉可扪及，右下肢感觉、肌力正常，肢端血运、皮肤感觉正常，生理反射存在，病理征未引出。

辅助检查：右股骨下段 X 线片示右股骨下段虫蚀样溶骨性破坏，部分成骨改变，伴有骨膜反应和软组织影，突破骺板（图 4-15）。

入院诊断：右股骨下段病损，骨肉瘤可能。

诊疗计划：（1）骨科常规护理，二级护理。

（2）减少下肢负重，镇痛等对症支持。

（3）予完善局部 MRI、CT（图 4-16），胸部 CT，全身骨显像等相关检查，择期行病灶穿刺活检，明确病理诊断。

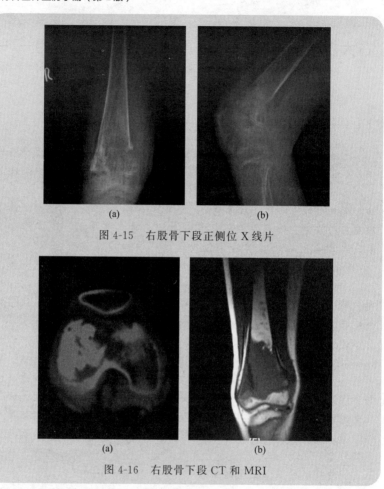

(a)　　　　　　　　　　(b)

图 4-15　右股骨下段正侧位 X 线片

(a)　　　　　　　　　　(b)

图 4-16　右股骨下段 CT 和 MRI

主任医师常问实习医师的问题

● 骨肉瘤的临床表现和特点有哪些？

答：骨肉瘤是最常见的原发恶性骨肿瘤 [（4～6）/1000000]，好发于 10～20 岁（30%发生在＞40 岁），男性好发（3∶2）。常见部位为四肢长骨干骺段（股骨、胫骨和肱骨的近端），骨盆、脊柱等亦可见。

临床早期全身症状不明显。起初局部疼痛，呈中等程度并间歇发作，钝性酸痛，活动后可加剧，注意夜间痛和静息痛。数周内，疼痛逐渐加剧，并可持续发作。局部肿胀可在早期出现并逐渐加重，局部皮肤温度增高，压痛明显。当病程进展较快时，肿瘤附近关节功能障碍，并呈现软组织浸润发红、水肿及浅表静脉曲张现象，严重者可出现病理性骨折。碱性磷酸酶和乳酸脱氢酶升高。淋巴结不肿大，若有要考虑骨髓炎。

● **骨肉瘤的典型 X 线表现有哪些？**

答：X 线片表现多样，取决于骨样基质的多少（不定型或云雾状）和侵袭性的大小。通常一处病灶内可出现溶骨和硬化混合情况。若病变为成骨型，则以增生硬化为主，表现为大量瘤骨形成。溶骨型则以溶骨性破坏为主，早期为筛孔状骨质破坏，随着病变进展，发展为虫蚀状大片骨质破坏，易引起病理性骨折。混合型兼有成骨型和溶骨型的征象。

与正常组织间的移行区较宽，是骨皮质穿透肿瘤进入软组织（但较少会跨越骨骺板和骨骺），从而肿块形成，具有侵袭性的表现。侵袭性骨膜反应是其特征性表现。

常见的骨膜反应：

① Codman 三角：骨膜被肿瘤顶起，骨膜下产生新骨，呈现出三角形的骨膜反应阴影。

② 针状骨膜反应：垂直皮质而平行分布，怒发冲冠征。

③ 放射骨膜反应：一点向外反射样分布，日光放射征。

④ 层状骨膜反应（葱皮样）：骨肉瘤较少见，多见于尤文肉瘤和骨髓炎。

⑤ 紊乱或者无序的骨膜反应。

● **骨肉瘤的分类有哪些？**

答：骨肉瘤的分类见表 4-3。

表 4-3 2020 版 WHO 骨肉瘤分类与 2013 版的对照

编号	2020 版	2013 版
9187/3	低级别中心性骨肉瘤（low-grade central osteosarcoma）	低级别中心性骨肉瘤（low-grade central osteosarcoma）
9180/3	骨肉瘤（osteosarcoma）NOS	传统型骨肉瘤（conventional osteosarcoma）

续表

编号	2020 版	2013 版
9180/3	普通型骨肉瘤（conventional osteosarcoma）	成软骨型骨肉瘤（chondroblastic steosarcoma）
9192/3	毛细血管扩张性骨肉瘤（telangiectatic osteosarcoma）	成纤维型骨肉瘤（fibroblastic osteosarcoma）
9193/3	小细胞骨肉瘤（small cell osteosarcoma）	成骨型骨肉瘤（osteoblastic osteosarcoma）
9194/3	骨旁骨肉瘤（parosteal osteosarcoma）	毛细血管扩张型骨肉瘤（telangiectatic osteosarcoma）
9184/3	骨膜骨肉瘤（periosteal osteosarcoma）	小细胞骨肉瘤（small cell osteosarcoma）
	高级别表面骨肉瘤（high-grade surface osteosarcoma）	继发型骨肉瘤（secondary osteosarcoma）
	继发型骨肉瘤（secondary osteosarcoma）	骨旁型骨肉瘤（parosteal osteosarcoma）
		骨膜骨肉瘤（periosteal osteosarcoma）
		高级别表面骨肉瘤（high-grade surface osteosarcoma）

✸ ［住院医师或主治医师补充病历］

　　该患者入院后，CRP、血沉、碱性磷酸酶均升高，遂于局部麻醉下行"穿刺活检术"，术后病理诊断"普通型骨肉瘤"，结合临床、影像及病理报告，明确"右股骨下段骨肉瘤"诊断，予留置 PICC 管，并予新辅助化疗。

❓ 主任医师常问住院医师的问题

● 骨肉瘤的鉴别诊断有哪些？

　　答：（1）骨髓炎　骨髓炎是一种常见病，好发于青少年及儿童，好发于干骺端，且不易越过骨骺线。症状有患部软组织肿胀、高热、持续疼痛、活动受限，靠近关节的干骺端有明显的深压痛。实验室检查白细胞和中性粒细胞增多。同骨肉瘤相比，可有感染史、窦道、软组织溃疡，较少出现肿块。X线表现：骨髓炎早期破坏模糊，新生骨密度低，晚期破坏边缘清楚，新生骨密度高，骨破坏区周围无成骨，而成骨区内无破坏。可见骨膜反应，多为平行状或层状（葱皮样），由轻变重，由模糊变光滑。

（2）尤文肉瘤　发病年龄低于骨肉瘤，好发于股骨，以骨干为主。由间歇性疼痛转为持续性，进行性加重。早期可出现软组织肿块，密度较高，随病变进展越来越明显。可有发热、贫血、白细胞增多、血沉增快等全身表现。X线表现：长骨骨干骨髓腔呈斑片状，溶骨性破坏伴层状或葱皮状骨膜增生，晚期以骨破坏为主。本病高度恶性，转移早，对化疗、放射敏感。

（3）骨纤维肉瘤　发病年龄大于骨肉瘤，好发于骨干。X线表现：主要为溶骨性破坏，呈束状或斑片状，在髓腔呈偏心性生长，局部可见少量骨膜下成骨或骨膜三角，软组织肿块一般不大，很少有新骨形成，常见病理性骨折。

● 恶性肿瘤的 Enneking 分期有哪些？

答：Enneking 分期即外科分期，是将外科分级/组织学级别（grade，G——G0 良性，G1 低度恶性，G2 高度恶性）、肿瘤解剖定位（territory，T——T0 囊内，T1 间室内，T2 间室外）和区域性或远处转移（metastasis，M——M0 无转移，M1 转移）结合起来，综合评价。根据 G（低度恶性，Ⅰ期；高度恶性，Ⅱ期）和 T（A，间室内；B，间室外）对局限性恶性骨肿瘤进行分期，出现远处转移者为Ⅲ期。具体见表 4-4。

表 4-4　恶性肿瘤 Enneking 分期

分期	G 恶性程度	T 解剖位置	M 转移
Ⅰ　低度恶性无转移			
A 间室内	G1	T1	M0
B 间室外	G1	T2	M0
Ⅱ　高度恶性无转移			
A 间室内	G2	T1	M0
B 间室外	G2	T2	M0

续表

分期	G 恶性程度	T 解剖位置	M 转移
Ⅲ 低度或者高度恶性有转移			
A 间室内	G1～2	T1	M1
B 间室外	G1～2	T2	M1

● 目前骨肉瘤的治疗方法有哪些？

答：根据肿瘤分期和部位采取综合治疗。手术和全身性化疗是骨肉瘤的主要治疗方式。如行保肢治疗，一般采用术前大剂量化疗，然后根据肿瘤浸润范围做根治性切除瘤段、植入假体的保肢手术或截肢术，术后继续大剂量化疗。骨肉瘤肺转移的发生率极高，除上述治疗外，还可行手术切除转移灶或全肺放疗。

骨肉瘤对放疗不敏感。辅助放疗仅用于不能切除或不能完全切除肉瘤的患者、拒绝手术或无有效手术方式时，可能也可用于极少数有小细胞骨肉瘤的患者。

● 什么是新辅助化疗？有什么意义？

答：术前化疗即新辅助化疗。尚未明确发现术前化疗对骨肉瘤患者的益处大于术后化疗，但新辅助化疗可使得更多的患者能够接受保肢手术。但评估是需要截肢还是保肢手术时，不能因为化疗而放弃合理的手术原则。目前最佳化疗时机（即术前还是术后）尚不确定。新辅助化疗相对辅助化疗并无明确的生存益处，但很多医院都优先选择术前化疗，特别是考虑对肢体骨肉瘤患者行保肢手术时。

新辅助化疗的意义如下。①可以即刻治疗亚临床微转移。过去即使获得局部控制，80%以上仅采取外科治疗的骨肉瘤患者也会发生转移。可能大部分患者在诊断时就存在亚临床转移。恶性骨肉瘤患者的生存率在过去50年里获得了巨大改善，主要归功于化疗的进步。与仅外科治疗相比，辅助化疗极大地改善了生存率，是儿童和成人治疗的标准组成部分。②化疗后肿瘤坏死率的评估，为制订术后化疗方案提供参考；总体而言，新辅助化疗后接近完全缓解的患者比缓解程度更低的患者情况更佳。即使肿瘤对化疗敏感，化疗结果良好也不一定会改变切除性质时，患者可能需要立即手术然后行辅助化疗。目前初始化疗疗效差，是否改变化疗方案或者增强化疗尚不明确。③化疗后肿瘤体积缩小或者减轻肿瘤边界的反应带，从而能够获得较为安全的手术边缘，对保肢有利。

✷ [主治医师再次补充病历]

　　该患者于术前行两个疗程"多柔比星＋顺铂＋氨甲蝶呤＋异环磷酰胺"方案化疗，疗程顺利，术前化疗结束后，行"右股骨肿瘤瘤段切除＋肿瘤型半膝关节假体重建术"，手术顺利，术后持续长腿石膏托固定3周，切口愈合后，按术前化疗方案予行术后化疗。化疗后改变见图 4-17，术后正位 X 线片和切除瘤段见图 4-18。

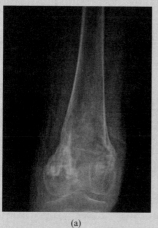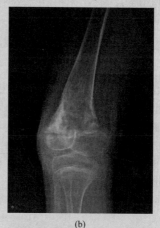

(a)　　　　　　　　　　　(b)

图 4-17　化疗后改变

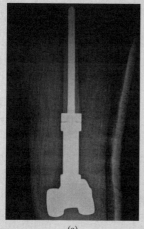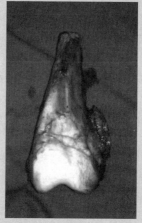

(a)　　　　　　　　　　　(b)

图 4-18　术后正位 X 线片和切除瘤段

主任医师常问进修医师或主治医师的问题

● **保肢术的适应证有哪些？**

答：①Enneking 分期 A 期，对化疗反应好的 B 期，主要神经、血管未受累；②全身情况及局部软组织条件允许，可以达到广泛性切除；③无转移灶，或转移病灶可以治愈；④患者有强烈的保肢愿望；⑤经济上能承受高强度的化疗。

● **保肢术的方式有哪些？其优劣有哪些？**

答：（1）关节融合　主要适用于股骨下端或胫骨上端骨肉瘤切除的同时，维持关节稳定和运动的肌肉也被切除，已不适合功能重建的青壮年患者。

（2）异体骨移植　包括同种异体或自体骨关节移植，自体骨主要采用腓骨，通过完全游离移植或吻合血管移植，可代替被切除的骨段，结合内固定或外固定，可以重建关节功能。其优点是没有排斥反应，愈合快，费用低。

（3）骨灭活再植　外用酒精、放疗、冷冻、煮沸等对瘤骨进行灭活后再植入。

（4）假体置换　假体置换的开展日新月异，整个手术过程主要包括肿瘤瘤段骨切除、置入人工假体，重建骨关节及周围缺损软组织。

● **儿童保肢的特点有哪些？其策略是什么？**

答：儿童骨骼径线是比较小的，且在生长发育中。对于儿童患者保肢治疗必须考虑肢体长短等发育问题。目前解决方向为尽量保留具有生长能力的骨骺或者安装可延长假体。临床常采用半关节置换或者设计儿童特殊的胫骨侧假体，股骨下段瘤段切除后应该尽量减少胫骨侧骺板损伤。半膝关节置换引起膝关节脱位和不稳，尤其是在软组织切除较多情况下，若制动时间长又容易引起膝关节僵硬。特殊设计胫骨侧假体仍无法完全避免损伤，同时一定程度抬高了膝关节线等。

保留骨骺的保肢术是在保肢的基础上保留骨骺，可以解决因骨骺切除所带来的肢体生长障碍、肢体短缩或关节畸形等并发症。目前文献报告有利用灭活再植或者微波在体灭活以期达到安全边界，骨骺牵开分离或者 3D 导板等应对术中外科切除挑战。保留骨骺成功后结合骨延长技术、特制假体、自体骨或者同种异体骨骨移植术等技术达到肢体重建。

可延长人工假体也是儿童保肢的热点，其随着患儿肢体的生长，通过定期延长假体，使患肢与健肢同步生长。然而，早期假体中强度和设计问题，机械性失败及感染等并发症限制其应用，尤其是需要进行麻醉下侵入性手术延长增加了并发症和失败率。随着材料的发展和设计的改进，目前越来越多的文献报道了无创性可延长假体，临床疗效满意，对比非延长性假体疗效和并发症差异不大，且对于有创延长操作的假体，性价比满意。但是，其昂贵的价格限制了其广泛用于临床。

● 化疗的并发症有哪些？如何预防？

答：骨与软组织肉瘤化疗常用到多柔比星（阿霉素）、铂类、氨甲蝶呤、异环磷酰胺等药物，它们对心脏、肝肾、膀胱及耳等器官具有较强的毒性，MTX 可引起继发性肺水肿、胸膜炎。DDP 可引起肾脏损害、听力减退、低镁血症，即使化疗结束后数年仍可发生。DDP 有时也可引起周围神经病变。ADM 有心脏毒性，大剂量 ADM 还可引起急性白血病。我们常采用多药联合的方式，故常伴随着严重的不良反应及风险，如严重的骨髓抑制、严重的胃肠道反应甚至消化道出血、肝肾功能异常甚至衰竭等。

化疗的全程管理在应对化疗不良反应中意义重大，根据不同化疗方案的致吐风险，预防性使用多药联合的止吐方案，如 5-HT$_3$ 受体拮抗剂、地塞米松和 NK-1 受体拮抗剂。根据不同化疗方案的粒细胞缺乏性发热的风险分层，可以预防性使用粒细胞集落刺激因子。通过输血、注射促红素、注射促血小板生成素可以改善贫血及血小板减少症。动态监测心脏功能，严格限制蒽环类药物的上限剂量，预防性使用心脏保护剂，如右雷佐生。使用美司钠预防异环磷酰胺诱发的出血性膀胱炎。

主任医师总结

骨肉瘤是最常见的原发骨恶性肿瘤。临床主要以疼痛和肿块为主要表现，对于静息痛和夜间痛的儿童要警惕。推测其在就诊时就有亚临床微转移灶，所以新辅助化疗和辅助化疗可以明显改善预后（5 年生存率60％以上），很大地改变既往单纯手术或截肢的后果（20％）。现对骨肉瘤的治疗为"新辅助化疗＋手术＋辅助化疗"。随着诊断和外科技术的进步，临床越来越多地选择保肢治疗。儿童保肢要考虑发育的问题，可以通过保留骨骺或者可延长假体保留患者的肢体生长能力。骨肉瘤预后改善归功于化疗，目前常用药物为"多柔比星＋顺铂＋氨甲蝶呤＋异环磷酰胺"，采用三药或四药方案。

参 考 文 献

[1] Wu J S, Hochman M G. Bone tumors: A practical guide to imaging [M]. New York: Springer, 2012.

[2] National Comprehensive Cancer Network. NCCN Clinical Practice Guidelines in Oncology. Bone Cancer. https: //www. nccn. org/profes sionals/physician _ gls/pdf/bone.

[3] Lisa L Wang, Mark C Gebhardt, Nino Rainusso. Osteosarcoma: Epidemiology, pathogenesis, clinical presentation, diagnosis, and histology. https: //www. uptodate. cn/contents/osteosarcoma-epidemiology-pathogenesis-clinical-presentation-diagnosis-and-histology? source＝Out％20of％20date％20-％20zh-Hans.

[4] Mankin H J, Mankin C J, Simon M A. The Hazards of the Biopsy, Revisited. For the Members of the Musculoskeletal Tumor Society [J]. The Journal of Bone & Joint Surgery, 1996, 78 (5): 656-663.

[5] Mavrogenis A F, Angelini A, Errani C, et al. How Should Musculoskeletal Biopsies Be Performed? [J]. Orthopedics, 2014, 37 (9): 585-588.

[6] ENNEKING William F. A system of staging musculoskeletal neoplasms [J]. Clin Orthop Relat Res, 1986 (204): 9-24.

[7] Katherine A Janeway, Robert Maki. Chemotherapy and radiation therapy in the management of osteosarcoma. https: //www. uptodate. cn/contents/chemotherapy-and-radiation-therapy-in-the-management-of-osteosarcoma? source＝Out％20of％20date％20-％20zh-Hans.

[8] Francis J Hornicek, Narasimhan Agaram. Bone sarcomas: Preoperative evaluation, histologic classification, and principles of surgical management. https: //www. uptodate. cn/contents/bone-sarcomas-preoperative-evaluation-histologic-classification-and-principles-of-surgical-management? source＝Out％20of％20date％20-％20zh-Hans.

[9] Anderson W J, Doyle L A. Updates from the 2020 World Health Organization Classification of Soft Tissue and Bone Tumours [J]. Histopathology, 2021, 78 (5): 644-657.

左膝疼痛伴活动受限 3 个月——左股骨骨巨细胞瘤

[实习医师汇报病历]

患者女性，22 岁，以"左膝疼痛伴活动受限 3 个月"为主诉就诊我院。缘于入院前 3 个月无明显诱因出现活动时左大腿下段疼痛，无向他处放射，坐位或卧床休息后疼痛可缓解，无夜间痛，无局部红肿、破溃，无皮肤麻木、下肢乏力，关节活动正常，无游走性关节肿痛，当时未重视及接受治疗，入院前 1 个月，上述症状加重，左下肢踩地时疼痛剧烈，关节活动因疼痛明显受限，并出现患膝局部肿胀，遂就诊当地医院，拍 X 线片示"左股骨远端病损"，未予特殊治疗，建议转上级医院。为进一步治疗，就诊我院门诊，门诊拟"左股骨远端病损待查"收住入院。患者既往体健，否认其他"心、肝、肺、脾、肾"等重要脏器疾病史，否认传染性疾病史，否认外伤史、输血史，否认食物、药物过敏史。

体格检查：体温 36.5℃，脉搏 86 次/分，呼吸 19 次/分，血压 90/60mmHg。神志清楚，心肺未见明显异常。腹平软，无压痛。专科检查：搀扶入院，左膝被动屈曲位，关节稍肿胀，关节内侧局部肿胀，局部皮肤无发红、发绀、破溃、流脓，皮温稍高，无浅静脉曲张，左膝内侧压痛明显，叩击痛阳性，左膝关节被动屈伸活动度正常，自主活动受限，伸 45°，屈 90°，左髌骨上缘大腿周径 37cm，右大腿相应位置周径 35cm，左足背动脉可扪及，左下肢感觉、肌力正常，肢端血运、皮肤感觉正常，生理反射存在，病理征未引出。

辅助检查：左股骨远端正侧位 X 线（图 4-19）提示左股骨内髁骨质见偏心性膨胀性破坏，皮质似有断裂，关节关系无改变，提示左股骨内髁骨病损，考虑骨巨细胞瘤可能。

入院诊断：左股骨远端病损（骨巨细胞瘤可能）。

诊疗计划：（1）骨科护理常规，二级护理。

（2）对症支持，避免负重。

（3）予完善局部 MR、CT，胸部 CT，全身骨显像等相关检查，择期行病灶穿刺活检，明确病理诊断。

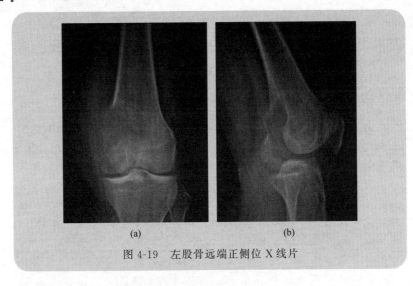

(a)　　　　　　　　　　(b)

图 4-19　左股骨远端正侧位 X 线片

❓ 主任医师常问实习医师的问题

⬤ 骨巨细胞瘤的临床表现和特点有哪些？

答：骨巨细胞瘤（giant cell tumor of the bone，GCTB）好发于青壮年，最多见于 20～40 岁，即骨骺发育成熟后，10%～15% 的病例发生于 10～20 岁，很少发生在青春期前和 50 岁以后，女性略多于男性，尤其是产妇。约 90% 的巨细胞瘤发生在长骨，起源于干骺端，因为几乎所有的巨细胞瘤都在骨骺闭合后发生，最常见的部位是膝关节周围，股骨远端比胫骨近段多见，骶骨的发生率仅次于膝部，桡骨远端的发生率在第 4 位。

主要症状是疼痛，通常为关节周围疼痛，因肿瘤靠近关节，常出现关节功能受限和关节肿胀、积液。病变进展可出现明显肿胀，甚至畸形，在下肢者病理性骨折或微细骨折常见。当肿瘤穿破骨皮质进入软组织时可出现软组织肿块，局部肿胀，并有皮温升高和浅表静脉充盈。触诊有隆起或弹性骨壳样肿物（乒乓球感）。

⬤ 骨巨细胞瘤的病理特征有哪些？如何分期和分型？

答：骨巨细胞瘤为交界性或行为不确定的肿瘤。可分为巨细胞瘤和恶性巨细胞瘤。巨细胞瘤是一种良性的、局部侵袭性的肿瘤，它是由成片的卵圆形单核瘤性细胞均匀分布于大的巨细胞样成骨细胞之间而成。而恶性巨细胞瘤表现为原发性骨巨细胞瘤的恶性肉瘤，或原有骨巨细胞瘤的部位发生恶性变（继发性）。

肉眼观，GCTB 为微红色或褐黄色肉质实性肿瘤，质软脆，通常含有囊性、出血性或坏死区域。肿瘤可能突破骨皮质并延伸入软组织，基本没有骨膜反应。瘤组织以单核基质细胞及多核巨细胞为主要结构。根据两种细胞的分化程度及数目，Jaffe 将骨巨细胞瘤分为三级：Ⅰ级，基质细胞稀疏，核分裂少，多核巨细胞甚多；Ⅱ级，基质细胞多而密集，核分裂较多，多核巨细胞数目减少；Ⅲ级，以基质细胞为主，核异型性明显，核分裂极多，多核巨细胞很少。因此，Ⅰ级为良性，Ⅱ级为中间性，Ⅲ级为恶性。虽然肿瘤的生物学行为、影像学表现、良恶性、临床侵袭性、局部复发、转移并不完全与病理分级一致，但 Jaffe 分级对肿瘤属性和程度的确定及治疗方案的制订仍有一定程度的参考价值。

现公认，该病特征性的大破骨细胞样巨细胞不是肿瘤细胞。而代表肿瘤性成分的单核基质细胞被认为来源于原始间充质基质细胞，其可表达核因子-κB 受体活化因子配体（receptor activator of nuclear factor kappa B ligand，RANKL），RANKL 对于成骨细胞募集破骨细胞及破骨细胞在正常生理条件下的成熟必不可少。

在诊断存疑时，检测是否存在 H3 组蛋白家族 3A（*H3F3A*）基因突变可能有助于确诊。

● 骨巨细胞瘤的影像特征有哪些？如何分期和分型？

答：X 线典型表现为干骺端累及骨骺部位的偏心性、膨胀性、肥皂泡样的骨质溶解病灶，同时破坏骨松质和骨皮质；骨溶解一般较均匀，病灶内无骨化和钙化，但是可因肿瘤在扩展时有某些壁层骨脊保留下来而呈皂泡样表现；破坏区可达软骨下骨，病变周围骨皮质变薄，可出现程度不一的骨皮质连续性中断；病灶的边缘可以规则或不规则。CT 扫描能更准确地评估骨皮质的变薄和穿破以及有无骨矿化。肿瘤内出现矿化提示存在原发性骨肉瘤，需对此进行排除。MRI 最适合评估周围软组织（包括血管神经结构）或关节受累情况。整体显示为边缘清晰的病变，伴有较薄的低信号缘。其特征性 MRI 表现为：膨胀的富血供的包块，可呈囊实性改变；呈 T1 中低信号、T2 中低信号（大量含铁血黄素或纤维化），但也可为 T2 不均质或高信号。实性轻度到明显强化和囊性边缘强化。

临床常用 Campanacci 分级系统根据临床和影像学表现进行分期，

详见表 4-5。

表 4-5　Campanacci 分级系统

Ⅰ期:静止性(quiescent)　临床症状无或轻微 骨内病变,边界清晰,骨皮质完整
Ⅱ期:活动性(active)　有明显的临床症状 更广泛的骨内病变,骨皮质薄但未丧失连续性
Ⅲ期:侵袭性(aggressive)　病情发展迅速,多有病理性骨折 骨外病变,即突破骨皮质,延伸入软组织

影像学分期和病理学分期无明显的相关性。部分文献显示此分级与临床侵袭性和复发有关,临床也较常使用。

什么是良性骨肿瘤的 Enneking 分期？

答:Enneking 分期（表 4-6）即外科分期,是将外科分级/组织学级别（grade,G——G0 良性,G1 低度恶性,G2 高度恶性）、肿瘤解剖定位（territory,T——T0 囊内,T1 间室内,T2 间室外）和区域性或远处转移（metastasis,M——M0 无转移,M1 转移）结合起来,综合评价。良性肿瘤主要是根据肿瘤侵袭范围,以肿瘤囊和间室为界,即解剖定位 T0 囊内,T1 间室内,T2 间室外。

表 4-6　良性骨肿瘤 Enneking 分期

分期	G 恶性程度	T 解剖位置	M 转移
1	G0	T0	M0
2	G0	T1	M0
3	G0	T2	M0

良性骨肿瘤的活检原则有哪些？

答:并非所有肿瘤均需活检,尤其是良性骨肿瘤,比如骨软骨瘤、内生软骨瘤、骨样骨瘤、骨囊肿、纤维结构不良、良性纤维组织细胞瘤、脂肪瘤、血管瘤、神经鞘瘤、腱鞘囊肿、腘窝囊肿、骨化性肌炎、绒毛结节性滑膜炎等典型的良性肿瘤无需活检。可初步诊断或可一期切除或不影响治疗方案的亦可不进行活检。

需要活检的指征如下:

① 凡是对良性或恶性病灶的诊断明显存疑时。

② 组织学诊断差异可能会改变治疗计划时。

③ 在采取危险的、昂贵的或可能有破坏性的治疗之前，需要明确诊断时。

✿ ［住院医师或主治医师补充病历］

左股骨CT（图4-20）示左股骨偏心性、膨胀性和溶骨性改变。左股骨下端MRI（图4-21）示左股骨下端内髁髓腔内可见一团块状异常信号影，T1呈低信号，内见斑点状高信号，T2及STIR上呈混杂信号，呈膨胀性改变，皮质变薄，部分股骨髁软骨下骨已受侵犯。左侧股骨下端异常信号，考虑巨细胞瘤。局部麻醉下行"穿刺活检术"，病理回报："骨巨细胞瘤"，遂结合临床、影像及病理报告，明确"左股骨下端骨巨细胞瘤"诊断。

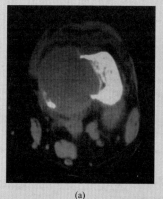
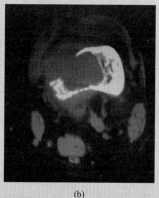

(a)   (b)

图4-20 左股骨CT

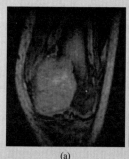
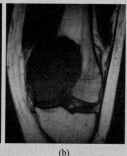
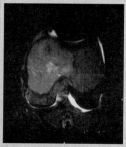

(a)   (b)   (c)

图4-21 左股骨下端MRI

主任医师常问住院医师、进修医师或主治医师的问题

● 骨巨细胞瘤的鉴别诊断有哪些？

答：GCTB的鉴别诊断涉及其他富含巨细胞和富含破骨细胞的肿瘤，包括动脉瘤样骨囊肿、非骨化性纤维瘤、干骺端纤维性缺损、富巨细胞性骨肉瘤、软骨母细胞瘤、甲状旁腺功能亢进症相关性棕色瘤，以及转移癌。尤其是下面几种常见肿瘤：

（1）动脉瘤样骨囊肿　10～30岁最多，半数在肢体长骨，多见于下肢长骨。肿胀、疼痛和关节活动受限为主要临床表现。X线片特点为长骨干骺端偏心位溶骨性破坏，皮质膨胀变薄，无骨膜反应，少数病例可侵及骨端，X线表现与巨细胞瘤较难鉴别，需结合MR、CT及病理诊断。

（2）软骨母细胞瘤　病灶常局限于骨骺，为较小的中心性或偏心性溶骨性病变，呈圆形或轻度多环形，边缘清楚，常有一层薄而硬化的骨边缘。肿瘤内常有钙化。病变可穿破皮质形成软组织肿块，约10%有骨膜反应。

（3）棕色瘤　由甲状旁腺功能亢进症所形成，常累及干骺端，单发时影像学上与巨细胞瘤相似，但甲状旁腺功能亢进症者在棕色瘤的周围的骨骼表现出腔隙性骨质疏松，实验室检查可发现高钙血症、低磷血症以及血甲状旁腺素升高。

H3F3A 基因突变可用于鉴别GCTB与其他病变，因为高达96%的长骨GCTB病例中识别出此突变。使用针对*H3F3A*突变位点*G34W*的单克隆抗体进行免疫组化染色，95%～100%的长骨GCTB病例结果呈阳性。需注意，在GCTB少见的部位（即手足的小骨骼和椎骨），*G34W*突变和*H3F3A*的免疫组化表达频率较低（分别为56%和0～42%）。但*H3F3A*中存在突变并不完全排除为其他富含破骨细胞的恶性肿瘤，例如软骨母细胞瘤、动脉瘤性骨囊肿或非骨化性纤维瘤。特别是，软骨母细胞瘤中组蛋白3.3基因突变率高。

● 骨巨细胞瘤的治疗方法有哪些？

答：（1）外科手术治疗　首选和主要治疗方法，包括病灶内刮除、边缘性切除、局部扩大切除，或者整块切除联合或不联合重建

手术。

（2）系统治疗 ①Denosumab 或地舒单抗等人源 RANK 配体单克隆抗体，用于无法手术切除 GCTB 或手术很可能造成严重并发症的患者，部分患者可以达到降级手术的目的。②其他全身治疗（包括双膦酸盐、化疗以及干扰素和皮质类固醇）的作用尚不完全清楚。双膦酸盐可用于改善症状，并控制局部病变，但文献较早较少。皮质类固醇见于骨外骨巨细胞的报告。除非是真正恶性的 GCTB，一般不将化疗或干扰素视作标准疗法。

（3）辅助治疗 连续选择性动脉栓塞可术前减少出血或缩小肿瘤。为降低病灶内刮除术后的局部复发率，有多种外科辅助疗法。例如，使用骨水泥（PMMA）、氯化锌水溶液、95％乙醇、苯酚、冷冻疗法联合或不联合骨水泥、氩气刀、高频电刀灼烧、射频热疗、无菌蒸馏水、高渗盐水以及使用高速磨钻去除肿瘤周围的骨组织。

（4）放疗 若有手术禁忌证，或阴性手术切缘必定会引发不可接受的并发症，则适合放疗。仅当别无选择时才考虑放疗，这主要是担忧恶性转化。

● 外科治疗的方法有哪些？如何选择策略？

答： GCTB 首选外科手术治疗。外科治疗根据肿瘤位置和大小、肿瘤范围、Campanacci 分级以及有无病理性骨折等综合选择手术方式，同时也要考虑外科边缘、局部复发以及术后功能、并发症。对于四肢 GCTB，优先选择扩大刮除以保留功能；对于脊柱、骨盆、低位骶骨 GCTB，手术边界允许条件下为减少复发优先选择切除；高位骶骨需综合考虑功能和局部复发的利弊。术前可选择人源 RANK 配体单克隆抗体或动脉栓塞减少血供或以求缩小瘤体或手术降级。术中选择适当的局部辅助治疗。选择策略见图 4-22。

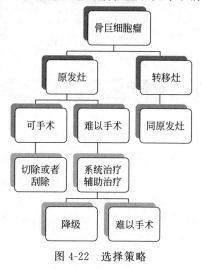

图 4-22 选择策略

✳ [主治医师再次补充病历]

　　结合 MRI、CT 所示，患者左膝关节软骨面及内髁部分皮质已被肿瘤侵蚀，为获得较好的术后功能及降低肿瘤复发可能，采用"左股骨下端巨细胞瘤瘤段切除＋肿瘤型全膝关节置换术"方案治疗，手术顺利，术后病理提示左股骨骨巨细胞瘤Ⅱ级（图 4-23）。

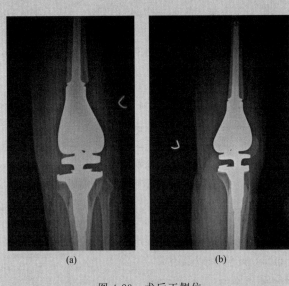

(a)　　　　　　　　　(b)

图 4-23　术后正侧位

❓ 主任医师常问进修医师或主治医师的问题

● GCTB 复发的因素有哪些？

　　答：文献报道统计 GCTB 局部复发的因素有：性别、年龄、肿瘤部位、Campanacci 分级、是否发生病理性骨折、手术方式、二次手术、辅助治疗、肿瘤大小和体积、皮质和关节软骨下骨侵犯情况等，但是文献统计不一。比较一致的观点是术前肿瘤分期和手术是影响复发的主要因素。

复发后的治疗策略是什么？

答：复发后的 GCTB 的治疗策略、原则和初发 GCTB 一致。

Denosumab 的治疗原理是什么？目前的共识有哪些？

答：RANK、RANKL 及骨保护素（osteoprotegerin，OPG）三者之间的联系是调节骨代谢最重要的因素。而三者作用的最终目的是保证破骨细胞和成骨细胞代谢处于平衡的状态。在正常情况下，成骨细胞可分泌 RANKL，后者可特异性地与表达在破骨细胞前体细胞膜上的 RANK 结合，促进破骨细胞的分化和成熟，同时 RANKL/RANK 还可增强破骨细胞的活性。当体内破骨细胞活动过强或者成骨作用较弱时，OPG 作为 RANKL 的内源性抑制因子，可以通过结合 RANKL 介导后者的溶解，阻止 RANKL 与 RANK 的结合从而抑制破骨细胞的成熟并降低其活性，使成骨与破骨活动趋于平衡，在 GCTB 和其他骨转移瘤中，肿瘤细胞可分泌相关刺激因子直接或间接上调 RANKL 的表达，促进破骨细胞分化成熟并增加其活性，导致溶骨性损害及 SREs 的发生。此外，相关实验也证明，通过体外抑制 RANKL 活性，可阻碍肿瘤细胞的增殖与转移。因而总结来看，正是肿瘤细胞明显上调表达了 RANKL，大大超过了机体 OPG 对其溶解抑制作用，从而介导了骨质溶解。

Denosumab 是全人源化 RANKL 的单克隆抗体通过模仿机体内源性 OPG 的作用机制，特异性结合 RANKL 使其溶解，阻断 RANKL/RANK 介导的破骨细胞的分化、成熟及活化，进而防止骨质溶解及骨相关事件的发生。

Denosumab 降低 GCTB 中巨细胞的破骨作用。实验显示结果显示 Denosumab 可明显减少或消除 RANK 活化的肿瘤巨细胞，同时可降低病灶中增殖性肿瘤基质细胞的比例，代之以非增殖型分化良好的新骨组织。Denosumab 直接作用于巨细胞，并没有作用于基质细胞，只是通过改变微环境从而降低基质的活性，但没有引起细胞凋亡。目前临床和文献报告 Denosumab 可以减少出血、缩小体积、促进骨折愈合、促进边缘硬化、边界清楚和手术降级，但是由于其硬化作用会使术中不能准确判断肿瘤范围，同时由于其作用机制可能造成局部复发率增高。除了并发症，目前临床仍存在着很多问题和局限性：GCTB 患者接受 Denosumab 治疗的最佳时间是何时？如何调整治疗方案，何时可以停药？停

药后是否会出现肿瘤复发？长期用药疗效如何？停药后再用药如何
调整？

根据共识指南，对于潜在可切除 GCTB 的患者，若其初始手术会
导致不可接受的功能受损或严重并发症，初始治疗适合使用地舒单抗而
非切除术。

参 考 文 献

［1］ 李晓，郭卫，杨毅，等.四肢长骨骨巨细胞瘤伴病理性骨折的外科治疗［J］.北京
大学学报（医学版）2013，45（05）：745-751.

［2］ Wu J S，Hochman M G. Bone tumors：A practical guide to imaging［M］.New
York：Springer，2012.

［3］ David M Thomas，Jayesh Desai，Timothy A Damron. Giant cell tumor of
bone. UpToDate. https：//www. uptodate. cn/contents/giant-cell-tumor-of-bone？source＝
Out％20of％20date％20-％20zh-Hans（Accessed on Jul 14，2021）.

［4］ National Comprehensive Cancer Network. NCCN Clinical Practice Guidelines in Oncol-
ogy. Bone Cancer. Available at：https：//www. nccn. org/profes sionals/physician_
gls/pdf/bone. pdf（Accessed on May 19，2020）.

［5］ Cowan R W，Singh G. Giant cell tumor of bone：A basic science perspective［J］.Bone，
2013，52（1）：238-246.

［6］ 郭卫，李建民，沈靖南，等.骨巨细胞瘤临床循证诊疗指南［J］.中华骨与关节外
科杂志，2018，11（4）：276-287.

［7］ 徐海荣，牛晓辉.四肢长骨初治骨巨细胞瘤的复发因素分析［J］.中华肿瘤杂志，
2014，36（6）：465-468.

［8］ Takeuchi A，Tsuchiya H，Ishii T，et al. Clinical outcome of recurrent giant cell
tumor of the extremity in the era before molecular target therapy：the Japanese Mus-
culoskeletal Oncology Group study［J］.BMC Musculoskeletal Disorders，2016，17
（1）：306.

［9］ Singh A S，Chawla N S，Chawla S P. Giant-cell tumor of bone：treatment options
and role of denosumab［J］.Targets&Therapy，2015，9：69-74.

腰痛 2 个月，右大腿疼痛 3 周——脊柱转移瘤

❀ [实习医师汇报病历]

患者男性，58 岁，以"腰痛 2 个月，右大腿疼痛 3 周"为主诉入院。入院查体：右大腿及腰部未见局部隆起，无皮肤破溃、脓肿及窦道形成，未触及可疑包块。L3 水平棘突处压痛和叩击痛，右大腿无压痛及叩击痛，髋关节及膝关节活动度正常。右大腿及右小腿外侧感觉减退，股四头肌肌力 4 级，余右下肢血运、感觉、肌力未见明显异常，膝反射存在。直腿抬高试验（±），"4"字试验（一），股神经牵拉试验（一），右臀部 Tinel 征（十）。

入院检查：

腰椎正侧位 X 线片（图 4-24）：L3 椎体压缩性病理性骨折可能，溶骨改变；L5/S1 椎间隙变窄。

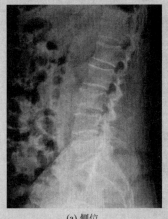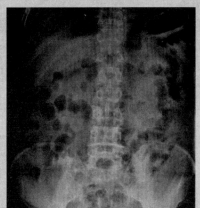

(a) 侧位　　　　　　　　　　　(b) 正位

图 4-24　腰椎正侧位

胸部 CT：①左肺下叶背段结节影，肺癌可能性大。②扫及肝 S8 见片状钙化。

腰椎 CT 三维重建（图 4-25）：L3 椎体骨质破坏、病理性骨折，建议进一步检查。

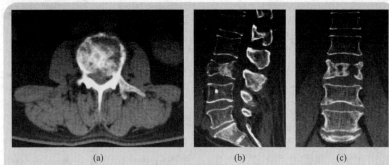

(a)　　　　　　　　　　(b)　　　　　　　　　　(c)

图 4-25　腰椎 CT 示 L3 溶骨性和硬化性混合型改变，压缩性伴有椎管狭窄，脊髓压迫

　　腰椎 MRI（图 4-26）：L3 椎体病理性骨折，继发椎管狭窄，建议 ECT 检查；L4/5、L5/S1 椎间盘突出；腰椎退行性变；腰背部软组织损伤。

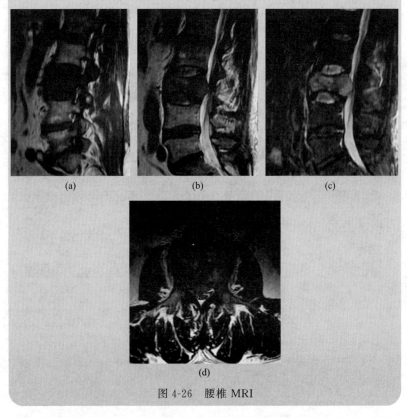

(a)　　　　　　　　　　(b)　　　　　　　　　　(c)

(d)

图 4-26　腰椎 MRI

ECT 全身骨显像（图 4-27）：第 3 腰椎放射性异常浓聚，性质请结合临床。

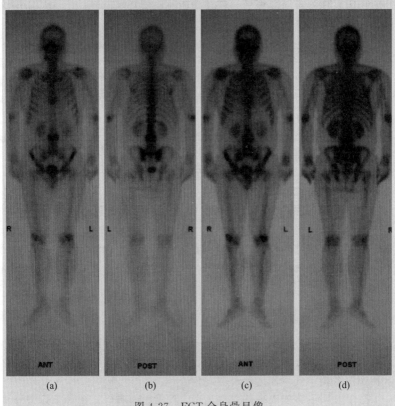

图 4-27 ECT 全身骨显像

入院诊断：①L3 转移瘤；②左下肺癌。

诊疗计划：①骨科护理常规，二级护理；②对症支持，卧床；③与患者及家属沟通交流，择期手术。

 主任医师常问实习医师的问题

● **脊柱转移瘤的临床表现有哪些？**

答：脊柱是仅次于肺脏和肝脏的转移瘤的第三好发部位。大部分的脊柱转移瘤年龄大于 40～50 岁，好发部位依次为胸椎、腰椎、颈椎。椎弓根受累应高度怀疑转移瘤。脊柱肿瘤缺乏特异性的症状和体征。主要的临床表现为：局部疼痛、神经功能障碍或脊髓压迫症状、局部包块或脊柱畸形、脊柱不稳。

● 脊柱转移瘤的危害有哪些？

答：脊柱转移瘤引发疼痛、脊柱不稳、脊髓压迫或神经功能障碍、骨相关事件，极大地降低患者的生活质量，影响患者的预后。

（1）疼痛　疼痛可能是躯体性（即钝痛、锐痛及局限于某一部位）、神经病理性（即烧灼痛、电击痛及放射性疼痛）或两者都有。可能是持续性，也可能是偶发性的。病理性疼痛夜间痛尤甚。

疼痛的性质和强度影响因素：肿瘤性骨重塑中是否存在神经瘤，肿瘤对神经及神经根的压迫、刺激和损害程度。

（2）神经系统症状　脊髓压迫症的症状从疼痛到神经功能障碍不等，包括运动障碍和瘫痪、感觉缺失、排便和排尿障碍以及共济失调。脊椎转移瘤引起神经根压迫、脊髓或马尾压迫症、脊柱不稳定从而引发神经功能障碍。骨转移的软组织膨胀和压缩骨折也可以引起神经根卡压，导致神经根病和疼痛。

● 脊柱转移瘤的检查方法有哪些？

答：关于骨转移的检测，目前尚未达成共识，也无通用的标准方法。因为成骨性与溶骨性骨转移的表现有所不同，所以应根据肿瘤的临床表现及组织学分型来选择影像学检查。

对于有明显背痛表现的癌症患者，即使没有神经系统体征，即感觉变化、无力、排便或排尿功能障碍，也应行脊柱 MRI，以评估骨转移以及排除肿瘤硬膜外扩张和脊髓压迫症。有时，也可用静脉造影成像评估脊椎旁软组织和脑脊膜。硬膜病变范围、伴潜在水肿的骨折严重程度以及骨转移的评估用 MRI 最好；而骨骼结构完整性的评估用 CT 最好。MRI 还可区分骨转移和脊椎椎间盘炎。

可做骨骼成像来进一步评估骨转移：骨扫描或 PET-CT 结合其他影像学检查。

无癌症病史或癌症病史较久远的患者评估需搜寻原发病灶；内脏器官针对性地做胸、腹和盆腔对比增强 CT 评估，并结合骨扫描或 FDG-PET/CT 做全面的分期评估。一般而言，诊断性评估应先于可疑骨病变的活检，特别是存在或怀疑病理性骨折或即将发生病理性骨折时。如果怀疑原发性骨肉瘤，则不应活检，并邀请骨科肿瘤医师等多学科会诊。

如果患者需要对肿瘤急症或并发症（如硬膜外脊髓压迫症、脊柱不稳定或承重骨病理性骨折伴剧痛）做急诊手术评估时，可推迟骨骼综合评估或分期诊断性检查，以便及时干预治疗。

✦ [住院医师或主治医师补充病历]

> 58岁，男性，结合影像诊断，考虑L3肺癌转移。目前患者已有脊髓压迫和神经根压迫症状，且只有L3转移，同患者及家属充分沟通交流后，可先行L3手术，既可减压，又可明确病理。

 主任医师常问住院医师的问题

● **脊柱转移瘤的手术指征有哪些？**

答：脊柱转移瘤确定性治疗方案的选择取决于多种因素，包括原发肿瘤学特点、原发肿瘤的相对放射敏感性、脊髓受压程度以及脊柱是否稳定、合并症和全身情况。预估寿命长于3个月且有如下指征应选择手术：①脊髓/神经根压迫或疼痛严重，其他手段无法缓解且脊柱不稳定者；②相对放射抵抗性肿瘤所致高级别脊髓压迫者。

● **脊柱转移瘤的评估方法有哪些？**

答：目前常见的脊柱转移瘤的评估方法有改良的 Tokuhashi 评分（表 4-7）、Tomita 评分（表 4-8）。

（1）改良 Tokuhashi 评分　根据患者一般情况（KPS评分）、脊柱外骨转移灶数量、椎体转移数量、主要内脏转移情况、脊髓损伤和原发肿瘤的位置六个方面评估。分数越高，预后越好。总分0～8，平均生存期＜6个月，建议保守治疗；总分9～11，平均生存期≥6个月，建议姑息手术；总分12～15，平均生存期≥12个月，建议切除手术。对于生存期的预测较为准确，但是远期实际生存期估计欠准确。

表 4-7　改良 Tokuhashi 评分

项目	评分/分
一般情况（KPS）	
差（KPS：10%～40%）	0
中（KPS：50%～70%）	1
好（KPS：80%～100%）	2
脊柱外骨转移灶数量	
大于等于 3	0
1～2	1
0	2
椎体转移数量	
大于等于 3	0
2	1
1	2
主要内脏转移情况	
远处转移	0
转移	1
无转移	2
脊髓损伤	
完全	0
不完全	1
无	2
原发肿瘤的位置	
肺,骨肉瘤,胃,膀胱,食管,胰腺	0
肝,胆囊,无法识别的	1
其他	2
肾,子宫	3
直肠	4
甲状腺,前列腺,乳腺,良性肿瘤	5

（2）Tomita 评分　根据原发肿瘤、内脏转移和骨转移三方面评估预测预后，评分简单，其侧重于手术方式的选择，但不重视疼痛和脊髓压迫的权重以及保守治疗和姑息性治疗的适应证。分数越高，预后越差。总分 2～4 分，预计预后大于 2 年，建议大块切除；总分 4～6 分，预计预后 1～2 年，建议部分切除；总分 6～8 分，预计预后 6～12 个月，建议姑息性手术；总分 8～10 分，预计预后小于 3 个月，建议予临终关怀。

表 4-8　Tomita 评分

预后因素	评分/分
原发肿瘤	
缓慢生长（乳腺、甲状腺等）	1
中度生长（肾、子宫等）	2
快速生长（肺、胃等）	4

预后因素	评分/分
内脏转移	
可治疗	2
不可治疗	4
骨转移	
单发或孤立的	1
多发的	2

● 什么是脊柱肿瘤的 WBB 分区？

答：Weinstein-Boriani-Biagini（WBB）分期系统是 Boriani 等人在 Enneking 外科分期基础上引入 WBB 分区，包括 12 个象限和 5 层（A~E）。在横断面上，以脊髓为中心，顺时针分为 12 象限，其中 4~9 象限为前部椎体，1~3 象限和 10~12 象限为后方附件结构。每个象限由外至内分为 5 层：A 椎旁软组织；B 外层骨皮质；C 骨质深层；D 椎管内硬膜外；E 椎管内硬膜下。实际上 WBB 分期系统不是分期或者分型，而是分区，在使用上比较困难。脊柱肿瘤 WBB 分区见图 4-28。

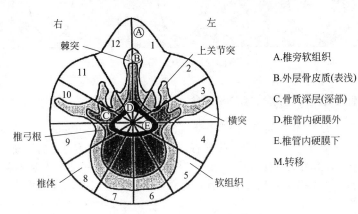

图 4-28 脊柱肿瘤 WBB 分区示意

● 如何评估脊髓压迫的严重程度？

答：一般采用 Spine Oncology Study Group Scoring System 评估肿

瘤性硬膜外脊髓压迫症（neoplastic epidural spinal cord compression, ESCC），其基于 MRI 评估，将患者分为高级别或低级别 ESCC。低级别 ESCC 是指影像学 1 级的 ESCC。高级别 ESCC 是指影像学 2 级或 3 级的 ESCC（即便无症状）。ESCC 分期见表 4-9 及图 4-29。

表 4-9   ESCC 分期

分期	MRI 评估
0	病变局限于椎体内
1a	累及椎管但硬膜未受压变形
1b	硬膜受压变形但脊髓未受压
1c	脊髓受压
2	脊髓受压但仍可见部分 CSF
3	受累节段 MRI 无脑脊液显示

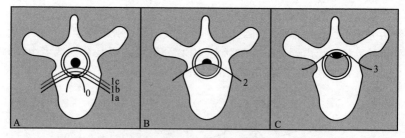

图 4-29   ESCC 分期

● **什么是脊柱肿瘤的 SINS 评分？**

答：脊柱不稳定性肿瘤评分（Spine Instability Neoplastic Score, SINS）结合了影像学标准和疼痛特征，用于促进脊柱不稳定的诊断。

按 SINS 分为稳定（0～6 分）、可能不稳定（7～12 分）和不稳定（13～18 分）。7 分或以上的患者具有脊柱不稳定的风险，需要外科会诊或干预。

SINS（表 4-10）包括 6 项指标：①半脱位/移位；②影像学显示出现新的骨畸形；③超过 50% 的椎体塌陷；④双侧关节突关节破坏；⑤运动相关疼痛（而不是肿瘤相关疼痛或生物学疼痛）；⑥脊柱交界段受累（即枕颈交界、颈胸交界或胸腰交界）。

表 4-10　SINS

项目	评分/分
椎内位置	
结合部位(枕骨至 C2、C7 至 T2、T11 至 L1、L5 至 S1)	3
移动椎(C3～C6、L2～L4)	2
半固定椎(T3～T10)	1
固定椎(S2～S5)	0
疼痛缓解(仰卧起坐、活动或负重)	
是	3
否(偶有,但非机械性)	1
无症状	0
骨质质量	
溶骨性	2
溶骨或成骨混合	1
成骨性	0
影像学上脊椎排列情况	
脱位或半脱位	4
新出现的畸形(后突或侧凸畸形)	2
脊椎序列正常	0
脊椎塌陷程度	
>50%塌陷	3
<50%塌陷	2
无塌陷,但>50%椎体受累	1
以上都不是	0
脊椎后外侧结构受损程度(小关节、椎弓根或肋椎关节)	
双侧	3
单侧	1
以上都不是	0

✸ [主治医师补充病历]

　　患者行经 L3 整块切除(En-bloc)术＋重建术。术后 X 线、术中所见见图 4-30、图 4-31。

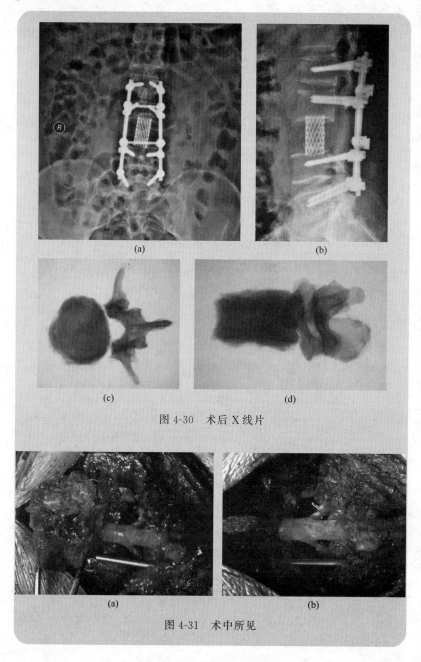

(a)

(b)

(c)

(d)

图 4-30 术后 X 线片

(a)

(b)

图 4-31 术中所见

？ 主任医师常问进修医师或主治医师的问题

● 脊柱转移瘤的治疗方法有哪些？

答：（1）对症治疗和预防性治疗　①糖皮质激素暂时改善脊髓压迫患者的神经功能，或采用甘露醇等脱水剂。②疼痛管理：包括地舒单抗（denosumab）、二膦酸盐等抑制骨破坏药物和镇痛药等。③预防深静脉血栓。④尿潴留和便秘的处理。

（2）手术治疗　包括脊柱成形术（PKP 或 PVP）、减压手术或脊髓分离术和分块切除术、En-bloc 术（整块或者边缘切除）。

（3）放疗　传统外照射（conventional external beam radiation therapy，cEBRT）、立体定向体部放疗（stereotactic body radiation therapy，SBRT）、内放射治疗或者质子重离子放疗等。

（4）全身性治疗　包括化疗、激素治疗、靶向治疗、细胞治疗、免疫治疗等。

● 脊柱转移瘤的治疗策略有哪些？

答：（1）对症治疗和预防性治疗　对症支持贯穿脊柱转移瘤治疗始终。

（2）脊柱转移瘤的针对性或者确定性治疗　结合原发肿瘤的相对放射敏感性、脊髓受压程度，以及脊柱是否稳定等选择治疗方案。治疗方案包括全身性治疗、放疗和手术。

① 脊髓压迫或脊柱不稳定者。首选手术治疗。手术包括脊柱椎体成形术（PKP 或 PVP）、减压手术或脊髓分离手术和 En-bloc 术等。根据脊柱稳定程度和脊髓压迫程度及合适的评分系统（如改良的 Tokuhashi 评分、Tomita 评分）选择具体手术方式。

② 放射敏感性肿瘤者。大多数放射敏感性肿瘤患者都可通过放疗成功治疗，通常可避免手术，除非出现脊柱不稳定、脊髓压迫严重、先前 cEBRT 照射野重叠或者放疗期间肿瘤或神经功能障碍进展。然而应考虑起效需要时间，至少对神经功能障碍患者应考虑开展手术，以便快速实现脊髓减压。

③ 放射抵抗性肿瘤合并低度脊髓压迫者。没有脊柱不稳定时，相对放射抵抗性肿瘤合并轻度脊髓压迫者首选 SBRT。如果没有条件行 SBRT，手术切除后行 cEBRT 也许能实现最佳的持久局部控制。

④ 放射抵抗性肿瘤合并高度脊髓压迫者。需要手术减压和固定，然后放疗，从而实现最大限度的疼痛缓解、神经功能恢复和局部肿瘤控制。不适合或者无法手术者缓解治疗选择糖皮质激素和短程 cE-BRT。

⑤ 原发灶不明者。应综合各种因素选择治疗方式，需详细评估和分期。但是如果出现严重的脊髓压迫、脊柱不稳定或者进展性神经功能障碍，无需强求则应优先处理神经系统表现而不是需要做出准确诊断和分期，患者应接受紧急脊髓减压手术。

⑥ 多节段受累的患者。应优先治疗有症状的脊柱肿瘤。出现脊髓压迫的所有脊柱节段通常都需要放疗，除非肿瘤对全身性治疗非常敏感。

⑦ 全身性治疗。高度化疗敏感的肿瘤包括霍奇金淋巴瘤、非霍奇金淋巴瘤、神经母细胞瘤、生殖细胞肿瘤和乳腺癌，可以首选化疗。前列腺癌和乳腺癌患者可在激素治疗中获益。但是大多数脊髓压迫转移瘤患者并不对化疗高度敏感，同时全身性治疗需要数日或数周才能起效，故有必要时先实施放疗和（或）手术等局部治疗。

● 何为脊柱转移肿瘤的 NOMS？

答：决定治疗方案紧急程度及具体选择的主要考虑因素包括神经系统受损程度、原发肿瘤的肿瘤学特点、脊柱机械稳定性以及癌症和合并症的全身负担，即神经病学、肿瘤学、机械学、全身情况（Neurologic，Oncologic，Mechanical，Systemic，NOMS）框架。NOMS 范式（图 4-32）可帮助选择出全身性治疗、放疗和手术的最佳组合和顺序，并提供循证和动态的决策框架。

主任医师总结

脊柱是恶性肿瘤第三好发的转移部位，也是最好发的骨转移部位。脊柱转移瘤引发疼痛、脊柱不稳、脊髓压迫或神经功能障碍、骨相关事件，降低患者的生活质量，影响患者的预后。临床常用改良 Tokuhashi 评分、Tomita 评分行脊柱生存期和治疗方式选择。决定治疗方案紧急程度及具体选择常用 NOMS 范式。脊柱转移瘤外科治疗是极具挑战的领域，手术方式和方案选择和实施过程中临床医师需具有丰富的临床经验和娴熟的手术技巧。

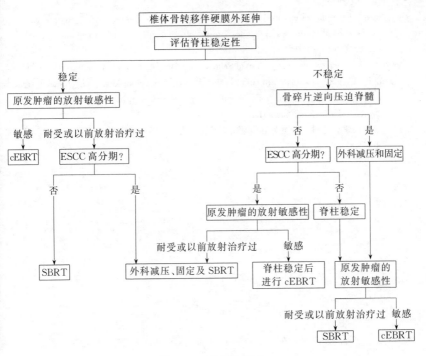

图 4-32　NOMS 范式

参 考 文 献

［1］ Bartels R H M A，van der Linden Y M，van der Graaf W T A. Spinal extradural metastasis：review of current treatment options ［J］. CA Cancer J Clinicians，2008，58 （4）：245-259.

［2］ Lucas D R. Dahlin's Bone Tumors：General Aspects and Data on 11，087 Cases ［J］. American Journal of Clinical Pathology，1996，106 （5）：693.

［3］ Boriani S，Weinstein J N，Biagini R. Primary bone tumors of the spine. Terminology and surgical staging ［J］. Spine，1997，22 （9）：1036.

［4］ Laufer I，Rubin D G，Lis E，et al. The NOMS Framework：Approach to the Treatment of Spinal Metastatic Tumors ［J］. The Oncologist，2013，18 （6）：744-751.

［5］ H Michael Yu，Sarah E Hoffe. Overview of therapeutic approaches for adult patients with bone metastasis from solid tumors. https：//www. uptodate. cn/contents/overview-of-therapeutic-approaches-for-adult-patients-with-bone-metastasis-from-solidtumors? source＝Out％20of％20date％20-％20zh-Hans.

［6］ Ilya Laufer，David Schiff，Hillary R Kelly，Mark Bilsky. Clinical features and diagnosis of neoplastic epidural spinal cord compression. https：//www. uptodate. cn/contents/clinical-features-and-diagnosis-of-neoplastic-epidural-spinal-cord-compression? source＝Out％20of％20date％20-％20zh-Hans.

[7] Ilya Laufer，Mark Bilsky，David Schiff，Paul Brown. Treatment and prognosis of neoplastic epidural spinal cord compression. https：//www. uptodate. cn/contents/treatment-and-prognosis-of-neoplastic-epidural-spinal-cord-compression? source ＝ Out％20of％20date％20-％20zh-Hans.

[8] 中华医学会骨科学分会骨肿瘤学组. 骨转移瘤外科治疗专家共识 [J]. 中华骨科杂志，2009（12）：1177-1184.

骶骨肿瘤多次术后 10 余年，大小便困难 10 余天——骶骨肿瘤

❋ [实习医师汇报病历]

患者男性，61 岁，以"骶骨肿瘤多次术后 10 余年，大小便困难 10 余天"为主诉入院。

查体：骶尾部可触及 2cm×2cm×1cm 肿物，压痛明显，会阴部感觉减退，双下肢肢端感觉、活动及血运可。

辅助检查：骶骨正侧位 X 线片（图 4-33）示骶骨溶骨性改变，建议 CT。骶骨 CT（图 4-34）示骶骨 S1 以下溶骨性破坏，部分可见残留骨征象，软组织形成并前后突出皮质侵占骶管，未见明显骨膜反应。骶骨 MRI（图 4-35）呈非特异性中低 T1 信号，不均质 T2 高信号，可有 T1 高信号和 T2 低信号的分隔，椎管严重占位，椎管内和后方软组织侵犯明显。

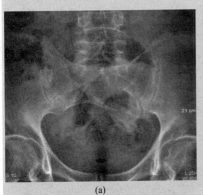 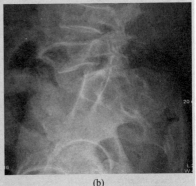

(a) (b)

图 4-33　骶骨正侧位 X 线片

入院诊断：骶骨脊索瘤。

诊疗计划：①骨科护理常规，二级护理；②对症支持；③择期行活检术。

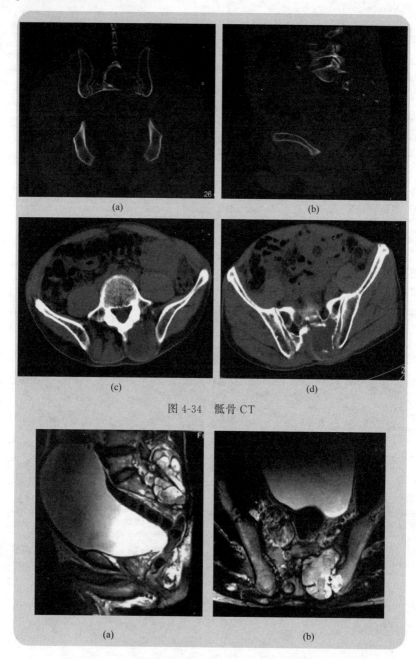

图 4-34　骶骨 CT

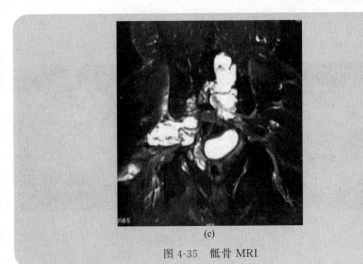

(c)

图 4-35 骶骨 MRI

主任医师常问实习医师的问题

● 骶骨肿瘤的临床特点有哪些？

答：骶骨肿瘤是一类相对罕见的疾病，最常见的是脊索瘤，其次是骨巨细胞瘤、转移瘤及神经源性肿瘤。在临床表现上，患者最明显的感觉为疼痛，约 90％患者感到骶尾区疼痛，可放射至臀部；部分可见骶尾部或臀部肿块，也可表现为鞍区麻木、大小便障碍及性功能减退。有时会误诊为腰椎间盘突出症。原发性或继发性骶骨肿瘤的症状体征及影像学特征均不明显，故病理学检查很重要。

● 骶骨肿瘤的常见肿瘤有哪些？

答：骶骨肿瘤分为原发肿瘤和继发肿瘤。原发性骶骨肿瘤常见依次为脊索瘤、骨巨细胞瘤和神经源性肿瘤。继发性骶骨肿瘤主要是转移瘤。

● 骶骨肿瘤如何分区？

答：骶骨肿瘤的分区（图 4-36）常用北京大学人民医院分区方法。冠状位分为Ⅰ～Ⅲ区：Ⅰ区 S1-2（上位骶椎）；Ⅱ区 S3 及以下

（下位骶椎）；Ⅲ区累及腰椎。轴位用 abc 表示前后和侧方——a、b、c：前、侧、后。

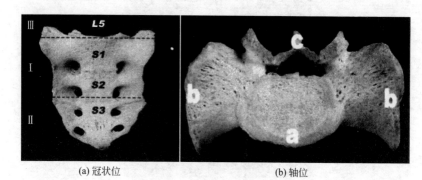

(a) 冠状位 (b) 轴位

图 4-36　骶骨肿瘤分区示意

◉ [住院医师或主治医师补充病历]

行穿刺活检术，术后病理：骶骨脊索瘤。

❓ 主任医师常问住院医师的问题

● **脊索瘤的临床特点有哪些？**

答：脊索瘤占原发恶性骨肿瘤的 1%～4%，好发年龄为 40～70 岁，男女比例 2∶1。脊索瘤起源于胚胎期脊索残迹的低至中度恶性肿瘤，好发部位常见于脊柱，大部分位于骶尾部（50%～60%），其次位于蝶骨-枕骨-鼻骨（主要为斜坡，25%～35%）、上颈椎（15%）。一般位于椎体中心，通常不累及后侧附件和椎间盘，常位于硬膜外。生长缓慢，常为持续数月至数年的非特异性临床症状。症状与部位及范围有关，比如骶尾部可有下腰痛和感觉异常、肛门直肠或膀胱功能障碍，直肠指诊可检查肛门括约肌力量或扪及肿瘤；蝶枕部可有头痛、视神经和脑神经麻痹、继发于垂体受压的内分泌功能异常、鼻塞或鼻出血可能。

● **脊索瘤的影像特点有哪些？如何鉴别诊断？**

答：影像学表现为中轴骨孤立的、膨胀性的、极具破坏性的溶骨性病变，位于中线，伴有软组织肿块并常有残存骨。边缘不规则，呈贝壳样。可见硬化缘、基质钙化和病理性骨折。软组织常呈较大的分叶状。CT可以更好地显示骨性边缘和残存骨碎片。MRI呈非特异性中低-高T1信号，不均质T2高信号，可有T1高信号和T2低信号的分隔，可有黏液样的T2高信号。增强不均匀。核素骨显像中心为放射性缺损，外周活性增强。

鉴别如下。

（1）骨软骨肉瘤 可见"弧形和环形"的软骨样钙化，但是脊索瘤也可有少见的软骨样亚型。

（2）转移瘤 转移瘤的软组织肿块较少见。

（3）浆细胞瘤 骨扫描较少表现为阳性。

（4）骨髓炎、淋巴瘤 具有相似的影像，病史和症状等临床资料可有助于鉴别。

● 脊索瘤的治疗方法有哪些？如何选择？

答：脊索瘤的治疗方法包括手术、放疗、靶向治疗。

（1）脊索瘤初始治疗首选扩大切除，全切是理想的治疗。但是许多情况下不可实现，所以往往采用术后放疗，即使完全切除或者接近完全切除；术后放疗可以延长无瘤期。

（2）新型放疗技术包括立体定向放疗和带电粒子照射（如质子、碳离子）。可用于术后，减少周围神经、脊髓和马尾的暴露，并获得局部控制；也可在部分患者身上作为高剂量根治性放疗，目前有报告实现持久的局部控制和无病生存。

（3）分子靶向治疗是针对最大程度手术或放疗后复发的全身性疗法。现在临床应用和文献报告的药物有伊马替尼联合其他药物（顺铂或西罗莫司），其他可能有疗效的靶向药物包括舒尼替尼和厄洛替尼。

● 骶神经的功能有哪些？切除后有哪些影响？

答：骶神经根的保留情况是影响患者术后生活质量和预后的重要因素，但对于可能影响肿瘤切除效果的神经根保留与否也一直存在争议。郭卫等认为，如果仅保留S1神经根，术后会丧失括约肌功能；保留双侧S2神经根则50%患者可部分保留大小便功能；保留一侧S3神经根，则大多数患者可保全括约肌功能。所以对于位置较低且靠近中线的肿瘤，应尽量保留双侧 S1～S2 神经根和至少一侧 S3 神经根。对于位置较低且偏向一侧的肿瘤，可保留单侧 S1、S2 及 S3 神经根，Li 等研究发现这样可保留患者相当一部分膀胱、直肠等功能。

❀ [住院医师或主治医师补充病历]

　　择期分两期行前、后入路骶骨全切术。一期前路手术（图 4-37）为腹腔镜下行结肠造瘘＋双侧前路骶前神经血管游离术，并从骶髂关节上下向后引出线锯。时长 9.5h，出血 1500mL，输血 4U。二期后路手术（图 4-38）为腹主动脉球囊阻断下整块切除骶骨肿瘤。时长 8h55min，出血 2500mL，输血 7U。术后影像见图 4-39。切下的肿瘤见图 4-40。

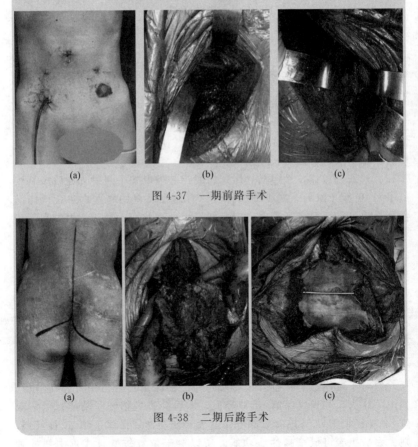

图 4-37　一期前路手术

图 4-38　二期后路手术

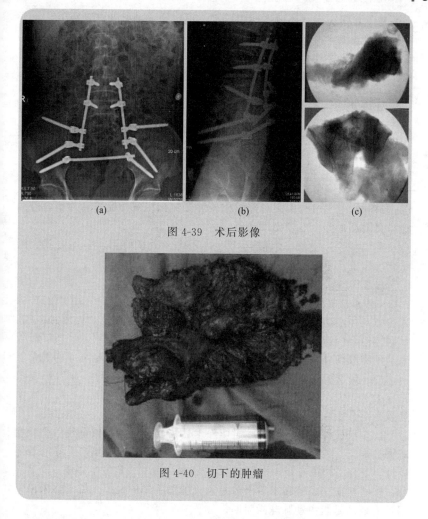

(a)　　　　　　　　　(b)　　　　　　　(c)

图 4-39　术后影像

图 4-40　切下的肿瘤

主任医师常问进修医师或主治医师的问题

骶骨肿瘤的外科手术方式有哪些？

答：骶骨肿瘤的外科手术方式主要有刮除和切除。

（1）刮除手术属于囊内手术或边缘切除。刮除术一般针对良性的骶骨肿瘤。对于无法切除或者切除后无法保留功能的恶性骶骨肿瘤，充分评估后部分患者可选择刮除。

（2）切除包含分块切除和整块切除，骶骨解剖特殊，很多情况下只能实现边缘切除，真正的扩大或者局部根治性切除难以实现。

● 骶骨外科手术的并发症有哪些？

答：感染和伤口愈合并发症、神经功能障碍、出血、血管和内脏损伤以及机械不稳定是骶骨切除可能且经常伴随的问题，尤其是对于高位骶骨手术。

（1）伤口并发症和感染　原发性骶骨肿瘤瘤体较大，切除后会残留空腔；同时手术过程中很可能损伤营养骶尾部皮肤的血管和神经，外加毗邻会阴位置等，易发伤口并发症。

白蛋白<3.0g/L、术前化疗、糖尿病、激素使用、手术方式、既往有手术史及手术时间大于6h等是相关危险因素。

出现伤口感染、延迟闭合等可行加强换药、使用敏感抗生素及进行臀大肌皮瓣移植等处理，一般可有较好效果。负压吸引和补片应用有争议。

（2）神经功能障碍　原发性骶骨肿瘤术后，尤其是高位骶骨肿瘤，根据神经根的损伤情况患者会出现膀胱、肠道及性功能问题。所以骶骨手术中需权衡外科边界和保留神经、局部复发和生存质量之间的关系。

（3）局部复发　局部复发是长期生存的重要决定因素。局部高复发率（大于40%）是骶骨脊索瘤的特点，而随着生存期延长，其复发率逐步升高。手术是复发最大的影响因素。

（4）机械性失败　骶骨肿瘤切除术后需要重建，机械重建后中长期后失败难免。随着对生物力学认识深入，更强的机械重建，更好的假体设计，复合生物重建和3D打印技术，机械失败并发症发生率逐步降低。

（5）出血　术中和术后出血是骶骨肿瘤手术的挑战。目前临床最常用且有效的是腹主动脉球囊阻断。

（6）内脏损伤　常见的有肠瘘、膀胱瘘等。

● 脊索瘤的复发因素有哪些？如何治疗？

答：局部复发是长期生存的重要决定因素。以下因素被评估为局部复发生存率的可能危险因素：切除水平、肿瘤体积和手术切缘。

手术切除范围和无复发生存期长度之间存在直接相关性。既往病变内手术与局部复发率较高相关。手术治疗不充分，如减瘤或引流手术、病灶内刮除术、切口活检不充分、剖腹或经直肠活检，与显微镜下病灶内手术切缘。邻近骶骨（梨状肌和臀大肌）的后部肌肉组织的浸润和（或）骶髂关节的受累增加了局部复发的趋势。关于手术切缘的另一个重要概念是术中污染对局部复发率的作用。有人提出，术中这种黏液型肿瘤细胞污染/接种到健康组织中会增加复发趋势以及广泛切除期间骶骨骨折的趋势。

主任医师总结

骶骨肿瘤是骨肿瘤外科极具挑战的领域。脊索瘤是骶骨最好发的肿瘤。骶骨脊索瘤临床无特异性，同其所生部位相关，疼痛和骶神经损伤最为常见。手术是治疗骶骨脊索瘤的主要手段，手术边缘是影响术后复发的主要因素。骶骨手术需考虑减少术后并发症，权衡外科边界和神经功能、局部复发和生活质量之间的关系。

参 考 文 献

[1] Wu J S, Hochman M G. Bone tumors: A practical guide to imaging [M]. New York: Springer, 2012.

[2] National Comprehensive Cancer Network. NCCN Clinical Practice Guidelines in Oncology. Bone Cancer. Available at: https://www.nccn.org/profes sionals/physician _ gls/pdf/bone.pdf (Accessed on May 19, 2020).

[3] Ji T, Guo W, Yang R L, et al. What Are the Conditional Survival and Functional Outcomes After Surgical Treatment of 115 Patients With Sacral Chordoma? [J]. Clinical Orthopaedics and Related Research, 2017, 475 (3): 620-630.

[4] 杨勇昆, 张清, 郝林, 等. 原发骶骨脊索瘤外科治疗后复发的因素分析 [J]. 临床肿瘤学杂志, 2019, 24 (04): 349-353.

[5] Li D, Guo W, Tang X D, et al. Surgical classification of different types of en bloc resection for primary malignant sacral tumors [J]. European Spine Journal, 2011, 20 (12): 2275-2281.

[6] Wei R, Guo W, Yang R, et al. Reconstruction of the pelvic ring after total en bloc sacrectomy using a 3D-printed sacral endoprosthesis with re-establishment of spinopelvic stability: a retrospective comparative study [J]. Bone Joint J, 2019, 101-B (7): 880-888.

[7] Vartanian E D, Lynn J V, Perrault D P, et al. Risk Factors Associated with Reconstructive Complications Following Sacrectomy [J]. Plastic and Reconstructive Surgery Global Open, 2018, 6 (11): e2002.

[8] Bailey A J M, Lee A, Li H O Y, et al. Intraoperative balloon occlusion of the aorta for blood management in sacral and pelvic tumor resection: A systematic review and meta-analysis [J]. Surgical Oncology, 2020, 35 (6): 156-161.

第五章 小儿骨科

摔伤致右肘部肿痛、活动受限 4h——肱骨髁上骨折

⊛ [实习医师汇报病历]

患儿男性，5岁2个月，以"摔伤致右肘部肿痛、活动受限 4h"为诉入院，入院前 4h 摔伤致右肘部剧烈疼痛、肿胀、畸形、活动受限，当时无头痛，无恶心、呕吐，无腰痛、双下肢无力，无大小便障碍等，就诊于我院，拍 X 线片示右肱骨髁上骨折，予以石膏托制动等对症治疗。为求进一步治疗，门诊拟"右肱骨髁上骨折"收入住院。患者受伤后精神、饮食可，既往体健，否认其他"心、肝、肺、脾、肾"等重要脏器疾病史，否认传染性疾病史，否认外伤史、输血史，否认食物、药物过敏史。

体格检查：T 36.7℃，P 80次/分，R 22次/分，体重 20kg。神志清楚，查体合作，右肘部皮肤可见瘀斑，肿胀、畸形明显，无皮肤破溃、流血，右肱骨下端压痛明显，叩击痛，可触及骨擦感，右肘关节活动受限，右手各指活动正常，右肱桡动脉存在，右手皮肤温度、皮肤感觉正常，余未见明显异常。

辅助检查：右肘关节正侧位 X 线片（图 5-1）示右肱骨髁上骨折。

入院诊断：右肱骨髁上骨折。

诊疗计划：①按骨科护理常规，二级护理；②屈曲 20°～30°的位置石膏托外固定，消肿，对疼痛进行干预，如冷疗、肌注酮咯酸氨丁三醇等；③进一步完善各项检查，待条件允许时，择期行手术治疗。

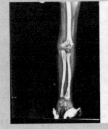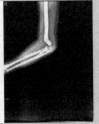

图 5-1 右肘关节正侧位 X 线片

主任医师常问实习医师的问题

什么是肱骨髁上骨折？为何儿童容易发生肱骨髁上骨折？

答：肱骨髁上骨折是指肱骨干与肱骨髁的交界处发生的骨折。

尺骨鹰嘴在髁部形成支点，因而骨折线在髁上水平。儿童肱骨髁上部位的骨骼结构与成人存在很大不同。在肱骨髁上骨折的高发年龄为6～7岁，其肱骨髁上部位的骨骼正处于成型过程，其内外径和前后径都比较小，干骺端延伸至肱骨远端前方的冠突窝和后方鹰嘴窝的远端，而且不像成人的圆柱样结构。由于是新生的骨骼，不仅骨小梁不成熟，骨皮质也比较薄弱。同时儿童韧带比较松弛，年幼儿童正常的肘关节允许过度伸展。当年幼儿童上肢伸展时跌倒，更可能发生肘关节过度伸展。10岁以下儿童，局部解剖特点是产生肱骨髁上骨折的主要因素。

肱骨髁上骨折的临床表现有哪些？

答：肱骨髁上骨折多为儿童，伤后可出现局部疼痛、肿胀、压痛和功能障碍，无移位的骨折缺乏明显的体征，而肘关节渗出可能是唯一的临床体征。在肘肌下方的关节囊最为表浅，关节渗出时在此处可触到柔软的关节囊，又称为柔韧点（soft spot）。柔韧点通常位于桡骨头中央与鹰嘴尖端连线的前方。

如果为髁上Ⅲ型骨折，肘部出现两个成角畸形，因而呈现S形外观。在上臂远端的前方通常有皮下淤血，如果是骨折完全移位，骨折远端穿通肱肌，皮下出血则更为严重。因此，在肘前方出现皮肤皱褶征（pucker sign），通常表明骨折近端的骨性突起刺入真皮层。如果伴有桡神经损伤，可出现拇指背伸受限；正中神经损伤，可出现拇指与示指不能主动屈曲；尺神经损伤，可出现分指、双指交叉受限。

如何诊断肱骨髁上骨折？

答：（1）诊断依据
① 有外伤史。
② 临床症状和体征：局部疼痛、肿胀、压痛和功能障碍。
③ X线片可见肱骨髁上骨折线及移位的骨折块。
（2）鉴别诊断　注意与肘关节脱位相鉴别，但伸展型髁上骨折与肘关节脱位的鉴别存在一定的困难。在肱骨髁上骨折，肱骨上髁与鹰嘴保

持着正常的解剖关系。但在肘关节脱位，由于鹰嘴位于肱骨上髁的后方，则更为突出，与髁上骨折比较，肘关节脱位的前臂突起位于更远端。在鉴别肱骨髁上骨折与肘关节脱位方面，是否有骨擦音也有一定的作用，有时很难引出骨擦音。因为有严重的肿胀和疼痛，诱发骨擦音的操作往往引起患儿哭叫。又因为可产生神经血管损伤的危险。因此，应该避免诱发骨擦音的操作。行X线检查可帮助鉴别。

● **肱骨髁上骨折的并发症有哪些？**

答：肱骨髁上骨折的并发症包括：①神经血管损伤；②急性筋膜间隔综合征；③肘关节僵硬；④骨化性肌炎；⑤缺血性坏死；⑥肘内翻畸形；⑦肘外翻畸形。

❀ ［住院医师或主治医师补充病历］

> 患者入院以来，生命体征稳定，无胸痛、腹痛，其他肢体未见明显异常；右手各指活动正常，右肱桡动脉搏动存在，右手皮肤温度、皮肤感觉正常，可见无神经血管损伤。结合病史、体征及辅助检查可明确诊断为右肱骨髁上骨折（ⅡB型）。入院后检查血常规、生化全套、尿常规、粪常规、凝血功能四项、心电图、胸部X线片等均提示重要脏器功能未见明显异常，综合以上情况，故该患者有手术指征。

 主任医师常问住院医师、进修医师或主治医师的问题

● **肱骨髁上骨折分为哪几型？**

答：肱骨髁上骨折的标准分型，是将其分为伸直型和屈曲型。屈曲型少见，侧位X线片示骨折远端位于肱骨干前方。伸直型常见，Gartland将其分为Ⅰ～Ⅲ型（表5-1）。

表5-1 肱骨髁上骨折的Gartland分型

分型	临床表现
Ⅰ A型	无移位，无内翻或外翻的骨折
Ⅰ B型	轻度移位，内侧骨皮质翘棱，肱骨前缘线通过肱骨头
Ⅱ A型	过伸，后侧骨皮质完整，肱骨头位于肱骨前缘线之后，无旋转
Ⅱ B型	纵向或旋转移位，骨折端有部分接触
Ⅲ A型	完全向后移位，骨皮质无接触，多为远端向后内侧移位
Ⅲ B型	明显移位，软组织嵌入骨折端，骨折端明显重叠或旋转移位

● **肱骨髁上骨折的治疗方案有哪些？**

答：在最佳治疗前，肘关节应暂时固定于屈曲 20°～30°的位置，此位置不仅是使患者舒适，也是将神经血管结构的张力减少到最低的位置。

（1）Ⅰ型肱骨髁上骨折　只需要石膏后托或管型石膏托外固定，通常在肘关节屈曲 90°、前臂旋转中立位上，用长臂石膏托外固定 3～4 周。

（2）Ⅱ型肱骨髁上骨折　手法整复矫正肘关节过伸和成角畸形是治疗此型骨折的关键问题，虽然闭合复位后，可用石膏托或支具的过曲位（肘关节屈曲 120°）固定维持整复后的位置，但却增加患肢神经血管损伤及并发急性筋膜间隔综合征的危险，目前认为所有需要屈肘超过 90°才能维持骨折端稳定的肱骨髁上骨折都需要经皮克氏针固定（图 5-2），而后用石膏托外固定于安全体位（肘关节屈曲 60°）。

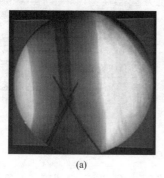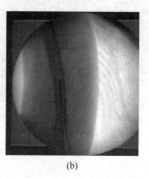

(a)　　　　　　　　　　　　　(b)

图 5-2　经皮克氏针内固定图像

（3）Ⅲ型肱骨髁上骨折　所有的Ⅲ型肱骨髁上骨折复位经皮克氏针内固定是目前Ⅲ型髁上骨折的标准治疗方法。通常可闭合复位经皮克氏针内固定，但若软组织嵌入不能解剖复位或存在肱动脉损伤者需切开复位（图 5-3）。

● **肱骨髁上骨折切开复位的手术入路有几种？有何优缺点？**

答：肱骨髁上骨折切开复位手术入路有 4 种：①肘外侧入路（包括前外侧）；②肘内侧入路；③肘内侧、外侧联合入路；④肘后入路。肘外侧入路与内侧入路法都具有损伤组织少、解剖结构简单等优点，内侧切口相对于外侧切口更安全，可防止尺神经损伤。缺点是二者都不能直视切口对侧骨折情况。仅能凭手感复位和固定，对术者的手术技术要求较高。肘后

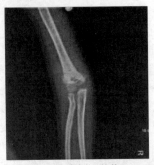 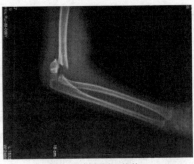

(a) 术前伸直位X线片　　　　　　　　(b) 术前屈曲位X线片

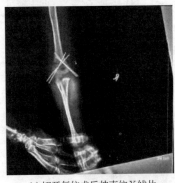 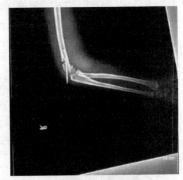

(c) 切开复位术后伸直位X线片　　　　　(d) 切开复位术后屈曲位X线片

图 5-3　肱骨髁上骨折术前术后 X 线片

侧入路由于破坏了肱三头肌的完整性，损伤较大，受到较多的争议。肘内侧、外侧联合入路可以弥补不能直视切口对侧骨面的缺点。具备了肘内侧、外侧切口的优点，有利于骨折复位和固定，同时可以减少外侧切口的长度。而且内外侧引流有利于组织肿胀的缓解及消退；但其缺点一是增加手术切口，二是和内侧、外侧切口一样由于受肱三头肌的影响，增加了复位和固定的难度与精确度，并发症的发生率也高于后侧入路。

● **肱骨髁上骨折Ⅱ型非手术治疗与经皮克氏针固定治疗有无区别？**

　　答：肱骨髁上骨折Ⅱ型非手术治疗与经皮克氏针固定治疗在治疗效果上没有区别，对原始为桡侧塌陷型或桡偏型的或许可试行非手术治疗；如果非手术治疗失败，应积极转为手术治疗，而对原始尺侧塌陷或尺偏者，建议早期手术闭合复位＋经皮克氏针内固定。

● 发生肘内翻畸形的原因有哪些？

答：肘内翻是骨折远端在冠状面遗留成角畸形的结果，并且是一种静止性畸形，此已被广泛接受。以往认为是肱骨远端非相等生长的结果，因为儿童肱骨远端骺板的生长潜力只占肱骨长度的20%，不可能在骨折后6～12个月内产生明显的内翻畸形。在近年发表的文献中，尚未有明确的证据证明生长异常是发生这种畸形的重要因素。多数有力的证据支持骨折复位不良，即远侧骨折块的内侧移位（水平面旋转）、内翻倾斜（冠状面倾斜）和旋转（向前成角）是产生肘内翻畸形（图5-4）的重要因素。一旦肘关节完全恢复了伸展功能，才能对肘内翻畸形的严重程度做出准确的评价。并且也没有证据表明畸形会继续加重。但是，肱骨滑车、骨折远端的内侧部分发生缺血性坏死，却可以引起进行性的肘内翻畸形。

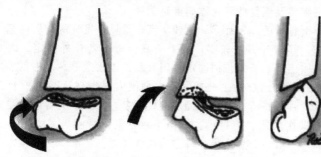

(a) 水平面旋转　　　　　(b) 冠状面倾斜　　　　　(c) 向前成角

图 5-4　三种静力联合作用形成的肘内翻

（引自：Canale S T，Beaty J H.

坎贝尔骨科手术学［M］．王岩，译．11版．北京：人民军医出版社，2011）

● 肘内翻畸形对上肢的影响有哪些？

答：肘内翻畸形对上肢的影响包括：①影响外观；②对上肢的某些动作，如向侧方投掷曲线球，在做前推的动作也有一定的困难；③产生迟发性尺神经麻痹；④增加了发生肱骨外髁骨折的危险。对肘内翻儿童肱骨远端的生物力学分析表明在上肢伸展时跌倒，增加了跨越外髁的牵拉和剪式应力。

● 肱骨髁上骨折发生肘内翻畸形时如何把握手术时机？

答：肱骨髁上骨折发生肘内翻畸形，过去学者认为畸形会随生长发育进行性加重，建议等骨骼发育成熟再考虑矫形手术。这是对儿童肱骨髁上骨折发生肘内翻畸形认识上的误区。儿童肱骨髁上骨折发生肘内翻畸形绝大部分是由于骨折畸形愈合引起。畸形一旦出现将会固定，畸形不会随生长发育进行性加重。儿童肱骨远端骺板的生长潜力低。因此，骨折塑形能力低，不应该寄希望于儿童的自我塑形能力。一般情况下，肘内翻矫形的时机是骨折完全愈合同时肘关节活动已恢复。

主任医师总结

肱骨髁上骨折是儿童最常见的骨折之一。近年来，肱骨髁上骨折复位不良引起人们的关注，以往认为肘内翻或肘外翻是肱骨远端骺板生长停止所致，而不认为是复位不良引起。现多数有力的证据支持骨折复位不良是产生肘内翻畸形的重要因素。因此，复位肱骨髁上骨折纠正尺偏移位、水平旋转及恢复肱骨远端高度是关键。

肱骨髁上骨折的并发症多、致残率高，常见并发症的有肘内翻、神经血管损伤。其治疗方法较多，如手法复位＋石膏托外固定、鹰嘴牵引、夹板外固定、切开复位内固定、闭合复位内固定等。过去以手法复位＋石膏托外固定治疗为主，其中肘内翻国内报告高达50%。目前Ⅱ型、Ⅲ型髁上骨折将骨折复位后经皮穿针固定，已经成为普遍接受的方法，其具有操作简便、切口小、损伤小、不剥离骨膜、术中基本无出血、操作熟练一般不破坏血供、骨愈合快等优点。

骨折闭合复位后克氏针固定的方式和最佳的数目也存在不同观点。编者的经验是克氏针固定时应彼此呈分岔状，在骨折平面彼此间隔越远越稳定，克氏针不应在骨折平面交叉，否则不能控制旋转且固定不牢靠。采用内侧克氏针固定时应注意避免损伤尺神经。不要在肘关节屈曲位置时穿针，需稍伸直肘关节以使尺神经后移，用拇指触及尺神经并将其推向后方后安全穿克氏针。应用交叉克氏针内固定对于术后功能康复、骨折愈合率、骨折愈合优良率等具有潜在的优势，这有利于术后早期康复。

参 考 文 献

[1] Canale S T，Beaty J H. 坎贝尔骨科手术学 [M]. 王岩，译.11 版. 北京：人民军医出版社，2011.

[2] 赫荣国，梅海波. 儿童骨与关节损伤 [M]. 长沙：中南大学出版社，2006，214-244.

[3] Dennis R Wanger，Maya E Pring. Rang 小儿骨折 [M]. 潘少川，译.3 版. 北京：人民卫生出版社，2006.

发现跛行 10 个月——发育性髋关节发育不良和脱位

❋ [实习医师汇报病历]

　　患儿女性，2 岁 10 个月，汉族，以"发现跛行 10 个月"为主诉入院，缘于 10 个月前患者家属无意间发现患儿跛行，较同年龄儿童易摔倒，双下肢不等长，否认发热、畏寒，否认咳嗽、盗汗，否认有外伤，曾就诊外院拍 X 线片显示"右髋关节发育不良伴脱位"，为求进一步治疗，转诊我院，门诊遂拟"右髋关节发育不良伴脱位"收住入院。患儿自发病以来，精神、食欲正常，睡眠、大小便正常。

　　个人史：G_2P_2，足月顺产，出时体重 3.9kg，Apgar 评分 10 分，无畸形及出血。出生后母乳喂养，按时按计划添加辅食，智力发育正常，2 个月会抬头，1 岁 8 个月开始行走，母妊娠期体健，无感染发热史，无药物过敏及外伤等病史。

　　家族史：父母非近亲结婚，身体健康。家庭成员中无遗传病史，家庭环境、经济情况和住房条件一般，患儿由爷爷奶奶照管。

　　体格检查：体温 36.7℃，脉搏 95 次/分，呼吸 23 次/分。神志清楚，心肺未见明显异常。腹平软，无压痛。专科检查：跛行步态，右侧臀纹加深，右股骨大粗隆突出、上移、股骨三角空虚而凹陷，右股动脉搏动减弱，右髋内收肌紧张，髋关节外展受限，Allis 征阳性，Trendelenburg 试验阳性，右下肢短缩 2cm，脊柱生理弯曲存在，无畸形，棘突无压痛、叩击痛，运动自如，余肢体未见明显异常。

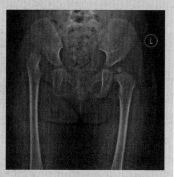

图 5-5　双髋关节 X 线片

　　辅助检查：X 线片显示右股骨头发育小，右股骨上段向外侧移位，右侧 Shenton 线不连续，髋臼变浅，右髋臼角 36.7°，左髋未见明显异常（图 5-5）。血常规、生化全套、凝血功能四项及胸部正位 X 线片未见明显异常。

入院诊断：右髋关节发育不良伴脱位。

诊疗计划：①按骨科护理常规，二级护理；②指导患者家属术前髋"人"字石膏托外固定后的护理及术后患儿在术区大小便等个人卫生的护理；③进一步完善各项检查，待条件允许时，择期行手术治疗。

❓ 主任医师常问实习医师的问题

● 什么是发育性髋关节发育不良？

答：发育性髋关节发育不良（DDH）旧称先天性髋关节脱位（CDH），是发育过程中以髋关节在空间和时间上不稳定为特征的一组病变的总称，涵盖了 0～18 岁年龄段的髋关节全脱位、半脱位以及髋臼发育不良的病儿。

● 什么是 Ortolani 试验、Barlow 试验、Trendelenburg 试验及 Allis 征阳性？

答：（1）Allis 征阳性　患儿平卧，屈髋、屈膝 90°，两足平放检查台上，二踝靠拢时，双膝高低不等，是肢体短缩的体征（图 5-6）。

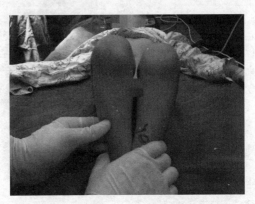

图 5-6　Allis 征阳性

（2）Trendelenburg 试验　嘱患儿单腿站立，另一腿尽量屈髋屈膝，使足离地。正常时对侧骨盆上升，脱位后股骨头不能托住髋臼，臀中肌无力，使对侧骨盆下降，从背后观察尤为清楚，称 Trendelenburg 征阳性，是髋关节不稳的体征。

（3）Ortolani 试验　患儿平卧，屈髋、屈膝 90°，当外展至一定角度后突然弹跳为阳性（图 5-7）。

（4）Barlow 试验　患儿仰卧位，检查者面对婴儿臀部，屈髋、屈膝 90°，拇指放在大腿内侧，小转子处加压，向外上方推压股骨头，感股骨头从髋臼内滑出髋臼外的弹响，当去掉拇指的压力则股骨头又自然弹回到髋臼内，此为阳性。

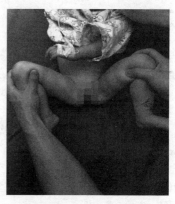

图 5-7　Ortolani 试验

● 发育性髋关节发育不良的临床表现有哪些？

答：发育性髋关节发育不良的临床表现，因患儿年龄不同而存在着较大的差异。①在新生儿期（不足 6 个月）体格检查时 Ortolani 试验与 Barlow 试验阳性，做此两试验时，在髋外展最后阶段，可感到高调的"咯喳"响声。②患儿月龄为 6～8 个月时，发育性髋关节发育不良的其他症状出现，髋脱位长时间不能复位时，特有的体征显现，包括髋外展受限（图 5-8）、大腿明显短缩、大粗隆上移（Allis 征阳性），臀部和大腿的皮纹不对称。③走路的幼儿，行走时未查出髋脱位的幼儿家长会注意到患儿有跛行，摇摆的鸭步态或肢体不等长，患儿会用脚尖走路，患儿的 Trendelenburg 征阳性，Trendelenburg 征步态以及继发于屈髋挛缩的腰椎过度前凸；双髋脱位时，可见鸭步态和腰椎前凸过大。

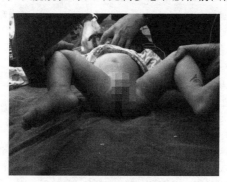

图 5-8　髋外展受限

什么是 Graf 法？

答：Graf 法是根据髋关节的超声检查结果，提出的一种方法，即在髋关节冠状面超声图像上划三条线：

（1）基线　自关节囊在髂骨上的起点至骨性髋臼外侧缘引一直线。

（2）软骨髋臼盖线　为骨性髋臼外侧缘至纤维软骨盂缘中央的连线。

（3）髋臼盖线　髋臼窝内髂骨下缘至骨性髋臼外侧缘的连线。此方法要求在标准图像上必须见到平直的髂骨、圆弧形的骨性髋臼顶和软骨性髋臼顶。基线和髋臼盖线相交成 α 角，用来衡量骨性髋臼发育的程度，软骨髋臼盖线的延长线和基线相交成 β 角，代表软骨髋臼盖发育的程度（图 5-9、图 5-10）。

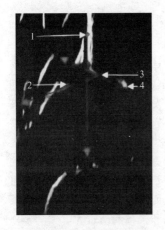 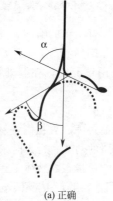 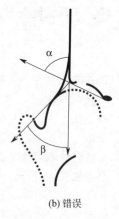

(a) 正确　　　　　　　　　(b) 错误

图 5-9　超声图像解剖标记　　　图 5-10　Graf 法正确和错误画法
1—软骨顶的最高点；2—髋臼盂唇；
3—骨缘；4—髂骨下肢

Graf 法分几型？

答：Graf 法根据 α、β 角大小将髋关节分为四型。Ⅰ型：α≥60°，β<55°，为正常髋关节。Ⅱ型：α 角为 43°～60°，β 角为 55°～77°，即骨性髋臼发育不良，软骨盖变形。Ⅲ型：α 角<43°，β 角>77°，即半脱位，股骨头向后上方脱位，软骨髋臼盖受压变形。Ⅳ型：完全脱位，股骨头位于软组织内。此法目前已得到广泛的应用。其测量指标中，α 角最具诊断价值，是判断髋关节特别是髋臼发育的主要指标（图 5-11）。

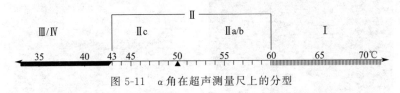

图 5-11　α 角在超声测量尺上的分型

● **双侧髋脱位时，屈膝屈髋双膝位于同一水平如何与正常髋关节区别？**

答：Klisic 试验有助于诊断：检查者将第三指置于大粗隆处，同手的示指放在髂前上棘。①髋关节正常时，两指间的假想线指向脐部；②髋脱位时，大粗隆上移，两指间的连线投射在脐与耻骨联合连线的中部。

● **发育性髋关节发育不良如何诊断？**

答：（1）诊断依据

① 临床症状和体征　鸭步态，臀部和大腿的皮纹不对称，大腿明显短缩、大粗隆上移（Allis 征阳性），Ortolani 试验与 Barlow 试验阳性，Trendelenburg 征阳性，髋外展受限等。

② X 线片显示

a. Perkin 象限。当股骨头骨骺的骨化中心出现后可利用 Perkin 象限，即两侧髋臼中心连一直线称为 H 线，再从髋臼外缘向 H 线做一条垂线（P），将髋关节划分为 4 个象限，正常股骨头骨骺位于内下象限内。若在外下象限为半脱位，在外上象限为全脱位。

b. 髋臼指数（acetabular index）。从髋臼外缘向髋臼中心连线与 H 线相交所形成的锐角，称为髋臼指数，其正常值为 20°～30°，当小儿步行后此角逐年减少，直到 12 岁时基本恒定于 15°左右。髋脱位则明显增大，甚至在 30°以上。

c. CE 角。也称中心边缘角（center edge angle），即股骨头中心点连线的垂线与髋臼外缘-股骨中心点连线所形成的夹角。其意义是检测髋臼与股骨头相对的位置，对髋臼发育不良、半脱位有价值。正常为 20°以上。

d. Shenton 线。即股骨颈内缘与闭孔上缘的连线。正常情况下为平滑的抛物线，脱位者为此线中断（图 5-12）。

（2）鉴别诊断

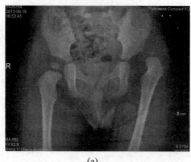
(a)

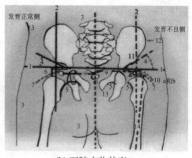
(b) 下肢内收状态

图 5-12 髋关节发育异常的 X 线片及示意

1—水平 Y 线（Hilgenreiner 线）；2—垂直线（Perkins 线）；3—四等分（通过线 1 和 2 划分）；
4—髋臼指数；5—Shenton 线；6—股骨头向上移位；7—股骨头侧方移位；
8—U 形状泪滴状阴影；9—Y 等位线；10—股骨头骺发育异常（a—股骨头骨化中心
延迟出现；b—骨化中心不规则成熟）；11—分叉点（婴儿后期髋臼顶壁的切迹）；
12—骨盆发育不全（髂骨）；13—融合延迟（坐骨连结处）

[图（b）引自：Hart v：Congenital dysplasia of the hip jiont
and sequelae，Springfield，Ⅲ，1952，Charles C Thomas]

① 先天性髋内翻畸形：同样有跛行，患肢短缩，外展受限，但屈髋自如。X 线片显示颈干角小，Allis 征阳性，Trendelenburg 征阳性，股骨头内下方近颈部可见三角形骨块。

② 病理学髋脱位：常有新生儿期髋部感染史，X 线片可见股骨头骨骺缺如，但髋臼指数正常。

③ 麻痹或痉挛性脱位：前者多为骨髓灰质炎后遗症，存在部分肢体瘫痪，有明显肌萎缩，肌力低，X 线片显示"半脱位"，一般容易鉴别。后者多为早产婴儿或出生后窒息者及有脑瘫疾病病史者，出现半身瘫或截瘫的上神经元损伤的表现。

◎ ［住院医师或主治医师补充病历］

患者入院以来，生命体征稳定，无咳嗽、咳痰等异常；手术区皮肤无破溃，皮肤完好。诊断明确，入院后检查血常规、生化全套、尿常规、粪常规、凝血功能四项、心电图、胸部 X 线片等均提示重要脏器功能未见明显异常；髋关节 CT 三维重建（图 5-13）示右颈干角为 149.8°，右前倾角为 42.4°。患者年龄已 2 岁 10 个月，髋臼骨骼的塑形能力较低，非手术疗法的效果欠佳。综合以上情况，故该患者有手术指征。

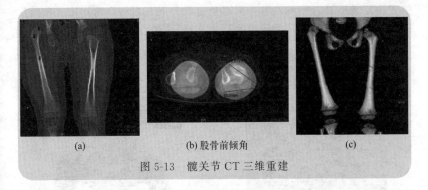

(a)　(b) 股骨前倾角　(c)

图 5-13　髋关节 CT 三维重建

 主任医师常问住院医师、进修医师或主治医师的问题

● 如何确定治疗方案？

答： 确定治疗方案的因素包括医师、患者年龄、脱位程度及单侧还是双侧脱位等。一般来说，年龄较小的（＜18 个月）可非手术治疗，在麻醉下行复位时，如果内收肌紧张，可予以松解；如果脱位程度较重（如Ⅳ型脱位）或是双侧脱位的复位困难，可考虑先行双下肢垂直悬吊牵引，再行复位髋"人"字石膏托外固定，对于年龄较大的患者大多需要行手术治疗，医师的因素主要体现在专业知识及手术技术方面。

● 如何治疗发育性髋关节发育不良？

答：（1）新生儿期（0～6 个月以内）　Ortolani 和 Barlow 试验阳性的患儿治疗的目的是稳定髋关节。对于有轻、中度内收肌挛缩的患儿，主要是将脱位的髋关节复位。确诊后多采用 Pavlik 支具治疗或 Tübingen 支具（图 5-14、图 5-15）。

（2）婴幼儿期（6～18 个月）　对于不能自然复位，1 岁以后发现的髋脱位，一般采用内收肌松解，手法复位，髋"人"字石膏外固定治疗，术中行髋关节造影评估复位情况（图 5-16），术后可行增强磁共振检查评估复位质量与股骨头血供情况（图 5-17）。当闭合复位失败后应行切开复位。固定位置髋"人"字石膏就是在安全区（图 5-18）内固定（复位后外展最大角度与再次脱位之间的角度，通常外展 40°～45°，屈髋 95°）。该体位可大大降低股骨头缺血性坏死的发生率。髋关节的稳定位置决定着石膏外展的度数，但避免过度外展。术后石膏固定 3 个月后改为支具固定 3 个月，而后改为行走支具固定（图 5-19）。

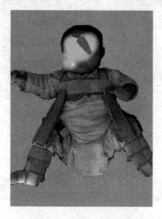

图 5-14　Pavlik 支具固定

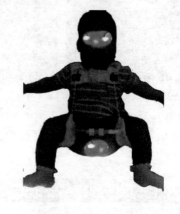

图 5-15　Tübingen 支具

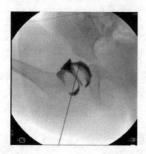

图 5-16　髋关节造影显示复位良好

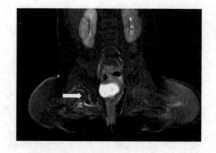

图 5-17　增强 MR（T1 压脂加权像）显示右侧股骨头局灶性增强减弱（箭头所示）

（3）幼儿期（年龄＞18 个月）　一般均采用切开复位，股骨近端旋转截骨＋骨盆截骨术。因为随着年龄的增长，骨头的塑形能力逐渐减低，保守疗法的效果欠佳。手术目的主要是将异常的髋臼方向改为生理方向，增加髋臼对股骨头的包容，使股骨头中心与髋臼中心重合，即实现同心圆复位。常见的手术方式有以下几种：

① Salter 骨盆截骨术。适用于 6 岁以下，需要校正的髋臼指数＜10°～15°，以前缘为主的髋臼发育不良，横向线型切开髋臼上方髂骨，以耻骨联合为支点，髋臼随截骨块向水平面整体旋转。通过坐骨结节向中心移位，产生髋臼向外、向下倾斜。髋臼成形是在髋臼上方的髂骨做

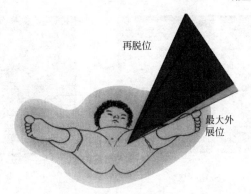

图 5-18 安全区

（引自：Canale S T，Beaty J H.
坎贝尔骨科手术学［M］．王岩，译．11 版．北京：人民军医出版社，2011）

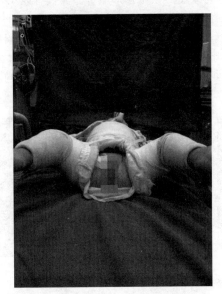

图 5-19 髋"人"字石膏固定

截骨来减少髋臼顶部的倾斜度。Salter 骨盆截骨术及术后 X 线片见图 5-20、图 5-21。Salter 骨盆截骨术是治疗 DDH 的经典术式，术中正确旋转髋臼、短缩股骨及矫正前倾角，使头臼获得解剖稳定的中心性复位等是提高手术疗效的关键。

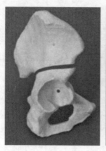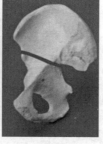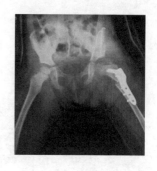

图 5-20　Salter 截骨　　　　　图 5-21　Salter 截骨术后 X 线片

② Pemberton 髋臼截骨术。适用于 18 个月至 10 岁，Y 形软骨骨骺尚未闭合。需要校正的髋臼指数＞10°～15°。手术方法是在髋臼上缘上 1～1.5cm 处，平行于髋臼顶做弧形截骨，其截骨线从髂前下棘稍上方向后下截断全层髂骨，其后侧止于 Y 形软骨，将髋臼端撬起向下改变髋臼顶的倾斜度。使髋臼充分包容股骨头，恢复髋臼的正常形态，使股骨头中心与髋臼中心重合。Pemberton 髋臼截骨时充分暴露髋臼各个方向，需注意髋臼顶部截骨的深度、角度及翻转度。Pemberton 髋臼截骨术及术后 X 线片见图 5-22、图 5-23。

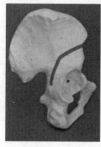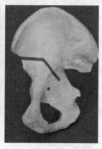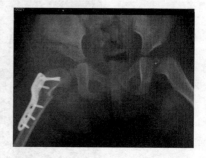

图 5-22　Pemberton 髋臼截骨　　　　图 5-23　Pemberton 髋臼截骨术后

③ Steel 或 Ganz 截骨术。适用于青春期后期到骨骼成熟，石膏托外固定非手术治疗后遗留的髋臼发育不良，有行走跛行或疼痛等症状，同时需有匹配的髋关节的患儿。

④ 造盖术或 Chiari 截骨术。适用于青少年到骨骼成熟，没有匹配的髋关节以及其他的截骨术无法治疗的患儿。

● **Salter、Pemberton、Steel 骨盆截骨的特点各是什么？**

答：（1）Salter 骨盆截骨术的特点　截骨块旋转使髋臼前倾增加，改变髋臼角度范围较小，改善对股骨头前上方覆盖，髋臼不向躯干中心移动，髋臼容积亦无增大。

（2）Pemberton 髋臼截骨术的特点　髋臼少量旋转可获得较大幅度顶部变化，改变髋臼角度范围较大，不需要内固定，可使髋臼容积减小，形态改变，适用于臼大头小的髋关节，技术难度要高于 Salter 骨盆截骨术。

（3）Steel 截骨术的特点　髂骨的截骨与 Salter 骨盆截骨术一样，坐、耻骨截骨位置从截骨面外到内，髋臼顶部旋转内移，股骨头前外覆盖，此手术切口多，有可能损伤坐骨神经及闭孔血管。

● **髋臼周围截骨术在治疗髋关节发育不良方面有哪些优势？**

答：髋臼周围截骨术在大龄儿童、成人髋关节发育不良及半脱位的矫治上有很大的优势：矫治幅度大、骨盆环完整、不需要额外固定、不影响产道、可早期下地负重、矫正准确可控、使用自己的关节软骨等。

● **骨盆截骨时如何判断需要行股骨截骨及短缩？**

答：需考虑两个方面：

（1）股骨颈前倾角　股骨颈前倾角大于 $40°$，将对儿童髋关节发育造成影响，或残留发育不良。需要进行股骨近端去旋转截骨。同时术前患者髋关节内旋或外旋度数的差异也是重要的参考因素。体格检查对股骨颈前倾角的判断比较重要。如果消除股骨颈前倾角，颈干角仍大于 $150°$，可以考虑股骨内翻截骨；小于 $110°$，可以考虑外翻截骨或者根据具体情况做股骨近端去旋转、短缩、内翻或外翻、屈髋或伸髋截骨，各种组合。

（2）双下肢不等长　双下肢长度差异超过 2.0cm，可以在短的一侧加增高垫；如果以后还有发展趋势，或者需要同时做去旋转或内翻截骨，可以考虑同时做股骨短缩，对髋关节发育异常患者，术前需判断双下肢不等长程度，以及应注意是否存在下肢机械轴线的异常，术前轻微双下肢不等长，可以在骨盆截骨时同时做些微调，或延长或缩短，双下肢长度差异控制在 ±1.0cm，术后经过系统锻炼，不会残留跛行。

主任医师总结 ···

　　对于发育性髋关节发育不良和脱位的治疗，比较公认的观点是越早诊断和治疗，效果越满意，婴幼儿期手法复位髋"人"字石膏固定治疗较理想，随着年龄的增大，髋关节及周围组织的病理变化逐渐加重，如股骨头颈变形，前倾角变大，关节囊的变形，股骨头圆韧带变长增粗，髋臼发育停滞并变形，关节软骨变性以及内收肌、髂腰肌的紧张挛缩，此时保守治疗难度变大，多采用手术治疗，而手术方法很多，其并发症的危险性随手术年龄的增大而增加，因此要严格把握手术年龄，根据不同年龄选择不同的术式，而不同的式式的治疗重点基本都是保证股骨头入髋臼底部，同心圆复位。

参 考 文 献

[1] Canale S T，Beaty J H. 坎贝尔骨科手术学 [M]. 王岩，译 . 11 版 . 北京：人民军医出版社，2011.

[2] J. Richard Bowen，MD. Anastacio Kotzias-Neto，MD. Developmental Dysplasia of the Hip [M]. The United States of America：Data Trace Publishing Company，2006.

[3] John A，Herring MD. Tachdjian's Pediatric Orthopaedics From the Texas Scottish Rite Hospital for Children. FIFTH EDITION [M]. The United States of America：ELSEVIER Saunders，2013.

[4] Tiderius C，Jaramillo D，Connolly S，et al. Post-closed reduction perfusion magnetic resonance imaging as a predictor of avascular necrosis in developmental hip dysplasia：a preliminary report [J]. J Pediatr Orthop，2009，29 (1)：14-20.

摔伤致左髋部疼痛、活动受限 6h——股骨颈骨折

✿ ［实习医师汇报病历］

患儿男性，9 岁 6 个月，以"摔伤致左髋部疼痛、活动受限 6h"为主诉入院。髋关节 X 线片示左股骨颈骨折。无头痛、恶心、呕吐，为进一步治疗，门诊拟"左股骨颈骨折"收入住院。患者既往体健，否认其他"心、肝、肺、脾、肾"等重要脏器疾病史，否认传染性疾病史，否认外伤史、输血史，否认食物、药物过敏史。

体格检查：T 36.7℃，P 80 次/分，R 22 次/分，BP 120/75mmHg。神志清楚，心肺未见明显异常。腹平软，无压痛。专科检查：无法站立行走，平车入院。左下肢短缩，患肢极度外旋畸形，局部肿胀、瘀斑；左髋活动明显受限，肢体远端感觉、血运、皮肤温度未见明显异常。其余肢体未见明显异常。

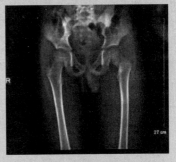

图 5-24 左髋关节 X 线片

辅助检查：左髋关节 X 线片（图 5-24）示左股骨颈骨折（DelbetⅢ型）。

入院诊断：左股骨颈骨折。

诊疗计划：①按骨科护理常规，二级护理；②予以患肢皮肤牵引，完善术前准备（三大常规、心电图、胸部 X 线片）；③若患儿无手术禁忌证，择期行手术治疗（左股骨颈骨折闭合复位＋空心加压螺钉内固定＋髋"人"字石膏托外固定）。

❓ 主任医师常问实习医师的问题

● 儿童股骨颈骨折常用的分型方法和各型的特点有哪些？

答：常用分型方法为 Delbet 分型。

Ⅰ型为经股骨近端骺板骨折，可伴有股骨头骨骺脱位。Ⅰ型骨折容易伴发髋关节脱位，几乎不可避免地产生股骨头缺血性坏死和骺板早闭。

Ⅱ型为经股骨颈骨折，可发生移位或无移位。Ⅱ型骨折最为常见。

Ⅲ型为股骨颈-粗隆间骨折，可发生移位或无移位。

Ⅳ型股骨粗隆间骨折。

Ⅲ型预后最好的儿童股骨近端骨折，通常不产生股骨头缺血性坏死、骺板早闭及髋内翻等并发症。

● 股骨颈骨折的主要并发症及其原因有哪些？

答：儿童股骨近端骨折的预后不容乐观，容易发生股骨头缺血性坏死、不愈合、髋内翻和骺板早闭等并发症，通常在骨折后 6～9 个月的 X 线片上可见。

（1）股骨头缺血性坏死是儿童髋部骨折最常见的并发症。一般认为，骨折的原始性移位损害了股骨头的供血血管，是发生股骨头缺血性坏死的原因。治疗方法对是否发生股骨头坏死并无影响。

（2）儿童髋部骨折发生的髋内翻与初期治疗方法有关，一般认为初期复位不良、石膏托外固定中再移位、骨折不愈合以及骺板出现部分早闭是产生髋内翻的主要原因。

（3）儿童股骨颈骨折后不愈合的发生率与治疗方法有着密切的关系，其发生率介于 6.5%～12.5%。初期复位不良、使用内固定造成骨折断端分离、骨折线倾斜（Pauwels 角＞60°）是发生骨折不愈合的主要因素。

（4）股骨近端骺板早闭的机制尚未完全阐明，缺血性坏死、螺丝钉穿越骺板、骨折对骺板的刺激等都可能与骺板早闭有关。

● 儿童股骨颈及股骨头发育的过程如何？其相关解剖结构有哪些？

答：出生时儿童股骨近端为一个骨骺，少数分为股骨头骨骺及转子骨骺。股骨头骨骺骨化中心出现于 4～6 个月，转子骨化中心出现于 4 岁。股骨颈干角出生时平均 134°，1～3 岁增加到 145°，在骨发育成熟后为 130°。出生时股骨近端前倾角 30°，在发育成熟时减至 10°。转子骨骺于 16～18 岁闭合，头骺于 18 岁闭合。骺早闭可出现颈干角、前倾角及髋臼与转子间距缩小的变化。股骨近端骺占股骨生长长度的 15%，头骺早闭可引起肢体不等长。

● **儿童股骨颈骨折后股骨头坏死的症状及影像学改变有哪些？**

答： 股骨头坏死的主要症状为髋关节疼痛，可于伤后最早 2 个月，一般 1 年后出现。X 线表现为股骨头骺软化、硬化、碎裂及畸形。MRI 有利于早期发现，骨扫描对诊断也有帮助。

❋ ［住院医师或主治医师补充病历］

　　患儿入院以来，生命体征稳定，无胸痛、腹痛，其他肢体未见明显异常；患肢经骨牵引后，左髋关节无明显旋转畸形，患肢肢端血供、皮肤感觉及各指活动度均未见明显异常。结合 X 线可明确诊断为左股骨颈骨折，骨折端移位明显；入院后检查血常规、生化全套、尿常规、粪常规、凝血功能四项、心电图、胸部 X 线片等均提示重要脏器功能未见明显异常。综合以上情况，故该患者有绝对手术指征。术后 X 线片见图 5-25。

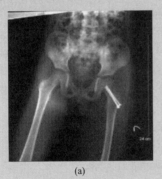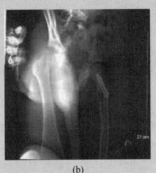

(a)　　　　　　　　　　　　(b)

图 5-25　左股骨颈骨折的术后 X 线片

❓ 主任医师常问住院医师、进修医师或主治医师的问题

● **在儿童患者中股骨颈骨折并发股骨头坏死的解剖学基础要点有哪些？**

答：（1）在出生时横行于股骨颈前方的旋股内动脉和走行于股骨颈后方的旋股外动脉的分支是股骨头供血的主要来源。这些干骺端血管随着软骨骺板的发育而逐渐变细，骺板的发育也成为这些血管进入股骨头的屏障。到4岁时这些血管则不能为股骨头供血。

（2）在3岁时，为股骨头骨骺提供血供的旋股外动脉分支逐渐消失，而来自旋股内动脉的外骺动脉成为股骨头骨骺、骺板的主要的供血血管。

（3）当这些干骺端血管减少时，绕过骺板屏障的外骺动脉则成为股骨头供血的主要来源。

（4）骨骺外侧血管实际上是2支而不是1支，分别起源于旋股内动脉的后上支和后下支，在股骨近端后方转子间切迹的水平。切开关节囊本身不会损害股骨头的供血。但是，如果侵犯转子切迹或损伤了沿股骨颈走行的外侧颈升血管，将破坏股骨头的供血。

● 各型股骨颈骨折的治疗原则有哪些？

答：（1）Delbet Ⅰ型

① 2岁以内，骨折无移位或轻微移位者，维持患肢轻度外展、旋转中立位。骨折明显移位者，应轻柔地牵引、外展、内旋来复位，复位后骨折如果能维持稳定，则不需要内固定，仅进行髋"人"字石膏固定；如果骨折不能保持稳定，选用直径≤2mm克氏针2～3枚通过骺板进行固定。

② 对于2岁以上患儿，无论骨折移位程度如何，均应行内固定。低龄儿童（2～10岁）采用光滑克氏针通过骺板进行固定；大龄儿童（≥10岁）、青少年采用空心钉通过骺板进行固定。

③ ⅠB型骨折脱位应首先尝试闭合复位，若一次闭合复位失败则立即转切开复位，且一定要使用内固定进行固定。

④ 对于儿童建议常规使用髋"人"字石膏固定6周。

⑤ 内固定在骨折愈合后应择期取出。

（2）Delbet Ⅱ型／Ⅲ型

① 5岁以下无移位、稳定的股骨颈骨折可以使用髋"人"字石膏固定，但建议使用内固定，因为骨折移位的风险要远大于经皮螺钉固定的风险。

② 除上述情况外，其余儿童股骨颈骨折均应行闭合/切开复位内固定。

③ 根据儿童股骨颈大小，通常选用2～3枚空心钉固定。

④ 获得骨折的稳定固定比保护股骨头下骺板更重要。对Ⅱ型骨折，若内固定需穿过骺板才能实现骨折稳定，则螺钉可穿过骺板固定。Ⅲ型

骨折内固定通常不需要穿过骺板固定。

⑤ 对于儿童建议常规使用髋"人"字石膏固定 6 周。

⑥ 内固定的选择：0～3 岁，直径≤2mm 光滑克氏针；3～8 岁，直径 4.0mm 或 4.5mm 空心钉；8 岁以上，直径 6.5mm 或 7.3mm 空心钉。

（3）Delbet Ⅳ 型

① 年龄小于 3～4 岁，无移位的骨折不需要内固定，闭合复位、牵引、髋"人"字石膏固定 12 周。

② 有移位、3 岁以上的骨折都要内固定治疗。

③ 内固定的选择：可选用儿童髋部锁定加压接骨板或儿童髋部动力加压螺钉。

④ 10 岁以内螺钉不通过骺板固定，青少年螺钉可通过骺板固定增加稳定性。

儿童股骨颈骨折伴脱位的治疗方案及基本要求有哪些？

答：伴有髋关节脱位的股骨颈骨折应急诊尝试进行复位，且只能尝试一次（成功机会很少）。复位时应当温和，充分牵引，然后轻度外展后内旋复位。若无法复位，则转切开复位，手术入路根据头骺脱位的解剖部位而定，后脱位采用 Moore 入路，前脱位为 Smith-Peterson 入路。

儿童股骨颈骨折后骨折不愈合的主要原因有哪些？

答：非手术患者单纯进行髋"人"字石膏固定骨折不愈合的发生率较高。而手术患者骨折不愈合主要与内固定失败和复位丢失有关。最好的预防方法就是解剖复位、坚强内固定及髋"人"字石膏外固定。

儿童股骨颈骨折后股骨头坏死的主要原因有哪些？

答：（1）骨折端损伤了供应股骨头的血管。

（2）出血导致关节囊内压力升高。有学者报道大龄儿童股骨颈骨折于伤后早期实施手术，采取闭合复位后抽吸或开放复位直视下清理关节内积血行早期减压，骨折予以解剖复位，空心钉坚强内固定能够预防有移位的儿童股骨颈骨折后股骨头坏死的发生。

（3）伴有大转子撕脱骨折可因外展肌强力收缩所致，可造成股骨颈骨膜撕脱，损伤旋股动脉血管，造成股骨头颈的缺血。

主任医师总结 ·······

儿童股骨颈骨折是小儿骨科创伤中治疗比较困难的一种骨折，如果治疗不当会产生不同程度的并发症，致残率高，从而造成患儿功能障碍。处理儿童股骨颈骨折时应充分理解其特点，并与成人股骨颈骨折进行比较。相较成人股骨颈，儿童股骨颈骨折存在以下几个特点：①小儿骨膜比成人坚韧，故移位骨折较少；②小儿的股骨近端非常结实，很大的暴力才能造成骨折，应与骨骺滑脱相鉴别，特别是Ⅰ型股骨颈骨折；③股骨近端骺板是未成熟小儿骨骼的薄弱点，经生长板的骨折可引起骺早闭，导致短髋症或髋内翻；尽管骨折已愈合但畸形会随生长发育而加重；④小儿股骨头血供与成人不同，骺板闭合前，血管不跨过骺板，股骨头血供较少且易受阻。股骨头缺血坏死可由血管完全离断、血管扭曲，或关节囊内血肿填塞引起。

处理儿童股骨颈骨折要注意骨折复位固定比较困难。牵引治疗往往出现骨折复位对位不良，固定不牢靠，且住院时间长，患儿不能很好配合，中途容易发生再度移位，使骨折愈合不佳，很容易发生髋内翻、骨不连等。

参 考 文 献

［1］ Togrul E, Bayram H, Gulsen M, et al. Fractures of the femoral neck in children: long-term follow-up in 62 hip fractures ［J］. Injury, 2005, 36 (1): 123-130.

［2］ Song K S. Displaced fracture of the femoral neck in children: open versus closed reduction ［J］. J Bone Joint Surg Br, 2010, 92 (8): 1148-1151.

［3］ Moon E S, Mehlman C T. Risk factors for avascular necrosis after femoral neck fractures in children: 25 Cincinnati cases and meta-analysis of 360 cases ［J］. J Orthop Trauma, 2006, 20 (5): 323-329.

［4］ Wang W T, Li Y Q, Guo Y M, et al. Risk factors for the development of avascular necrosis after femoral neck fractures in children: a review of 239 cases ［J］. Bone Joint J, 2019, 101-B (9): 1160-1167.

［5］ Patterson J T, Tangtiphaiboontana J, Pandya N K. Management of Pediatric Femoral Neck Fracture ［J］. J Am Acad Orthop Surg, 2018, 26 (12): 411-419.

发现双足马蹄内翻畸形 1 个月余——双侧先天性马蹄内翻足

⊛ [实习医师汇报病历]

患儿 1 个月 12 天，以"发现双足马蹄内翻畸形 1 个月余"为主诉入院，缘于入院前 1 个月余患儿出生时即发现双足内翻畸形，否认发热、畏寒，否认有外伤，否认有难产、缺氧窒息。予手法按摩 1 个月后，觉畸形未见明显好转，双足内翻明显，呈马蹄状。现为求进一步治疗，就诊于我院，门诊拟"双侧先天性马蹄内翻足"收入住院，患儿自发病以来，精神、食欲正常，睡眠、大小便正常。

患者既往否认"心、肝、肺、脾、肾"等重要脏器疾病史。否认"结核、乙肝"等传染病史，否认药物、食物过敏史，否认输血、外伤、中毒及手术史。

个人史：G_1P_1，足月顺产，出时体重 3.2kg，Apgar 评分 10 分，出生后母乳喂养，按时按计划添加辅食，母妊娠期体健，无感染发热史，无药物过敏及外伤等病史。

家族史：父母非近亲结婚，身体健康，家庭成员中无遗传病史。

体格检查：T 36.3℃，P 98 次/分，R 25 次/分。神志清楚，查体合作，专科检查：双足呈"马蹄内翻"畸形（图 5-26），即前足内收，胫距关节内旋，踝关节内翻，跖屈，双跟腱紧张，双踝关节活动受限。双足背动脉搏动可触及、肌力、肌张力及皮肤感觉正常，脊柱生理弯曲存在，活动正常，生理反射存在，病理反射未引出。

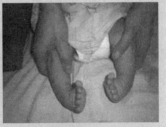

图 5-26　马蹄内翻足的典型表现
（足的跖屈、跟骨内翻、
前足内收和高弓畸形）

辅助检查：血常规白细胞 $9.4 \times 10^9/L$，中性粒细胞百分比 30.2%，红细胞 $3.05 \times 10^{12}/L$，血红蛋白 97g/L，血小板 $266 \times 10^9/L$。生化全套总蛋白 65.2g/L，白蛋白 45g/L，球蛋白 20.2g/L，胸部正位 X 线片未见明显异常。

入院诊断：双侧先天性马蹄内翻足。

诊疗计划：①按骨科护理常规，二级护理；②行系列 Ponseti 石膏矫形术。

主任医师常问实习医师的问题

马蹄内翻足的临床表现有哪些？

答：足的跖屈、内翻、内收和高弓畸形，部分病例同时伴有胫骨内旋畸形。

马蹄内翻足的病理改变有哪些？

答：（1）附骨形态和附骨间对应关系的异常

① 跖屈畸形：胫距关节的跖屈和跟骨的跖屈形成。

② 内翻畸形：跟骨在距骨下方内收内旋形成。

③ 内收畸形：包括舟骨和骰骨相对于距骨向内侧移位、跟骨远端关节面的内收以及距骨头和距骨颈的内侧偏移和跖屈。

④ 高弓畸形：主要是由第 1 跖骨屈曲形成的，各跗骨均发生一定程度的变形，以舟骨变形为明显。

（2）周围软组织的挛缩　包括：①关节囊发生挛缩；②跟舟足底韧带、胫后肌腱、跟腱、趾长屈肌腱、踇长屈肌腱、跖腱膜、跖短肌、腱鞘和距跟骨间韧带发生挛缩；③胫前肌腱、踇长伸肌、趾长伸肌均向内侧偏移。

如何诊断蹄内翻足？

答：出生后可立即被发现，因而诊断并不困难。随着超声影像技术的发展，很多可以得到产前诊断。但需全身检查，查看有无合并其他异常：①缺氧病史，肌张力高，病理反射（＋），如运动障碍性脑瘫；②腰骶部包块，异常毛发分布，如脊柱裂；③腰骶部皮肤小凹和窦道，如脊髓栓系；④高热瘫痪病史，肌张力低，腱反射减弱，如小儿麻痹；⑤上肢力弱，如肌营养不良；⑥多关节皮纹消失，固定畸形，如多发关节挛缩症；⑦明显韧带松弛，如埃勒斯-当洛斯（Ehlers-Danlos）综合征、唐氏综合征、Larsen 综合征。

辅助检查：目前已经不建议对先天性马蹄足患者进行常规 X 线检查。

 ［住院医师或主治医师补充病历］

> 患者入院以来，生命体征稳定，无咳嗽、咳痰等异常；足部皮肤无破损，患肢肢端血供、皮肤感觉及各指活动度均未见明显异常。诊断明确，入院后检查血常规、生化全套、凝血功能四项、胸部 X 线片等均提示重要脏器功能未见明显异常。综合以上情况，行系列 Ponseti 石膏矫形术，待跟骨内翻、前足内收和高弓畸形矫正后，足充分外展后，再次评估足跖屈畸形，判断是否行"经皮跟腱松解术"。

主任医师常问住院医师、进修医师或主治医师的问题

● 马蹄内翻足的病因有哪些？

答：目前病因尚不很清楚，通常是单纯的骨骼肌肉系统畸形，即仅有马蹄内翻足畸形而不伴有其他畸形，不包括那些已知的病因及作为综合征一部分的马蹄内翻足畸形病例，对此提出如下病因。

（1）遗传因素

① 发病率随种族和性别变化很大：中国人 0.39‰；高加索人 1.2‰；波利尼西亚 6.8‰；毛利人 7‰。

② 亲属患病率增加：兄弟姐妹患病风险 30 倍增长；单卵孪生，患病率 33%，双卵孪生患病率 3%（Wynne-Davies 报道）。

（2）神经肌源性不平衡 局部神经肌源性不平衡，特别是腓骨肌受累。

① Ⅰ型肌纤维是慢收缩、高张力肌纤维。它的增加提供了持久的致畸力，胎儿的骨及软骨对持久的失衡力十分敏感，最终导致关节畸形。

② Handelsman 和 Badalamente：Ⅰ型、Ⅱ型肌纤维比例由正常 1:2 增至 7:1，而且存在Ⅰ型肌纤维萎缩。

③ 胎儿早期肌力不平衡的结果，而肌力的改变是以神经异常为基础的，骨骼、关节和软组织挛缩是继发于肌力不平衡的适应性改变。

（3）胚胎发育受阻。

（4）纤维变性挛缩。

（5）胚胎缺陷。

（6）血管异常。

（7）宫内受压。

● **马蹄内翻足的分类有哪些？**

答：（1）Ponseti 分类

① 未曾治疗型：8 岁以下的马蹄足。

② 治愈型：经潘塞缇方法治愈的。

③ 复发型：治愈后又复发的前足旋后和马蹄后足。

④ 僵硬型：伴随其他综合征出现的僵硬马蹄足，如多发性。

⑤ 关节畸形。

⑥ 非典型：足短、粗和僵硬，足底和踝关节后有深凹陷，第 1 跖骨短，跖趾（MTP）关节过伸。

（2）Dimeglio 分类（畸形程度分类）Ⅰ级，轻型。Ⅱ级，中型。Ⅲ级，重型。Ⅳ级，极重型。Dimeglio 分级系统是目前公认的可信度很高的一种评估方法，得到了广泛认可。见表 5-2、表 5-3。

表 5-2 **Dimeglio 分类的分值评估**

手法矫正后残留度数	分值/分	其他参数	分值/分
90°～45°	4	足后部皱褶	1
45°～20°	3	足内侧皱褶	1
20°～0°	2	高弓	1
<0°	1	肌肉条件差	1

表 5-3 **Dimeglio 分类**

分类等级	类型	分值/分	手法矫正率	意义	发生率
Ⅰ级	轻型	<5	>90%	畸形较轻或为姿势性，不需要手术治疗	20%
Ⅱ级	中型	5～10	>50%	有相当程度的可复性	33%
Ⅲ级	重型	10～15	<50%	畸形僵硬，部分有可复性	35%
Ⅳ级	极重型	15～20	<10%	畸胎型，僵硬	12%

在统计分析时应去除Ⅰ级足，因可人为提升结果。DimeglioⅡ～Ⅳ级足分布比例：Ⅱ为 30%，Ⅲ为 61%，Ⅳ为 9%。

（3）Pirani 严重程度评分 将 6 个征象（中足评分 3 个征象，即外侧边弯曲、内侧折痕、距骨头覆盖；后足评分 3 个征象，即后部折痕、僵硬马蹄足、空脚跟。）分别记分为：0 分（正常）、0.5 分（中度异常）、1 分（严重异常）。

如何治疗马蹄内翻足？

答：Ponseti 方法是目前治疗先天性马蹄内翻足的经典方法。

（1）治疗儿童为出生后 7 天到 1 个月左右开始，治疗可分 3 个阶段。

① Ⅰ期手法矫正＋ponseti 石膏固定：矫正前足内收，高弓，后足内翻畸形，时间为每次一周，共 2～4 次。

② Ⅱ期皮跟腱切断＋ponseti 石膏：矫正足跖屈畸形，时间为每次 3 周，共 1 次。

③ 支具穿戴预防畸形复发：前 3 个月内每天 23h 穿戴，之后，穿戴时间可逐月减少到每天 20～24h（第四个月），每天 18～20h（第五个月），每天 16～18h（第六个月），最后每天 14～16h。坚持每天穿戴 14h 直至 5 岁。

Ponseti 方法的核心技术以距骨头为中心，前足旋后位逐渐外展，恢复其与后足的对线，这样使紧张的后内侧韧带、胫骨后肌和趾屈肌得到牵拉，通过足的逐步外展，内翻的跟骨、舟骨、骰骨得到逐步的复位。4～5 次 Ponseti 石膏固定后多数马蹄足达到完全矫正，多数情况下需要跟腱切断，特别僵硬者石膏次数需要增加。见图 5-27。

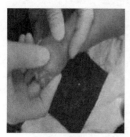
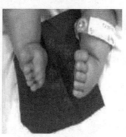
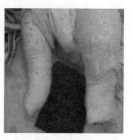

(a) 以距骨头为支点，旋后位将内翻的脚外展 　　(b) 术前 　　(c) Ⅰ期Ponseti石膏固定

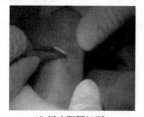
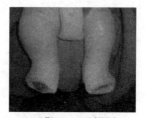

(d) 经皮跟腱切断 　　(e) Ⅱ期Ponseti石膏固定

图 5-27　Ponseti 方法示意

（2）手术治疗对僵硬型马蹄、年长儿童残留畸形或复发畸形和创伤

后的马蹄畸形非手术治疗疗效不佳者，需行手术治疗。手术方法包括：软组织松解术（Turco、McKay 等）、截骨矫形术［二关节固定、三关节固定、Ilizarov 支架（图 5-28）］。

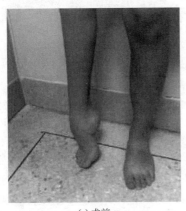
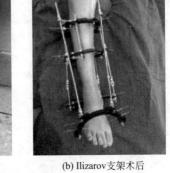

(a) 术前   (b) Ilizarov 支架术后

图 5-28   Ilizarov 支架术前、术后

如何安装 Ilizarov 支架？

答：（1）胫骨部分   由安装在胫骨上的两个全环组成，两个环之间由四根螺纹杆相连。

（2）跟骨部分   由固定在跟骨上的半圆形钢环与位于踝关节两侧、固定于小腿下端钢环和足跟部半圆环之间的带铰链关节的螺杆组成。

（3）跖骨部分   为 1 个半圆形的钢环，钢环弧凸向足背侧，两侧由 2 根螺纹杆与足跟部的半圆形钢环相连固定，前足半环与胫骨近端钢环、后足半环与胫骨远端钢环之间，跨踝关节各安装 1 根带弹簧的牵伸杆。

Ilizarov 的技术原理是什么？

答：根据张力-应力法则，神经、血管、肌肉、韧带、关节囊及骨组织受到牵拉后，细胞可以分裂、组织再生，使得 Ilizarov 技术广泛应用于各种肢体畸形的矫治。僵硬型马蹄内翻足畸形时，足踝部各关节的关系紊乱，骨质及软骨面也会发生改变。根据足的畸形状态，设计组装外固定矫形器，通过固定针安装于小腿及足踝部，术后按照一定的方向，缓慢（1mm/d）牵拉足踝紧张、挛缩的软组织，也可辅助以切骨及骨组织的牵拉。受牵拉的组织会发生再生及生物性的塑形，骨及关节的畸形状态重新排列到一个相对正常的位置，使马蹄内翻足畸形得到满意矫正。

⬤ 马蹄内翻足复发或影响预后的因素有哪些？

答：（1）足部原始畸形的严重程度。

（2）患者能否坚持规律性治疗。

（3）支具佩戴的依从性。

主任医师总结 ············

先天性马蹄内翻足是一种儿童常见畸形。目前对该病的治疗已经达成的共识：早期规范的非手术治疗、有效支具维持矫正效果是治疗的关键。足部原始畸形的严重程度，系列石膏矫正程度，患者能否坚持正确佩戴支具是影响预后的关键因素。

Ponseti 方法的核心操作：距骨头是所有矫形的支点，通过手法复位，然后连续的 Ponseti 石膏矫形加经皮跟腱切断术，辅以足外展矫形支具，以及在必要时行胫前肌外移术。技术要领是背伸第 1 跖骨，旋后前足；在旋后位将足外展恢复舟、骰与距、跟的关系；不限制跟骨，在上述矫正过程中跟骨得以外翻；矫正跖屈畸形，经皮跟腱延长，继续 Ponseti 石膏制动；Denis-Browne 支具全天佩戴 3 个月，而后佩戴时间逐渐减少，持到 5 岁。Ponseti 石膏矫形时需注意不要用强力将石膏成型，要均匀轻柔。不要在距骨头上用拇指持续加压，而是要用力和放松反复进行，以避免皮肤压力过大。在距骨头处成型时，要将脚固定在被矫正的位置。成型的过程是手指移动的过程，不要在任何一个地方持续加压，在石膏变硬之前一直用手指做成型的移动。

对于年长儿童残留畸形或复发畸形和创伤后的马蹄畸形，Ilizarov 技术是一项重要的挽救性治疗手段。其缓慢矫正保护软组织，矫正位点位于畸形部位、避免不必要的转移，可同时进行三维、多平面矫正，矫正畸形而不短缩足部长度，多水平固定可防止在矫正靶关节时过大的软组织张力对相邻关节的影响，具有手术创伤小、操作简单、安全适用等优点。

参 考 文 献

[1] Canale S T，Beaty J H. 坎贝尔骨科手术学［M］. 王岩，译. 11 版. 北京：人民军医出版社，2011.

[2] 蔡振存，张立军，吉士俊. 先天性马蹄内翻足病因与神经肌肉病理变化研究进展［J］. 中国矫形外科杂志，2006（15）：1155-1158.

发现全身多处肿物5年，伴左前臂畸形1年——全身多发性骨软骨瘤伴左前臂畸形

❀ [实习医师汇报病历]

患儿男性，7岁，汉族，以"发现全身多处肿物5年，伴左前臂畸形1年"为主诉入院，缘于入院前5年家属无意中发现全身多处肿物，大小不等，小者约绿豆大小，大者约蚕豆大小，分布于胸部、背部、双腕和双下肢，无局部疼痛，无肢体肿胀变形，无肢体麻木，无发热、盗汗，无咳嗽、胸闷，无四肢无力。4年前曾就诊我院，入院后行胸部、双小腿上段、双膝部、双踝肿物切除术，术后病理报告："尺骨骨软骨瘤"，术后患者全身肿物再次逐渐增大，1年前发现左前臂畸形，活动受限，畸形逐渐加重，现为求进一步治疗，再次就诊我院，拍X线片示"双侧胫腓骨上段、双侧肩胛骨、双侧内外踝、双侧尺骨骨软骨瘤，左尺骨短缩畸形"，门诊遂拟"遗传性多发性骨软骨瘤伴前臂畸形"收住入院，患儿自发病以来，精神、食欲正常，睡眠、大小便正常。患者既往体健，否认"心、肝、肺、脾、肾"等重要脏器疾病史。否认"结核、乙肝"等传染病史，否认药物、食物过敏史，否认输血、外伤、中毒及手术史。个人史：G_1P_1，足月顺产，出时体重3.5kg，Apgar评分10分，出生后母乳喂养，按时按计划添加辅食，母妊娠期体健，无感染发热史，无药物过敏及外伤等病史。家族史：父母非近亲结婚，父亲及其爷爷均有遗传性多发性骨软骨瘤。

体格检查：体温36.5℃，脉搏80次/分，呼吸23次/分。神志清楚，查体合作，胸部、双小腿上段、双膝、双踝可见多处手术瘢痕，长约2～4cm，无红肿、渗出，左腕尺偏畸形，肩部、双腕、双小腿上段、双踝关节可触及多处肿物、大小不等，约0.5cm×0.5cm，4cm×2cm大小，质硬，边界清，不可推动，无压痛，局部皮肤无红肿、破溃。左腕关节活动度：尺偏0°～50°，桡偏0°～10°，曲腕0°～90°，伸腕0°～80°，前臂旋前0°～90°，前臂旋后0°～30°，其余各关节活动可，肢端血运、皮肤感觉正常。

辅助检查：X 线片示双侧胫腓骨上段、双侧肩胛骨、双侧内外踝、双侧尺骨骨软骨瘤，左尺骨短缩畸形（图 5-29）。血常规中白细胞 $6.5×10^9/L$，中性粒细胞百分比 47.9%，红细胞 $4.63×10^{12}/L$，血红蛋白 $123g/L$，血小板 $286×10^9/L$，生化全套中总蛋白 $74.2g/L$，白蛋白 $43.4g/L$，球蛋白 $30.8g/L$，胸部正位 X 线片未见明显异常。

入院诊断：遗传性多发性骨软骨瘤伴左前臂畸形。

诊疗计划：①按骨科护理常规，二级护理；②进一步完善各项检查，待条件允许时，择期手术治疗。

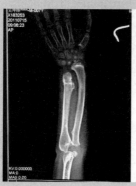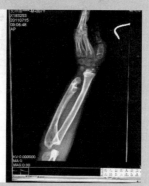

图 5-29 左尺骨骨软骨瘤伴短缩畸形

❓ 主任医师常问实习医师的问题

● 什么是遗传性多发性骨软骨瘤？

答：遗传性多发性骨软骨瘤亦称多发性外生骨疣、骨干端连续症、遗传性畸形性软骨发育异常症等，目前国内外多采用遗传性多发性骨软骨瘤这一名称。

● 遗传性多发性骨软骨瘤的临床表现有哪些？

答：遗传性多发性骨软骨瘤临床上表现主要是大小不一，凹凸不平，形状各异的进行性长大的无痛性骨样坚硬肿块。它可发生于软骨化骨的任何骨骼，当发生于管状骨骨骺或干骺部时，常影响骨的纵向生长，从而导致骨短缩畸形，而发生于尺桡骨的骨软骨瘤可互相挤压及通过骨间膜的相互牵拉而互相影响，导致骨骼弯曲变形（图5-30）、关节面倾斜及关节半脱位或脱位等改变。

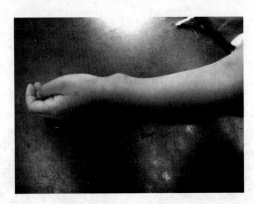

图5-30　遗传性多发性骨软骨瘤导致的腕关节畸形

● **遗传性多发性骨软骨瘤必须手术吗？**

答：遗传性多发性骨软骨瘤是一种常染色体显性遗传病，复发率很高。因此，一般只有肿物较大影响美观，或发生在干骺端引起发育畸形，或软骨瘤压迫神经血管引起肢体麻木无力的，或家属有强烈要求手术切除肿物，我们才考虑手术。

● **遗传性多发性骨软骨瘤引起的前臂畸形分为哪几型？**

答：遗传性多发性骨软骨瘤引起的前臂畸形按Masada临床分型可分为3型：

Ⅰ型：骨软骨瘤位于尺骨远端，尺骨相对短缩，同时桡骨弯曲，但无桡骨头脱位，尺骨头逐渐变细且向桡骨远端骨骺倾斜。

Ⅱ型：除尺骨短缩外，还存在桡骨头脱位，此为Ⅱ型一大特征，由于桡骨头脱位而使桡骨弯曲相对较轻，Ⅱ型又分为Ⅱa型和Ⅱb型，Ⅱa型桡骨近端有骨软骨瘤伴桡骨头脱位，Ⅱb型桡骨近端无骨软骨瘤伴桡骨头脱位。

Ⅲ型：骨软骨瘤位于桡骨远端，桡骨有短缩，本型少见。

［住院医师或主治医师补充病历］

　　患者入院以来，生命体征稳定，无咳嗽、咳痰等异常；患肢肢端血供、皮肤感觉及各指活动度均未见明显异常。诊断明确，入院后检查血常规、生化全套、凝血功能四项、胸部 X 线片等均提示重要脏器功能未见明显异常；患者左前臂畸形严重，已经影响正常生活，综合以上情况，该患者有手术适应证。

主任医师常问住院医师、进修医师或主治医师的问题

● 遗传性多发性骨软骨瘤引起尺骨短缩的原因是什么？

　　答：尺骨短缩是与以下三个因素相关：①尺骨骨骺的横断面只有桡骨远端的四分之一；②尺骨远端比桡骨远端更易发生骨短缩病症；③尺骨远端骨骺对于远端尺骨增长比桡骨远端骨骺对于远端桡骨增长的比例更多。尺骨远端骨软骨瘤可导致尺骨相对短缩，称为糖果棒畸形，增加桡骨远端关节面的倾斜，并伴有尺腕骨移位，有时还造成近端桡骨头半脱位或脱位。

● 遗传性多发性骨软骨瘤引起的前臂畸形的手术有哪几种？

　　答：遗传性多发性骨软骨瘤的手术有三种不同的方式：

　　(1) 只切除骨软骨瘤　切除远端骨软骨瘤并没有改善畸形，但它确实减少术前尺骨缩短率。

　　(2) 尺骨延长并骨软骨瘤切除术（图 5-31）　可对前臂旋转、桡关节角度及腕部滑脱有显著改善。

　　(3) 尺骨延长并桡骨半侧骨骺融合和骨软骨瘤切除术　早期尺骨延长（0.3～1.6cm）并径向桡骨半侧骨骺融合和骨软骨瘤切除术带来了良好的效果，此手术方式造成的最终长度差异是不可预知的，因为最后前臂长度无法预测。

● 如何把握手术的时机？

　　答：手术的时机是非常重要的，一些人建议早期干预，因为早期干预更有潜力重塑，并导致更好的手术疗效。另一些人建议在后期介入，

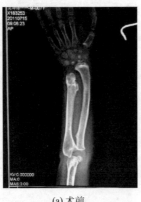 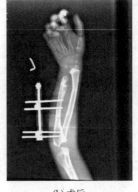

(a) 术前 　　　　　　　　　(b) 术后

图 5-31　尺骨延长并骨软骨瘤切除术前与术后

因为可避免经常性的操作，并且会有良好的功能，但是骨骼发育成熟后畸形很难纠正，有些患者会因为推迟干预介入而失去功能，特别是伴有桡骨头脱位的患者，因此我们建议早期手术，降低畸形的发生，恢复患肢功能。

● 做尺骨延长的外固定有几种？有何优缺点？

　　答：目前尺骨延长的外固定主要有 Ilizarov 环形骨外固定器、自行研制的镶嵌式骨外固定延长器、Orthofix 迷你轨道延长骨外固定器等。传统的 Ilizarov 骨外固定器在延长时多平面多针固定、可多加克氏针调整延长方向，但是容易发生钉道感染，体积较大护理不便，患者不乐于接受等。Orthofix 骨外固定器目前在治疗本病上已应用广泛，其结构简单，易于操作，比 Ilizarov 骨外固定器具有明显的优点，但该固定器为单臂固定，结构的稳定性欠佳，延长时不易充分维持正常力线（图 5-32）。

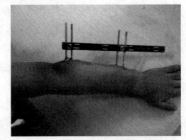

图 5-32　Orthofix 骨外固定器术后半年外观

如何延长尺骨？需延长多少？

答：关于前臂延长是立即或是逐步实现，目前有关文献存在争议。有些作者报告说，尺骨的及时延长应仅限于 20mm 以内，因为进一步的尺骨延长，可导致神经血管问题以及可能出现尺腕撞击综合征。另一方面报告说，它及时延长至 25mm 或总长的 20％ 是安全的。然而，为了防止复发可能性，最好进一步延长较短的尺骨。鉴于这点，大多数患者需要延长 20～40mm。同时，有证据表明尺骨延长能重塑桡骨畸形，我们建议缓慢逐步延长尺骨，避免出现神经血管问题（图 5-33）。

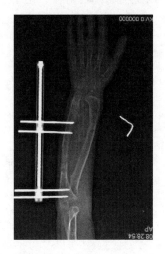

图 5-33　术后半年，尺骨延长 32mm

主任医师总结

遗传性多发性骨软骨瘤（HME）又称遗传性多发性外生骨疣，外生性骨疣形成于关节周围，引起骨骺畸形。前臂的外生性骨疣大多形成于尺骨远端，从而导致前臂生长紊乱。随着成长，可出现尺骨缩短，桡骨弯曲内翻畸形，有时导致桡骨小头脱位；直接影响到肘关节、腕关节和前臂的功能，对于这种前臂缩短畸形有各种治疗方法，而骨软骨瘤切除并尺骨延长是有效的治疗方法之一。

遗传性多发性骨软骨瘤由于经常导致前臂的畸形和功能障碍，而畸形的矫正和最大功能的恢复是我们治疗的首要目标。由于当前关于全身多发性骨软骨瘤引起的前臂畸形的研究资料非常有限，以至于尚无外科手术适应证的共识。然而骨软骨瘤切除并行尺骨的延长在畸形的矫正和功能的恢复上有一定的效果，但是在手术时机，延长长度方面均有待进一步观察和研究。

参 考 文 献

［1］ Ishikawa J I，Kato H，Fujioka F，et al. Tumor location affects the results of simple excision for multiple osteochondromas in the forearm ［J］. J Bone Joint Surg Am，2007，89（6）：1238-1247.

［2］ Akita S，Murase T，Yonenobu K，et al. Long-term results of surgery for forearm deformities in patients with multiple cartilaginous exostoses ［J］. J Bone Joint Surg Am，2007，89（9）：1993-1999.

［3］ 张湘生，蒋曦，黎志宏，等. 镶嵌式外固定支架治疗尺骨骨软骨瘤所致前臂畸形 ［J］. 临床骨科杂志，2007（2）：114-116.

［4］ Demir B，Gursu S，Ozturk K，et al. Single-stage treatment of complete dislocation of radial head and forearm deformity using distraction osteogenesis in paediatric patients having multiple cartilaginous exostosis ［J］. J Arch Orthop Trauma Surg，2011，131（9）：1195-1201.

［5］ Matsubara H，Tsuchiya H，Sakurakichi K，et al. Correction and lengthening for deformities of the forearm in multiple cartilaginous exostoses ［J］. J Orthop Sci，2006，11（5）：459-466.

［6］ Akita S，Murase T，Yonenobu K，et al. Long-term results of surgery for forearm deformities in patients with multiple cartilaginous exostoses ［J］. J Bone Joint Surg Am，2007，89（9）：1993-1999.

［7］ Vogt B，Tretow H L，Daniilidis K，et al. Reconstruction of Forearm Deformity by Distraction Osteogenesis in Children With Relative Shortening of the Ulna Due to Multiple Cartilaginous Exostosis ［J］. J Pediatr Orthop，2011，31（4）：393-401.

第六章 脊柱外科

双下肢麻木、疼痛3个月，加重伴行走不稳1个月余——脊髓型颈椎病

⊛ ［实习医师汇报病历］

患者男性，49岁，以"双下肢麻木、疼痛3个月，加重伴行走不稳1个月余"为主诉入院。缘于入院前3个月无明显诱因出现双下肢麻痛，当时无行走不稳、脚踩棉花感，大小便异常，休息后症状有所缓解，无潮热盗汗，无夜间疼痛加剧，无进行性消瘦，当时未引起重视，之后症状逐渐加重，1个月前症状加重，出现行走不稳、脚似踩棉花感、胸部束带感，走路需搀扶，半个月前就诊上海某医院门诊，门诊医师予查颈、腰椎MRI，考虑脊髓型颈椎病，建议行颈椎手术治疗。患者于外院行3天的针灸理疗等治疗（具体情况不详），效果不佳，症状逐渐加重，行走困难。今为求系统治疗，门诊医师遂拟"脊髓型颈椎病、发育性颈椎管狭窄"收入本科。发病以来，一般情况可，大小便可。否认有手术史。

体格检查：搀扶入院，行走跛行，颈椎活动受限，四肢肌力正常，双臀以下皮肤感觉明显减退，四肢肌张力增高，双侧臂丛神经牵拉试验阴性，头顶叩击试验阴性；左侧霍夫曼征（＋），右侧可疑阳性，直线行走不能，双手快速轮替试验阴性；双手夹纸试验阴性；双下肢直腿抬高试验、股神经牵拉试验、"4"字试验均为阴性，会阴部皮肤感觉减退，肛门括约肌收缩正常，肛周皮肤感觉正常，双侧肱二头肌腱反射、肱三头肌反射、桡骨骨膜反射亢进，腹壁反射减弱、双侧膝腱反射亢进、双侧跟腱反射正常引出，双侧踝阵挛阳性，巴宾斯基征（＋）。

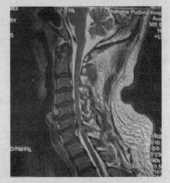

图 6-1 颈椎 MRI

辅助检查：颈椎 MRI（图 6-1）示 C6/7 椎间盘突出继发椎管狭窄，C6/7 水平脊髓异常信号，考虑脊髓损伤。

入院诊断：脊髓型颈椎病；发育性颈椎椎骨狭窄；C6/7 椎间盘突出。

诊疗计划：①按骨科护理常规，二级护理；②完善相关检查，择期手术治疗。

主任医师常问实习医师的问题

● 通过上述问诊及查体结合颈椎 **MRI**，目前考虑该患者的诊断是什么？

答：患者双下肢麻木、疼痛、无力，行走困难，提示患颈椎疾病的可能性大。查体感觉减退、生理反射亢进、病理征阳性，提示上运动神经元损害，而压头试验、臂丛牵拉试验阴性，提示神经根受压的可能性小。患者行走不稳，脚踩棉花感，胸部束带感结合颈椎 MRI 提示 C6/7、椎间盘突出继发椎管狭窄，C5/6 水平脊髓异常信号，综合分析考虑脊髓型颈椎病可能性大。

● 目前患者还需进一步完善哪些检查？为什么？如何分析？

答：还需要做以下检查。

（1）颈椎正侧位及过屈过伸动力位片　颈椎正侧位片检查能够显示颈椎关节有没有增生，颈椎曲度是否改变，椎间隙是否变窄，有无骨质增生或韧带钙化。国人正常颈椎管矢状径在 $16\sim17mm$，若小于 $13mm$ 则认为存在椎管狭窄，若小于 $10mm$ 常有脊髓功能障碍；颈椎侧位椎管中矢状径/椎体中矢状径小于 0.75，认为存在发育性颈椎管狭窄；颈椎动力位片可以了解颈椎不稳定的节段。

（2）颈椎 CT＋三维重建　颈椎 CT 对骨刺、韧带钙化、椎管狭窄等骨性病变显示要比 MRI 清楚，可以更进一步提高诊断的准确性。通常完善 CT 检查可以明确致压物是否是骨性的，范围多大，为手术规划提供资料。

✿ ［住院医师或主治医师补充病历］

患者双下肢麻木、疼痛 3 个月，1 个月前麻木、无力加重，同时伴行走困难，脚踩棉花感，胸部束带感。日本骨科学会（JOA）评分 8 分，已行颈椎 CT 三维重建及颈椎正侧位、动力位片。见图 6-2、图 6-3。

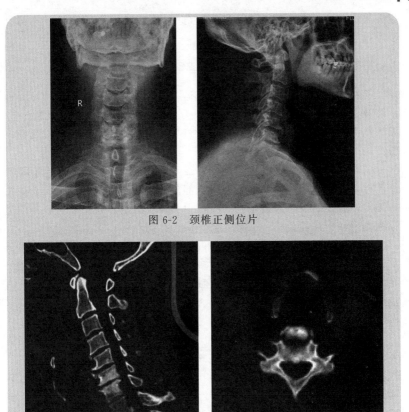

图 6-2　颈椎正侧位片

图 6-3　颈椎 CT

主任医师常问住院医师、进修医师或主治医师的问题

对目前的诊断有何不同意见？MRI 上见到突出就可以诊断吗？

答： MRI 可见多节段颈椎间盘突出，但并非每节段突出都会引起临床症状。诊断需要结合症状、体征和影像学表现。有些患者虽然影像学检查显示椎间盘有突出且脊髓存在压迫，但临床检查却没有任何相应的症状和体征。脊髓型颈椎病是一个缓慢发展的过程，脊髓对慢性压迫具有良好的耐受性，该患者发育性颈椎椎管狭窄，虽然有多节段颈椎间盘突出，但病变节段应该在 C6/7。因此，诊断时一定要将症状、体征及影像学检查三者相结合。

● 脊髓型颈椎病应与哪些疾病相鉴别？

答：（1）原发性侧索硬化症　其运动神经元变性仅限于上神经元而不波及下神经元，较少见。主要表现为进行性、强直性截瘫或四肢瘫，无感觉障碍和膀胱症状。如病变波及皮质延髓束，则可出现假性延髓麻痹征象。

（2）进行性肌萎缩症　指运动神经元变性限于脊髓前角细胞而不波及上神经元者。肌萎缩症先局限于一部分肌肉，渐而累及全身。表现为肌无力、肌萎缩及肌束颤动，强直征不明显。鉴别诊断要点与肌萎缩型脊髓侧索硬化症相似。

（3）脊髓空洞症　本病以脊髓内空洞形成及胶质增生为特点，可累及白质内的长传导束。脊髓空洞症多见于颈胸段脊髓，有分离性感觉障碍。早期为一侧性痛温觉障碍，而触觉及深感觉则基本正常，当病变波及前连合时，可出现双侧感觉障碍。患者可出现神经营养性障碍，甚至出现 Charcot 关节。

（4）颅底凹陷症　患者可在 20～30 岁开始发病。因为上颈椎凹入颅内，而呈短颈外观。临床上多表现为高位颈脊髓受压的症状和体征，严重者则出现四肢痉挛性瘫痪，而其部位较脊髓型颈椎病为高，程度较重。多伴有颈椎骨其他畸形，可有疼痛性斜颈畸形。后期如出现颅压升高则出现颅内症状。X 线片显示枢椎之齿突顶高于硬腭-枕大孔线，颅底角大于 145°，所谓颅底角系指蝶鞍与斜坡所形成的角度。

（5）多发性硬化症　为一病因尚不十分明了的脱髓鞘病变，因可出现锥体束症状及感觉障碍，易与脊髓型颈椎病相混淆。好发年龄在 30～40 岁，女性稍多。患者多有程度不同的精神症状，以欣快色彩较多，情绪易冲动。病变波及小脑者，可出现发音不清和共济失调症状。脑神经症状以视神经受累较多。本病尚无特效疗法，手术可加重病情，甚至引起意外，因此切忌误诊。

（6）脊髓痨　为梅毒后期病征，其病理改变主要在脊髓后根与后束，尤以腰骶部为多发。患者有冶游史。下肢出现闪电样疼痛，呈灼痛或撕裂痛，疼痛消失后，该处出现感觉过敏。主因后根躯体神经受刺激所致。因深感觉障碍，步行时有踩棉花样感觉，步态蹒跚。因视神经萎缩致视力障碍，乃至失明。可出现阿-罗瞳孔，即瞳孔的调节反应正常，而对光反应延迟或消失。肌力低下，尤以下肢为明显，膝反射可消失。快速血浆反应素环状卡片试验（RPR）阳性率可为70%。

（7）肌萎缩型脊髓侧索硬化症　本病属于运动神经元疾病，病因不明，目前尚无有效的治疗方法。常于40岁前后，无任何原因突然发病。上肢先发生肌无力、肌萎缩，肌萎缩以手内肌明显，双手呈鹰爪状。亦可引起颈部肌肉萎缩，而颈椎病受累肌肉罕有超过肩部以上者。当病损波及延髓时，可出现发音障碍，语音含糊，进而影响嚼肌和吞咽运动。患者无感觉障碍，少有自主神经症状。各期所特有的肌电图特征、肌肉活组织检查以及CT和MRI等，均有助于本病与脊髓型颈椎病的鉴别。

（8）周围神经炎　本病系由于中毒、感染、感染后变态反应等所引起的周围神经病变，主要表现为对称性手套-袜子型感觉减退；四肢远端对称性松弛性不全瘫痪；对称性自主神经功能障碍，主要表现为手足部血管舒缩、出汗和神经营养性改变。

（9）颈椎管内肿瘤及颈椎骨肿瘤　颈椎管脊髓内外肿瘤和颈椎骨上的原发性、继发性肿瘤均可引起颈脊髓受压的症状。其诊断均需进行MRI、CT扫描及X线检查，则肿瘤清晰可见。

● 脊髓型颈椎病的治疗原则有哪些？

答：脊髓型颈椎病一旦确诊，原则上应采取手术治疗，手术治疗的目的是扩大椎管。适度的早期减压可以恢复脊髓形态，减轻脊髓水肿，增加脊髓血供，以促进脊髓恢复。其次融合不稳定节段，避免因椎体过度活动造成脊髓反复损伤，减少术后畸形。

● 脊髓型颈椎病手术治疗的具体措施有哪些？

答：从手术方式选择的角度可以分为两大类。脊髓多节段受压者，如发育性和退变性颈椎管狭窄、颈椎后纵韧带骨化（OPLL）应当采用后路椎板成形术（双开门、单开门）；脊髓单节段或两个节段受压而椎管比值等于或大于0.75者、颈椎后凸畸形或有明显不稳定者，采用前路减压、椎间植骨融合术。①前路手术术式：椎间盘切除＋椎体间植骨融合术、椎间盘切除＋椎体次全切除术＋椎体间植骨融合术、椎间盘切除人工椎间盘置换术。②颈椎后路手术方式：后路椎板成形术（单开门、双开门）、后路椎板成形术＋侧块（椎弓根）钛板螺钉内固定＋椎板间植骨融合术、后路椎板成形术＋神经根管扩大术。③后路、前路联合手术方式：指在一次或分次麻醉下完成颈椎后路、前路的减压＋融合术。

手术方式可以是上述前路、后路术式的组合。

● 前路手术治疗颈椎病需注意哪些问题？

答：颈椎前路手术切除椎间盘、骨赘等致压物，有利于脊髓神经功能的早日恢复，并为其术后早期的创伤反应与晚期手术局部的增生反应留有一定空间，从而保证了近期与远期的疗效。此法在操作上最大难点是切除椎体后缘骨质。通常应该用磨钻或超声骨刀，在无这些设备的情况下常使用刮匙或椎板钳，而这些器械的使用要小心，不要因失手而误伤脊髓或脊神经根。还要注意避免误伤椎动脉及其分支。

● 脊髓型颈椎病行颈后路手术的并发症有哪些？

答：（1）硬脊膜损伤　发育性椎管狭窄者，其硬膜外脂肪往往缺如，加之局部多有粘连，如未先用神经剥离子分离粘连，用冲击式咬骨钳咬除椎板时，硬脊膜被挟于钳口内而造成撕裂。切除黄韧带时也可误伤硬脊膜。

（2）脊神经根损伤　颈椎管侧前方减压或神经根管减压时，用冲击式咬骨钳或高速电钻易损伤脊神经根。对脊神经根部的出血任意钳夹或用电凝止血，在切开硬膜囊行齿状韧带切断或松解粘连时，皆易误伤脊神经根。

（3）脊髓损伤　上述造成硬脊膜和脊神经根损伤的情况，皆可损伤脊髓。无论行椎板切除、单开门或双开门手术，术中脊髓损伤多由操作失误所致，如在行开门侧椎板切除时，咬骨钳进入椎管内失控，直接挤压脊髓，特别是在颈椎退行性变严重及骨质较硬时易出现，此外门轴侧椎板折断，进入椎管导致脊髓损伤。另外，不应牵拉脊髓，在硬膜囊外牵拉也可损伤脊髓。吸引器头直接贴于硬膜上吸引或切开硬膜囊时皆可误伤脊髓。

（4）"反跳"现象　脊髓压迫解除后，四肢症状明显改善，若术后2～3天症状又反复或加重。这种"反跳"现象多为反应性脊髓水肿所致，应给予脱水及激素治疗，以消除脊髓水肿。

（5）脑脊液漏　较颈前路手术多见，尤以切开蛛网膜探查者，发生率高达5%。脑脊液漏多见于器械直接损伤及椎管狭窄，硬膜与椎管后壁粘连较重时。若术中出现，可用无创缝合针给予修补，然后取肌肉捣碎成"肉泥"状薄片，覆盖在破裂处，且伤口缝合时应严密缝合肌肉层，以防脑脊液外漏。

(6) 椎管扩大不充分、范围不够或再关门 椎管扩大的范围应根据影像学检查脊髓受压的节段而定。一般来说，发育性颈椎管狭窄减压至少 5 个节段，即 C3～C7，C2 节段生理性较大，一般不窄。术中开门的程度，以开门的椎板掀开 45°～60°为宜。

(7) 硬膜外血肿 导致术后伤口渗血增多、引流不畅的任何原因，皆可引起术后硬膜外血肿的形成且压迫脊髓。因此在颈椎后路手术后，需观察每天的引流量，如患者出现下肢或四肢麻木、无力加重，且由下肢向上肢发展时应考虑硬膜外血肿且压迫颈脊髓的可能。必要时行 MRI 检查以明确诊断。

(8) 切口感染 较颈前路手术易发生切口感染。术前皮肤准备不当和创口内血肿是常见的原因。手术不靠无菌术而靠抗生素预防术后感染是错误观念。严格的无菌技术、无创操作、消灭无效腔和创口引流通畅是预防术后切口感染的必要措施。

颈椎 Modic 改变的分型及特点是什么？

答：椎体终板的 MRI 信号改变最早被发现于腰椎退变患者，主要分为 3 型：Ⅰ型为 T1 加权低信号，T2 加权高信号；Ⅱ型为 T1 加权高信号，T2 加权等信号或轻度高信号；Ⅲ型为 T1 及 T2 加权均为低信号。颈椎 Modic 改变与腰椎分型标准相同。

但研究结果表明，腰椎 Modic 改变以Ⅱ型居多，Ⅰ型其次，Ⅲ型最少。而在颈椎，依 Peterson 等的研究显示，颈痛患者中 Modic 改变的发生率为 16%，其中Ⅰ型 Modic 改变最多，而Ⅱ型最少。另一研究显示，在脊髓型颈椎病患者中 Modic 改变发生率为 16.9%，分布以Ⅱ型居多，Ⅲ型其次，Ⅰ型最少，并且在 Modic 改变发生率最高的 C5/6 节段亦如此。这两份研究的 Modic 改变发生率相似，但分布不尽相同，其原因可能是由于 Peterson 的研究对颈痛患者，颈椎退行性变相对较轻，故以急性反应期的Ⅰ型改变最为常见。而后者入选患者均为需手术治疗的严重颈椎病患者，退行性变病程较长，程度较重，因此以Ⅱ型和Ⅲ型居多。

如何理解颈椎后路单开门术后的轴性症状？

答：虽然颈椎后路椎管扩大术是治疗脊髓型颈椎病的经典手术，但这些患者在术后可以出现长期的颈项部及肩背部疼痛，伴有酸胀、僵硬、沉重感和肌肉痉挛，严重时甚至可以影响患者的生活和工作。其可能的原因有：轴性症状与术后颈椎总活动度减少；颈椎的节段性不稳；颈椎周围软组织受到刺激。因此，解决这些症状可以从以下两个方面入手，即避免对小关节囊的刺激和早期开始颈椎活动。

● **颈椎人工椎间盘置换术的概念、手术适应证和禁忌证有哪些？**

答：（1）颈椎人工椎间盘置换术　是用颈椎人工椎间盘替换发生病理改变的颈椎间盘的一种手术方式。颈椎人工间盘置换手术目标是在解除颈椎间盘病理变化及其继发性周围组织病理变化所造成的神经、血管等结构功能异常后，仍能够维持颈椎节段的活动，重建手术节段颈椎的生理功能。

（2）颈椎人工椎间盘置换术的适应证　脊髓型颈椎病、神经根型颈椎病患者需要进行前路减压时，脊髓或神经根以椎间盘突出和（或）髓核脱出等软性压迫为主；没有明显的骨性压迫；没有明显的椎间隙狭窄、节段性后凸和不稳定者；椎间隙活动良好；年龄一般不超过55岁。

（3）人工颈椎间盘置换术的禁忌证　病变椎间隙明显狭窄者；病变椎间隙节段性屈伸活动范围明显减小者；严重节段性不稳定者；颈椎后纵韧带骨化和黄韧带骨化者；严重骨质疏松；颈椎骨折脱位；颈椎肿瘤；颈椎炎症。

主任医师总结

脊髓型颈椎病是由于颈椎椎间盘退行性改变及其继发病理改变，累及脊髓而出现相应的临床表现。因此该病是在退变的基础上发展而来，临床诊断一定要症状、体征及影像学检查三者相结合，而且诊断明确后应积极采用手术治疗。研究证明，慢性压迫可以导致脊髓不可逆的损害。临床研究发现，脊髓型颈椎病的手术疗效与病程和脊髓损害程度密切相关，病程越长、脊髓损害越重者，疗效越差。尽早手术治疗是争取脊髓型颈椎病获得最佳疗效的重要原因之一。手术方式的选择取决于多种因素，包括致压原因、受压责任节段、受累节段数目、颈椎的矢状序列情况、患者年龄、全身基本状况、有无伴随疾病等。而且，手术医师对各类术式的熟悉度和偏好也是影响手术策略的重要因素。以下情况可以考虑选择前路：当致压物来自脊髓的腹侧；压迫在3个或3个节段以下时；恢复颈椎的生理曲度。但无论是前路还是后路，术中一定要仔细操作，彻底止血。

参 考 文 献

［1］ Peterson C K，Humphreys B K，Pringle T C. Prevalence of modic degenerative marrow changes in the cervical spine ［J］. Journal of Manipulative & Physiological Therapeutics，2007，30（1）：5-10.

［2］ 刘忠军. 对脊髓型颈椎病手术入路与术式的思考 ［J］. 中国脊柱脊髓杂志，2009，19（07）：481-482.

［3］ 赵衍斌，周非非，孙宇，等. Bryan 颈椎人工椎间盘置换术后 10 年随访结果 ［J］. 中国脊柱脊髓杂志，2019，29（02）：97-102.

右颈肩、右上肢麻木、疼痛10余年，加重2个月—— 神经根型颈椎病

❀ ［实习医师汇报病历］

　　患者女性，47岁，以"右颈肩、右上肢麻木、疼痛10余年，加重2个月"为主诉入院。缘于入院前10余年无明显诱因出现右颈肩疼痛伴右上肢麻木、疼痛，休息后缓解，活动后加剧，疼痛与天气变化无明显相关性，无潮热、盗汗，就诊我院，予理疗、镇痛对症治疗后症状有所缓解（具体不详），但常反复。2个月前患者上述症状加剧，口服"双氯芬酸钠缓释片"镇痛，颈椎牵引等治疗，效果不佳。3天前就诊我院门诊，予行颈椎MRI提示：颈椎退行性改变，颈4～6水平后纵韧带增厚，颈4/5、颈5/6椎间盘突出。今为求进一步治疗再次就诊我院门诊，门诊医师经查体及阅片后遂拟"神经根型颈椎病"收住入院。发病以来，一般情况可，大小便可。否认手术史。

　　体格检查：患者步行入院，痛苦面容，四肢肌力、肌张力正常，右手尺侧及右手第4、第5指皮肤感觉减退，右上肢臂丛神经牵拉试验（＋）、Spurling试验（＋），双侧霍夫曼征阴性，双侧踝阵挛阴性，双肱二头肌反射、肱三头肌反射、膝腱反射、跟腱反射正常引出，会阴部及肛周皮肤感觉正常，肛门括约肌收缩正常。

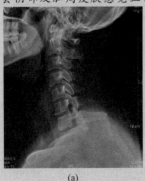
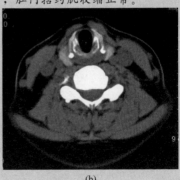

(a)　　　　　　　　　　(b)

图6-4　颈椎侧位X线和CT（横断面）

辅助检查：颈椎 X 线片［图 6-4（a）］示颈椎退行性改变，颈椎生理曲度变直。颈椎 CT［图 6-4（b）］提示 C5/6 椎间盘突出。

入院诊断：神经根型颈椎病。

诊疗计划：①按骨科护理常规，二级护理；②完善相关检查，择期手术治疗。

主任医师常问实习医师的问题

目前考虑的诊断是什么？该疾病的临床特点有哪些？

答：（1）目前考虑为神经根型颈椎病，C5/6 椎间盘突出。

（2）临床特点如下。

① 年轻患者，47 岁，患者 10 余年前反复出现右颈肩、右上肢麻木、疼痛，2 个月前出现症状加重。经非手术治疗，未见明显好转，影响工作、睡眠。

② 体格检查：右手尺侧及右手第 4、第 5 指皮肤感觉减退，右上肢臂丛神经牵拉试验（＋）、Spurling 试验（＋）。

③ 颈椎 X 线片示颈椎生理曲度变直。CT 示 C5/6 椎间盘突出，压迫右侧神经根。结合患者的临床特点、X 线片及 CT 检查，符合神经根型颈椎病的诊断。

神经根型颈椎病非手术治疗的具体措施有哪些？

答：非手术治疗目前主要是采用中医、西医、中西医结合以及康复治疗等综合疗法，如应用中医药治疗手段（牵引、推拿、针灸等）结合西药消炎镇痛、扩张血管、利尿脱水、营养神经等。

［住院医师或主治医师补充病历］

患者 10 余年前反复出现右颈肩、右上肢麻木、疼痛，2 个月前症状加重。经过非手术治疗未见明显好转，并且严重影响工作、睡眠。视觉模拟疼痛（VAS）评分为 8 分，查体见右手尺侧及右手第 4、第 5 指皮肤感觉减退，右上肢臂丛神经牵拉试验（＋）、Spurling 试验（＋），行颈椎 MRI 检查、颈椎动力位片检查。该患者颈椎 MRI（图 6-5）示各椎间盘于 T2WI 序列上信号减低。C5/6 椎间盘向后偏右突出，右侧神经根及硬膜囊受压。

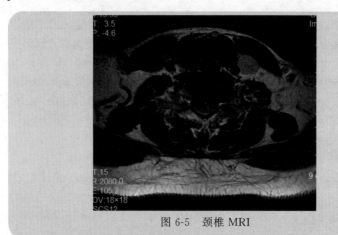

图 6-5 颈椎 MRI

 主任医师常问住院医师、进修医师或主治医师的问题

● **颈神经根受累有些临床表现？**

答：（1）颈4神经根受累 感觉障碍在肩部附近的皮肤；运动障碍在肩胛提肌，无反射改变。

（2）颈5神经根受累 感觉障碍在上臂外侧，很少到前臂；上臂外侧感觉减退；三角肌、肱二头肌肌力减弱；肱二头肌肌腱反射减弱。

（3）颈6神经根受累 疼痛沿患肢桡侧放射到拇指，拇指及示指感觉减退；肱二头肌及腕伸肌肌力减弱；肱桡肌腱反射减弱。

（4）颈7神经根受累 疼痛放射到中指，中指感觉减退；肱三头肌、桡侧腕屈肌、指伸肌肌力减弱；肱三头肌肌腱反射减弱。

（5）颈8神经根受累 疼痛在前臂尺侧；小指和环指感觉减退；尺神经支配的屈指肌、尺侧屈腕肌、手内肌肌力减弱。

值得注意的是上位颈神经根颈4～颈6受累，有时可出现尺神经支配区的功能障碍，可能为继发性前斜角肌痉挛压迫下臂丛神经所致。

● **颈椎病的定义是什么？分型有哪些？**

答：颈椎病是颈椎椎间盘退行性改变及其继发病理改变累及其周围组织结构（神经根、脊髓、椎动脉、交感神经等），出现相应的临床表现。仅有颈椎的退行性改变而无临床表现者则称为颈椎退行性变。将颈椎病分为：颈型（又称软组织型）、神经根型、脊髓型、交感型、椎动脉型、其他型（目前主要指食管压迫型）。如果两种以上类型同时存在，称为"混合型"。其中，神经根型颈椎病在各型中发病率最高，占60%～70%，是临床上最常见的类型。多为单侧、单根发病，但是也有双侧、多根发病。

● 神经根型颈椎病应与哪些疾病进行鉴别诊断？

答：凡有颈、肩及上肢痛、麻木，有颈神经根受累体征的疾病，均应与本病鉴别。

（1）腕管综合征　女性多见，一般在生育年龄或绝经期前后，腕管加压试验（＋）或垂腕试验（＋）。

（2）胸廓出口综合征　多见于女性，斜角肌试验（Adson）（＋），上肢外展握拳试验（＋）等。

（3）肱骨外上髁炎（网球肘）　肘关节外侧或内侧疼痛、压痛；持物易从手中掉落，前臂伸、屈肌抗阻痛阳性，腕伸肌紧张试验（MiLLs试验）阳性。

（4）肩周炎　女性多见，肩胛区疼痛，可牵扯到上臂、前臂疼痛，夜间疼痛较重可影响睡眠，肩部活动受限，以局部疼痛为主，无根性痛。

（5）神经鞘瘤　表现为神经根损害的症状和体征，疼痛和肌力减弱的症状呈进行性加重，非手术治疗无效，颈椎斜位X线片上可见椎间孔扩大，脊髓造影示"倒杯状"充溢缺损，MRI能直接对肿瘤显像。

● 神经根型颈椎病的手术治疗指征有哪些？

答：（1）正规而系统的非手术治疗3～6个月无效，或非手术治疗虽然有效但反复发作而且症状严重，影响正常生活或工作者。

（2）由于神经根受到压迫刺激导致所支配的肌肉进行性萎缩者。

（3）有明显的神经根刺激症状，急性的剧烈疼痛，严重影响睡眠与正常生活者。

● 神经根型颈椎病手术治疗的具体措施有哪些？

答：（1）椎间盘切除＋椎体间植骨融合术　这是颈椎病经典的手术，包括切除病变节段的椎间盘组织、上下椎板、突入椎管的髓核组织及增生的骨赘，于椎体间植骨重建椎体间稳定性。后纵韧带不要求常规切除，应当仔细分析术前 MRI 影像学资料，如果有后纵韧带肥厚或者游离的髓核组织突破后纵韧带进入椎管，则应当切除肥厚的后纵韧带或者切开后纵韧带取出游离的髓核组织，做到彻底的减压。

（2）椎间盘切除＋椎体次全切除术＋椎体间植骨融合术　此手术为前一种术式的扩展，切除范围包括上节段、下节段的椎间盘、后骨刺以及中间椎体，再行椎体间植骨重建稳定性，最后实施钛板内固定。

（3）椎间盘切除＋人工椎间盘置换术　这是近年来开始应用的一种新型的手术。其目的是切除病变的椎间盘后置入可以活动的人工椎间盘来代替传统的椎体间植骨融合术，实现保留运动节段、减少相邻节段椎体退行性变的目的。

（4）后路椎板成形术＋神经根管扩大术　此种术式为颈椎后路椎板成形术的扩展。即在进行椎管扩大的同时有选择性地切除某些节段的部分或全部小关节，扩大神经根管，解除神经根的压迫。

（5）脊柱内镜技术　近年来，脊柱内镜技术已经由腰椎延伸应用到颈椎，治疗神经根型颈椎病的内镜技术都具有手术创伤小、恢复快、保留颈椎运动节段、避免邻近节段退行性变的优点。

● 神经根型颈椎病行前路手术可能发生哪些并发症？

答：（1）喉上神经损伤　喉上神经与甲状腺上动、静脉伴行，横向走行于颈动脉鞘与甲状腺之间，分离时应注意保护横行结构。应行钝性分离，避免结扎与切断横行结构，显露上颈段时易发生损伤。该神经损伤后出现呛咳。单侧喉上神经损伤，术后对侧可代偿适应，呛咳等症状逐渐消失。若为术中牵拉所致，约数周后即可恢复。

（2）喉返神经损伤　该神经在气管、食管之间行走，显露下颈椎时易发生，多为切口显露不佳、拉钩牵拉力过大或牵拉时间过长所致。表现为声带麻痹引起的声音嘶哑，若为牵拉伤多在术后 2～8 周自行恢复。

（3）气管、食管损伤　可由术中直接损伤、牵拉伤和术后植骨块脱位损伤，术后换药时发现伤口有食物残渣流出或行食管造影即可诊断。

（4）脊髓损伤　术中脊髓损伤多由于操作不当所致，其常见的原因有器械直接伤及脊髓和震荡性脊髓损伤。

（5）椎动脉损伤　术中出现椎动脉损伤是少而严重的并发症，瞬间大出血可危及患者生命。

（6）硬膜损伤、脑脊液漏　前路手术出现硬膜损伤的发生率有报道为 0.4%～1%，术中发现可行硬膜修补，若裂口较小，术中未发现而术后出现脑脊液漏可采用头低平卧位，以利于脑脊液回流及硬膜修复，一般 4～5 天硬膜可愈合。

（7）伤口血肿　术后伤口出血，若引流不当，伤口积血直接压迫气管出现窒息。

（8）喉头水肿及通气障碍　喉头水肿常见于行上颈椎前路手术时，多为牵拉刺激咽喉部致其反应性水肿所致，其发生率较低。术后通气障碍多由于术中气管牵拉刺激，术后气道分泌物增多，致气管、支气管堵塞或肺炎所致，特别是术前伴有呼吸功能障碍者易出现。

主任医师总结

对于神经根型颈椎病的临床诊断，也是需要症状、体征及影像学检查三者相结合。诊断明确后应先行非手术治疗，文献报道对神经根型颈椎病患者而言，手术干预结合物理治疗可以在术后第一年的时间里迅速缓解症状，其中颈部疼痛与整体健康状况改善程度要优于非手术组。然而至术后第二年时，两组患者之间的疗效差异减小并消失。因此，神经根型颈椎病患者在考虑手术治疗之前应首先尝试较系统的物理治疗方法。对于非手术治疗无效者可选择手术治疗，手术治疗的原则是彻底减压、固定、融合术，其中减压是关键，术后可配合物理治疗以提高疗效。

参 考 文 献

[1] Peolsson，Anneli，Söderlund，et al. Physical function outcome in cervical radiculopathy patients after physiotherapy alone compared with anterior surgery followed by physiotherapy：a prospective randomized study with a 2-year follow-up [J]．Spine，2013，38（4）：300-307.

[2] Cleland J A，Fritz J M，Whitman J M，et al. The reliability and construct validity of the Neck Disability Index and patient specific functional scale in patients with cervical radiculopathy [J]．Spine，2006，31（5）：598-602.

[3] Canale S T，Beaty J H. 坎贝尔骨科手术学 [M]．王岩，译．12 版．人民军医出版社，2013.

高处坠落致颈部疼痛、四肢无力 2h——颈椎骨折脱位

❀ [实习医师汇报病历]

　　患者男性，49岁，因"高处坠落致颈部疼痛、四肢无力2h"入院。患者入院2h前从4m高处坠落后出现颈部疼痛、活动受限，四肢无力、麻木，无法站立、行走，急诊我院，行颈椎X线片检查示C5～6骨折脱位（图6-6），急诊拟"颈椎骨折脱位；颈脊髓损伤伴截瘫"收入住院。受伤以来，神志清楚，痛苦面容，小便未解。既往体健。

　　体格检查：T 37.0℃，P 80次/分，R 20次/分，BP 110/67mmHg，神志清楚，颈托制动外观，颈椎活动受限，颈5～6棘突压痛明显，双侧肱二头肌肌力3级，双肱三头肌肌力1级，双手握力0级，双下肢肌力0级，双上臂中段以下针刺觉减退，双掌指关节以下针刺觉消失，躯干剑突以下针刺觉消失。

　　辅助检查：颈椎正侧位X线片（图6-6）示C5～6骨折脱位。

　　入院诊断：颈椎骨折脱位（C5～6）；颈部脊髓损伤伴截瘫（A-SIA C级）。

　　诊疗计划：①给予心电监测、吸氧，床边备吸痰器以及气切包；②给予激素、脱水、神经营养以及胃肠黏膜保护剂；③完善必要检查，颈托制动、颅骨牵引及对症处理，必要时手术。

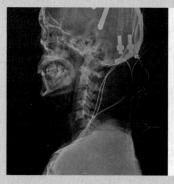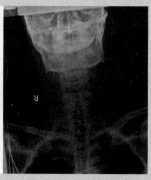

图 6-6　颈椎正侧位 X 线片

？ 主任医师常问实习医师的问题

● 目前考虑的诊断是什么？该疾病的临床特点有哪些？

答：（1）诊断为颈椎骨折脱位（C5～6）；颈部脊髓损伤伴截瘫（ASIA C 级）。

（2）临床特点如下。

① 本例患者是 49 岁中年男性，2h 前从 4m 高处坠落后出现颈部疼痛、活动受限、四肢无力、麻木，无法站立、行走，急诊我院，行颈椎X 线片检查提示颈椎 5～6 骨折脱位。受伤以来，神志清楚，痛苦面容，小便未解。

② 体格检查：颈托制动外观，颈椎活动受限，颈 5～6 棘突压痛明显，双侧肱二头肌肌力 3 级，双肱三头肌肌力 1 级，双手握力 0 级，双下肢肌力 0 级，双上臂中段以下针刺觉减退，双掌指关节以下针刺觉消失，躯干剑突以下针刺觉消失。

③ X 线报告示 C5～6 骨折脱位。

● 还需要做哪些检查？如何判定？

答：（1）颈椎 CT 由于有时 X 线片显影不清楚，做颈椎 CT 检查进一步明确骨折的部位、类型，椎管内有无骨块，有没有关节突交锁等。此外由于患者为高处坠落伤，须排除有无胸腹部重要脏器的损伤。

（2）颈椎 MRI 目前已作为脊柱骨折的术前常规检查，它可以了解脊髓压迫、水肿的程度及信号的改变，对于判断有无椎间盘或韧带损伤、X 线片不能较好地显示颈胸段骨折脱位及无骨折脱位型颈脊髓损伤有重要的诊断价值。

❈ ［住院医师或主治医师补充病历］

患者入院后给予心电监测、吸氧，床边备吸痰器，同时给予行颅骨牵引，行颈椎 CT 正中矢状面重建示 C5～6 骨折脱位（图 6-7），双侧小关节突关节脱位交锁（图 6-8～图 6-10），颈椎 MRI（图 6-11）示 C5～6 骨折脱位，相同水平颈脊髓损伤，脊髓受压，颈后部软组织损伤。

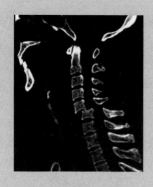

图 6-7　颈椎 CT 正中矢状
面重建示 C5～6 骨折脱位

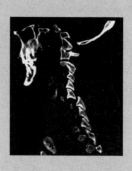

图 6-8　颈椎 CT 右侧旁正中矢状面
重建示 C5～6 右侧小关节突关节脱位交锁

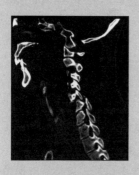

图 6-9　颈椎 CT 左侧旁正中矢
状面重建示 C5～6 左侧小关节突
关节脱位交锁

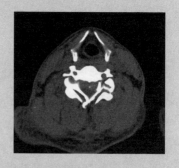

图 6-10　颈椎横断面提示 C5～6
双侧小关节突关节脱位

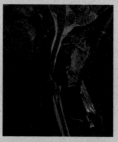

图 6-11　颈椎 MRI 示 C5～6 骨折脱位，相同水
平颈脊髓损伤，脊髓受压，颈后部软组织损伤

主任医师常问住院医师、进修医师或主治医师的问题

● **对目前的诊断有何不同意见?**

答：患者有明确的外伤史，受伤后即出现颈部疼痛、活动受限，四肢无力、麻木，无法站立、行走，查体见颈椎活动受限，颈5～6棘突压痛明显，双侧肱二头肌肌力3级，双肱三头肌肌力1级，双手握力0级，双下肢肌力0级，双上臂中段以下针刺觉减退，双掌指关节以下针刺觉消失，躯干剑突以下针刺觉消失。行颈椎CT三维重建检查示C5～6骨折脱位、颈椎MRI示C5～6骨折脱位，相同水平颈脊髓损伤，脊髓受压。结合病史、症状、体征与影像学检查相符合，因此诊断较为明确。

● **如何进行颈椎骨折脱位的临床评估?怎么处理?**

答：由于此类损伤大多由高速车祸、坠落伤等高能量损伤，查体时应注意有无胸腹脏器损伤、颈脊髓损伤，特别是完全损伤后，可导致损伤节段以下肌肉瘫痪，呼吸无力。损伤平面下体温调节异常，体温增高，能量消耗增多，早期常引起肺部感染，甚至呼吸衰竭而死亡，因此必须密切观察，同时可给予行颅骨牵引。

处理措施如下：

①吸氧。面罩吸氧，浓度维持在40%，保持PaO_2 100mmHg，$PaCO_2 < 45$mmHg，如果患者的PaO_2与$PaCO_2$比值< 0.7应考虑行气管插管。

② 维持血压不低于90/60mmHg，否则容易造成脊髓损伤加重。

③ 脱水治疗可减轻继发性脊髓损伤。甲泼尼龙仅在伤后8h内给药有效，首次剂量30mg/kg，15min内给入，此后以5.4mg/（kg·h），持续24h。单唾液酸神经节苷脂（GM-1）仅在伤后72h内给药有效，用法为100mg/d，持续18～32天。然而目前对甲泼尼龙的使用存在争议，有学者认为甲泼尼龙可以作为急性脊髓损伤治疗的一个可用选择，而非治疗的必须用药。反对者的核心观点在于根据NASCIS II和NAS-CIS III研究结果，随着使用激素类药物的时间延长，其神经保护功能获得的收益并没有增加，反而相关的并发症（如败血症、肺炎）及ICU住院天数等均有明显增加。

● **下颈椎骨折 AO Spine 分类的具体内容是什么？**

答： 根据骨折形态、关节突损伤、神经功能状态和临床修正 4 方面进行评估。

① 骨折形态：A 型压缩骨折（A0 微小骨折、A1 压缩骨折、A2 劈裂骨折、A3 不完全爆裂骨折、A4 完全爆裂骨折）、B 型分离骨折（B1 经后方骨性张力带损伤、B2 经后方韧带张力带损伤、B3 经前方椎间盘过伸损伤）、C 型旋转骨折。

② 关节突损伤：F1 无移位骨折（骨折块高度＜1cm，累及＜侧块的 40%）；F2 不稳定骨折（骨折块高度＞1cm，累及＞侧块的 40%），F3 侧块漂浮，F4 小关节半脱位或脱位，BL 双侧关节突骨折。

③ 神经功能状态：N0 无神经损伤，N1 短暂的神经损伤，N2 根性损伤，N3 不完全脊髓损伤，N4 完全性脊髓损伤。

④ 临床修正：M1 后方韧带复合体损伤，M2 严重的椎间盘突出，M3 强直/代谢性骨病（AS、DISH、OPLL），M4 椎动脉损伤。

● **下颈椎损伤评分（SLIC）的具体内容是什么？**

答： 该评分系统包括损伤形态、椎间盘韧带复合体、神经功能状态三部分（表 6-1）。总得分≤3 分，建议保守治疗；总得分≥5 分，建议手术治疗；总得分＝4 分，保守或手术治疗。该分型系统对下颈椎损伤进行直接且客观的评估，结合影像学资料和临床表现对损伤进行比较全面的评估，能够指导临床诊疗决策和预后判断。

表 6-1　下颈椎损伤分类（SLIC）

项目	得分/分
损伤形态	
无	0
压缩骨折	1
爆裂骨折	2
分离	3
旋转/滑移	4
椎间盘韧带复合体	
无	0
不确定	2
撕裂	3
神经功能状态	
完整	0

续表

项目	得分/分
神经根损伤	1
完全脊髓损伤	2
不完全脊髓损伤	3
持续性压迫伴神经功能障碍	+1

● 脊髓损伤的 ASIA 分级是什么?

答： ASIA 分级是目前国际上评估脊髓神经功能损伤最为常用的一个评分量表。

ASIA A 级：尾段没有神经运动及感觉功能保留。

ASIA B 级：仅有感觉功能保留而运动功能消失。

ASIA C 级：有部分运动功能保留，但肌肉的肌力小于 2 级。

ASIA D 级：肌肉功能保留，肌力大于等于 3 级。

ASIA E 级：感觉和运动功能均保留。

ASIA 分级特别强调对于肛门及肛周部位的检查，以便确定患者肛周部位感觉和运动功能的损伤情况。如果轻触觉或者是针刺觉在 S4/5 节段仍存在（无论是否损伤或者完整）或者是肛门部位感觉、肛门括约肌有自主收缩功能均提示患者为非完全性脊髓损伤。

● 颈椎骨折脱位复位的方式有哪些?有哪些注意事项?

答： 此类损伤大，复位可以达到稳定脊柱和间接减压的目的，因此对于颈椎骨折配位的患者、在做 CT 及 MRI 检查前必须有颈部支具保护或行颅骨牵引，对于爆裂骨折或有脱位的患者早期必须进行牵引复位，应争取在伤后 6h 内复位。

复位方式如下：

① 全麻下颅骨牵引复位：绝大部分骨折脱位可经此方法得到复位，在全麻下进行必须要有透视监测，全麻后耳上 1.5cm 处同时拧入牵引弓螺钉，患者头颈部屈曲 30°，开始重量 5kg，间隔 5min 增加 2.5kg，每次增加重量后在透视下观察有无过度牵引。若透视见交锁关节出现"尖对尖"对顶后将颈部改为仰伸位，使之完全复位后总量减为 5kg维持。

② 床边牵引复位：此复位方法成功率较低，有文献报道大约

为 47%。

③ 手术切开复位：如果闭合复位失败，可以采用手术切开复位，复位方式可依手术方式选择前路或后路切开复位。

● **颈椎骨折脱位的手术指征有哪些？**

答： 颈椎外伤后如果出现不稳定性骨折脱位和（或）脊髓神经功能损害均应进行手术治疗。包括以下几个方面：脊髓损伤、椎体滑移＞3.5mm、后凸成角≥11°、椎体高度丢失≥25%、椎间盘损伤、任何形式的脱位、双侧关节突骨折、双侧椎板骨折、双侧椎弓骨折、后方韧带结构损伤伴前方或后方骨性结构损伤。

● **如何确定手术时机？**

答： 早期复位及减压固定不但可以减轻由创伤导致继发的脊髓损伤的程度，还可以稳定脊柱，便于护理及翻身，防止肺部感染、肺栓塞（PE）等致命的并发症。脊髓不完全损伤的患者应力争在 24h 内进行，完全损伤的患者也应力争在 72h 内手术治疗。

● **颈椎骨折脱位的手术方式有哪些？**

答： 根据骨折脱位的类型，采用不同的手术入路，主要为 3 种手术入路：前路、后路、前后联合入路。

（1）前路　目前治疗下颈椎骨折脱位的最常用的手术方式，可用于大部分骨折类型，包括单纯前方结构损伤，椎体骨折椎间盘损伤，前方结构损伤合并后方单侧骨折（椎板、椎弓、关节突）或单一韧带结构损伤，小关节脱位等。其优点为仰卧位便于麻醉管理和术中观察，创作小、失血少，能直接清除损伤的椎间盘，椎间植骨融合率高，一般只需做一个运动单元的固定，术后并发症少；缺点是前方解剖结构复杂，有时复位较困难，前路固定较后路固定抗旋转力弱。

（2）后路　主要用于后方结构损伤，包括小关节脱位、后方双侧骨性结构损伤（椎板、椎弓、关节突）。包括椎板切除术、椎板成形术、侧块螺钉钢板内固定及椎弓根内固定术。其优点是后方解剖结构简单，复位较容易，内固定抗旋转力较强，缺点是无法探查可能损伤的椎间盘，术后发生颈痛的可能性较大，通常要做至少两个运动单元的固定，融合率低。

（3）前后联合入路　用于前方结构损伤合并后方双侧骨性结构损伤，一般先行前路手术复位及固定骨折脱位，再行后路减压固定。

⊛ [主治医师补充病历]

　　患者在全麻下颅骨牵引复位（图 6-12），牵引后 C5～6 得到解剖复位（图 6-13），行颈前路 C5～6 椎间盘切除、cage 植骨、钛板内固定术。术后给予神经营养、高压氧等治疗，配合康复锻炼，并行颈托制动 3 个月。术后正侧位 X 线片见图 6-14。

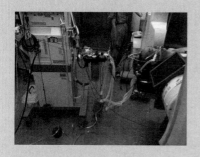

图 6-12　全麻下颅骨牵引复位　　　图 6-13　牵引后 C5～6 得到解剖复位

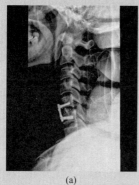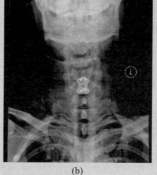

(a)　　　　　　　　　　(b)

图 6-14　术后正侧位 X 线片

❓ 主任医师常问主治医师的问题

● **颈椎骨折脱位的患者术后治疗和监护的注意事项是什么？**

　　答：（1）需要密切观察生命体征，特别是呼吸、血压及心率，根据不同原因给予相应处理；合理使用有效的抗生素防治感染，积极加强营养支持。

（2）保持引流管的通畅，观察引流液的量、颜色和引流速度，防范术后血肿形成等并发症，予相应处理；若引流液为淡红色，要考虑是否为硬膜损伤引起的脑脊液漏，予相应处理。

（3）术后常规佩戴颈托 6～8 周。

● 陈旧性下颈椎骨折脱位的特点及处理原则有哪些？

答：一般来讲，超过 3 周的颈椎骨折脱位没有得到治疗就称为陈旧性颈椎骨折脱位。和新鲜骨折脱位相比，具有以下特点：①陈旧性骨折很难复位，因为骨折脱位时间较长，瘢痕愈合，或者骨折的椎体畸形愈合，脱位的关节突关节囊挛缩，关节突骨折后在脱位位置畸形愈合，这都给手术带来巨大困难；②陈旧性骨折脱位局部存在不稳定；③局部后凸畸形；④慢性神经病损加重，骨折的压迫，局部不稳定的反复刺激，后突畸形对脊髓、神经根的牵张，这些都是形成脊髓损伤的因素。

治疗原则如下：

① 减压：陈旧损伤的致压因素包括软性组织（如损伤的椎间盘）、骨性压迫（如骨折的椎体、椎板等），压迫解除可以给神经功能恢复创造条件，甚至一个神经根的功能恢复都会对患者的功能帮助很大。

② 纠正颈椎脱位：脱位的颈椎使脊柱的序列受到严重的破坏，同时由于脱位还造成神经根和脊髓的压迫，非常不利于神经功能的恢复。

③ 恢复颈椎的生理曲度：无论经过椎间盘的陈旧损伤，还是颈椎的骨折脱位，生理曲度都会发生改变，且随着时间的推移生理曲度丢失更多。

④固定及植骨融合：陈旧性骨折脱位获得纠正后，局部的稳定和植骨融合是非常关键的步骤。良好的稳定可以维持纠正的脱位和脊柱序列，允许患者进行早期的颈部活动和负重，对患者的生活质量提高帮助很大。

主任医师总结

颈椎骨折脱位临床较为常见，大部分与高能量损伤有关，常造成颈脊髓损伤。颈脊髓损伤有原发性损伤和继发性损伤两大类。原发性损伤是由受伤当时的性质（如作用力的大小、方向、速度及骨折脱位的程度、脊髓损伤受压的情况等）决定的，其造成脊髓和血管的破坏是无法改变的。在原发损伤的基础上可产生继发性损伤，而尽早解除继发性损伤对脊髓的压迫可促进神经功能的恢复。目前国内外对颈椎骨折脱位伴脊髓损伤的治疗目的是椎管减压，重建颈椎的解剖序列，稳定脊柱。此类患者由于脊髓损伤平面较高，围手术时应密切观察患者呼吸、心率、血压等变化。对于有关节突关节交锁的患者，牵引无法复位时需根据患者 CT 及 MRI 等影像学表现进行评估再选择手术入路。术后需颈托固定制动。

参 考 文 献

［1］ Dvorak M F，Fisher C G，Fehlings M G，et al. The Surgical Approach to Subaxial Cervical Spine Injuries：An Evidence-Based Algorithm Based on the SLIC Classification System ［J］. Spine，2007，32（23）：2620-2629.

［2］ Schnake K J，Schroeder G D，Vaccaro A R，et al. AO Spine Classification Systems （Subaxial，Thoracolumbar）［J］. J Orthop Trauma，2017，31（9）：S14-S23.

［3］ Canale S T，Beaty J H. 坎贝尔骨科手术学 ［M］. 王岩，译. 12 版. 北京：人民军医出版社，2013.

［4］ 杨欢，刘忠军，周方，等. 下颈椎损伤并发脊髓损伤手术治疗的预后及其影响因素 ［J］. 中国脊柱脊髓杂志，2011，21（9）：759-763.

双下肢麻木、无力、行走困难2年，加重1个月——胸椎管狭窄症

❀ [实习医师汇报病历]

患者男性，57岁，因"双下肢麻木无力、行走困难2年，加重1个月"入院。患者入院前2年无明显诱因出现胸腰部酸痛，伴双下肢无力，行走不便，双足背麻木。无踩棉花感，无头晕、头痛，无大小便失禁。1个月前感双下肢无力、麻木加重。经非手术治疗症状无明显缓解。否认有手术史。

体格检查：T 36.6℃，P 75次/分，R 19次/分，BP 135/70mmHg。神志清楚，跛行步态，胸腰段棘突无压痛，叩击痛（－），双足背针刺觉减退，双上肢肌力5级，双股四头肌肌力4级，右胫前肌肌力4级，左胫骨前肌肌力3级，左下肢肌张力降低，双膝腱、跟腱反射未引出，双踝阵挛阴性。

辅助检查：胸椎CT示胸椎黄韧带骨化（T8～9）（图6-15）。

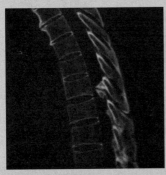 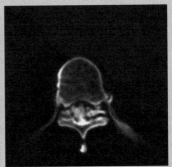

(a) 胸椎CT矢状位　　　　　　　　(b) 胸椎CT轴位

图6-15　胸椎CT

入院诊断：胸椎管狭窄症，胸椎黄韧带骨化（T8～9）。

诊疗计划：①按骨科护理常规，二级护理；②完善检查，积极术前准备。

主任医师常问实习医师的问题

目前考虑的诊断是什么? 该疾病的临床特点有哪些?

答:(1) 目前考虑诊断为胸椎管狭窄症,胸椎黄韧带骨化(T8~9)。

(2) 临床特点如下。

① 老年男性患者,入院前 2 年无明显诱因出现胸腰部酸痛,并出现双下肢无力,行走不便,双足背麻木,无踩棉花感,无头晕、头痛,无大小便失禁。1 个月前感双下肢无力、麻木加重。经保守治疗症状无明显缓解。

② 体格检查示跛行步态,胸腰段棘突无压痛,叩击痛(—),双足背针刺觉减退,双上肢肌力 5 级,双股四头肌肌力 4 级,右胫前肌 4 级,左胫骨前肌肌力 3 级,左下肢肌张力降低,双膝腱、跟腱反射未引出,双踝阵挛未引出。

③ 胸椎 CT 示胸椎黄韧带骨化(T8~9)。

目前应进一步完善哪些检查?

答:(1) 胸椎正侧位 X 线片 正位 X 线片可见椎板轮廓无法分辨。侧位可见椎间孔处骨化影,典型骨化可表现为三角形骨块从椎管后壁突入椎管,尖端指向椎间隙,基底位于椎板和关节突。以关节突外多见,连续几个节段骨化时椎管后壁呈锯齿状引起节段性椎管狭窄,病变部位以外的胸椎及腰椎均有退行性改变,主要表现为椎间隙狭窄、增生、楔形变、双凹改变、椎体上下边缘硬化、骨桥形成等。

(2) 胸椎 MRI 矢状面图像上可见相应节段水平骨化的黄韧带呈低信号,突向前并压迫蛛网膜下腔脊髓,脊髓受压变细,呈"蜂腰状",严重者多呈节段狭窄,脊髓受压呈典型"串珠样"或"鸟嘴样"改变。硬膜外脂肪移位连续性中断,肥厚尚未完全骨化的黄韧带对脊髓造成的压迫亦可在 MRI 上显示。

[住院医师或主治医师补充病历]

患者无明显外伤病史,发病 2 年来经保守治疗,症状无明显缓解,且 1 个月来症状逐渐加重,患者行胸椎正侧位 X 线片(图 6-16)及胸椎 MRI 检查(图 6-17)。

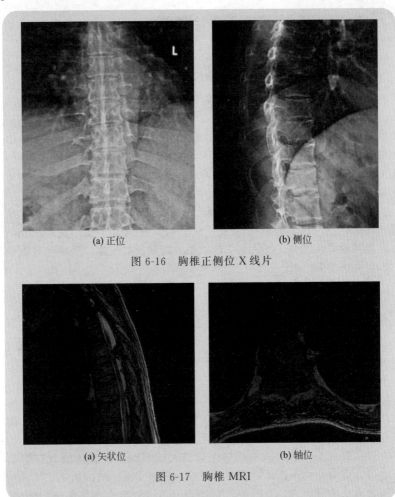

(a) 正位　　　　　　　　　　　(b) 侧位

图 6-16　胸椎正侧位 X 线片

(a) 矢状位　　　　　　　　　　(b) 轴位

图 6-17　胸椎 MRI

？主任医师常问住院医师、进修医师或主治医师的问题

● **胸椎的解剖特点有哪些？有何临床意义？**

　　答：（1）正常胸脊柱有 $20°\sim40°$ 的生理性后凸，胸廓的保护和胸椎关节突结构特点使得胸椎的活动较小，但是在与活动度较大的颈椎和腰椎交界部则形成了应力集中点，容易发生损伤而导致椎间盘病变或黄韧带骨化（OLF）。北京大学第三医院的研究发现，70％以上的胸椎间盘突出发生在胸腰段，45％的黄韧带骨化位于下胸椎，32％的黄韧带骨化位于上胸椎。

（2）脊髓在胸脊柱生理后凸状态下略微贴附于椎管前壁，在其他因素导致的后凸状态下，就更为接近椎管前壁。这一特点决定了对来自胸椎前方的压迫，不能够像在颈椎一样通过切除椎板或椎板成形术使脊髓向后漂移而达到理想的解除脊髓压迫的效果。

（3）胸脊髓4～10髓节为血液供应薄弱区，负责脊髓血液供给的血管主要为椎体节段血管分支吻合构成的脊前动脉。因而在行胸椎手术时要避免过多结扎椎体节段血管，同时要保持较为充分的血容量，避免较长时间的低血压状态，以避免胸脊髓供血不全。

（4）胸椎管1～10节段为胸脊髓所在位置，胸椎管10至腰1节段为脊髓腰膨大所在位置，脊髓腰膨大内含有大量的脊髓前角运动细胞。这一解剖特点决定了上、中胸椎压迫主要表现为胸脊髓上运动神经元损害；而下胸椎或胸腰段压迫常可见脊髓上下运动神经元混合性损害或广泛性下运动神经元损害。了解这一特点将有助于比较迅速、准确地判定病变所在，而进行正确诊断。

（5）与胸脊髓硬膜囊后面相对应的椎管后壁结构为椎板、黄韧带、关节突内侧的1/2。而位于关节突内侧部分的黄韧带或关节囊是黄韧带骨化最好发的部位。因而，对黄韧带骨化的外科治疗应该切除上述所有结构的椎管后壁。而不能只按通常意义的椎板切除或广泛椎板切除概念进行手术。

● 胸椎管狭窄症的鉴别诊断有哪些？

答：胸椎管狭窄症经常与脊柱其他的退变性疾病同时存在，这也是导致胸椎管狭窄症确诊困难的重要原因。

（1）与脊髓型颈椎病的鉴别 颈椎病可以导致四肢麻木、无力、下肢症状常重于上肢。但是当仅下肢有较明显症状，或下肢症状显著重于上肢时，应该考虑有胸椎管狭窄症的可能。

（2）与腰椎管狭窄症的鉴别 腰椎管狭窄症引发的马尾神经损害的实质即为下运动神经元损害，但绝大多数在L3～L4水平以下，腰腿痛症状突出，有明显神经源性间歇性跛行。而胸椎管狭窄位于胸腰段时，下运动神经元损害更为广泛，常混合存在有部分上运动神经元损害的表现，早期表现为脊髓源性间歇性跛行，如合并存在明确根性症状和体征，则两病同时存在。

● 胸椎管狭窄症的治疗原则有哪些？

答：（1）非手术治疗用于临床中发现的胸椎黄韧带骨化、胸椎后纵韧带骨化、胸椎间盘突出确定无脊髓损害者，密切观察，同时避免搬运重物等可引起胸椎外伤的活动。对有神经损害的各种原因所致的胸椎管狭窄症，无有效非手术治疗方法，应尽早手术治疗。

（2）手术治疗原则

① 胸椎黄韧带骨化的手术方法：黄韧带骨化及椎管后壁切除减压。

② 胸椎间盘突出的手术方法：经侧前方椎间盘切除、植骨固定。

③ 胸椎后纵韧带骨化的治疗原则：短节段胸椎后纵韧带骨化采用"涵洞塌陷法"经侧后方椎体及胸椎后纵韧带骨化切除、植骨固定；长节段胸椎后纵韧带骨化采用后路椎管后壁切除、局限性后纵韧带骨化块切除联合去后凸矫形内固定。

● 对于不同的致病因素导致的胸椎管狭窄症，如何选择手术方式？

答：（1）胸椎黄韧带骨化导致的胸椎管狭窄症的手术技术要点。

① 后壁椎板黄韧带整块切除减压。

a. 手术方法（图 6-18）即用超声骨刀沿双侧关节突中线切开包括黄韧带骨化在内的椎管后壁全层，然后将包括骨化的黄韧带在内的椎管后壁整块切除。

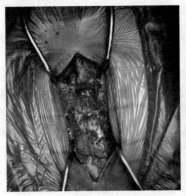 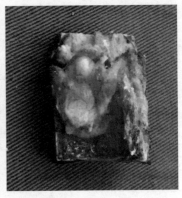

图 6-18 椎板连同骨化的黄韧带整块切除

b. 减压范围：横向包括椎板＋双侧内侧 1/2 关节突，纵向切除至后壁与硬脊膜间无压迫，如有颈椎后纵韧带骨化，至两端各加一节椎板。

c. 跳跃式骨化时可分部位减压。

d. 合并脊柱其他疾病的处理：合并颈椎疾病，原则上先处理重的病变；上胸椎黄韧带骨化可与颈椎病一同解决；中、下胸椎部位的黄韧带骨化可分期或一期解决；合并胸椎间盘突出或局限性黄韧带骨化，可先行椎管后壁黄韧带骨化切除，再经侧后方行间盘或胸椎后纵韧带骨化切除；合并腰椎间盘突出的处理，一般先处理胸椎黄韧带骨化。

② 内镜下胸椎管减压。

a. 手术方法（图 6-19）为用脊柱内镜系统，经皮建立工作通道，在镜下磨钻及咬骨钳辅助下一点一点清除骨化的黄韧带。全程在脊髓监护下完成，为脊髓安全保驾护航。

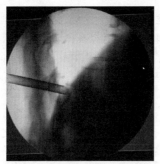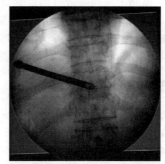

(a) 术中工作通道的安放

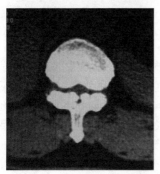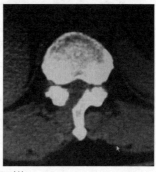

(b) 术前后CT对比

图 6-19　手术方法及术前后 CT 对比

b. 减压范围：单侧减压内侧不过中线，外侧减压到硬膜囊的外侧缘，双侧减压需减压至双侧的硬膜囊外侧缘。

c. 多节段者不建议采用这种手术方式。

（2）胸椎间盘突出导致的胸椎管狭窄症的手术入路的选择。

① 经后路椎板切除入路：尽管过去或现在仍然有人采用，但是要进行彻底减压而不牵拉脊髓是难以做到的。编者认为应将此方法列为禁忌。

② 经椎弓根入路或经关节突的后外侧入路或经肋骨横突入路：手术视野仍然偏后，难以安全切除突出于脊髓腹侧的椎间盘，但可适用于极外侧或更靠后外侧的椎间盘突出的切除。

③ 经侧前方入路：术者视野及器械直对椎管前外侧，切除椎间盘或椎体骨赘时不需要牵拉脊髓。因而，比较安全可靠。可经胸腔或腹膜后胸膜外手术，但如同时进行内固定最好经胸腔手术。

④ 原则上应同时进行固定融合。

（3）胸椎后纵韧带骨化导致的胸椎管狭窄症采用后路揭盖式椎板切除减压术；对于短节段胸椎后纵韧带骨化，采用经椎体侧前方入路，胸椎后纵韧带骨化切除、椎体间植骨融合固定术，要点同胸椎间盘切除术。

主任医师总结

胸椎管狭窄症的致瘫率高，临床诊断困难，手术治疗风险大。因此，在诊断流程方面应该遵循以下几点。第一，应详细询问病史及查体，可以说，掌握了胸椎管狭窄症的特征后诊断并不困难，但是临床上误诊、漏诊仍然时有发生。只看影像学资料，潦草问病史及查体就做诊断，甚至导致错误手术。第二，在第一步的基础上，首选 MRI 检查，判定病变的类别、部位、范围、脊髓压迫的程度，必要时加做 CT 检查，如不具备 MRI 设备，可行脊髓造影，在有压迫的部位加做 CT 检查。第三，分析临床表现与影像学所见有明确对应关系并与主要相关疾病鉴别后即可确定诊断。遵循这样的工作流程，一般都可以准确、快速地做出正确诊断。治疗上根据不同的病因选择不同的手术方式，但都需反复向患者及其家属交代手术风险。该患者引起胸椎管狭窄的主要因素是黄韧带骨化，压迫主要来自脊髓后方，因此只需行单纯的椎管后壁切除。高速磨钻沿双侧关节突中线磨透包括黄韧带骨化在内的椎管后壁全层，然后将椎管后壁整体切除，降低了脊髓损伤的风险，同时将切除的椎管后壁咬碎后行后外侧植骨融合。术后需保持引流管通畅，避免血肿压迫引起脊髓功能受损，当 24h 引流量低于 30mL 后可拔出引流管。

参 考 文 献

［1］ Sun X Z，Sun C G，Liu X G，et al. The frequency and treatment of dural tears and cerebrospinal fluid leakage in 266 patients with thoracic myelopathy caused by ossification of the ligamentum flavum ［J］. Spine，2012，37（12）：E702-E707.

［2］ 郎宁，袁慧书，王宏磊，等. 胸椎黄韧带骨化的流行病学调查［J］. 中国脊柱脊髓杂志，2011，21（9）：764-768.

［3］ 刘晓光，刘忠军，陈仲强，等. "涵洞塌陷法" 360°脊髓环形减压术治疗胸椎管狭窄症［J］. 中华骨科杂志，2010，（11）：1059-1062.

［4］ 孙垂国，陈仲强，李危石，等. 后路椎管后壁切除、局限性后纵韧带骨化块切除联合去后凸治疗胸椎多节段后纵韧带骨化症［J］. 中华骨科杂志，2019，（04）：193-200.

高处坠落后背部疼痛3天——胸椎骨折

✿ [实习医师汇报病历]

患者男性，30岁，因"高处坠落后背部疼痛3天"入院。患者于3天前从2m高处坠落后出现背部疼痛，翻身时加重，无法起床。经"卧床、口服镇痛药"治疗后症状无明显缓解，今为进一步治疗，就诊我院。发病以来，一般情况尚可，小便量可。

体格检查：T 36.7℃，P 72次/分，R 19次/分，BP 109/75mmHg。神志清楚，心、肺、腹部查体未见明显阳性体征。胸腰段轻度后凸，胸腰交界区棘突和棘突间明显压痛。双下肢肌力、感觉基本正常，大小便正常。

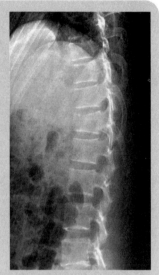

图6-20　脊柱X线片示胸12椎体轻度变扁

辅助检查：脊柱X线片（图6-20）示胸12椎体轻度变扁，椎间隙未见明显异常，余椎弓、附件未见骨折征。

入院诊断：胸12骨折。

诊疗计划：①按骨科护理常规，二级护理；②完善必要检查，卧床及对症处理，必要时予手术治疗。

❓ **主任医师常问实习医师的问题**

● **目前考虑的诊断是什么？该疾病的临床特点有哪些？**

答：（1）诊断为"胸12骨折伴后部韧带损伤"。

（2）临床特点如下。

① 本例患者是30岁年轻人，从2m高处坠落后出现背部疼痛，翻身时加重，无法起床。

② 体格检查提示胸腰段轻度后凸,胸腰交界区棘突和棘突间明显压痛。双下肢肌力、感觉可,大小便正常。

③ X 线片示胸 12 椎体轻度变扁,椎间隙未见明显异常,余椎弓、附件未见骨折征。但仔细观察 X 线片,可以发现胸 11 棘突和胸 12 棘突间距明显增宽。结合患者的临床特点,符合"胸 12 骨折伴后部韧带损伤"的诊断。

● **还需要做哪些检查?如何判定?**

答:(1)胸腰段 CT 三维重建检查 因为受伤节段为胸 12,胸腰段区肋骨正好遮挡小关节,无法评估小关节的情况,需要进行 CT 三维重建检查,从矢状面、横断面来观察受伤节段的细节。可以看到胸 11 和胸 12 棘突间距明显增宽,胸 11 棘突下缘撕脱骨片,胸 12 骨折线经右侧椎弓根及上关节突,系 Chance 骨折。

(2)胸腰段 MRI 除了可以看见椎体骨折的信号,新发现下位邻近腰 1 椎体骨折,棘间、棘上韧带处于 STIR(脂肪抑制)序列高信号,还可以评估椎管的狭窄情况,评估相应节段椎间盘的情况。

❀ [住院医师或主治医师补充病历]

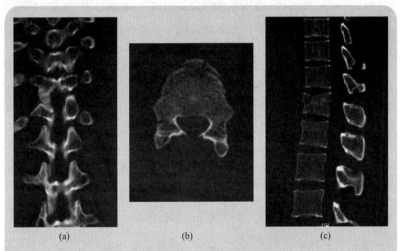

(a)　　　　　　(b)　　　　　　(c)

图 6-21　脊柱 CT 三维重建检查示胸 12 椎体骨折线经右侧椎弓根及上关节突,
胸 11 棘突下缘撕脱骨折伴胸 11/12 棘突间距增宽

患者受伤当天背痛明显，当地医院拍片后考虑可以采用非手术治疗，建议患者回家卧床休息一个半月。但患者卧床3天背痛症状无明显缓解，翻身时疼痛加重，夜里难以入睡。为进一步诊治就诊我院。今CT三维重建检查示胸12椎体压缩骨折，骨折线经右侧椎弓根及上关节突，胸11棘突下缘撕脱骨折伴胸11/12棘突间距增宽（图6-21）。胸腰段MRI示胸12、腰1椎体压缩骨折。胸11/12棘间和棘上韧带处STIR（脂肪抑制）序列高信号。椎管无明显狭窄，所见各椎间盘无异常信号（图6-22）。

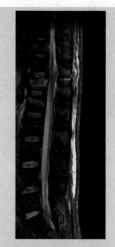

图 6-22　胸腰段 MRI

主任医师常问住院医师、进修医师或主治医师的问题

对目前的诊断有何不同意见？

答：患者有明确的外伤史。背痛症状较重，翻身时疼痛加重，夜里难以入睡。提示脊柱可能不稳定。体检见双下肢肌力、感觉可。胸腰交界区棘突和棘突间明显压痛。CT示胸12椎体压缩骨折，骨折线经右侧椎弓根及上关节突，胸11棘突下缘撕脱骨折伴胸11/12棘突间距增宽。MRI示胸12、腰1椎体压缩骨折，胸11/12棘间和棘上韧带处STIR（脂肪抑制）序列高信号。因此可以诊断"胸12椎体Chance骨折，腰1椎体压缩骨折"。

如何评估胸腰椎骨折的稳定性？如何分类？

答：胸腰椎骨折的稳定性应该综合椎体、椎间盘、关节突关节、后部韧带进行判断。应该借助X线、CT、MRI分析各个结构。在历史上，脊柱外科学者提出了许多种类型的脊柱骨折分类系统，每种分类系统均存在一定的局限性。其中有些分类方法在临床应用较多。①Dennis

等的脊柱三柱骨折分类方案，它将脊柱分为 3 柱，强调了中柱对脊柱力学稳定性的作用。但它只是基于 X 线的一种分类方法，对骨折的形态及椎间盘、后部韧带损伤都未加考虑。②Margel 等基于骨折的病理形态学标准提出了一个复杂的分类系统，即 AO 分型。A 型-椎体压缩骨折，最为常见，占 66%。B 型-牵张分离。C 型-前方及后方结构的旋转性损伤。同时在各个分类下按骨折形态进行亚组分型。该分型较为复杂且可重复性较差，这是它的弱点。

目前越来越受到推崇的是 Vacarro 等的 TLICS 分类系统。具体标准如下。

（1）骨折的放射学形态　压缩骨折为 1 分；爆裂骨折为 2 分；旋转性骨折为 3 分；牵张性骨折为 4 分。若有重复，取最高分。

（2）后方韧带复合体结构的完整性　完整者为 0 分；完全断裂者为 3 分；不完全断裂者或可疑断裂为 2 分。

（3）患者的神经功能状态　无神经损害者为 0 分；完全性脊髓损伤者为 2 分；不完全损伤者或马尾综合征者为 3 分。

各项分值相加即为 TLICS 总评分，评分越高代表损伤越严重。该分类首次综合考虑了椎体、韧带及神经功能对脊柱损伤稳定性的作用，并且量化损伤的严重程度，是具有重大意义的一次进步。TLICS 分类系统建议＞5 分者应考虑手术治疗，＜3 分者考虑非手术治疗，4 分者可选择手术或非手术治疗，并建议根据神经功能状态和后方韧带复合体的损伤情况决定手术入路和手术方式。

TLICS 分类系统建议：①来自前方压迫的不完全的神经功能损伤者须行前路手术减压内固定；②后方韧带复合体损伤者行后路手术；③既有不完全神经功能损伤又有后方韧带复合体损伤者行前后联合入路手术。

本例患者分类上应属 AO 分型的 B 型，在 TLICS 分类系统中应为：牵张性骨折（4 分）＋后方韧带复合体结构完全断裂（3 分）＋无神经损害（0 分）为 7 分，应考虑手术治疗。

● **胸腰椎骨折的治疗原则有哪些？**

答：胸腰椎治疗的一般原则：根据其是否有合并伤、是否合并脊髓神经损伤、脊柱损伤的分型和评分以及患者的全身情况决定治疗的步骤和方法。治疗策略包括非手术治疗；先非手术治疗，全身情况稳定后的手术治疗；急症早期手术治疗。

治疗的具体原则如下。

（1）迅速评估气道、呼吸、循环及全身查体，请相关科室会诊，排除颅脑、胸腔、腹腔、四肢及脊柱其他部位的损伤。

（2）充分补液，恢复循环容量，监护并维持生命体征，必要时请神经外科、胸外科或腹部外科予介入治疗。

（3）在全身情况允许下，尽快行受伤节段的 X 线、CT 及 MRI 检查，评估脊柱三柱各个结构及椎管内情况。

（4）根据临床症状、体征及相关检查的评估结果，迅速制订进一步的治疗策略。

● 胸腰椎骨折手术治疗的适应证、方法有哪些？

答：（1）手术治疗的适应证

① 大部分压缩骨折仅累及前柱，TLICS 评分为 1 分，可以采取非手术治疗。但有两类情况须特别注意。第一类就是老年人骨质疏松性椎体压缩骨折，因为考虑到长时间的卧床可能带来并发症，以及后期容易出现慢性背痛。现在越来越多的医师接受椎体骨水泥填充增强技术，并配合持续的抗骨质疏松治疗。第二类就是存在冠状位分离的压缩骨折，通常不易愈合，后期常因骨折不愈合而出现疼痛，通常建议手术。

② 合并神经损伤的爆裂骨折需要手术，这很容易让人接受。无神经症状的爆裂骨折合并椎板青枝骨折，TL1CS 评分是爆裂骨折（2 分），后方韧带复合体结构是否断裂在 MRI 上存在不确定性（0～3 分），故在术前评估时，存在选择保守治疗或手术治疗中未行神经减压即复位，而出现继发神经损害的可能。该类型骨折中，有相当一部分并发硬脊膜撕裂或硬膜囊及其内容纳的马尾神经卡压，大多学者提倡后路减压后椎弓根内固定手术，松解卡压的神经纤维并修复破裂的硬脊膜，避免出现神经损伤及二次手术的风险。所以该类型骨折建议积极手术。最受争议的是无神经损害的爆裂骨折，因为患者可存在后凸畸形及椎管内占位。当椎体压缩超过 50%，后凸成角大于 25°时需要注意评估后方韧带复合体是否损伤。单纯的爆裂骨折，TLICS 评分为 2 分，经过非手术治疗的预后良好。没有研究表明，脊柱后凸角度与临床功能预后呈显著正相关。同时有研究报道显示，椎管内骨折块占位小于 50%的病例在非手

术治疗过程中骨折块可以被吸收和重建。即便如此，仍有学者主张手术治疗，他们认为后路椎弓根钉系统复位固定能简单地、很好地恢复脊柱的解剖序列且效果确切。

③ 屈曲牵张性损伤，属 AO 分类中的 B 型损伤。由于存在后部结构损伤，其 TLICS 评分往往大于 7 分。后路固定最为有效；若前方为经椎间盘的损伤，则加融合治疗为妥。

④ 骨折脱位损伤。其机制往往是脊柱在旋转和屈曲牵张应力作用下，骨性结构和韧带结构的断裂，常伴有神经损伤。因此，TLICS 评分往往是 4 分（牵张性骨折）＋2 分（至少韧带结构可疑断裂）＋2 分（完全神经损伤 2 分，不全损伤 3 分）＝8 分。需要手术治疗。

（2）手术治疗的方法 总的来说，要达成的目标包括减压、复位、获得短期和长期的稳定。具体地按手术入路分为前路手术和后路手术。后路手术是通过椎弓根钉系统的复位撑开来实现间接的复位压迫神经的后突骨块，或经侧后方途径直接解除压迫，经后方固定和融合。前路手术是直接解除压迫，并在脊柱前中柱进行支撑、固定、融合。目前两种方法各自的适应证仍在争议中。大多数医师熟悉后路手术，利用撑开器械和完整的后纵韧带、纤维环使骨块复位，但对于因各种原因手术延迟数周或骨碎块较多的病例，复位的效果无法保证。同时对于椎体严重粉碎的病例，损伤椎体支撑能力明显下降时，内固定有失败断裂、出现后凸畸形的风险。前路手术对大多数骨科医师来讲，较为生疏。术中内脏、血管损伤的风险较大，但其优点是可直接确定地解除压迫，并重建脊柱前、中柱的支撑和稳定。总的来说，在充分考虑其受伤机制的基础上进行撑开或压缩、复位。有关节脱位、韧带断裂、椎间盘破裂的情况，就要考虑进行恰当的融合术，以期获得一个长期稳定的脊柱。有的病例甚至需要前后路联合手术。就本例而言，采用经后路手术，利用椎弓根钉系统进行前柱撑开、后柱压缩，并去除脱位关节的关节软骨、植骨融合。

● **胸腰椎骨折的患者术后治疗和监护的注意事项有哪些？**

答：（1）需要密切观察生命体征，一般术后每半小时测血压、脉搏、呼吸 1 次，平稳 6h 后改为每 2h 测 1 次，对血压偏低、心率偏快的患者，应分析原因，考虑是容量不足，或是脊柱周围重要血管损伤等其他原因，根据不同原因给予相应处理。

（2）密切观察双下肢活动及感觉的情况，一旦发现进行性感觉、运动功能的下降，应积极进行原因分析，必要时再次予手术处理。

（3）合理使用有效的抗生素防治感染，积极加强营养支持。

（4）观察术腔引流是否通畅，引流液的量、颜色和引流速度，防范术后血肿形成等并发症，予相应处理；若引流液为淡红色，要考虑是否为硬膜损伤引起的脑脊液漏，予相应处理。

（5）术后一般 10 天拆线。卧床 3 周，戴支具下床活动，一般需佩戴 8～12 周。

主任医师总结

本例患者容易漏诊的原因是患者没有神经损伤的表现，X 线上椎体压缩轻微。临床上见到轻微压缩骨折的患者，应通过详细的查体确认，排除合并其他损伤的可能，并借助 CT、MRI 进一步评估三柱结构的完整性。切忌见到椎体压缩轻微，就想当然地认为可以采用非手术治疗，低估病情而导致误诊。

在治疗上应注重减压、复位、重建短期和长期稳定。对于合并脊髓损伤的患者是否进行激素冲击，目前争议较大。甲泼尼龙的大剂量冲击疗法曾风靡一时，但 Ito 等在一项前瞻性队列研究中发现，脊髓损伤患者应用或不应用甲泼尼龙并不会显著改变患者的临床功能预后，但应用甲泼尼龙组约有 68% 的患者出现了肺部感染，而在未应用甲泼尼龙组患者感染的比例仅为 44%。加拿大 Hurlbert 医师完成一项调查显示，在过去的数年，临床上使用大剂量甲泼尼龙冲击治疗的医师越来越少。

对于合并脊髓损伤的胸腰椎骨折的手术时机仍然在研究中。大多数学者一致同意，进行性加重的神经损伤是急诊减压指征，而对于完全性脊髓损伤或静止的不完全性脊髓损伤的患者，一些学者主张延迟几天，以减少手术并发症。而另一些学者主张早期（24h 内）手术减压和固定。但目前没有 I 级证据可以明确急性脊髓损伤的减压时间和作用。一些 III 级证据建议：患者情况允许（除存在危及生命的多发伤患者外），推荐在脊髓损伤 24h 内急诊减压。早期手术可缩短急性脊髓损伤患者的住院周期，并且减少外伤后的并发症。总之，早期减压是一种外科选择，而非标准。

参 考 文 献

［1］ Vaccaro A R，Lehman R A Jr，Hurlbert R J，et al. A new classification of thoraco-
lumbar injuries：the importance of injury morphology，the integrity of the posterior
ligamentous complex，and neurologic status ［J］. Spine，2005，30（20）：
2325-2333.

［2］ Audige L，Bhandari M，Hanson B，et al. A concept for the validation of fracture
classifications ［J］. J Orthop Trauma，2005，19（6）：401-406.

［3］ Adress H J，Braun H，Helmberger T. et al. Long-term results after posterior fixation
of thoraco-lumbar burst fractures ［J］. Injury，2002，33（4）：357-365.

［4］ Yamazaki T，Yanaka K，Fujita K，et al. Traumatic central cord syndrome：Analysis
of factors affecting the outcome ［J］. Surg Neurol，2005，63（2）：95-99.

［5］ Canale S T，Beaty J H. 坎贝尔骨科手术学 ［M］. 王岩，译. 12 版. 北京：人民军
医出版社，2013.

［6］ Shi X C，Xiang S T，Dai B，et al. Association of the presence and its types of lamina
fractures with posterior dural tear and neurological deficits in traumatic thoracic and
lumbar burst fractures ［J］. BMC Musculoskelet Disord，2021，22（1）：300.

反复腰痛2年余，再发并出现右下肢痛2个月——腰椎间盘突出症

❀ [实习医师汇报病历]

　　患者男性，55岁，因"反复腰痛2年余，再发并出现右下肢痛2个月"入院。患者于2年前始反复出现腰痛，经过"休息、口服镇痛药、推拿"治疗后症状缓解。2个月前帮邻居抬书桌时腰痛再次发作，并出现右下肢放射痛，咳嗽、弯腰、步行时加重。当地医院行卧床、牵引、口服非甾体抗炎药等治疗，仅稍缓解。发病以来，一般情况尚可，大小便可。否认有手术史。

　　体格检查：T 37.0℃，P 75次/分，R 20次/分，BP 135/74mmHg。神志清楚，稍跛行，腰部活动受限，腰椎稍向右侧凸。腰4、5棘突旁偏右侧压痛阳性，右小腿前外侧，右足背内侧皮肤感觉稍减弱，鞍区感觉正常，右侧踇伸肌肌力较对侧稍弱。双侧跟腱反射对称存在。病理反射未引出。右腿直腿抬高试验（SLR试验），可抬高30°为阳性，加强试验阳性，左腿SLR试验阴性。

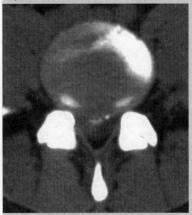
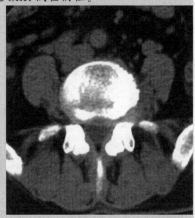

(a) L4/5椎间盘向右后突出　　(b) L5/S1椎间盘向左后突出挤压硬膜囊，压迫左侧神经根。骨性椎管未见狭窄

图6-23　腰椎CT

　　辅助检查：腰椎 CT（图 6-23）示 L4/5 椎间盘右后缘见软组织密度影，向椎管内隆起 9.0mm，硬膜囊受压，填塞右侧隐窝。L5/S1 椎间盘左后缘见软组织密度影，向椎管内隆起 5.0mm，挤压硬膜囊。

　　入院诊断：腰椎间盘突出症。

　　诊疗计划：完善术前准备，暂时予对症处理，必要时手术治疗。

主任医师常问实习医师的问题

● 目前诊断考虑的是什么？该疾病的临床特点有哪些？

　　答：目前考虑诊断为 L4/5 椎间盘突出症。

　　临床特点如下：

　　① 本例患者 55 岁，2 年来反复腰痛，没有腿痛。2 个月前再发腰痛，并伴有右下肢放射痛，咳嗽、弯腰、步行时加重。卧床休息稍缓解。当地医院行卧床、牵引、口服 NSAIDs 药物等治疗 2 个月，仅稍缓解。

　　② 体格检查：稍跛行，腰部活动受限，腰椎稍向右侧凸。腰 4～5 棘突旁偏右侧压痛阳性，右小腿前外侧，右足背内侧皮肤感觉稍减弱，鞍区感觉正常，右侧踇伸肌肌力较对侧稍弱。双侧跟腱反射对称存在。病理反射未引出。右腿直腿抬高试验（SLR 试验），可抬高 30°为阳性，加强试验阳性，左腿 SLR 试验阴性。

　　③ 腰椎 CT 示 L4/5 椎间盘右后缘见软组织密度影，向椎管内隆起 9.0mm，硬膜囊受压，填塞右侧隐窝。L5/S1 椎间盘左后缘见软组织密度影，向椎管内隆起 5.0mm，挤压硬膜囊，压迫左侧神经根。骨性椎管未见狭窄。

● 结合患者的临床特点、CT 检查，符合 L4/5 椎间盘突出症诊断。还需要做哪些检查？为什么？如何分析？

　　答：（1）腰椎正侧位 X 线　要按一定的顺序来阅读 X 线片。

　　① 观察软组织影。肿瘤引起的肿块阴影，化脓性脊柱炎或结核性脊柱炎伴有的脓肿，表现为髂腰肌不对称性扩大。而韧带骨化严重时，脊柱影像显示如同竹节样变化，提示强直性脊柱炎。

　　② 可以观察到脊柱侧弯、腰前弓变平、椎间隙左右不等或前窄后

宽及椎间隙变窄等情况；腰椎间盘突出症引发的是疼痛性侧弯。特发性侧弯的侧弯一般程度较明显，在本次发病前就已存在。

③ 椎体的楔形变提示骨质疏松、外伤引起的压缩骨折，也应该注意肿瘤导致病理性骨折的可能。椎体软骨终板不齐整，需考虑化脓性脊柱炎、结核性脊柱炎等感染性疾病。类风湿关节炎可造成后纵韧带附着部不平整。

④ 椎弓根像消失往往提示转移性肿瘤。骨髓瘤时也可见到。而椎弓根间距增宽，要考虑椎管内肿瘤，特别是哑铃状肿瘤。

⑤ 辨别有无存在腰椎骶化、骶椎腰化等结构变异，还可以观察双侧髂嵴相对于腰5、骶1椎体的高度及各个椎间孔的形态，并能初步排除峡部裂、滑脱。

（2）站立位过屈过伸动力位片　目前临床研究不稳定的最重要的手段。而评估腰椎的稳定性对制订治疗方案至关重要。

① 一个节段上下椎体相邻终板之间夹角的变化值，用来评估椎体的旋转不稳定。Soini 等将伸屈侧位上的不稳定定义为：L5～S1 节段＞20°，其上位节段＞20°。

② 椎体前后滑移不稳定的测量。上位椎体相对于下位椎体后滑移时，于上位椎体后缘划线，再经下位椎体上缘做其平行线，两线间距为滑移距离。当上位椎体相对于下位椎体前滑移时，于下位椎体后缘划线，再经上位椎体后缘做其平行线，两线间间距为滑移距离。

目前不稳定的标准仍存在争议，但大多数学者以滑移＞3mm 或 4mm 作为不稳定的标准。应该注意只有在标准的侧位下才能测量，因为椎体的旋转或球管的倾斜会直接影响结果。

（3）腰椎 MRI　MRI 评价椎间盘有很高的敏感性。它是一种无创又同时具有良好的软组织对比分辨率并能多平面成像的检查。MRI 能够提供椎间盘突出和神经根受压的精细图像。结合冠状面和矢状面的图像，可以明确椎间盘突出的形态、位置以及突出的椎间盘与硬膜囊、神经根的关系。

🏵 ［住院医师或主治医师补充病历］

> 　　患者 2 年来多次腰痛发作，其中一次是拖地板后发生，一次是抱小孩上楼后发生，一次是洗衣服后发生。这次则是帮邻居抬书桌时发病。分别为重复或持久地弯腰、用力而诱发。患者入院后卧床休息，NSAIDs 联合肌松药治疗，疼痛稍有好转。已安排腰椎 MRI 检查、腰椎正侧位 X 线及动力位片。

主任医师常问住院医师、进修医师或主治医师的问题

● CT 上见到突出是否就可以诊断为腰椎间盘突出症？

答：CT 片上见到软组织突入椎管，并不一定引起症状。诊断需要结合临床表现和影像学表现。临床上可以见到很多 CT 上有突出，却没有什么不适症状。相反，有的患者有明确的症状，却没有发现明显的压迫（化学性根性神经病）。因为症状的发生除了与局部压迫的程度有关，还与压迫的位置、压迫发生的速度、局部的炎症情况、椎管的大小等有关。本例 CT 上见 L5/S1 椎间盘突出，并未引起相关症状（S1 神经根症状）。

● 为什么以腰 4/5 和腰 5/骶 1 椎间盘突出的发病率最高？

答：脊柱和骨盆的关系犹如桅杆和船体的关系。在骨盆摇摆活动的过程中，脊柱与骨盆的连接部分所受到的应力最大，生物力学上处于不利位置。因此，较易、较早发生退行性变。另外由于腰椎间盘和神经根的解剖关系（见下文），导致腰 4/5 和腰 5/骶 1 椎间盘突出的发病率最高。

● 腰椎间盘和神经根的解剖关系如何？

答：熟悉腰椎间盘和神经根的解剖关系有助于根据临床症状、体征推测发病的椎间盘。腰 3 及腰 4 神经根自相应的椎体上 1/3 或中 1/3 水平出硬膜囊，紧贴椎弓根入椎间孔，在椎管内走行过程不与同序数椎间盘接触。腰 5 神经根从腰 4/5 椎间盘水平或其上缘出硬膜囊，向外下走行越过腰 5 椎体后上部，包绕腰 5 椎弓根进入腰 5/骶 1 椎间孔。骶 1 神经根发自腰 5/骶 1 椎间盘上缘或腰 5 椎体下 1/3 水平，向下外走行越过腰 5/骶 1 椎间盘的外 1/3，再绕骶 1 椎弓根入椎间孔。因此，腰 4/5 和腰 5/骶 1 椎间盘后外侧突出分别较易压迫腰 5/骶 1 神经根，而腰 4/5 和腰 5/骶 1 椎间盘后外侧突及外侧突出分别较易压迫腰 4、腰 5 神经根。

● 腰 4、腰 5、骶 1 神经根受压的临床表现有何不同？

答：如表 6-2 所示，腰 4、腰 5、骶 1 神经根受压的临床表现（在肌力、感觉、反射）有所不同。

表 6-2　腰 4、腰 5、骶 1 神经根受压的异常临床表现

受压神经根 异常表现	肌力减弱	感觉损害	反射减弱
L4 神经	股四头肌	大腿后外、膝前、 小腿内侧	膝反射
L5 神经	姆长伸肌、趾长伸肌	小腿前外、姆及足背 内侧	通常无异常
S1 神经	小腿三头肌、腓骨长 短肌	外踝、足外侧、足跟及 第 4 趾、第 5 趾间蹼	跟腱反射

● 本患者的症状一定是腰 4/5 椎间盘突出引起的吗？

答：本病史中反复发生的有典型诱因的腰痛，本次患者出现右下肢疼痛、麻木。咳嗽、弯腰、步行时加重。右小腿前外侧，右足背内侧皮肤感觉稍减弱，鞍区感觉正常，右侧姆伸肌肌力较对侧稍弱。右腿直腿抬高试验（SLR 试验）阳性，加强试验阳性。结合 CT 表现，可以初步考虑为椎间盘突出，压迫 L5 神经根。但是否为 L4/5 突出，需要进一步明确。因为 L5 神经根通道上异常都有可能引起 L5 神经根的症状，如 L5/S 极外侧突出、L5/S1 椎间盘上脱出、L5 峡部裂滑脱后在椎间孔处挤压 L5 神经根等。甚至 L5 神经根本身的肿瘤也会表现类似的症状。需要行 MRI 检查，以进一步分析神经各个部位的情况，再结合症状、体征进行综合分析。

● 根据临床手术所见形态，腰椎间盘突出如何分型？

答：可分为以下 4 型。

（1）膨隆型　指纤维环呈肿块样隆起状态，多见于年轻人。

（2）突出型　指髓核的一部分移位到纤维环后侧的破裂部位，纤维环局部纤维断裂，而表层尚保持完整。

（3）脱出型　可再分成 2 型。

①Ⅰ型：指纤维环后部全层破裂，部分髓核移位从破裂口脱出，顶起后纵韧带，但还未穿过后纵韧带。

②Ⅱ型：指在Ⅰ型的基础上部分髓核穿透后纵韧带，甚至穿入硬膜囊内。

（4）游离型　当脱出型中的突出物与原母体脱离，移位至椎管内，就称为游离型。

● **从 MRI 上如何鉴别是突出型还是脱出型？**

答：主要在 T2 加权像上鉴别椎间盘突出型与脱出型。正常椎间盘纤维环后侧与椎体边缘连接部呈三角形低密度黑影。突出型影像上仍能看到椎体后缘存在该三角形低密度影。而脱出型时髓核充填该区域，因含水多而呈高密度并超出椎体后缘。

● **如何鉴别 I 型脱出与 II 型脱出？**

答：主要依赖 T1 加权像。在 T1 加权像上椎体和椎间盘后方存在一线形无信号区域，称为黑线。它是后纵韧带和椎间盘纤维环的后外层部分。黑线连续则为 I 型，不连续为 II 型。

● **基于 MRI 的腰椎间盘突出症 MSU 分型是如何分型的？**

答：在腰椎轴位片根据椎间盘突出所在位置和突出程度，划分不同区域（图 6-24）。突出部位以椎管中线、关节突关节边缘分为 A-C 三个区域及 1-3 三个程度。

A 为椎管中心；B 为超过椎管中央，椎管内；C 为关节突，侧隐窝区域。

1 级为上关节突水平；2 级为关节突关节间隙；3 级为下关节突水平。

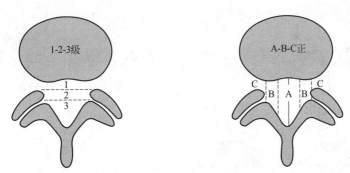

图 6-24 腰椎间盘突出的 MSU 分级分区

椎间盘突出程度分级（1-2-3 级）：在椎间盘最大突出的横断面进行测量，定义小关节内线（intra-facet line）为左右小关节内侧缘之间的横线。参照小关节内线，确定椎间盘突出是否延伸至或小于非突出的椎间盘后部至小关节内线距离的 50%（1 级），或超过该距离的 50%（2 级）。如果突出完全超出小关节内线，则称为 3 级。1 级病变对神经压迫的影响较小，3 级病变对神经压迫的影响最大。椎间盘突出位置分区（A-B-C 区）：将小关节内线平均分为 4 等份并做垂线，左右中央象限区为 A 区，左右外侧象限区为 B 区，超出任一小关节内侧缘的区域表示 C 区，即超出外侧象限的边界线。突出在 B 区和 C 区的影响更大。

MSU 分级与分区相结合见图 6-25。

基于 MSU 分型的手术分型：

1 型大部分不考虑手术，1AB 可能对神经节压迫，手术或保守治疗存在争议。

2 型尤其是 2B、2AB 需要手术。2A 型如症状较轻，可考虑保守治疗。

3 型，多数考虑手术治疗。

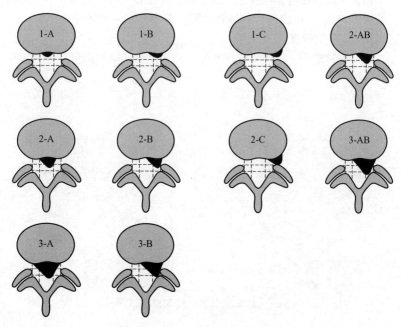

图 6-25　MSU 分级与分区相结合

2-B 通常是有症状的，3-A 常见于马尾综合征；2-C 是最大的椎间孔病变，
2-AB 很常见，发生在 A 区和 B 区之间

● 腰椎动力位片异常表现就可以诊断为腰椎不稳定吗？

答：腰椎动力位片测量达到设定的标准，只可诊断为影像学不稳定，并不能代表其就是临床意义上的不稳定。要做出临床不稳定的诊断，需要结合影像表现及临床表现。除了达到前述的滑移不稳定或旋转不稳定的标准，还必须有反复发作的腰痛，并且有下列 3 项中之一：①活动或轻微用力即可引发腰痛；②休息、腰围或支具外固定治疗症状可缓解；③腰椎内固定手术史。但总的来说，对腰椎节段不稳定的认识还未成熟，无法对临床不稳定做出精确诊断，因此，手术治疗应十分慎重。只是要认识到：如果一个腰椎间盘突出症患者，有反复发作的腰痛，可能存在不稳定，那么摘除髓核，解除压迫，有可能仍无法解除腰痛。

● 腰椎间盘突出症非手术治疗的具体措施有哪些？

答：非手术治疗方法很多，从简单的卧床休息，到各种民间传统的手法，再到价格昂贵的牵引设备治疗，不时有一些口口相传的疗效。但遗憾的是，其结果大多未经科学论证。同时，椎间盘疾病具有自限性的特征，发作时症状较重，无论是否治疗，症状可以缓解，病情最终得以改善。这更加使得临床无法评估这些非手术治疗措施的确切作用。

目前较为公认的一些非手术治疗的措施如下。

① 急性腰痛最简单的治疗方法是卧床休息。侧卧位屈髋屈膝并在两膝间垫以枕头有助于缓解神经根张力。但目前对卧床休息的时间长短存在争议。大多数认为应该绝对卧床休息数周（4～6 周），但也有学者认为急性期卧床数天，配合药物治疗减轻炎症和疼痛。在疼痛明显减轻并感觉舒适的前提下，允许患者行走并进行下肢等长肌肉收缩练习，但不主张坐着不动。

② 非甾体抗炎药（NSAIDs）联合肌松药对缓解腰椎间盘突出症的疼痛有效。但单独使用 NSAIDs 治疗腰椎间盘突出症的作用尚需深入研究。患者如果有明显的抑郁，还可以加用抗抑郁药。

③ 腰部支具和腰围对部分患者可能有效。

④ 激素硬膜外注射，即向神经根周围注入局部麻醉药的同时加入肾上腺皮质激素及营养神经药。一般建议作为坐骨神经痛急性期的非手术治疗，可以迅速抑制疼痛，但对中、长期疗效尚无定论。

⑤ 经皮穿刺腰椎间盘内注射木瓜凝乳蛋白酶髓核溶解术，木瓜凝

乳蛋白酶仅溶解髓核，不溶解胶质、硬膜，治疗腰椎间盘突出症创伤极小、安全，疗效可靠，远期效果好。

● 腰椎间盘突出症手术治疗的具体措施有哪些？

答：腰椎间盘突出症手术治疗的方式众多，有些技术风行一时，但因为操作复杂、疗效不如传统手术的疗效确切或并发症较多而逐渐不被采用。目前仍活跃于临床的有以下一些技术。

（1）经典的手术方式——开窗髓核摘除术　其优点：本手术在临床应用时间长，其近期及远期疗效较确切。所需器械设备较为简单，易于在各级医院开展。缺点：首先，手术对椎旁肌有一定的牵拉和损伤；其次，手术过多地摘除椎间隙的椎间盘，可能引起椎间隙变窄，加快退变，导致纤维环松弛、椎间关节不稳，进而小关节骨质增生，引起腰痛、椎管狭窄等；第三，切除黄韧带后硬膜及神经根可能与瘢痕粘连，一旦因复发或狭窄等需要再次后路手术，分离起来较困难，神经、神经根及硬膜损伤的风险急剧增加。

（2）显微镜下腰椎间盘切除术　与经典开窗髓核摘除术一样，经腰椎后路手术。因其配合显微镜、一些特殊拉钩及显微器械，其术中照明、放大及观察角度均有改善。同时术中组织分离少，术后疼痛较轻。对于训练良好的医师，本手术效果与经典手术类似。同时仍有椎间盘切除过多的担忧及瘢痕粘连的缺点。

（3）后路椎间盘镜下腰椎间盘切除术　在过去数年发展起来，本技术同样采用后路椎板间入路，连接有成像系统，可进行良好的监控。因此，创伤更小，还可同时进行侧隐窝扩大。但显露局限、技术难度大。远期疗效尚未得到证实。同时仍有术后瘢痕粘连的缺点。

（4）脊柱内镜　其优点：同类手术中对患者创伤最小、效果最好的椎间盘突出微创疗法。其缺点：学习曲线较长，技术难度较大，早期病例可能存在髓核残留，甚至损伤的风险。另外仅摘除椎管内髓核，有学者认为有较高的复发率，但另一些学者并不赞同，他们认为这样保留椎间隙内部髓核的做法本身就是微创理念的体现，能尽量保持椎间盘的功能。毕竟本技术属于新兴技术，其远期疗效有待进一步观察。但幸运的是，即使复发，若没有合并腰椎不稳定和狭窄，仍然可以再次行此手术，而不会因为瘢痕形成，造成手术困难或增加手术风险。

目前最常做的经皮脊柱内镜腰椎间盘切除手术（percutaneous endo-scopic lumbar discectomy，PELD）采用的是单孔、单通道、同轴脊柱内镜技术。与其他学科的内镜手术发展不同，如腹部外科、妇产科的腹腔镜、胸外科的胸腔镜技术，它们都是从三孔、双孔逐渐发展到单孔技术，而脊柱内镜技术似乎特别"早熟"，很多医师一接触到脊柱内镜，学习的就是单孔技术。然而我们回顾一下脊柱内镜的发展历史，会发现Kambin等先驱早期就尝试过双通道的技术。但随着杨氏技术、Hoogland的TESSYS技术的发展和成功，双通道技术被逐渐"遗忘"。

近年来，双通道脊柱内镜手术（biportal endoscopic spinal surgery，BESS）又有逐渐复兴的态势，尤其是韩国的学者在该领域做出了巨大的贡献，将单侧双通道内镜技术（unilateral biportal endoscopic，UBE）发展到既可以做椎板间入路，也可以做椎间孔入路，涵盖了腰椎、颈椎、胸椎疾病，并创立了专门的UBE学会，推动了该技术在世界范围内的发展。

（5）腰椎后路髓核摘除附加内固定融合术　这种手术方式在脊柱外科领域有很大的争议。目前大多数学者认为：①当髓核突出伴有超过6个月或更长时间的腰痛，并经检查证实椎间盘退变节段存在不稳定时，应考虑行融合术，②在复发性腰椎间盘突出，二次后路手术时可考虑行融合术，因为复发说明腰椎有不稳定的可能，而且显露这个存在瘢痕组织的节段往往需要做更大的暴露，会加重不稳定，当然如果选择椎间孔镜手术，则不存在加重不稳定的问题；③合并腰椎管狭窄，考虑减压后可能引起医源性不稳定时，可以行融合术。

如何做到合理地选择个体化的手术方式？

答：应根据突出的局部病理情况及突出的位置等选择手术方式。①对于单纯椎间盘突出患者，一般为青年或中年，首选椎间孔镜下髓核摘除术。但若患者髂嵴较高，穿刺困难；或椎间盘向上或向下游离较远，估计椎孔镜难以到达；或椎间盘大部分钙化，估计镜下难以用微钳去除；或患者因语言、智力、精神等因素无法在术中与术者进行有效的交流时，均不宜行此术。可以考虑行传统的开窗髓核摘除术。②对于椎间盘突出合并有椎管狭窄、滑脱的患者，一般为中、老年患者，可以考虑行传统的开窗减压，及附加侧隐窝扩大，甚至内固定融合等手术。

腰椎间盘突出症术后的注意事项有哪些？

答：（1）行传统开窗手术者术后24h需要密切观察双下肢及会阴部神经功能变化情况。如有神经受压症状并进行性加重，应立即予手术探查，以防因神经受压过久而出现不可逆性瘫痪。一般多见于椎管内止血不完善，术腔引流不畅以致神经受血肿压迫所致。有的是因为椎管狭窄未完全解除，手术水肿炎症反应，导致神经受压。术后24h开始进行下肢抬高练习；术后1周后做腰背肌锻炼。术后10天拆线，可佩戴腰围起床大小便，但术后3周内以卧床休息为主。术后3个月恢复正常活动。行显微镜下手术及后路椎间盘镜者，术后处理类似。但因其损伤相对更小，可酌情减少休息时间。

（2）行椎间孔镜下髓核摘除术者术后24h需要密切观察双下肢及会阴部神经功能变化情况。术后4～6h，估计出血停止后，即可佩戴腰围起床活动、大小便。所有腰椎间盘突出症患者，当然包括行手术治疗的患者，均应持久地保养自己的腰部，养成良好的生活习惯。比如不要长时间坐着，避免持久或反复地弯腰，减少提重物的机会。非要抱持重物应紧贴自己身体。需要长时间开车，要在腰部垫个软垫等。总之，要知道什么动作可以做，什么动作不能做或尽量少做。

（3）除非是内固定融合术，其他手术一般不需要用抗生素，但是需要适当使用NSAIDs药，必要时使用营养神经的药。

主任医师总结

大多数腰椎间盘突出症的诊断较为容易。而腰腿痛的鉴别诊断却是耗时费力的。具有以下5点时，往往诊断较为明确：①具有单侧或单侧为主的腰痛和下肢痛；②静态休息时仍有症状存在；③SLR试验阳性，加强试验阳性（老年患者非必须指征）；④MRI等影像学检查存在椎间盘突出，但无椎管狭窄；⑤症状和影像显示一致。鉴别诊断要按脊柱内、脊柱外逐个排除，重点在于排除椎管狭窄、腰椎滑脱、转移性肿瘤、髋关节病变等。

在治疗上首选非手术治疗，手术治疗要注意个体化，力求以更小的损伤，获得更好、更持久的疗效。

腰椎间盘突出是腰椎退变、老化的一个病理阶段。所以，对于该病的预后，医师和患者都必须明白，手术治疗的目的不是完全的治愈，而是解除症状、提高生活质量。

参 考 文 献

[1] Omarker K，Myers R R. Pathogenesis of sciatic pain：role of herniated nucleus pulposus and deformaion of spinal nerve root and dorsal root ganglion [J]．Pain，1998，

78 (2)：99-105.

[2] Omarker K，Nutu M，Storkson R. Changes in spontaneous behavior in rats exposed to exper imental dis cherniation are blocked by selective TNF-alpha inhibition [J]. Spine，2003，28 (15)：1635-1641.

[3] Ruetten S，Komp M，Merk H，et al. Use of newly developed instuments and endo-scopes：full-endoscopic resection of lunbar disc herniations via the interlaminar and lateral transforaminal approach [J]. J Neurosurg Spine，2007，6 (6)：521-530.

[4] Canale S T，Beaty J H. 坎贝尔骨科手术学 [M]. 王岩，译. 12 版. 北京：人民军医出版社，2013.

[5] 张晓阳. 腰痛与椎间盘突出 [M]. 北京：人民军医出版社，2011.

[6] J. W. M. Van Goethem，L. van den Hauwe，P. M. Parizel 脊柱与脊髓影像诊断学 [M]. 孟俊非，译. 北京：人民卫生出版社，2009.

[7] 丁自海，杜心如. 脊柱外科临床解剖学 [M]. 济南：山东科学技术出版社，2008.

[8] Park S M，Park J，Jang H S，et al. Biportal endoscopic versus microscopic lumbar decompressive laminectomy in patients with spinal stenosis：a randomized controlled trial [J]. Spine J，2020，20 (2)：156-165.

[9] Mysliwiec L W，Cholewicki J，Winkelpleck M D，et al. MSU Classification for herni-ated lumbar discs on MRI：toward developing objective criteria for surgical selection [J]. European Spine Journal，2010，19 (7)：1087-1093.

反复腰痛7年，加重伴间歇性跛行8个月——腰椎管狭窄症

⚛ [实习医师汇报病历]

　　患者女性，62岁，因"反复腰痛7年，加重伴间歇性跛行8个月"入院。患者7年前无明显诱因出现腰部疼痛，呈持续性钝痛，无下肢疼痛、麻木，行走及用力时疼痛明显，久站、久坐时疼痛加剧，卧床休息时疼痛缓解，就诊于当地医院给予非手术治疗（具体不详），症状稍缓解但反复发作。近8个月来腰部疼痛症状加重，伴间歇性跛行，行走60m即感右大腿后侧、小腿外侧疼痛、麻木及沉重感，下蹲休息时能缓解。在当地医院给予"牵引、按摩、针灸、口服药物"等治疗无明显缓解。一般情况尚可，大小便正常。患者既往体健，否认其他"心、肝、肺、脾、肾"等重要脏器疾病史，否认传染性疾病史，否认外伤史、输血史，否认食物、药物过敏史。

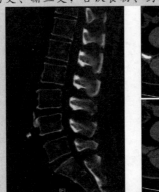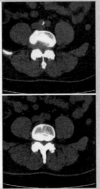

图 6-26　腰椎CT
L4/5椎管狭窄，关节突肥大，侧隐窝狭窄

　　体格检查：T 36.5℃，P 78次/分，R 19次/分，BP 140/78mmHg。神志清楚，脊柱正常生理弯曲存在，L4、L5椎棘突间轻压痛，右足背及足底针刺觉减退，鞍区感觉正常，双股四头肌、胫前肌、跺伸肌肌力5级，双膝腱、跟腱反射引出，双下肢直腿抬高试验阴性。双侧Babinski征阴性。

辅助检查：腰椎 CT 片（图 6-26）示：L4/5 椎管狭窄，关节突肥大，椎板增生，侧隐窝狭窄。

入院诊断：腰椎管狭窄症。

诊疗计划：①按骨科护理常规，二级护理；②完善术前准备，暂对症处理，建议手术治疗。

❓ 主任医师常问实习医师的问题

● 目前考虑的诊断是什么？该疾病的临床特点有哪些？

答：（1）诊断为腰椎管狭窄症。

（2）临床特点如下。

① 间歇性跛行。是最典型的临床表现，即行走一定距离后，出现一侧下肢或双侧下肢麻木、疼痛、酸胀、无力等感觉，大多在股外后至小腿外后或外前，停止走步或稍前弯腰后则下肢症状消失，然后再向前走至一定距离后，又出现上述症状，经休息又消失。有些患者以下腰痛开始，行走有症状，腰痛及单或双下肢痛，休息无症状，此为中央型腰椎管狭窄。

② 坐骨神经痛。侧隐窝狭窄症压迫神经根，出现较典型的坐骨神经痛，与腰椎间盘突出症相似，其与中央型腰椎管狭窄症的区别在于症状较持续及相对固定，无明显走路加重、休息缓解表现，休息症状稍轻，活动加重。

③ 主要体征。a. 中央型腰椎管狭窄症的早期，患者自述症状明显，到医院检查时，由于等待休息，而症状消失，医师检查时，常无任何阳性体征，这是中央型腰椎管狭窄症的一个特点，但久之，还是有一些体征，如下肢小腿某区麻木，但直腿抬高试验不受限，膝腱、跟腱反射存在，症状严重后，跟腱反射常消失。b. 侧隐窝狭窄症的体征类似腰椎间盘突出，小腿该神经支配区麻木，踇趾背伸力可能减低（L5 根），跟腱反射减低或消失（S1），直抬腿试验可阳性，腰椎活动则不像腰椎间盘突出症与神经根关系那样明显，椎旁压痛也不如腰椎间盘突出症明显。L4 根受压，则膝腱可改变。

● 经追问病史、查体及辅助检查可知该患者病情有哪些？

答：① 老年女性患者，7 年前无明显诱因出现腰部疼痛，呈持续性钝痛，无下肢疼痛、麻木，行走及用力时疼痛明显，久站、久坐时疼痛加剧，卧床休息时疼痛缓解，当地医院给予非手术治疗（具体不详）后症状稍缓解但反复发作。近8个月来腰部疼痛症状加重伴间歇性跛行，行走60m即感右大腿后侧、小腿外侧疼痛、麻木及沉重感，下蹲休息时能缓解，经过非手术治疗无明显效果。

② 体格检查：脊柱正常生理弯曲存在，L4、L5腰椎棘突间轻压痛，右足背及足底针刺觉减退，鞍区感觉正常，双股四头肌、胫前肌、踇伸肌肌力5级，双膝腱、跟腱反射引出，双下肢直腿抬高试验阴性。

③ 辅助检查：腰椎CT片示L4/5椎管狭窄，关节突肥大，椎板增生，侧隐窝狭窄。

● 还需要做哪些检查？如何判定？

答：（1）腰椎X线片　包括腰椎正侧位、过屈侧位及过伸侧位片；腰椎管狭窄患者可以发现有椎间隙高度丢失、小关节增生、退变性侧弯、腰椎滑脱、椎弓根间距缩短等。通常如果椎管的前后径绝对值小于15mm或椎弓根间距小于20mm应视为异常。后方椎间隙的高度如果小于4mm，或椎间孔高度小于15mm，应考虑存在椎间孔狭窄。但影像学表现应与临床表现相结合，目前没有足够证据表明临床表现和影像学表现有明确的相关性。而体格检查结果也不一定和影像学表现完全吻合。

（2）腰椎MRI检查　可以进行多平面观察，清楚地显示软组织。在T1加权像上，可以清楚地看到椎间孔、神经根、腹侧神经节以及它们外层的脂肪组织轮廓。如果存在椎管狭窄，在偏中央的矢状位图像上可以看到椎间孔缩小以及神经根外周脂肪组织减少。但MRI检查存在约20%的假阳性率。

（3）肌电图检查　做股、胫、腓3神经的SEP，它较临床体征更敏感，中央型腰椎管狭窄症，临床可无阳性体征，但腓总和（或）胫后神经SEP，可有改变，潜时延长或波幅降低，可供参考，特别是股神经SEP，对腰椎管狭窄症的节段长度有重要意义。表示狭窄累及L3~4神经。

❀ ［住院医师或主治医师补充病历］

　　患者近8个月来腰部疼痛症状加重伴间歇性跛行，跛行距离为60m，跛行时感右大腿后侧、小腿外侧疼痛、麻木及沉重感，下蹲休息时能缓解，且非手术治疗无明显效果。已行腰椎正侧位 X 线片（图 6-27）及 MRI 检查（图 6-28）。

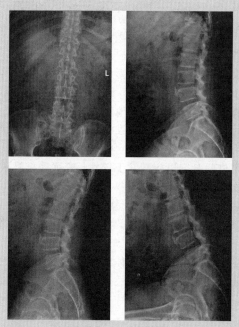

图 6-27 腰椎正侧位、过伸侧位及过屈侧位
见 L4/5 椎间隙变窄，小关节肥大，L4/5 可见不稳征象

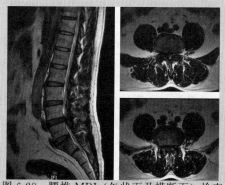

图 6-28 腰椎 MRI（矢状面及横断面）检查
见 L4/5 椎管狭窄，小关节增生肥大，黄韧带肥厚，硬膜受压明显

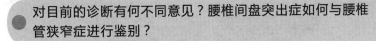

主任医师常问住院医师、进修医师或主治医师的问题

对目前的诊断有何不同意见？腰椎间盘突出症如何与腰椎管狭窄症进行鉴别？

答：该患者诊断为腰椎管狭窄症。腰椎间盘突出症与腰椎管狭窄症的共同点是均有椎间盘退变突出或膨出。腰椎间盘突出的后果也是导致腰椎管容积减少。两者的不同点是，退变性腰椎管狭窄不单纯是椎间盘改变，而且还有关节突、韧带等其他结构的退变、老化等病理变化，最终导致容纳马尾神经和神经根的腰椎管狭窄而致神经受压出现症状，腰椎管狭窄一般为多个节段的狭窄，它的病程一般也较前长。二者的临床表现也不同。腰椎间盘突出症好发于青壮年，而腰椎管狭窄症多发生于中老年。前者在临床上主要表现腰腿痛，腿痛以放射性疼痛为主。而后者很少有下肢放射痛，其典型表现是间歇性跛行，即当患者直立或行走一段时间后，下肢即发生逐渐加重的疼痛、麻木、沉重感、乏力等不同感觉，以至于不得不改变站立的姿势或停止行走，而蹲下或以其他姿势休息片刻后症状可减轻或消失。查体时可以无明显下肢无力，直腿抬高试验阴性。患者表现为主诉多而阳性体征少的特点。行CT检查可资鉴别。需要注意的是腰椎间盘突出症往往与腰椎管狭窄症同时存在，其发生率可高达40%。

腰椎管狭窄症的病因是什么？

答：(1) 先天性椎管狭窄　系先天发育过程中，椎弓根短致椎管矢状径减小，在颈椎常以椎管矢状径与椎体矢状径比小于0.7为先天椎管狭窄，在腰椎这一比例并不很准确，如椎管矢径小于正常50%，则肯定为椎管狭窄。一般在青少年时期并无症状，而在成年之后又增加了其他因素或增加退行性改变之后，才出现椎管狭窄症状。

(2) 退行性椎管狭窄　临床最为多见，随着年龄增长，腰椎发生退行性改变，包括：①椎间盘退变，该椎间隙变窄，致周围韧带松弛，椎体间骨赘增生，以保持稳定；②小关节退变，首先是关节软骨变薄，关节囊松弛，滑膜炎，关节间稳定性减弱，滑动增加，从而加重椎间盘退变；③小关节增生，上关节突增生，使其与椎体后缘的矢状径减小，造成侧隐窝狭窄，下关节突增生则向椎管内聚，致中央管狭窄；④椎板增厚，致椎管矢状径减小，其下黄韧带增厚，由于椎间隙变窄，而后方黄韧带松弛内褶，致中央椎管狭窄；⑤椎体后唇骨赘增生，入椎管中致椎管容积减少等，都是退行性椎管狭窄的因素。

（3）其他原因致椎管狭窄

① 中央型腰椎间盘突出，使中央管狭窄。

② 腰椎爆裂骨折，椎体骨折块向后移，致中央椎管狭窄。

③ 腰部疾患引起椎管狭窄，如腰椎滑脱，滑脱椎与下位椎之间腰椎管狭窄。

④ 退变性腰椎侧凸，在凹侧关节突处可发生狭窄。

● 腰椎管狭窄症如何分类？

答：按解剖学分类可分为中央型、侧隐窝型、椎间孔型、椎间孔外型。按病理学分类可分为：一类，先天性，包括先天性脊柱滑脱、脊柱侧凸、脊柱后凸等；二类，后天性，包括退变性（骨性关节炎、退变性滑脱、退变性侧凸等）、医源性（椎板切除术后、滑脱、融合术后）、代谢性疾病（佩吉特病、假性痛风等）。

● 什么是侧隐窝？

答：首先腰椎椎管可分为中央椎管和侧椎管。中央椎管即正常硬膜囊两侧以内的椎管。侧椎管也就是中央椎管外界到椎间孔出口的区域，包括了神经根管及椎间孔区。Lee 等将侧椎管分为入口区、中区、出口区。入口区和中区相当于神经根管，其中入口区又可分为盘黄间隙（椎间盘与黄韧带间的间隙）和所谓的侧隐窝。侧隐窝起于硬膜囊侧面，即内侧开放，斜行向下、向外，朝向椎间孔。背侧是上关节突前面与椎弓板和椎弓根连接处。腹侧是椎体后缘的外侧部分。其外界是椎弓根内壁。中区即衔接侧隐窝和椎间孔的区域，位于椎弓峡部的深面。出口区即椎间孔区域。腰椎有无侧隐窝及侧隐窝的深浅与椎管的解剖学形态有关。腰 1 椎管为椭圆形，基本无侧隐窝。腰 2、腰 3 为三角形，侧隐窝不明显。腰 4、腰 5 以三叶草形为主，有明显的侧隐窝。

● 腰椎管狭窄症非手术治疗的具体措施有哪些？

答：大多数患者采用非手术治疗可获得成功，伴有侧凸的患者效果较差。非手术治疗的具体治疗措施如下。

（1）不超过 2 天的卧床休息。

（2）NSAIDs 类药进行疼痛控制。

（3）进行有助于躯干稳定性的锻炼以及有氧健身锻炼。最理想的锻炼方式是骑自行车。

（4）硬膜外激素治疗，能显著缓解症状，其最理想的适应证是患者有急性神经根症状或神经性跛行，且常用的镇痛药和休息无效，对日常生活产生显著影响。但目前仍无科学研究证明其长期的疗效。

● 腰椎管狭窄症什么时候应该选择手术治疗？

答：腰椎管狭窄症发展到一定程度，则需手术治疗，患者对症状缓解的要求并不一致，有人仅能步行数十米，下肢痛较重，需手术缓解，而另一些患者能走数百米，但其要求更高，希望恢复到正常活动，也需手术缓解，故一旦确定腰椎管狭窄症的诊断，患者有要求缓解症状，即是手术适应证，因非手术方法，不能缓解症状，有侧隐窝狭窄症者，即是手术适应证，有排尿障碍者应急诊手术。

手术适应证：

（1）有神经根放射痛，非手术治疗3个月不能缓解者。

（2）有运动功能障碍者。

（3）有排尿功能障碍者应急诊手术。

（4）间歇性跛行行走距离短于100～200m者。

● 腰椎管狭窄症的手术方式都有哪些？

答：（1）单纯减压 椎间盘突出、侧隐窝狭窄、无严重中央管狭窄，无腰椎不稳、滑脱、侧凸，小关节切除不超过50%，或不能耐受大手术创伤的患者，可行单纯减压。其包括：

① 单侧减压：适用于中央椎管狭窄单侧症状重者，单侧侧隐窝狭窄者。

② 双侧减压：适用于中央椎管狭窄，双侧有症状，双侧侧隐窝狭窄者的减压方法。

③ 扩大半椎板切除减压术：适用于中央椎管狭窄和侧隐窝狭窄症。

④ 内镜下减压：随着内镜的发展，将传统手术的微创化、内镜化，包括椎间孔镜下减压、椎间盘镜下减压、单侧双通道内镜（UBE）下椎管减压等，在保证良好减压效果的情况下，尽可能不破坏这些生理结构。

（2）融合 伴有滑脱、侧凸、失稳的腰椎管狭窄，椎间隙高度丢失、椎间盘退变严重，小关节切除超过50%的病例，需要融合手术。

见图 6-29 其包括：

① 椎间融合：包括传统后入路的 PLIF、TLIF，以及微创入路 A-LIF、OLIF、XLIF 以及内镜下融合。

② 后外侧融合：PLF，如横突间。因融合率相对椎间融合低，目前应用较少。

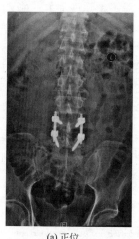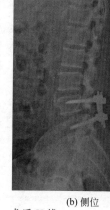

(a) 正位 (b) 侧位

图 6-29 术后 X 线

行后路全椎板减压，椎间植骨融合内固定术内固定位置良好

腰椎管狭窄症患者术后治疗和监护的注意事项有哪些？

答：（1）单纯减压的患者，术后 24h 需要密切观察双下肢及会阴部神经功能变化情况。如有神经受压症状并进行性加重，应立即予手术探查，以防因神经受压过久出现不可逆性瘫痪。一般多见于椎管内止血不完善，术腔引流不畅以致神经受血肿压迫所致。有的是因为椎管狭窄未完全解除，手术水肿炎症反应，导致神经受压。术后 24h 开始下肢抬高练习，1 周做腰背肌锻炼。术后 10 天拆线，可戴腰围起床大小便，但术后 3 周内以卧床休息为主。术后 3 个月恢复正常工作，但重体力劳动者可能须永久改变其工作。

（2）行减压＋椎弓根螺钉系统固定结合后外侧或椎间融合器植骨融合术者，除非有严重骨质疏松，一般不用支具固定。可用腰围保护。术后第一天可在医师指导下站起。术后第二天拔除引流，除非引流过多。患者可自由活动，只需口服镇痛药时可予出院。

主任医师总结

腰椎管狭窄常是由于黄韧带增厚与松弛，后纵韧带肥厚、钙化和骨化，椎板增生肥厚，导致中央椎管狭窄。而小关节骨质增生、内聚、肥大、骨赘形成、半脱位、椎弓根发育性变短亦可导致中央椎管和侧椎管变窄，传统的全椎板切除术往往导致术后不稳和再手术。对于以神经根卡压为主的患者，采用小关节部分切除就可以。对于有马尾神经症状和严重间歇性跛行，影像学检查提示严重椎管狭窄者，采用全椎板切除。临床上绝大多数患者是由于盘黄间隙及侧隐窝狭窄导致，应用椎板间开窗减压即可达到目的。这样切除增厚的黄韧带、椎间盘，切除部分小关节，既能充分减压，又能保留椎弓、棘间棘上韧带等后部结构，维护了脊柱的稳定。

腰椎管狭窄作为退变的表现之一，往往存在于多个节段，而且整个脊柱特别是腰椎可能存在滑脱、不稳定、侧弯等情况，应全面评估，制订整体治疗方案。

参 考 文 献

[1] Mazanec D. Diagnosis and management of low back pain in older adults [J]. Clin Geriatr, 2000, 8: 63-71.

[2] 丁自海, 杜心如. 脊柱外科临床解剖学 [M]. 济南: 山东科学技术出版社, 2008.

[3] Canale S T, Beaty J H. 坎贝尔骨科手术学 [M]. 王岩, 译. 12版. 北京: 人民军医出版社, 2013.

[4] Hadjipavlou A G, Simmons J W, Pope M H. An algorithmic approach to the investigation, and complications of surgery for low back pain [J]. Semin Spine Surg, 1998, 10: 193.

反复腰痛伴右下肢麻木 3 个月——
成人峡部裂型腰椎滑脱症

✿ [实习医师汇报病历]

患者女性，26 岁，因"反复腰痛伴右下肢麻木 3 个月"入院。无明显诱因出现腰痛伴右下肢麻木 3 个月，休息可缓解。经非手术治疗症状无明显缓解。患者既往体健，否认其他"心、肝、肺、脾、肾"等重要脏器疾病史，否认传染性疾病史，否认外伤史、输血史，否认食物、药物过敏史。

体格检查：T 37.0℃，P 78 次/分，R 20 次/分，BP 130/70mmHg。患者神志清楚，步行入院。腰部无明显侧凸畸形，下腰部可触及明显台阶感，腰骶部压痛、叩击痛，腰部活动轻度受限。双下肢皮肤感觉正常。双下肢肌力、肌张力正常。双下肢股神经牵拉试验阴性，双下肢跟臀试验、直腿抬高试验阴性；双侧膝腱反射、跟腱反射对称存在，病理征未引出。

辅助检查：腰椎 X 线片（图 6-30）示腰 5 椎体前滑脱，腰 5 双侧峡部裂。患者行腰椎 CT 三维及 MRI 检查，如图 6-31 可以看到本例患者系腰 5/骶 1 Ⅲ度滑脱，双侧椎弓根峡部裂。

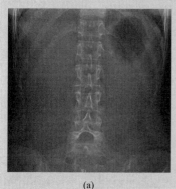
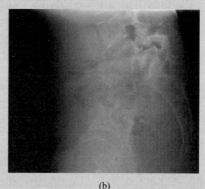

(a)　　　　　　　　　　　　(b)

图 6-30　腰椎 X 线片

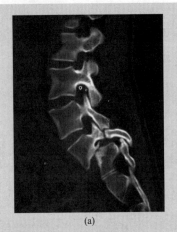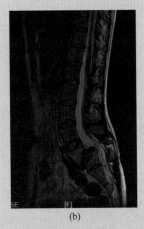

(a)   (b)

图 6-31　腰椎 CT 三维及 MRI

入院诊断：腰 5/骶 1 滑脱症，腰 5 双侧峡部裂。

诊疗计划：完善检查，积极术前准备。

？ 主任医师常问实习医师的问题

● 目前考虑的诊断是什么？该疾病的临床特点有哪些？

答：（1）诊断为腰 5 滑脱症，腰 5 双侧峡部裂。

（2）该疾病特点如下。

① 腰痛。常表现为腰部活动时明确加重，疼痛范围包括腰部和臀部，在静息状态下症状缓解。查体时在滑脱节段的棘突和棘突旁可触及压痛点，滑脱严重时甚至可触及棘突间的"台阶感"。

② 间歇性跛行。主要表现为直立、行走后出现腰部、臀部、股部及小腿后部的酸胀、疼痛，蹲坐或卧床休息后缓解。查体时无明显阳性体征，特点是"主诉重于体征"。

③ 根性疼痛。表现为一侧或两侧下肢放射性疼痛，神经支配的运动、感觉异常。这是因为滑脱椎体的移位可以导致相应节段的神经根受到牵拉或神经通道狭窄引起神经受压。

④ 多为慢性起病、渐进性加重，经休息后得到部分缓解，也可见外伤引起。

● **经追问病史、查体及辅助检查可知该患者的病情有哪些？**

答：① 青年女性患者，腰部疼痛伴有右下肢麻木。休息才能缓解。经非手术治疗症状无明显缓解。

② 体格检查示腰椎生理前凸增大，下腰部棘突间扪及台阶样改变。腰骶部压痛、叩击痛，腰部活动轻度受限。双下肢皮肤感觉正常。双下肢肌力、肌张力正常。双下肢股神经牵拉试验阴性，双下肢跟臀试验、直腿抬高试验阴性；双侧膝腱反射、跟腱反射对称存在，病理征未引出。

③ 腰椎 X 线片示腰 5 椎体前滑脱，腰 5 峡部裂。

● **腰椎侧位片需要注意观察哪些内容？还需要做哪些检查？如何判定？**

答：（1）腰椎侧位 X 线片（图 6-32）　先观察脊柱椎体是否存在明显矢状位移，然后再寻找原因。

① 椎弓根峡部：多数可见峡部有斜行透明裂隙，其宽度与滑脱程度有关。一些患者峡部未见裂隙，但可见峡部细长而薄弱。

② 椎间隙：滑脱椎体活动大，椎间盘塌陷而使滑脱椎体下的椎间隙变窄。

③ 骨刺：滑脱椎体相邻边缘骨质硬化，可见牵张骨刺。

④ 小关节：假性滑脱者，小关节明显退变，关节间隙不清晰，关节变形，密度增高。

⑤ 若腰椎滑脱诊断明确，从腰椎侧位片上，根据滑脱椎体后缘相对于其下个椎体后缘的滑移距离，评估滑移程度。

（2）腰椎斜位像（图 6-32）　当腰椎正侧位不能确诊时，球管倾斜45°，左右斜位拍片可清晰地显示峡部病变。正常椎弓附件在斜位片上呈"狼狗"影像；"狗嘴"为同侧横突，"狗耳"为上关节突，"狗眼"为椎弓根纵断面，"狗颈"为同侧及对侧下关节突，"狗尾"为对侧横突。当椎弓峡部裂时，峡部可见一带状裂隙，形似"狗脖子戴项圈"。特例：有时上一腰椎的下关节突下移，插入峡部裂隙中，使裂隙显示不清，但与此同时椎间隙会变窄。

（3）腰椎 CT 三维重建　多平面成像，可以提供许多病理解剖细节。可发现椎弓峡部的骨缺损，边缘不规则，呈锯齿状，也可能见到局部膨大，密度增高，有骨痂形成。滑脱层面椎管前后径增大，呈双管

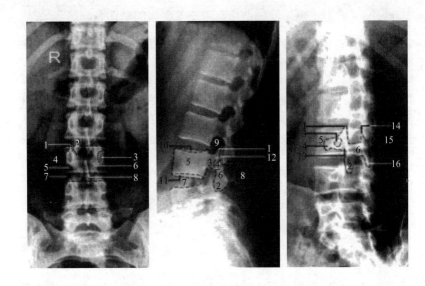

图 6-32　成人腰椎正、侧、斜位 X 线片

1—上关节突；2—下关节突；3—椎弓眼；4—横突；5—椎体；6—椎弓板；

7—椎间隙；8—棘突；9—椎间孔；10—椎体上终板；11—椎体下终板；

12—椎小关节；13—椎弓峡部；14—对侧上关节突；15—对侧横突；16—对侧下关节突

状。滑脱层面上下则见椎管及侧隐窝狭窄，神经根孔畸形，有时还可见合并椎间盘突出。矢状位及冠状位影像可判断神经根受压是来自软组织还是骨组织，是椎管内受压还是椎管外受压。

（4）腰椎 MRI　可以多平面成像，得到与矢状面平行的峡部影像。可以观察椎间孔、椎管、黄韧带等情况。同时注意对邻近的椎间盘退变进行初步评估，对腰椎的整体状态、融合节段的选择，具有重要意义。

◎ ［住院医师或主治医师补充病历］

　　患者步行入院，腰痛伴右下肢大腿外侧至小腿外侧麻木，无放射痛，查体见腰椎生理前凸增大，下腰部棘突间扣及台阶样改变，无肌力减退，病理征阴性。该患者经多次非手术治疗，症状无明显缓解。

主任医师常问住院医师、进修医师或主治医师的问题

● **腰椎滑脱分为几种类型？各型腰椎滑脱有何特点？**

答：（1）众多学者提出不同分类，但以 Wiltse-Newman-Macnab 分类法应用最广。该分类法分为以下 5 型。

① Ⅰ 型（发育不良性）。骶骨上关节突或腰 5 椎下关节突的先天性畸形导致 L5 在 S1 上滑动。这种类型没有关节峡部缺损。

② Ⅱ 型（峡部裂型）。峡部发生损伤，可进一步分为三种类型；A，峡部发生溶解、疲劳骨折；B，峡部完整但延长；C，峡部发生急性骨折。

③ Ⅲ 型（退行性）。由于椎间盘长期不稳定而继发受累节段关节突重塑形所致。

④ Ⅳ 型（创伤性）。由于上下脊椎节段的骨性连接区骨折所致，包括椎弓根、椎板或关节突，峡部没有骨折。

⑤ Ⅴ 型（病理性）。由于全身或局部骨折及骨性结构薄弱所致，如成骨不全。

（2）各型的临床特点如下。

① Ⅰ 型。临床并不多见，且患者的症状与移位程度不相关，有些完全滑脱的患儿无症状，可因异常外观来就诊。青春期，运动增多，滑脱进展迅速，腰背肌、股后肌群（腘绳肌）明显痉挛，出现跛行或左右摇摆，可伴有腿痛。青春期后滑脱椎体间纤维组织增生，骨桥形成，病情趋于稳定，症状缓解。X 线片对诊断很有帮助。正位片可见受累节段出现脊柱隐裂，椎板分离，棘突缺如。侧位片可见 L5 椎体前移位，伴有不同程度的轴向旋转。腰骶关节小、结构不良，趋向水平。峡部狭长而薄弱。骶骨上关节面凹凸不平，前上缘整齐。相应腰椎下关节也有适应改变。如果峡部延长，在 X 线上就无法将其与 Ⅱ B 型脊柱滑脱相区别。如果峡部分裂，从 X 线上无法与 Ⅱ A 型脊柱滑脱相鉴别。只手术中发现 L5～S1 小关节关系异常，才能明确。

② Ⅱ 型。常见于 20～40 岁男性，以第 5 腰椎最常见，约 90%。其次是第 4 腰椎，上腰椎及下颈椎也可发生。Ⅱ A 型由峡部分离或溶解所致，是一种疲劳骨折，在 5 岁以下儿童少见。临床主诉一般为腰背痛及下肢痛。可由该病变本身引起，也可由椎间盘病变、滑脱节段或其他节段退变等引起。腰部过伸可加重或诱发疼痛。患者向前弯腰将双手放于

地板，恢复直立体位过程中会有瞬时的疼痛，患者常屈膝以缓解疼痛。ⅡB型是由于峡部发生微骨折，在其愈合过程中出现了峡部延长，并非峡部溶解所致。ⅡC常有严重创伤引起，很少见。往往伴有椎体分离。

③Ⅲ型（即退行性型脊柱滑脱）。是最常见的脊柱滑脱，又称假性滑脱。峡部无明显断裂，滑脱一般不超过30%，1/3以上患者不需要手术治疗。多由于长期站立位，脊柱节段性不稳定引起，同时伴随损伤部位关节突重建。关节突方向变得越来越水平，关节突变得细长，易合并椎管狭窄，产生神经症状。临床上有以下三种类型。A（以腰椎不稳定为表现型），患者主诉腰骶部疼痛及酸胀感，向大腿后部或整个大腿放射，可至膝部。不同于根性痛，不伴有感觉障碍和肌萎缩。休息时感疼痛和下肢僵硬，活动可稍缓解，长时间站立，蹲起活动会加重，再休息又缓解。B（伴有椎间盘突出型），出现相应的神经定位体征。C（伴有腰椎管狭窄型），明显的神经根管或椎管狭窄时，会有整个下肢甚至双下肢疼痛，并伴有各种运动感觉障碍。有些患者出现间歇性跛行。

④Ⅳ型。由椎体其他部位骨折引起，一般不会发生单纯峡部骨折。

⑤Ⅴ型。病理性脊柱滑脱，这种类型非常少见，是局部或全身性骨病所引起的椎体向前滑脱。有报道出现于佩吉特病和梅毒性骨病。

对目前的诊断有何不同意见？腰椎滑脱如何分度？

答：考虑诊断"腰4、腰5滑脱症，腰4、腰5双侧峡部裂"，分类上属ⅡA型。目前国内在测量滑脱严重程度时，多采用 Meyerding 分级系统。即依据上位椎体相对于下位椎体滑移的程度来分度。Ⅰ度为滑脱椎体向前移位为下位椎体前后径的25%以下，Ⅱ度为25%～50%，Ⅲ度为50%～75%，Ⅳ度为>75%，Ⅴ度为上位椎体与下位椎体完全分离。也可将下位椎体上缘分为4等份，然后测量上位椎体滑移的程度。

何为腰椎滑脱角？有何意义？

答：做L5下缘的平行线和S1后缘的垂线，两条线的交角称为滑脱角。无滑脱者，此角为前凸。重度滑脱者，此角为后凸。滑脱角是预测畸形是否稳定或进展的最佳指标。Boxall等发现滑脱角度大（超过55°）与畸形进展有关，即使进行了牢固的后路融合。

腰骶部解剖学参数有哪些？

答：（1）骨盆入射角（PI） 骶骨终板中心垂线与连接骶骨终板中

点与股骨头轴心的连线之间的夹角。

（2）骶骨倾斜角（SS）　骶骨终板前后缘连线与水平连线（Horizontal）之间的夹角。

（3）骨盆倾斜角（PT）　骶骨终板中点与股骨头中心（FS）的连线与垂线之间的夹角。

PI＝SS＋PT，用于判断是否为平衡骨盆。

平衡骨盆（高 SS＋低 PT）可以原位融合。

不平衡骨盆（高 PT＋低 SS）必须复位融合以重建平衡。

见图 6-33。

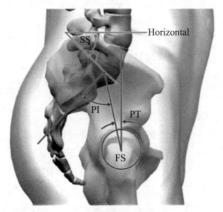

图 6-33　腰骶部解剖学参数示意

● 成年人峡部裂型腰椎滑脱的治疗原则有哪些？

答：大部分患者经严格非手术治疗后临床症状可以缓解，其中一部分患者症状可以完全消失。非手术治疗后腰背痛或神经根性症状没有改善是成人峡部裂型脊柱滑脱手术常见的适应证。充分考虑患者年龄、身体情况及手术意愿，通过体格检查及影像学检查评估滑脱类型及滑脱程度，确定不同患者的手术方式。

● 成年人峡部裂型腰椎滑脱非手术治疗的具体措施有哪些？

答：除了短期的卧床休息和使用 NSAIDs 药，常见的非手术治疗措施有以下几个。

（1）牵引　目前临床上应用广泛，是非手术治疗腰椎滑脱的主要手段。最常用的是骨盆牵引。其机制一般认为有以下3点：①使椎间隙增大，纠正腰椎节段性不稳定，调整脊柱功能单位的力学分布，促进脊柱重建新的力学平衡；②改善突出的椎间盘与神经根的关系，扩大椎管、神经根管、侧隐窝的容积，解除对神经根的压迫和刺激；③使滑脱椎体有一定程度的复位。

（2）腰背肌锻炼　增加腰椎稳定性。

（3）理疗　放松肌肉，减轻神经根压迫，降低致痛物质的含量，减少神经末梢的疼痛刺激，对缓解疼痛、减轻症状有一定的作用。

（4）支具保护　是一种疼痛治疗方法，能改善些许症状。它主要通过限制腰部的活动来获得疗效，但也可导致躯干肌肉萎缩及停止支具保护后疼痛加重，可能导致患者对支具的依赖。所以一般是使用支具到症状减轻时开始躯干稳定性锻炼。如果患者症状允许，可以在佩戴支具下进行腰背部肌肉的等长收缩锻炼，直至停止使用。

● 成年人峡部裂型腰椎滑脱的手术治疗方式有哪些？

答：（1）峡部缺损修整植骨内固定术　峡部缺损处直接修整、植骨＋内固定术，希望达到骨性愈合、恢复椎弓的连续性。该方法保留脊柱节段的运动功能。方法较多，主要有以下3种。①椎弓根螺钉加钛缆固定术，首先刮除病损峡部的纤维结缔组织，再用磨钻去除峡部缺损处的硬化骨。将峡部、关节突、横突凿成粗糙的植骨床。在病变椎体常规置入带贯通孔的椎弓根钉。取带外骨板的髂骨，恰当修整后嵌入峡部缺损处，予峡部周围大量骨松质植骨。将钛缆穿过椎弓根钉头部的孔道，再绕棘突后拉紧。对侧若有病变，可同样处理。②椎弓根钉加椎板钩内固定术，同法处理峡部及植骨床，在病变椎体置入椎弓根钉。在病变椎体的椎板下缘用小刮匙剥离少许黄韧带，同上法植骨后安置椎板钩，预弯连接棒，适当加压后固定。③经峡部螺钉固定术，同法暴露并处理峡部及植骨床。在病变椎体的椎板下缘距棘突外 0.8～1.0mm，咬去一些许骨质，钻入直径 2mm 的克氏针至椎板的两层骨皮质间，向前、向上、向外，并与棘突成 30°角进入，直视下可见克氏针穿过峡部缺损间隙达椎弓根后部。拔除克氏针，换用直径 3mm 的钻头沿克氏针通道钻入。选用合适长度的半螺纹骨松质加压螺钉固定并取自体骨植骨。注意螺纹部分应完全越过缺损间隙，这样在旋紧螺钉时可在缺损间隙形成轴向加压。

（2）单纯后路椎管减压术　又称 Gill 椎板切除术。取俯卧位，后正中入路。剥离椎旁肌，暴露病变峡部及其上下椎板间隙。切除两椎板间隙的黄韧带及病变椎板。小心分离神经根与峡部处纤维软骨的粘连并切除纤维软骨。探查神经根，直至其通过椎间孔处。

（3）单纯后外侧原位融合术 显露并处理病变节段的横突、横突间韧带、骶骨翼、峡部裂区及要融合的小关节。在髂嵴上取带骨皮质、骨松质的骨块，放置于横突下面，桥接横突间韧带，放置时骨皮质朝向韧带方向。将剩余的骨松质填充于双侧峡部及横突尖之间的沟内，以及已去除软骨的小关节面内。

（4）后路减压、内固定及原位后外侧融合术 除上述进行减压及后外侧植骨术，再附加病变节段椎弓根钉系统内固定术。

（5）椎弓根螺钉复位固定结合椎间植骨融合术 首先病变节段置入椎弓根钉，行 Gill 式减压并切除下一脊椎的上关节突扩大侧隐窝，使该节段内出口及下行神经根松弛。再去除髓核，刮除终板，利用椎弓根钉系统提拉复位。椎间隙植骨后置入椎间融合器后加压固定。本例患者即行此种方法。术后拍片见图 6-34。

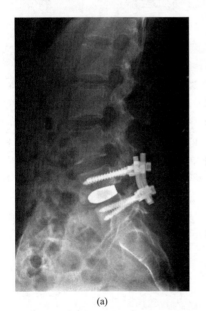
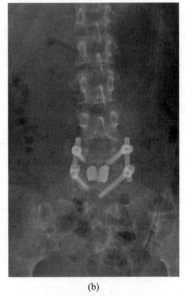

(a)　　　　　　　　　　(b)

图 6-34　椎弓根螺钉复位固定结合椎间植骨融合术后

（6）前路切除椎体加后路复位固定融合术 前路切除 L5 椎体及上

下两个椎间盘，仅留双侧椎弓根残端，一周后行后路减压、椎弓根螺钉复位固定结合椎间植骨融合术。

● 腰椎滑脱有哪些微创治疗方式？

答：（1）微创减压　术式为经后路的开窗减压，尤其是内镜这一工具的引入，降低了额外损害的概率，使得脊柱尽可能维持在以往稳定的状态。

（2）微创融合　常见的微创腰椎椎间融合包括前路（ALIF）、后路（PLIF）、经腰椎椎间孔（TLIF）、经皮骶前轴向腰椎椎间融合（AxiaLIF）和极外侧入路椎间融合（XLIF）等。

（3）微创固定　经皮椎弓根螺钉技术（PPSF）的出现使腰椎滑脱微创固定得以实现。经皮椎弓根螺钉技术结合 Quadran-tsystem 撑开器，只需做 3～4cm 的小切口，便可实现峡部修复和植骨，椎旁的组织受损情况大大减少。

● 如何做到合理地选择个体化的手术方式？

答：（1）对于无椎间盘退变、年龄小于 30 岁，有持续性腰痛、无下肢根性症状、病程较长，峡部裂或伴轻度滑脱患者，经非手术治疗无效后可采用峡部缺损修整植骨内固定术。

（2）对无根性症状的轻度峡部裂型腰椎滑脱症，年龄大于 30 岁，且椎间盘已退变的患者，经非手术治疗无效后可选择后外侧原位融合术。

（3）伴有神经根性症状或神经性跛行、轻微的轴向痛、滑脱水平椎间隙高度丢失的高龄患者，可选择单纯椎管减压术。对于高龄患者而言，本手术相对简单。减压后大多数患者神经根性症状都能够缓解。有严重腰背痛患者禁用。由于有逐渐出现滑脱加重的风险，该技术无法得到广泛的支持。

（4）伴有神经根性症状或神经性跛行、轻微或明显的轴向痛，身体情况尚可的患者，可选择后路减压、内固定及原位后外侧融合术。此手术可明显降低滑脱加重的比率，疼痛缓解情况良好。成功的临床效果取决于坚固的骨性融合。

（5）Ⅲ度以内的腰椎滑脱，有持续性腰背部疼痛，经非手术治疗不能缓解，持续性神经根压迫症状或椎管狭窄者，目前临床采用经典的椎弓根螺钉复位固定结合椎间植骨融合术。该法充分减压神经，通过复位恢复腰椎解剖序列并增大植骨接触面，能在减压、融合、稳定及恢复腰椎力线上做到最好。

（6）对于上一椎体向前滑移超过下一椎体75％，甚至椎体已滑移到盆腔的患者，称为重度滑脱，即Ⅳ度及Ⅴ度滑脱。Ⅳ度患者可选择椎弓根螺钉复位固定结合椎间植骨融合术。Ⅴ度患者需行前路切除椎体＋后路复位固定融合手术。

● 成年人峡部裂型腰椎滑脱患者术后处理的注意事项是什么？

答：（1）峡部缺损修整植骨内固定术者，使用腰骶部支具保护3～6个月。随访通过CT检查确定峡部的融合情况。

（2）单纯椎板减压者，可留置导尿1～2天，逐渐增加饮食，鼓励患者起床行走，当患者能独立行走且只需要口服镇痛药时可予出院。

（3）后外侧原位融合术者，术后第1天可站起，穿戴坚固腰骶支具直到出现坚强的骨融合。要求患者在骨融合前戒烟。停止使用阿司匹林与NSAIDs药。

（4）后路减压、内固定及原位后外侧融合术者，除非有骨质疏松，一般不用支具固定。术后第1天可在医师指导下站起。术后第2天拔除引流，除非引流过多。患者可自由活动，只需口服镇痛药时可予出院。

（5）椎弓根螺钉复位固定结合椎间植骨融合术者，除非有骨质疏松，一般不用支具固定。可用腰围保护。术后第1天可在医师指导下站起。术后第2天拔除引流，除非引流过多。患者可自由活动，只需口服镇痛药时可予出院。

（6）前路切除椎体＋后路复位固定融合手术者，使用腰骶支具6～12周。在第二阶段术后第2天下地行走。

主任医师总结 ....

每一种手术方式都有各自的适应证及技术要求、潜在的风险和并发症。成功与否直接与是否能达到坚固融合相关。无腰椎间盘退变性疾病或严重小关节炎的患者，直接修复峡部的疗效满意，并且能保持该节段脊柱的运动功能。对伴有椎间盘或小关节异常的、出现腰背痛症状的，可考虑行后路原位融合术。而对有根性损害的患者，行后路减压并融合可明显改善疗效。因为椎弓根螺钉复位固定结合椎间植骨融合术，做到了减压、融合、稳定及恢复腰椎力线，故在临床上得到了广泛认可。

成人重度滑脱的情况很少见。如果确认患者的脊柱滑脱超过50％，那么应考虑手术复位。复位的目的是尽可能地将滑脱角恢复到中立位，或恢复腰椎的正常前凸。将滑脱复位到 50％ 或更少。不需要完全解剖复位。对于Ⅰ度、Ⅱ度滑脱，复位能够增加植骨接触面，能够恢复腰椎力线，促进融合，所以有学者主张应尽量复位，但也有学者认为轻度滑脱无需复位。原位固定者可采用后外侧融合，而对于行椎间隙减压及提拉复位者，必须行椎间 CAGE 支撑和融合。无论如何，充分地减压、获得牢固的骨性融合、降低滑脱加重的风险才能获得最佳疗效。

参 考 文 献

[1] Ward C V，Larimer B，Alander D H，et al. Radiographic assessment of lumbar facet distance spacing and spondylolysis [J]. Spine，2007，32（2）：E85-E88.

[2] Lurie J D，Tosteson T D，Tosteson A，et al. Long-term outcomes of lumbar spinal stenosis：Eight-year results of the spine patient outcomes research trial（SPORT）[J]. Spine，2015，40（2）：63-76.

[3] Herman M J，Pizzutillo P D. Spondylolysis and spondylolisthesis in the child and adolescent：a new classification [J]. Clin Orthop Relat Res，2006，434：46-54.

[4] Canale S T，Beaty J H. 坎贝尔骨科手术学 [M]. 王岩，译. 12 版. 北京：人民军医出版社，2013.

[5] McAfee P C，DeVineJ G，Chaput C D，et al. The indications for interbody fusion cages in the treatment of spondylolisthesis [J]. Spine，2005，30（6Suppl）：S60-S65.

[6] Chan A K，Sharma V，Robinson L C，et al. Summary of guidelines for the treatment of lumbar spondylolisthesis [J]. Neurosurg Clin N Am，2019，30（3）：353-364.

[7] Tumialán LM. Future studies and directions for the optimization of outcomes for lumbar spondylolisthesis [J]. Neurosurg Clin N Am，2019，30（3）：373-381.

[8] Samuel A M，Moore H G，Cunningham M E. Treatment for degenerative lumbar spondylolisthesis：current concepts and new evidence [J]. Curr Rev Musculoskelet Med，2017，10（4）：521-529.

[9] Bydon M，Alvi M A，Goyal A. Degenerative lumbar spondylolisthesis：definition，natural history，conservative management，and surgical treatment [J]. Neurosurg Clin N Am，2019，30（3）：299-304.

[10] 孙国荣，吴成如，蒋传海，等. 腰椎滑脱的手术治疗进展 [J]. 安徽医学，2016，37（10）：1311-1313.

第七章 手足外科

左示指外伤后疼痛、僵硬、肿胀10年——
左示指近侧指间关节创伤性骨关节炎

❀ [实习医师汇报病历]

患者女性，38岁，以"左示指外伤后疼痛、僵硬、肿胀10年"为主诉入院。缘于入院前10年，外伤致左示指近侧指间关节肿痛、畸形，未行特殊处理。伤后患指中远节渐趋尺偏畸形，活动时疼痛渐进性加重。入院前9个月，就诊当地医院行X线片检查提示"左示指近侧指间关节骨关节炎"，患者为求进一步诊疗，于入院前4天求诊我院门诊，行X线片检查示：左示指近侧指间关节骨结构异常，关节面毛糙，第2指中节指骨基底部骨质见斑片状低密度区，第2指间关节间隙消失，融合，远端成角。今门诊遂拟"左示指近侧指间关节创伤性骨关节炎"收住入院。本次发病以来，患者精神良好。否认"心、肝、肺、脾、肾"等重要脏器疾病史，否认传染病史，否认外伤、输血史，否认食物、药物过敏史。

体格检查：T 36.6℃，P 78次/分，R 18次/分，BP 118/78mmHg。神志清楚，对答切题，言语清晰，呼吸平稳，未闻及异常气味。头颅大小正常，无畸形，眼睑无水肿，结膜无充血，巩膜无黄染，瞳孔等大等圆，对光反射存在。气管居中，胸廓对称，胸骨无压痛，双肺呼吸运动正常，触诊语颤正常，无胸膜摩擦感，叩诊呈清音，听诊呼吸规整，呼吸音清，未闻及干湿啰音，无胸膜摩擦音。听诊心率78次/分，心律齐，心音正常。腹部视诊外形正常，触诊腹肌软，无压痛、反跳痛。肠鸣音3～5次/分。外生殖器及肛门外观未见异常。专科检查：右利手，左示指中远节尺偏成角畸形，达35°，近侧指间关节局部压痛明显，近侧指间关节屈伸活动明显受限，指端肤色红润，肤温、张力正常，毛细血管充盈试验时间正常，皮肤触痛觉未见明显异常变化。

辅助检查：

（1）左手X线片（图7-1）示左示指近侧指间关节骨结构异常，关节面毛糙，第2指中节指骨基底部骨质见斑片状低密度区，第2指间关节间隙消失，融合，远端成角。

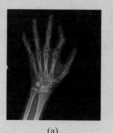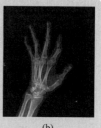

(a)　　　　　　　　(b)

图 7-1　左手 X 线片

（2）血沉正常、类风湿因子阴性。

初步诊断：左示指近侧指间关节创伤性骨关节炎。

诊疗计划：①按骨科护理常规，二级护理，暂禁食；②进一步完善各项检查，择期手术治疗。

❓ 主任医师常问实习医师的问题

● 该病诊断如何与类风湿关节炎相鉴别？

答：明确外伤史，左示指近侧指间关节成角畸形，局部压痛，活动时疼痛加剧，近侧指间关节屈伸活动明显受限，受损关节局部无红肿，疼痛无游走，结合 X 线检查可明确诊断。类风湿关节炎诊断标准为：晨僵每天持续至少 1h，持续 6 周以上；腕、掌指、近侧指间关节肿 6 周以上；有 3 个或 3 个以上关节肿，持续 6 周以上；对称性关节肿胀；皮下结节；RA 典型的放射学改变，包括侵蚀或明确的近关节端骨质疏松；类风湿因子阳性。

❓ 主任医师常问住院医师、进修医师或主治医师的问题

● 近侧指间关节僵硬，放射检查提示关节破坏，手术方案有哪些？

答：PIP 关节破坏，关节僵硬，手术方案主要有关节融合、关节置换（图7-2）。

● PIP 关节置换的适应证是什么？

答：PIP 关节置换用于：①PIP 关节持续疼痛，经几个月的非手术

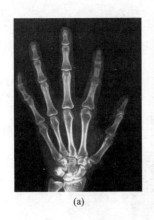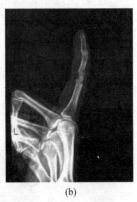

(a)   (b)

图 7-2　PIP 关节置换术

治疗，效果不佳的患者；②鹅颈畸形合并关节破坏。最佳的 PIP 关节置换的适应证为尺侧三个手指的退行性变或创伤后关节炎导致 PIP 关节疼痛，伸直充分而屈曲受限（20°～40°），如果骨量充足、屈伸肌腱完好，则其关节置换预后（减轻疼痛及改善功能）良好。对于无疼痛的关节，特别是 MP 及 PIP 关节活动良好的，不建议使用 PIP 关节置换手术。但对于单一中指、环指或小指的 PIP 关节伸直位僵硬，即使手术获得的屈曲范围少于理想的角度，也应作为手术适应证。

PIP 关节置换的禁忌证有哪些？

答：PIP 关节置换禁忌证主要有如下几项：
（1）感染。
（2）骨缺损。
（3）关节不稳定。
（4）严重屈曲畸形。

PIP 人工关节置换的并发症有哪些？

答：硅胶假体置换并发症时有发生，包括铰链失效、成角畸形、骨溶解及微粒性滑膜炎，不能复制正常的 PIP 关节活动可能是铰链关节置换失败的首要因素。

● **PIP 人工关节置换的手术注意要点有哪些？**

答：（1）需重建伸肌腱的患者选用背侧入路，需注意保护侧副韧带完整性。

（2）伸肌腱正常的选用掌侧切口，掌侧切口不损伤伸肌装置，可松解屈指肌腱，有损伤指固有神经、血管的可能。

PIP 人工关节置换的入路及示意见图 7-3。

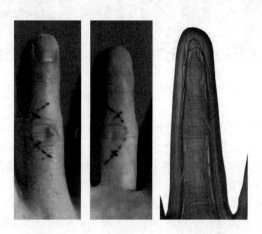

图 7-3　PIP 人工关节置换的入路及示意

主任医师总结

近指间关节僵硬、持续性疼痛，影响手术方案的因素很多，需考虑受累手指、相邻关节、韧带和肌腱及皮肤软组织情况。一般情况下，认为示指捏持动作需要抵抗较大的侧方应力，倾向行 PIP 关节融合术，若行 PIP 关节融合，术前应与患者充分沟通，了解需求，决定融合角度，对外观有强烈要求的患者，融合角度要小于功能位。PIP 关节置换术适用于退化性骨关节炎、创伤后骨关节炎及类风湿关节炎。该患者为年轻女性，右利手，左示指畸形严重、持续疼痛，X 线提示骨量充足，补充查体发现屈伸指肌腱功能存在，其对左示指外观要求高于捏持功能，可考虑行 PIP 关节置换术，解决患者关节疼痛及外观需求。术中注意保留骨量，为假体提供支撑，术后应在监督下进行康复治疗，术后支具保护 4 周，将指间关节控制在伸直位，支具阻挡保护预防成角或过伸畸形，以获得良好的效果，术后预期目标 40°～50°屈曲活动度。PIP 关节置换术后功能展示见图 7-4。

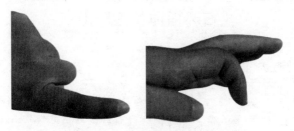

图 7-4　PIP 关节置换术后功能展示

参 考 文 献

[1] 顾玉东.手外科手术学 [M].上海：复旦大学出版社，2011.

[2] 沃尔夫.格林手外科手术学 [M].北京：人民军医出版社，2012.

外伤致右手环指疼痛，背伸不能 2h——
右环指锤状指畸形

❀ ［实习医师汇报病历］

　　患者男性，22岁，以"外伤致右手环指疼痛，背伸不能2h"为主诉入院。缘于2h前患者打篮球时，不慎被篮球戳伤致右手环指疼痛，背伸不能。当即急诊于我院，查X线片示：右环指伸肌腱止点撕脱性骨折。急诊拟"右环指锤状指畸形"收住本科。本次发病以来，患者精神可。既往体健，否认其他"心、肝、肺、脾、肾"等重要脏器疾病史，否认传染性疾病史，否认外伤史、输血史，否认食物、药物过敏史。

　　体格检查：体温36.7℃，脉搏87次/分，呼吸22次/分，血压120/70mmHg。神志清楚，对答切题，言语清晰，呼吸平稳，未闻及异常气味。头颅大小正常，无畸形，瞳孔等大等圆，对光反射存在。气管居中，胸廓对称，双肺呼吸运动正常，叩诊呈清音，听诊呼吸规整，呼吸音清，可闻及少许湿啰音，无胸膜摩擦音。听诊心率87次/分，心律齐，心音正常。腹部视诊外形正常，触诊腹肌软，无压痛、反跳痛。肠鸣音3~5次/分。外生殖器及肛门外观未见异常。专科检查：右环指远节肿胀，呈锤状指畸形，局部压痛明显。右环指远节主动背伸不能，被动伸指可，主、被动屈曲可，指腹色红润，肤温、张力正常，毛细血管充盈试验正常，痛觉无减弱。

　　辅助检查：X线片示右环指伸肌腱止点撕脱性骨折。

　　初步诊断：右环指锤状指畸形（伸肌腱止点撕脱性骨折）（Doyle分型为Ⅰ型）。

　　诊疗计划：①按骨科护理常规，二级护理，暂禁食；②进一步完善各项检查，急诊手术治疗。

❓ 主任医师常问实习医师的问题

● 什么是锤状指？

　　答：锤状指指的是伸肌腱的终末腱连续性中断，引起的远指间关节伸直受限，伴或不伴近指间关节代偿性过伸（鹅颈畸形）。此伤也被称为指下垂（drop finger）或棒球指。锤状指分为两类："软组织性（肌腱断裂）"和"骨性（撕脱骨折）"。见图 7-5。

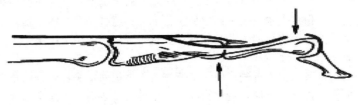

图 7-5 锤状指

● **锤状指的临床表现有哪些？**

答：①局部压痛伴或不伴有畸形及骨擦感；②远指间关节抗阻力伸直无力和疼痛。

● **锤状指临床上如何分型（Doyle 分型）？**

答：锤状指共分四型：

Ⅰ型 闭合损伤，合并或不合并背侧小块的撕脱骨折。

Ⅱ型 开放伤——肌腱缺损。

Ⅲ型 开放伤，合并皮肤、皮下组织及肌腱缺损。

Ⅳ型 Mallet 骨折，又分为以下 3 个亚型。

A：儿童经骺板的骨折。

B：过屈位损伤合并软骨骨折面积在 20%～50%。

C：过伸位损伤合并软骨骨折面积在 50%，同时存在早期或迟发远节指骨背向半脱位。

？ 主任医师常问住院医师、进修医师或主治医师的问题

● **伸指肌腱是怎样分区的？治疗特点是什么？**

答：根据不同部位和解剖结构，以及损伤后临床表现，Kleinert 和 Verdan 将伸指肌腱分为 8 区。

伸指肌腱 8 区分区法：

（1）Ⅰ区 位于远侧指间关节背侧。Ⅰ型：采用夹板固定远侧指间关节过伸位 6～8 周，不固定近侧指间关节。Ⅱ型：可行肌腱一期修复辅以夹板外固定。Ⅲ型：肌腱移植修复同时可以邻指皮瓣或其他局部转移皮瓣修复组织缺损。Ⅳ型：骨折复位固定加夹板外固定。

（2）Ⅱ区　位于中节指骨背侧。未超过肌腱宽度一半的肌腱断裂可以直接缝合伤口，术后夹板固定伸直位 2 周；超过一半肌腱损伤，肌腱缝合术后固定远侧指间关节微屈或伸直位，近侧指间关节固定于半屈曲位 6 周。

（3）Ⅲ区　位于近侧指间关节背侧。①夹板固定法：闭合的急性中央腱损伤，持续夹板固定近侧指间关节于伸直位 6 周，不固定远侧指间关节。②中央腱束修补术：对于损伤时间短，伸指时向两侧滑脱的侧腱束仍可复位者，可行中央腱束修补。③指伸肌腱中央束翻转肌腱瓣修复中央束：指伸肌腱中央束损伤，伸肌腱缺损超过 0.5cm 可行指伸肌腱中央束翻转肌腱瓣修复中央束。④指伸肌腱侧束中央束移位替代中央束：指伸肌腱中央束损伤伴有中央束缺损超过 0.5cm 可行指伸肌腱侧束中央束移位替代中央束。⑤侧腱束交叉缝合法：适用于两侧腱束已有轻度短缩，但近、远侧指间关节被动活动尚正常。⑥Matev 修复法：用于侧腱束滑脱，并短缩，限制近侧指间关节主、被动活动者。⑦Littler-Eaton 修复法：用于侧腱束已有挛缩，指间关节活动受限者。⑧游离肌腱移植术：脱位的侧腱束挛缩较重，或侧腱束已不完整，需做游离肌腱移植修补。⑨伸指肌腱近止点处切断术：适用于两侧腱束完整，但挛缩严重的病例。

（4）Ⅳ区　位于近节指骨背侧。开放性损伤均采用一期修复，陈旧多采用肌腱移植术。

（5）Ⅴ区　位于掌指关节背侧。腱帽损伤修复法如下。①损伤腱帽缝合术：新鲜腱帽锐器伤。②腱帽重叠缝合术：指伸肌腱腱帽尺侧挛缩而桡侧松弛者。③指伸肌腱腱帽滑脱修复术：腱帽桡侧组织已撕破或菲薄，局部组织不能利用者，指伸肌腱脱位，有腱帽瘢痕化，不能直接缝合者行掌指关节背侧脱位指伸肌腱复位术，有 Carroll 法、McCoy 法、Wheeldon 法。

（6）Ⅵ区　位于手背部和掌骨背侧。此区内示指和小指各有两条伸肌腱，如其中之一损伤，则不表现出症状。指总伸肌腱如在联合腱近端损伤，则伤指的伸展功能仅部分受限。肌腱联合损伤常易漏诊。对伤口仔细检查是诊断和治疗此处损伤最好的办法。

（7）Ⅶ区　位于腕部伸肌支持带下。由于同个鞘管内有多条肌腱，此区开放性损伤，修复的肌腱易于产生粘连。

（8）Ⅷ区 位于前臂远端。指总伸肌的肌腱可在前臂中 1/3 内予以修复，肌腱抽托可行肌腱重建术。

● **锤状指如何治疗？**

答：治疗锤状指的基本目的是恢复损伤肌腱的连续性，非手术疗法包括用石膏固定、手指夹板固定等。手术治疗包括克氏针固定、肌腱修复。

（1）非手术治疗

① 石膏固定。1937 年 Smillie 报道使用石膏固定手指治疗锤状指，Watson-Jones Howie，Williams 等继续做了报道。他们将远节指间关节置于轻度过伸位，近节指间关节置于 60°屈曲位。Bummell 曾指出将近节指间关节屈曲可以使外侧束前移 3mm，这样在远节指间关节过伸时就能使断裂的伸肌腱靠近。使用石膏固定的疗效是可靠的，石膏固定能够可靠地保持固定关节的角度。石膏固定锤状指的范围是近侧至近节指骨中份，远至手指尖，近侧指间关节屈曲 50°~60°，远节指间关节过伸。固定时间为 6 周。对于使用石膏固定锤状指这一方法，现在认为仅需在患者不能很好地保护患指、听从医师嘱咐时才使用，对一般性患者用夹板足以治疗。

② 手指夹板固定（图 7-6）。用于治疗锤状指的夹板有金属、木质或塑料夹板。夹板治疗锤状指被广泛采用，一般将夹板置于手指掌侧，用胶布将夹板和手指固定，将末节指间关节固定在完全伸直位或轻度伸直位。夹板的固定时间为 6 周。文献报道表明损伤距治疗开始的时间和治疗效果有一定的关系，但是即使伤口后几周或几个月才做夹板固定，也有部分病例能被治愈。

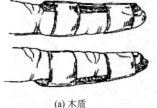

(a) 木质　　　　　　　　　(b) 塑料

图 7-6　手指夹板固定

（2）手术治疗

① 克氏针固定（图 7-7）。Patt 在 1953 年报道采用纵向克氏针穿过远

侧指间关节，并在近侧指间关节屈曲位穿至近节指骨颈部。此方法可以固定锤状指，同时保持近节指间关节一定的屈曲度。Waston-Jones 对此方法有异议，认为这方法技术上比较复杂，近侧指间关节也容易僵硬。Patt 的固定方法现已使用不多。Casscell 和 Strange 提倡仅用克氏针固定近侧指间关节；Flinchum、Engelbrecht、Elliott 采用纵向克氏针固定；Tubiana 采用斜向的经关节克氏针做固定；Weinberg 等采用相互成 15°～20°角的双根克氏针固定。现在较为一致地认为对锤状指的克氏针固定法以简单可靠为好，至于用一根还是两根克氏针并无太大疗效上的差别。

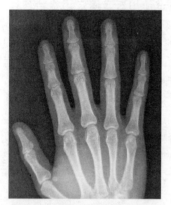

(a) 术前正位X线片

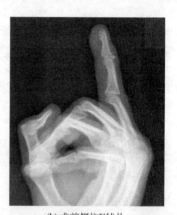

(b) 术前侧位X线片

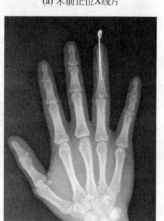

(c) 术后正位X线片

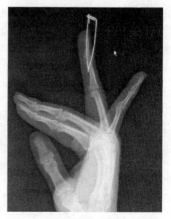

(d) 术后侧位X线片

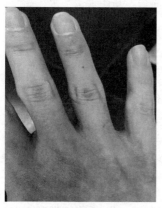

(e) 术后伸直　　　　　　　(f) 术后握拳

图 7-7　克氏针固定术前、术后 X 线片及术后功能展示

② 肌腱修复术。1930 年 Masu 推荐对于闭合性的锤状指采用手术修复的方法，后来 Rosenzweig 注意到手术治疗并非效果满意，因为此处的指伸肌腱相当纤细，缝线很容易撕脱。Robb、Stark、Boves 发现闭合的锤状指患者并不需要手术。Nichols 等主张仅在急性期可以考虑做手术修复，他采用间断褥式缝合修复肌腱，Ehiott 采用连续缝合修复肌腱。

● **锤状指如何康复训练？**

答：（1）早期　即固定期，术后尽可能缩小固定范围，缩短固定时间。尽可能固定于功能位，避免在极端的屈或伸位固定。立即开始未被牵涉的手指及近端肩、肘等关节的主动和被动运动，但须严格防止引起修复肌腱张力增高的主动或被动运动。此期常用理疗消肿，促进渗液吸收以减少粘连形成。但有报道认为超声治疗可延缓肌腱愈合，不宜早期应用。

（2）中期　治疗后 8 周，伸肌腱止点基本瘢痕粘连，外固定去除后，开始关节活动度练习、肌腱活动度练习及肌力练习。关节活动度练习在肌腱愈合之初，为了迅速恢复关节活动度，同时避免大力牵拉刚愈合的肌腱，在指屈肌腱修复后主动及被动伸腕时，应使掌指关节及指间关节保持屈曲；伸掌指关节时应使腕及指间关节保持屈曲，避免同时做用力的腕及手指的伸展；指伸肌腱修复后则反之。

（3）后期　指经康复治疗一段时间后手功能不再进步，此时如手功能恢复尚满意，治疗即告结束。

主任医师总结

锤状指看似简单，却需要一个长期而枯燥的治疗过程，才能获得满意的治疗结果。治疗结果差在临床工作中也并不少见，无论是医师还是患者，面对于此，相信都会感到沮丧。最常见的锤状指是 I 型锤状指，由于肌腱正好在关节以近处断裂或是止点处撕裂引起，Stark、Boves 和 Wilson 报道 1/4 病例中伴有小的撕脱骨折片，他们发现是否有撕脱骨片并不影响治疗效果。但在 MacFarlane 和 Hampole 的报道中伴有撕脱骨片的治疗效果不如不伴有撕脱骨片的病例。这型损伤的畸形可以仅有轻度伸展缺失至 75°～80°的末节手指屈曲畸形。手指畸形通常在损伤后即表现出来，但是也可到伤后几小时或几天后才出现。尤其由手指末节指间关节受到撞击造成闭合损伤时，手指畸形可以在伤后一段时间才变得明显起来。仅有肌腱的部分撕裂或不全撕裂时，常表现为轻微的屈曲畸形，后来逐渐发展成为比较明显的屈曲畸形：远侧指间关节处的指伸肌腱完全横断则导致典型的锤状指畸形。临床上位于关节处的损伤常会一直深入到关节，在处理时应考虑到关节污染的可能，应彻底加以清创。碾挫伤所致的锤状指常导致明显的软组织缺损，可以出现指伸肌腱装置连同其表面的皮肤缺失，同时关节面和外界相通受到污染，这类损伤的处理要比单纯的闭合性锤状指复杂得多，需要首先闭合创面，再二期修复肌腱。

骨性锤状指占所有锤状指的 1/3，对于骨折块小于关节面 1/3 的骨性锤状指采用各种支具夹板外固定 8 周，已经达成共识。骨折块大于关节面 1/3 且伴有远侧指间关节半脱位的骨性锤状指，关节的稳定性降低，是手术治疗的适应证，具体采用何种手术治疗方法方能取得最优效果，仍未达成共识。目前，伸直位克氏针背侧阻挡方法是治疗该类骨性锤状指的主流技术，克氏针扣压技术、钢丝张力带、螺钉、微型钢板技术、外固定架固定技术是必要的补充，微型钩状钢板技术近年来越来越受到重视。尽管通过各种治疗方法，锤状指骨折可以解剖复位，顺利骨性愈合，但仍有不同程度的并发症发生及远侧指间关节伸直欠缺。如何减少骨性锤状指并发症、恢复远侧指间关节的充分伸直及屈曲功能，仍是一种挑战，仍需进一步研究、探索和解决。

参 考 文 献

[1] 顾玉东. 手外科手术学 [M]. 上海：复旦大学出版社，2011.

[2] 中华医学会. 临床诊疗指南（手外科学分册） [M]. 北京：人民卫生出版社，2006.

[3] 侍德. 骨科修复重建手术学 [M]. 上海：上海医科大学出版社，2001.

[4] Trumble T E，Budoff J E，Roger Cornwall. 肩肘手外科学骨科核心知识 [M]. 北京：人民卫生出版社，2009.

[5] 沃尔夫. 格林手外科手术学 [M]. 北京：人民军医出版社，2012.

[6] Zhang X，Shao X Z，Huang Y. Pullout wire fixation together with distal interphalangeal joint Kirschner wire stabilization for acute combined tendon and bone (double level) mallet finger injury [J]. Hand Surg，2015，40（2）：363-367.

[7] Lee S H，Lee J E，Lee K H，et al. Supplemental method for reduction of irreducible mallet finger fractures by the 2-extension block technique：The dorsal counterforce technique [J]. Hand Surg，2019，44（8）：695.

[8] Ak gun U，Bulut T，Zengin E C，et al. Extension block technique for mallet fractures：a comparison of one and two dorsal pins [J]. Hand Surg，2016，41（7）：701-706.

[9] 王武，韩小平，翟生，等. 闭合复位克氏针阻挡加压法治疗新鲜骨性锤状指的疗效观察 [J]. 中华手外科杂志，2018，34（3）：189-191.

[10] 韩春明，郭明珂，朱稷兴，等. 改良双克氏针加压固定治疗陈旧性骨性锤状指疗效观察 [J]. 中华手外科杂志，2019，35（5）：345-346.

[11] 杨焕友，王斌，李瑞国，等. 经骨折块固定及克氏针扣压法固定治疗骨性锤状指的临床研究 [J]. 中华手外科杂志，2017，33（4）：266-268.

[12] Fabio S，Thiago A，Rogerio S，et al. Osteosynthesis of mallet finger using plate and screws：evaluation of 25 patients [J]. Rev Bras Ortop，2016，51（3）：268-273.

[13] 刘欢，李崇杰，梁晓旭，等. 锤状指手术治疗方法的探讨 [J]. 实用手外科杂志，2018，32（3）：300-301.

[14] 吴月，齐爽，刘燕. 对83例闭合止点撕脱性锤状指术后并发症的分析与治疗 [J]. 实用手外科杂志，2019，33（3）：264-265.

外伤致右前臂离断 1h——右前臂完全离断

❀ [实习医师汇报病历]

　　患儿男性，2岁6个月，以"外伤致右前臂离断1h"为主诉入院。缘于1h前患儿不慎被奶茶封口机伤及，致右手臂完全离断，伤口活动性出血，哭闹，脸色苍白伴口干，受伤后无人事不省，家属简单包扎止血后就诊当地医院，予创口加压包扎，同时断肢干燥纱布包裹后低温保存。转诊我院，期间出血100mL，门诊予行右前臂正侧位X线示右尺、桡骨下端离断。门诊予断肢肢体消毒后断面生理盐水湿敷，再用无菌干纱布包裹放置4℃冰箱保存处理，并嘱其禁食。拟"右前臂完全离断伤"收住本科。本次发病以来，患儿精神欠佳，二便未排。既往体健。否认其他"心、肝、肺、脾、肾"等重要脏器疾病史，否认传染性疾病史，否认外伤史、输血史，否认食物、药物过敏史。个人史：G_1P_1，足月顺产，出生时体重3.8kg，Apgar评分10分，无畸形及出血。出生后母乳喂养，按时按计划添加辅食，智力发育正常，2个月会抬头，1岁2个月开始行走，母妊娠期体健，无感染、发热史，无药物过敏及外伤史。家族史：父母非近亲结婚，身体健康。家庭成员中无遗传病史，家庭环境、经济情况一般，患儿由爷爷奶奶照管。

　　体格检查：体温36.8℃，脉搏115次/分，呼吸30次/分，体重15kg。神志清楚，对答切题，呼吸稍快，未闻及异常气味。头颅大小正常，无畸形，瞳孔等大等圆，对光反射存在。气管居中，胸廓对称，双肺呼吸运动正常，叩诊呈清音，听诊呼吸规整，呼吸音清，无胸膜摩擦音。听诊心率115次/分，心律齐，心音正常。腹部视诊外形正常，触诊腹肌软，无压痛、反跳痛。肠鸣音3～5次/分。外生殖器及肛门外观未见异常。专科检查：右前臂包扎外观，敷料稍渗血，打开敷料见离断肢体断端不规整，尺、桡骨断端外露，各屈伸肌腱残端回缩，断端创缘皮缘热挫伤，波及约0.5cm创缘，创面未见明显渗血。离断远端肢体（图7-8）保存完整，创缘皮肤热挫伤，其余肢体完整无畸形，未见明显热压、挫伤及化学物质灼伤等损伤表现。

辅助检查：X线片（图7-8）示心肺未见明显异常，右尺、桡骨下端离断。

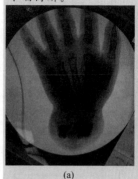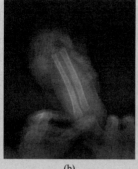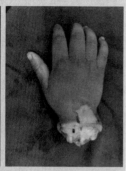

　　　(a)　　　　　　　　　(b)　　　　　　　　　(c)

图7-8　左前臂、左掌X线片及断掌外观

初步诊断：右前臂完全离断。

诊疗计划：①按骨科护理常规，二级护理，暂禁食；②进一步完善各项检查，备血，急诊手术治疗。

主任医师常问实习医师的问题

什么是肢体离断？如何分类？

答：肢体离断指的是四肢外伤后出现的离断。

分类：①完全性离断，肢体完全断离，无任何组织相连，或者有部分组织相连但在治疗过程中必须切断；②不完全离断，残存相连有活力组织少于断面软组织面积的1/4（肢体骨折或脱位伴2/3以上软组织断离），不吻合血管无法成活。

断肢再植手术的适应证有哪些？

答：（1）全身情况　全身情况良好是首要条件。

（2）肢体伤情　断面整齐，污染较轻，组织挫伤轻，再植成活率高。

（3）再植手术时限　越早越好，带丰富肌组织6～8h为限。

（4）离断平面　上肢及下肢不同平面影响术后全身情况及功能

恢复。

● 断肢再植手术的禁忌证有哪些？

答：（1）患慢性疾病，不允许长期手术或有出血倾向者。

（2）断肢多发骨折及严重挫伤，术后功能恢复差者。

（3）断肢经刺激性液体长时间浸泡者。

（4）高温季节离断时间过长而未冷藏者。

（5）患者精神不正常、不配合或无要求手术者。

● 离断肢体如何保存？

答：保存断肢的方法有两种：①将断肢包在乳酸林格液或生理盐水湿纱布中，放在标本盒中或塑料容器内，再放入冰水中，见图7-9；②将断肢放入盛有生理盐水或乳酸林格液的标本盒或塑料袋内，再放入冰块中。断肢不能直接放在冰块里，不能冷冻保存。不管选择哪种方法，必须给医师提供清楚详细的断肢处理指导说明。如果没有冷藏，断肢必须在6h以内再植才能成活。如果冷藏，时间可以延长到12h。

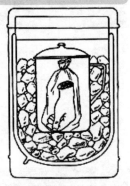

图7-9　断肢保存方法

 主任医师常问住院医师、进修医师或主治医师的问题

● 这位患儿最终成功再植，其手术过程是什么？

答：麻醉同时，一组手术人员对断臂行清创，清除创面部分失活不成形肌组织，咬骨钳处理尺桡骨污染热挫伤部分约0.5cm后，以1.5mm克氏针逆向贯穿尺桡骨从掌背穿出备用，屈指后拇指屈肌腱，各指深屈肌腱、腕屈肌腱分别标记。显微镜下再次清创并探查血管神经：8/0显微线标记断裂远端尺桡动脉及骨间背动脉，正中神经及尺神经。断端生理盐水湿纱布覆盖。麻醉起效后肢体放置侧台，上气囊止血带，气压15kPa，计时，另外一组手术人员对近侧断端地毯式清创，处理尺桡骨，探查近侧断端屈伸肌腱或肌腹；显微镜下探查尺、桡动脉，骨间背动脉，正中神经尺神经近侧断端并标记。第一个止血带完成内容：清创；尺桡骨克氏针固定；屈腕屈指体位下改良 kessler 法修复拇屈肌腱、指深屈肌腱；交叉缝合法修复桡侧腕屈肌腱；掌面向上显微镜下 9/0 强生显微线修复桡动脉（测量动脉直径 0.8mm，8 点吻合），8 点吻合修复桡动脉伴行静脉一根（0.9mm）。临时包扎，松放止血带10min，见血运恢复，桡侧半较好，出血约 50mL。在第二个止血带完成内容：同法修复尺侧腕屈肌；显微镜下 8/0 显微线 6 点吻合修复正中神经，9/0 显微线 8 点吻合修复尺动脉（1.1mm）、伴行静脉一根、尺神经；掌背向上固定，显微镜下 10/0 显微线修复骨间背动脉（0.7mm）；交叉缝合法修复拇长伸肌、指总伸肌，探查头静脉、贵要静脉，以小号血管钳标记止血。第二次松放止血带，见血运恢复，静脉充盈。接下手术内容均未上止血带，皮缘充分止血后缝合掌侧皮肤，修复尺桡侧腕伸肌、拇长展肌及拇短伸肌；显微镜下 9/0 吻合头静脉（1.7mm）、贵要静脉（1.6mm）及桡神经浅支。缝合剩余创口。维持腕关节功能位，使用微型支架将腕关节固定于功能位。观察半小时见毛细血管充盈时间 1.8s，皮缘渗血少，动静脉平衡，见图 7-10（a）。包扎伤口，飞机型石膏固定患儿。ps：血管吻合前取栓 0.3～1.0cm，神经均采用外膜缝合法，血管神经均在无张力下缝合。手术总时长3h20min，出血 100mL，输红细胞悬液 1U。术后生命体征平稳，术后转 ICU。肢体缺血时间 5h30min。

术后一年半 X 线、手功能见图 7-10（b）、（c）。

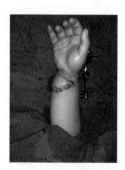　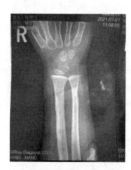　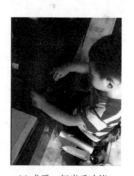

(a) 术后即刻　　　　　　(b) 术后一年半X线　　　　(c) 术后一年半手功能

图 7-10　术后即刻外观，术后一年半 X 线及手功能

● 濒临截肢的肢体保还是不保？

答：Gustilo ⅢB、ⅢC 型肢体严重开放性骨折，保肢还是截肢，这是我们首先要决断的一个问题。诚然，医学的进步使原来认为无法保留的一些严重损伤肢体也获得了成功保留，但我们也必须看到，后期骨感染、骨不连、缺血肌挛缩、贴骨瘢痕等一系列难题将保肢成功的肢体置于一个"食之无味、弃之可惜"的尴尬境地，再治疗需要时间、金钱、耐性、坚强的内心信念，而就此截肢，则前期的所有投入"竹篮打水一场空"。这样的例子屡见不鲜，因此医者需综合考量、理性决断，不能因为就诊时患者和家属迫切而强烈的保肢意愿而草率做出决定。为了科学地评估患者的伤情与预后，国内外学者提出了一些有关保肢和截肢的量化指标，如肢体损伤严重程度评分（mangled extremity severity score，MESS）（表 7-1）、肢体损伤综合征指数（mangled extremity syndrome index，MESI）、肢体挽救指数（limb salvage index，LSI）等。其中 MESS 评分最常用，但 MESS 注重四肢解剖结构的损伤而较少考虑患者整体状况。一般认为，MESS 评分为 3～6 分可以保肢，>7分为截肢的指征。

表 7-1　MESS 评分

项目	分级	表现	评分/分	得分/分
骨骼/软组织	低能量	刺伤、简单闭合骨折、小口径枪击伤	1	
	中等能量	开放或多水平骨折、脱位，中度挤压伤	2	
	高能量	霰弹射击伤(近距离)、高速枪击伤	3	
	严重挤压伤	工程事故	4	
血压	血压正常	现场和医院测的血压稳定	0	
	一过性低血压	急救时血压低,补液后好转	1	
	持续性低血压	收缩压<90mmHg,仅在补液时才有反应	2	

续表

项目	分级	表现	评分/分	得分/分
缺血	无	肢体搏动存在,无缺血体征	0 *	
	轻度	脉搏无减弱,无缺血体征	1 *	
	中度	毛细血管再充盈减慢,运动能力减弱	2 *	
	重度	无脉、冰冷、瘫痪、麻木、无毛细血管再充盈	3 *	
年龄/岁	<30		0	
	30~50		1	
	>50		2	
汇总				

* 如缺血时间超过 6h,则缺血分数需要×2。

● **大肢体离断再植的手术顺序是什么？**

答：(1) 离断体预先处理　①在患者到达手术室前，先及时将断肢送到手术室，进行神经、血管的定位和断肢的地毯式清创，动脉取栓并肝素血管内加压冲洗。②断肢骨预先短缩并可放置部分内固定材料。③将断肢放在无菌的冰床上冷藏保存。④如果对血管损伤有怀疑，提早做好静脉移植的准备。⑤伤口闭合要避免张力。

(2) 再植顺序　①定位标记神经、血管（用 6-0 普理灵线或止血夹）。②定位神经、血管后进行软组织清创。③骨骼的短缩、固定。④修复伸肌腱。⑤修复屈肌腱。⑥吻合动脉。⑦修复神经。⑧吻合静脉（静脉和动脉数量比例是 2:1）。⑨创面止血，闭合伤口，充分引流。

● **再植术后如何处理？**

答：①一般对症支持治疗。②密切观察全身反应，越大肢体再植全身反应越重。③定期观察再植肢体血液循环，及时发现处理血管危象。④大肢体离断要在术后 48h 内换药，仔细评估肌肉组织状况，必要时清创。⑤防止血管痉挛，预防血栓形成，应用有效抗生素预防感染。⑥促进肢体功能恢复。

● 再植术后血管危象如何处理？

答：（1）检查敷料，排除任何可能产生绞窄的因素。

（2）拆除过紧的缝线，迅速静注盐酸罂粟碱 30mg。

（3）静脉弹丸注射肝素（3000～5000U），之后连续静滴肝素（1000mL/h），监测部分凝血酶原时间。

（4）如果患者没有进行抗凝治疗，进行星状神经节或臂丛神经阻滞麻醉。可以放置腋导管进行连续阻滞麻醉。

（5）应用氯丙嗪减轻患者焦虑，防止血管痉挛。

（6）升高室温，减少焦虑性刺激。

（7）观察补液量，检查红细胞比容。当血细胞比容低于 25%～30%，要进行输血。

（8）如果只有静脉回流障碍，可以使用水蛭疗法。

（9）按动脉血管痉挛处理 30min 后血运未好转为动脉血栓，立即手术探查去除血栓，重新吻合血管。

主任医师总结

MESS 是肢体损伤程度分类中应用最广泛的一个评分系统。"毁损"一词是指肢体的 4 个主要功能要素（骨骼、血管、神经和软组织）中至少有 3 个功能要素受损。若灌注不能在损伤后的 6h 内恢复，则"缺血严重程度和持续时间"分数被翻倍。MESS 在真正有肢体毁损的患者中通常至少有 4 分。MESS 是一个经常被用来引用的工具，能为肢体损伤提供一个可以参照的框架；然而，其预测是否需要截肢的能力是有限的。使用 MESS 时我们最好结合患者临床检查和患者的其他疾病，以帮助决定是否需要保肢。得分低的患者提示有保肢的可能；然而，得分高并不能作为最终截肢的依据。具体来说，有研究发现 MESS 为 7 分的时候预测患者截肢的敏感性为 0.45，但特异性为 0.93。根据患者的临床情况发现以及评分系统的帮助，可以估计患者肢体损伤将导致截肢的可能性大小。没有哪种损伤严重程度的评分系统能够以充分的敏感性确定保肢能否成功；不过确定那些可能会影响结局的要素有助于和患者或家属讨论治疗方法的选择，并能一定程度上指导一期截肢的决策。部分损伤即使竭尽全力保肢后截肢率仍然很高。骨折不稳定、血管的损伤（特别是静脉联合损伤）和软组织的损伤共同存在时的损伤，患者截肢风险最大。例如腘窝钝器伤，可损伤腘动脉和腘静脉。高能量的损伤和穿入性损伤也可导致骨骼、血管和软组织的联合损伤。严重肢体创伤后，由于常合并软组织、血管神经的损伤，或者伤口感染，这时损伤远端的肢体常出现坏死或濒临坏死。这时如果不采取截肢策略，坏死肢体可能释放出大量毒素进入机体，导致多器官衰竭，进而危及生命。因此在过去战场上或者车祸中，医师通常倾向于进行截肢治疗，以挽救生命。

随着现代医学的发展，显微外科技术、骨折固定技术、创面 VSD技术、抗感染药物、软组织修复重建技术以及骨移植与骨搬移技术发展与进步，为严重创伤肢体的保肢治疗提供了技术可能。但保肢治疗常需多次手术处理感染、肢体软组织缺损、骨不连、慢性骨髓炎及骨缺损等复杂问题，治疗时间长、难度大、费用高，甚至还有最终截肢的风险。

保肢的过程对医师和患者都是一个挑战。保肢是系统工程，术前创伤急救、术后病情监护、功能康复训练等都至关重要。心理辅导更是要贯穿整个治疗及康复过程。任何一个环节没做好，都会影响到最终结果。在漫长的治疗过程中，不仅患者备受"煎熬"，治疗者也要历经"淬炼"。尤其在目前复杂的医疗环境下，医师做出保肢的决定，并说服患者及家属接受保肢手术，从某种意义上讲，就是一种"英雄行为"。在医学快速发展的今天，对于严重肢体损伤来讲，通过最专业的技术，创伤保肢率相较以前大大提高。但是，学界的追求当然不仅仅限于肢体存活，更重要的是要让保留的肢体有基本满意的最终功能。如前文所述，人们对保肢治疗最大的诟病之一是经历漫长的治疗，医患都历尽辛苦之后，保住的肢体却可能没有基本的功能，甚至给患者造成难以忍受的痛苦，最终还是要面对截肢的命运。

综上所述，保肢是一项注定耗时长久的复杂工程，每一个环节都会影响最后功能。因客观条件所限，某些环节还难以做到尽善尽美，这恰恰是未来工作需要改进的地方。不可否认，成功保肢是显微外科领域最高的成就，所有保肢的努力，个中的经验教训，都是未来改善治疗结果弥足珍贵的经验，都应该给予充分的认可。骨科医师在决定保肢或截肢前，应首先对病情做一综合评估，以减少不必要的损失。

参 考 文 献

[1] 顾玉东. 手外科手术学 [M]. 上海：复旦大学出版社，2011.

[2] 沃尔夫. 格林手外科手术学 [M]. 北京：人民军医出版社，2012.

[3] Johansen K, Daines M, Howey T, et al. Objective criteria accurately predict amputation following lower extremity trauma [J]. J Trauma, 1990, 30 (5): 568.

外伤致右手多指出血、疼痛、离断畸形 7h——多指完全离断伤

⊛ [实习医师汇报病历]

　　患者男性，30 岁，以"外伤致右手多指出血、疼痛、离断畸形 7h"为主诉入院。缘于入院前 7h，被铡刀机切割致右示、中、环、小指出血、疼痛、离断畸形，立即予伤口包扎止血，离断指体用干燥毛巾包裹后，急诊我院。急诊行 X 线片（图 7-11、图 7-12）检查示"右手第 3、第 4 中节指骨中段以远，第 2、第 5 远节指骨骨质及软组织缺如"。离断指体用 0.9%氯化钠注射液（生理盐水）湿纱布包裹，再用无菌干纱布包裹后置于 4℃冰箱保存。急诊遂拟"右示、中、环、小指完全离断"收住入院。自发病以来，精神紧张，无人事不省，无头晕、头痛，无胸闷、呼吸困难，无胸腹部疼痛，无二便失常等不适。既往健康状况良好。否认心脑血管疾病，否认肾病及相关传染病。否认食物及药物过敏史。

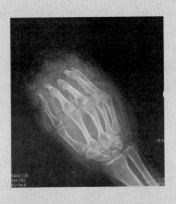
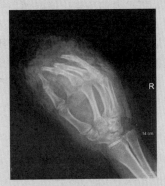

图 7-11　术前 X 线正位片　　　图 7-12　术前 X 线斜位片

　　体格检查：体温 36.5℃，脉搏 80 次/分，呼吸 20 次/分，血压 116/65mmHg。神志清楚，对答切题，言语清晰，呼吸平稳，未闻及异常气味。头颅大小正常，无畸形，瞳孔等大等圆，对光反射存在。气管居中，胸廓对称，双肺呼吸运动正常，叩诊呈清音，听诊呼吸规

整，呼吸音清，可闻及少许湿啰音，无胸膜摩擦音。听诊心率80次/分，心律齐，心音正常。腹部视诊外形正常，触诊腹肌软，无压痛、反跳痛。肠鸣音3～5次/分。外生殖器及肛门外观未见异常。专科检查：右手示、中、环、小指多指完全离断外观，右示指于远侧指间关节平面完全离断，右中指于中节指骨中段平面完全离断，右环指于中节指骨远端平面完全离断，右小指于甲根部平面完全离断。离断创面可见指骨骨折断端或关节面裸露，创口活动性渗血，创缘较整齐，污染轻，肌腱断端回缩。离断指体保存完整，无明显挫伤或化学物灼伤或热压伤征象。离断体外观见图7-13、图7-14。

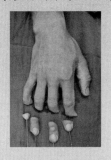 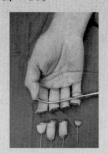

图7-13 术前离断体背面观　　　　图7-14 术前离断体掌面观

辅助检查：X线片示右手第3、第4中节指骨中段以远，第2、第5远节指骨骨质及软组织缺如。

初步诊断：右手示、中、环、小指离断。

诊疗计划：①按骨科护理常规，二级护理，暂禁食；②进一步完善各项检查，急诊手术治疗术后外观见图7-15、图7-16。

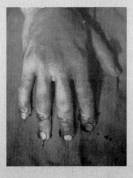 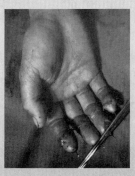

图7-15 再植术后背面观　　　　图7-16 再植术后掌面观

主任医师常问实习医师的问题

断指的诊断标准有哪些？

答：断指可分为完全性离断和不完全性离断。①完全性离断：离断体之间无任何组织相连，或仅少许严重挫伤组织相连，但清创时必须清除的，称为完全性离断。②不完全性离断：患指大部分组织断裂，仅小部分组织相连，其中不含有血管或血管已严重挫伤，致离断远侧无血运，并且相连组织的横断面面积不超过 1/4，或相连皮肤不超过周径 1/8，且需吻合血管成功才能成活的，称为不完全离断。

断指再植的适应证及禁忌证有哪些？

答：(1) 断指再植的主要适应证　①离断指基本完整的拇指断离；②指体完整的多指离断；③远节以近的切割性离断；④拇指、示指、中指远节离断；⑤指体完整的小儿断指；⑥清创后指体短缩不超过 2cm 的压榨性离断；⑦缺血不超过 12h 的上述各类断指。

(2) 断指再植的主要禁忌证　①合并全身性慢性疾病，或合并严重脏器损伤，不能耐受长时间手术，有出血倾向者；②断指多发骨折、严重软组织挫伤、血管床严重破坏，血管、神经、肌腱高位撕脱，预计术后功能恢复差；③断指经刺激性液体或其他消毒液长时间浸泡者；④高温季节，离断时间过长，断指未经冷藏保存者；⑤合并精神异常，不愿合作，无再植要求者。

再植术后的常规治疗有哪些？

答：(1) 一般处理　患者术后需以石膏固定患肢，绝对卧床 1 周，抬高患肢（高于心脏 10～20cm），2 周内严禁患肢做主动和被动运动。

(2) 药物治疗　①术后镇痛药物治疗；②抗凝药物治疗；③抗血管痉挛药物治疗；④抗感染药物治疗；⑤营养神经药物治疗。

再植术后血运观察的内容有哪些？

答：主要有以下几方面。

(1) 色泽　指甲、指体色泽红润为正常；由红润转苍白或浅灰色，或呈花斑样，说明动脉危象。指体颜色由红润转暗红，继而变暗紫，说明发生静脉危象。

（2）温度　指体温润，或较健侧指低 1～2℃。如果指体温度下降 3～4℃，说明血供障碍。

（3）毛细血管充盈试验　正常时间约为 1s。如动脉供血不足，毛细血管充盈缓慢；如静脉回流不畅，毛细血管淤血，毛细血管充盈迅速。

（4）指腹张力　正常手指指腹饱满、有弹性。供血不足，指腹张力降低；静脉回流不畅，指腹张力增高。

（5）指端侧方切开出血试验　指端侧用小尖刀做一深 3mm、长 5mm 的切口，当即有鲜血流出，说明循环正常。切开后不出血，挤压后少许出血，说明有动脉危象。切开后先流出暗紫色血液，后流出鲜红血液，说明静脉回流障碍。如切开后立即流出暗紫色血液后不再出血，仅有一些血浆溢出，说明已发生静脉危象继而发生动脉危象。

 主任医师常问住院医师、进修医师或主治医师的问题

● 相较于单指再植，多手指再植的特点与难点在哪里？

答：①创伤更重，伤情复杂，失血更多，更可能累及血容量、血液成分和血流动力学改变，而激活全身代偿性血管收缩改变；②手术时间长、难度大，不仅需要花费医师的大量精力和体力，还需要严格的麻醉和围术期处理；③显微技术要求高，术中需要争分夺秒，尽可能地减少离断手指缺血时间，需要经验丰富的显微外科团队完成；④术后需要密切观察各指局部血运，同时维持全身情况平稳，既要防止高凝状态，又要防止过度出血。

● 如果术中发生血管危象，该如何处理？

答：（1）动脉痉挛　术中动脉痉挛多为低温或局部疼痛造成，可通过提高手术室室温，使之保持 25℃，或局部用温 3% 罂粟碱或 2% 利多卡因溶液湿敷，及时追加麻醉药解除。如果为顽固性痉挛，可行血管外膜松解或切除术，或于血管外膜注射少量罂粟碱。

（2）动脉栓塞　术中栓塞一般发生于吻合口附近，常因血管损伤段未彻底清创或吻合质量欠佳造成。可通过切除栓塞段，肝素氯化钠溶液冲洗管腔，清除凝血块，血管内壁光滑后重新缝合。

（3）静脉栓塞　常为血管未彻底清创或吻合质量不佳引起。需通过切除栓塞段，肝素氯化钠溶液冲洗管腔，清除凝血块，血管内壁光滑后重新缝合。

（4）血管清创后血管缺损　可通过血管移植修复，减少缝合口张力。

缝合上做到无创操作，选取合适规格的缝合线，因远节血管管径在0.2～0.3mm，可选用10-0或11-0的无创显微缝合线；缝合时张力适当，也不可过度松弛，导致血管再充盈后迂曲，影响血供；缝合时内膜外翻，减少缝合线外露至血管腔内，保证血管内壁尽量光滑。

● **血管吻合的原则、再植的一般程序有哪些？**

答：（1）血管吻合的原则

① 血管显露要清楚，器械放置合理，便于手术操作。

② 血管缝合需在正常部位。

③ 相缝合的血管口径要相似；口径相差超过直径1/3时，可将较小口径血管沿纵轴45°斜向切断，增大口径，行端端吻合，口径相差超过1/2时需行端侧吻合。

④ 血管张力需适当，血管缺损超过1.5cm应采用血管移植术进行修复。

⑤ 断端外膜需适当修剪，断端需冲洗。

⑥ 血管需平整对合、内膜外翻，保持血管床平整。

⑦ 缝合边距、针距均匀对称，针数适合；边距一般为管壁厚度的1～2倍，针距为边距的2～3倍。

⑧ 防止血管扭转。

⑨ 操作要"稳、准、轻、巧"。

（2）再植的一般程序

① 固定骨断端。

② 缝合修复伸肌腱。

③ 吻合修复指背侧静脉。

④ 缝合背侧皮肤。

⑤ 缝合修复屈指肌腱。

⑥ 吻合修复指动脉、神经。

⑦ 缝合皮肤。

● **断指再植康复治疗的常用方法有哪些？**

答：断指再植康复治疗的常用方法有物理疗法、运动疗法、作业疗法等。

（1）物理疗法　简称为理疗，是利用电、光、声、磁、热力和运动等天然或人工的物理因子作用于机体进行的康复治疗方法。

（2）运动疗法　也称为功能锻炼，是基本的康复疗法，内容包括关节活动度练习、肌肉功能练习、全身保健运动和感觉训练等。

该患者再植术后 3 个月指体成活掌面观、屈曲功能照见图 7-17、图 7-18。

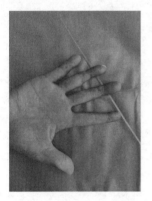
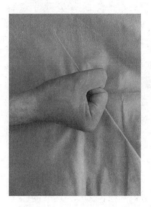

图 7-17　再植术后 3 个月指体成　　　图 7-18　再植术后 3 个月指体成活屈
活掌面观　　　　　　　　　　　曲功能照

（3）作业疗法　作业疗法为力恢复离断手指功能有目的、有针对性地从事日常生活劳动、生产劳动、认知活动中选择一些作业进行训练，以缓解症状和改善功能的一种有效的治疗方法。

主任医师总结

本例患者为多指离断伤，多手指离断是指两个或两个以上手指的离断，是一种较为复杂的特殊类型再植，既可以发生在手的单侧，也可以发生在双侧。多数是机械性损伤，少数患者系生活中刀切伤或其他锐器性损伤。在手部外伤中，多指离断比较常见，同时治疗难度也较高。近年来，随着显微外科技术不断发展及器械设备的进步，再植技术日臻成熟，断指再植适应证不断扩展，复杂的指离断再植、多平面离断再植等成功病例报道越来越多，且取得较高的成功率。

断指再植的成功不仅仅是断指成活，更重要的在于功能恢复。成功的影响因素包括：术中良好的修复，尽量恢复解剖关系；要求骨断端对合准确、紧密，固定牢靠并尽量避免贯穿关节的固定，努力保存关节，预防关节僵硬，妥善修复肌腱，防止粘连；优良的神经修复，恢复患指痛、温、触觉甚至两点分辨觉；术后积极主动进行康复锻炼，预防肌腱粘连，提供有效动力。

目前断指再植仍处于完全人工缝合阶段，术者需要不断提高手术技能，提高血管修复效果。现在已有血管神经激光焊接技术，利用激光吻合比缝线缝合具有炎症小、速度快、封闭好、操作简便等优越性。在大血管吻合修复中已有使用血管吻合器，其具有吻合速度快、安全可靠、通畅率高，操作方法简单、容易掌握，灵活多用、适应性强等优点。在肢体动脉损伤修复中的应用也可加以研究。

对于特殊类型的断指病例，因其伤情复杂，再植难度大、技术要求高，需要一定的技术力量方能顺利实施。主要有小儿断指再植、末节离断、指尖离断、多指离断、多平面离断、旋转撕脱性离断、指组织块离断、老年断指、液体浸泡断指等。对于这些特殊类型的断指再植需要完善的术前评估、术前准备，术中精细的无创操作，术后处理和规范的康复锻炼。现如今随着显微技术的改进和发展，手指微血管吻合和再植的技术逐步提高，为多指断再植、小儿断指和末节断指再植提供了技术可能，由单手多指、双手多指到 10 指离断再植完成技术逐渐成熟，体现了再植技术的成功发展，标志着断指再植技术又跨上了新台阶。

参 考 文 献

[1] 顾玉东．手外科手术学［M］．上海：复旦大学出版社，2011.
[2] 林涧，郑和平，徐永清．特殊类型断指再植技术与实例［M］．北京：人民卫生出版社，2018.

发现左手腕部渐大性肿物 1 年余——结核性鞘膜炎

❀ ［实习医师汇报病历］

　　患者男性，69 岁，以"发现左手腕部渐大性肿物 1 年余"为主诉入院。缘于入院前 1 年余无明显诱因发现左腕部肿物，约蚕豆大小，无疼痛未予重视及诊治。此后肿物逐渐缓慢增大，伴左腕部肿胀及腕关节活动障碍。就诊当地医院，行左腕部 MRI 检查，考虑"左腕关节感染伴周围软组织肿胀"；左手正斜位片示"腕关节异常，考虑风湿性关节炎可能"。遂转我院门诊，拟"手腕部肿物伴慢性感染"收入住院。自发病以来无手部麻木，无疼痛、红肿，无咳嗽、低热、盗汗，无消瘦乏力，无皮肤破溃等不适。既往体健，否认"心、肝、肺、脾、肾"等重要脏器疾病史，否认传染病史，否认食物、药物过敏史。

　　体格检查：T 36.5℃，P 80 次/分，R 21 次/分，BP 130/75mmHg。神志清楚，对答切题，心脏查体未见异常。双肺呼吸运动正常，触诊正常，无胸膜摩擦感，叩诊呈清音，听诊呼吸规整，呼吸音清，未闻及干湿啰音，无胸膜摩擦音。腹部查体未见明显异常。神经系统查体未见明显异常。专科检查：左手腕部桡侧可见一 5cm×5cm×3cm 皮肤隆起（图 7-19），可触及弥漫性不规则肿物，质地软，边界不清楚，活动度差，无压痛，皮肤温度正常，腕部正中神经 Tinel 征阴性；左手各指肤色红润，皮肤温度、张力可，皮肤感觉正常；左桡动脉搏动良好，左腕关节屈伸明显受限，旋转功能尚可。左手示、中、环、小指屈伸功能稍受限。肌腱牵拉后有轻度疼痛感。

　　辅助检查：左腕部 MRI 提示"左腕关节感染伴周围软组织肿胀"；左手正斜位片示"腕关节异常，考虑风湿性关节炎可能"。CT 示双肺弥漫性病灶，伴纵隔及双侧肺门多发钙化淋巴结；考虑肺尘埃沉着病（尘肺）可能，请结合职业史；双上肺陈旧性结核，局部胸膜粘连肥厚；左上肺钙化灶；双侧胸膜增厚；主动脉硬化。血常规、尿常规、粪常规正常。血生化检查正常。

　　入院诊断：①左腕关节肿物；②左腕关节慢性感染，结核性鞘膜炎可能性大。

　　诊疗计划：①按骨科护理常规，二级护理，普食；②完善各项检查，择期手术治疗。

　　术中发现：于左腕部掌桡侧纵向 S 切口，长约 10cm，逐层切开皮肤、皮下组织，钝性分离直至显露肿物，可见肿物色淡黄，包膜较完整，切开包膜可见淡黄色清亮液体，大量淡黄色半透明米粒状物体（图 7-20）。肿物包裹大量肌腱，肌腱腱鞘肿胀，肿物外膜与部分肌腱粘连，肌腱较完整，未见明显破坏。肿物腔与腕关节腔相通。注意保护神经血管肌腱，完全切除肿物及包膜，将分泌物（图 7-21）送检病理及基因检测。

　　病理报告：肉芽肿性炎症伴坏死，考虑结核。

　　基因检测报告：结核分枝杆菌（无耐药性）。

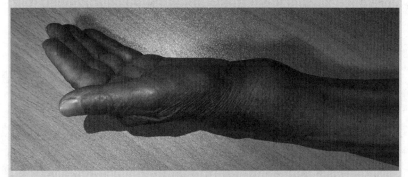

(a)

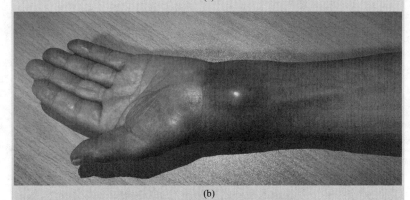

(b)

图 7-19　左手外观（腕部肿物）

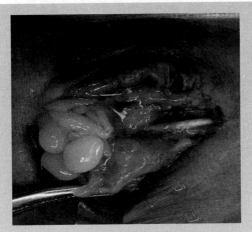

图 7-20 术中可见典型米粒体

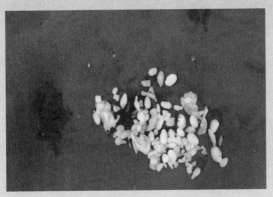

图 7-21 术中取出的大量米粒体

？主任医师常问实习医师的问题

● 何为米粒体？

答：米粒体呈椭圆形或纺锤形，大小为 2～7mm，约 1/10 可见长径大于 7mm，存在于病变的关节囊或滑囊中。一般认为米粒体来源于关节囊或滑囊滑膜组织炎症和缺血后发生的微梗死，其中心是嗜酸性无定形坏死组织，外围为胶原及纤维组织的包裹，无血管翳及肉芽肿形成。

● 米粒体常见疾病以及好发部位有哪些？

答：常见于以下疾病：类风湿关节炎、结核性关节炎、感染性关节炎、血清阴性关节炎、慢性滑膜（囊）炎。常见部位：肩关节、膝关节、腕关节。

● 结核性腱鞘滑膜炎诊断要点有哪些？

答：①沿肌腱走向出现的缓慢进行性肿胀，在腕掌部可见特有的葫芦形肿胀；②局部轻微的疼痛和沿肌腱走向的压痛；③肌腱的活动性牵拉痛；④可触及捻发音；⑤患手肌腱粘连和肌力减弱；⑥多有全身结核感染病史。

● 结核性腱鞘炎分为几期，各有什么临床表现？

答：Ⅰ期，仅见肌腱周围浆液性渗出液。

Ⅱ期，感染灶区域出现肉芽组织、腱鞘增生和米粒样小体。

Ⅲ期，感染侵及肌腱，出现肌腱磨损、浸润、断裂或因干酪样变而形成真菌样团块；平均3年可能合并肌腱磨损，4年出现肌腱断裂。

Ⅳ期，感染扩散至邻近关节和骨骼，并且可能出现伴或不伴化脓性感染的窦道。

● 结核性腱鞘炎应与哪些疾病鉴别？

答：（1）腱鞘巨细胞瘤　最常发生在关节滑膜、关节囊和腱鞘的病变，其多发在手指的指屈肌腱腱鞘内，瘤体形状大小不等，质地硬韧，沿腱鞘周围生长，瘤体黄褐色，与结核性腱鞘滑膜炎相似，但其较硬，体积较小，无牵拉痛。

（2）类风湿性腱鞘滑膜炎　是一种自身免疫性疾病，以对称性、慢性、多关节滑膜病变为主。病理主要是累及关节滑膜等结缔组织的广泛炎症病变，以手指功能障碍及肿胀变形为主要表现时，应与结核性腱鞘滑膜炎相鉴别。

（3）狭窄性腱鞘炎可出现手指活动障碍及牵拉疼痛，但其较局限，无弥漫性肿大，可鉴别。

（4）其他类型的分枝杆菌感染　如海分枝杆菌、嗜血分枝杆菌以及溃疡分枝杆菌感染等。

主任医师总结 ···

结核病是一种较为常见的疾病，但腕关节腱鞘结核临床上确实比较少见。其多发生于中年人的屈肌腱和滑囊，但是因病程缓慢，缺乏结核全身症状和典型的症状体征，临床上极易误诊误治，可导致肌腱粘连、断裂、活动障碍等并发症，为再次手术和术后康复带来一定的困难。结核性腱鞘炎有时可能压迫正中神经及尺神经并带来相应的并发症。

腱鞘结核分为原发性和继发性两种。原发性有两种发病机制：①血型播散，患者身体其他部位存在结核病灶；②直接感染引起，例如外伤感染等原因。继发性源于骨或关节结核的感染蔓延转移。

结核腱鞘炎影像学表现：X线及CT影像表现缺乏特异性，MRI（图7-22）在诊断上具有优越性。其表现为滑膜明显增厚，肌腱鞘膜增厚和肌腱周围积液。病灶表现为长T1长T2信号影，其内可见多发米粒体等。

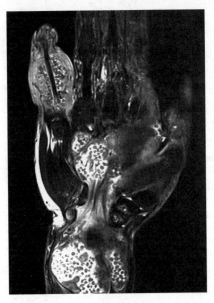

图 7-22 MRI提示腱鞘周围大量米粒体形成
[引自：Hong S E，Pak J H，Suh H S，et al. Rice Body Tenosynovitis without
Tuberculosis Infection after Multiple Acupuncture Procedures in a Hand［J］.
Archives of Plastic Surgery，2015，42（04）：502-505]

　　自然界有超过100种分枝杆菌，有18种曾报道引起手部感染。海分枝杆菌是最常见的非结核分枝杆菌。从临床表现很难区分结核与非结核分枝杆菌感染。由于不同种类细菌在毒力、生长需求、药敏性和治疗差别很大，所以首先要明确感染的分枝杆菌类型。基因检测在快捷性和准确性上有较大优势。

　　治疗上部分结核性腱鞘炎患者可通过手术完整切除所有受感染组织而获得痊愈。但是这种只存在于滑膜切除彻底和患者个体免疫力极强的情况下。反之则出现患者暂时好转之后腱鞘炎复发，窦道形成或伤口裂开，流出炎性液体。所以在明确病原体后必须使用联合药物抗结核治疗。在病原体药敏试验结果出来之前，可使用四种药物（异烟肼、利福平、吡嗪酰胺和乙胺丁醇）开始抗结核病治疗，直到培养和药敏结果回报。根据药敏结果调整化疗方案。伤口愈合比完全消灭创面的分枝杆菌早得多，所以不能早期停药，要按照化疗方案坚持服药，同时定期复查肝肾功能。

参 考 文 献

[1] 王澍寰. 手外科学［M］.3版.北京：人民卫生出版社，2011.

[2] 沃尔夫. 格林手外科手术学［M］.6版.北京：人民军医出版社，2012.

[3] 顾玉东，王澍寰，侍德. 手外科手术学［M］.2版.上海：复旦大学出版社，2011.

[4] 路来金，刘彬，宣昭鹏，等. 手部肿瘤2397例的临床研究［J］. 中华手外科杂志，2007，23（3）：132-134.

[5] Ekinci C, Kocman A, Surun S, et al. Tuberculous Tenosynovitis of the Wrist：A Rare Presentation of Extra-Pulmonary Tuberculosis and Delays in Diagnosis［J］. Turkish Journal of Plastic Surgery，2021，29（4）：228.

[6] Parwaz M A, Langer V. Tuberculous tenosynovitis of hand and wrist：a report of two cases［J］.Eur J Plast Surg，2012，35（9）：705-708.

[7] 秦文恒，李祎. 腕关节腱鞘结核伴米粒体形成一例［J］.中华手外科杂志，2019，35（2）：154.

[8] Hong S E，Pak J H，Suh H S，et al. Rice Body Tenosynovitis without Tuberculosis Infection after Multiple Acupuncture Procedures in a Hand［J］. Archives of Plastic Surgery，2015，42（04）：502-505.

发现右环指甲床下浅紫色痛性肿物5年余——毛细血管球瘤

🏵 [实习医师汇报病历]

患者女性，36岁，以"发现右环指甲床下浅紫色痛性肿物5年余"为主诉入院。患者自诉，缘于入院前5年余，因触碰时疼痛发现右环指甲床下浅紫色肿物，无伴麻木、红肿、溃疡等不适，未及时诊治。其后右环指甲床下肿物渐大，并出现气温下降时疼痛加剧，疼痛可向肢体近端放射，严重影响日常生活。今为诊治就诊我院，查X线片：右手各骨骨质及骨关系未见明显异常。故门诊拟"右环指肿物"收入院。本次发病以来，患者精神、睡眠、饮食良好，二便正常，体重无明显增减。既往体健，否认其他"心、肝、肺、脾、肾"等重要脏器疾病史，否认传染性疾病史，否认外伤史、输血史，否认食物、药物过敏史。

体格检查：体温36.6℃，脉搏73次/分，呼吸17次/分，血压116/72mmHg。神志清楚，对答切题，言语清晰，呼吸平稳，未闻及异常气味。头颅大小正常，无畸形，瞳孔等大等圆，对光反射存在。气管居中，胸廓对称，双肺呼吸运动正常，叩诊呈清音，听诊呼吸规整，呼吸音清，可闻及少许湿啰音，无胸膜摩擦音。听诊心率73次/分，心律齐，心音正常。腹部视诊外形正常，触诊腹肌软，无压痛、反跳痛。肠鸣音3~5次/分。外生殖器及肛门外观未见异常。专科检查：右环指指甲半月线水平局部隆起，甲下可见一大小约0.4cm×0.4cm浅紫色肿物，肿物边界尚清，针压试验及冷刺激试验阳性，右环指末梢色红润，肤温及张力可，毛细血管充盈试验，活动无受限。

辅助检查：右手指X线片（图7-23）示右手各骨骨质及骨关系未见明显异常。

初步诊断：右环指毛细血管球瘤。

诊疗计划：①按骨科护理常规，二级护理，普食；②进一步完善各项检查，择期手术治疗。

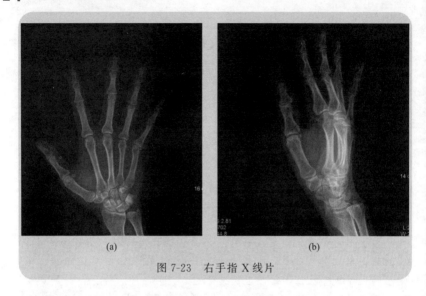

(a)   (b)

图 7-23   右手指 X 线片

 主任医师常问实习医师的问题

● **什么是毛细血管球瘤？**

答：毛细血管球是位于皮肤中的一种正常结构，是小动、静脉之间的短路，有丰富的神经末梢，是交感神经及感觉神经末梢。血管球在肢体末梢较多，尤其是在手掌侧、足跖侧及手指足趾甲下分布较多。正常的血管球大小约 1mm，有调节体温作用，与出汗有关。血管球内有血管球细胞，是一种内皮细胞，外被很薄的胶原网包绕，为何转变成瘤，机制不清楚。血管球瘤为直径 2～3mm 的圆形肿物，包膜完整，色深红或暗紫。

 主任医师常问住院医师、进修医师或主治医师的问题

● **如何诊断毛细血管球瘤？**

答：临床上典型"三联征"为自发性间歇性剧痛、难以忍受的触痛和疼痛的冷敏感性。应首先考虑手指血管球瘤。结合针压试验阳性和 X

线提示末节指骨背侧有肿瘤压痕即可确诊。甲床外的血管球瘤由于体积小、位置深、定位不准确，缺少血管球瘤典型的三联征，诊断困难，经常误诊。

X线片可见骨质压迹，B超检查为首选，MRI也可以明确地诊断血管球瘤。

● 毛细血管球瘤如何鉴别？

答：甲下血管球瘤应与骨疣、纤维瘤、黑色素瘤等相鉴别，甲下以外部位应与神经纤维瘤和血管瘤相鉴别，鉴别要点为血管球瘤具有固定点疼痛及冷敏感性，病理学检查可见大小一致的血管球细胞围绕血管壁排列。多发性血管球瘤需与蓝色橡皮疱痣综合征（BRBNS）相鉴别。两者的不同之处在于：后者常为先天性，而本病常起病于儿童期；BRBNS常累及胃肠道，而本病很少累及胃肠道；组织病理学上本病可见特征性的血管球细胞，而BRBNS没有血管球细胞。

● 毛细血管球瘤怎么定位？

答：笔尖压迫引起最剧烈疼痛的点（图7-24）。

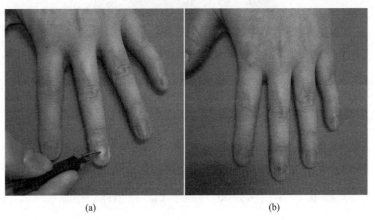

（a） （b）

图7-24 笔尖压迫定位

主任医师总结 ··

具有疼痛的毛细血管球瘤，一旦确诊即应手术切除。彻底切除肿瘤是本病有效的治疗方法。甲下毛细血管球瘤可在指神经阻滞麻醉下进行，根据肿瘤的位置，切除部分指甲，切开并牵开甲床，即可见位于甲床之下的圆形、包膜完整呈粉红色或紫红色、边缘清楚的小肿瘤（图 7-25）。一般 2 周左右愈合。多发性血管球瘤不出现疼痛时可不作特殊处理。对于出现明显疼痛者，可用激光治疗，以减轻疼痛，必要时可手术切除有疼痛的皮损。甲床外的血管球瘤由于体积小、位置深、定位不准确，缺少血管球瘤典型的三联征，诊断困难，经常误诊，通常需要依靠 B 超、MRI 协助定位，术后病理明确诊断。包膜良好的肿瘤经完整切除可以治愈，复发和肿瘤及肿瘤周围的低分化细胞有关。大多数毛细血管球瘤都是良性的，但是如果肿瘤超过 2cm 且组织学显示恶性，那么转移率会超过 25%。

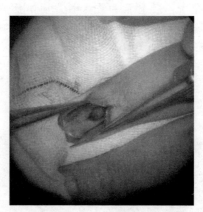

图 7-25　术后外观

参 考 文 献

[1]　贝帝卡内尔．坎贝尔骨科手术学-第 7 卷手外科［M］．北京：北京大学医学出版社，2018.

[2]　沃尔夫．格林手外科手术学［M］．北京：人民军医出版社，2012.

右手第 3~5 指背伸障碍 1 个月余——旋后肌综合征

❋ [实习医师汇报病历]

患者男性，63 岁，以"右手第 3~5 指背伸障碍 1 个月余"为主诉入院。患者自诉缘于入院前 1 个月余，无明显诱因出现右手第 3~5 手指乏力，主动背伸障碍，伴右前臂后外侧疼痛，无右手指麻木不适，无手指弯曲受限，无局部僵硬红肿，无感冒史，无劳累后肢体受压。于当地行活血化瘀等中药治疗，症状未见明显缓解，右手第 3~5 指背伸受限逐渐加重，6 天前就诊我院，查肌电图：右侧后骨间神经损害。为求手术治疗，门诊拟："右侧骨间后神经损害"收住入院。既往体健，否认"心、肝、肺、脾、肾"等重要脏器疾病史，否认传染病史，否认食物、药物过敏史。

体格检查：T 36.5℃，P 80 次/分，R 21 次/分，BP 110/75mmHg。神志清楚，对答切题，心、肺、腹部查体未见明显异常。外生殖器及肛门外观未见异常。脊柱及关节无畸形。神经系统检查：健侧肢体肌力、肌张力正常，膝腱反射、跟腱反射对称存在，巴宾斯基征、查多克征等病理征未引出。专科检查：右前臂上段后外侧局部压痛，未见红肿及肿物。中指试验阳性，右手第 3~5 指主动背伸障碍，肌力 1 级，被动活动良好，主动屈曲良好。左手腕部主被动屈伸正常，左右虎口区感觉未见异常。右手各手指主被动屈伸良好，双手末梢血运及感觉未见异常。

辅助检查：血常规、尿常规、粪常规正常；血生化检查正常；心电图正常；X 线片示右尺桡骨未见异常；肌电图示右侧后骨间神经损害可能。彩超示右上肢桡神经主干及浅支走行尚自然，未见明显肿胀及卡压征象，深支于前臂旋后肌处肿胀增粗，前后径约 0.16cm（左侧约 0.12cm），回声减低，未见明显血流信号。

入院诊断：旋后肌综合征。

诊疗计划：①按骨科护理常规，二级护理，普食；②完善各项术前检查，拟择期手术，行神经探查松解术。

主任医师常问实习医师的问题

桡神经如何走行？

答：桡神经（radial nerve）为臂丛后束发出的神经分支。该神经发出后位于腋动脉的后方，与肱深动脉伴行，先经肱三头肌长头和内侧头之间，继而沿桡神经沟绕肱骨中段后面旋行向外下，在肱骨外上髁上方穿过外侧肌间隔至肱桡肌与肱肌之间，继续下行于肱肌与桡侧腕长伸肌之间。桡神经在肱骨外上髁前方分为浅支和深支两终末支。桡神经浅支为皮支，自肱骨外上髁前外侧向下沿桡动脉外侧下行，在前臂中下 1/3 交界处转向背侧，继续下行至手背部，分为 4～5 支指背神经，分布于手背桡侧半皮肤和桡侧两个半手指近节背面的皮肤。桡神经深支较浅支粗大，主要为肌支。该支在桡骨颈外侧穿过旋后肌至前臂后面沿前臂骨间膜后面，在前臂浅、深伸肌群之间下行达腕关节背面。沿途发出分支分布于前臂伸肌群、桡尺远侧关节、腕关节和掌骨间关节。因其走行及分布的特点，深支又被称为骨间后神经。

桡神经在上臂部亦发出较多分支，其中肌支主要分布于肱三头肌、肘肌、肱桡肌和桡侧腕长伸肌。关节支分布于肘关节。皮支共有三支：臂后皮神经在腋窝发出后分布于臂后区的皮肤；臂外侧下皮神经在三角肌止点远侧浅出，分布于臂下外侧部的皮肤；前臂后皮神经自臂中份外侧浅出下行至前臂后面，后达腕部，沿途分支分布于前臂后面皮肤。

桡神经深支在前臂所支配的肌肉都有哪些？

答：旋后肌、桡侧腕长伸肌、桡侧腕短伸肌、尺侧伸腕肌、指总伸肌、示指固有伸肌、小指固有伸肌、拇长展肌、拇短伸肌、拇长伸肌。见图 7-26。

何为旋后肌？

答：位于前臂背面的上方，短而扁的小块肌肉，起于肱骨外上髁、桡侧副韧带、环状韧带和尺骨的旋后肌嵴，肌束紧贴桡骨的后面、外面及前面，向前下止于桡骨上 1/3 的前面。桡神经深支（图 7-27）穿过该肌达于前臂后面。作用为使前臂旋后。神经支配：桡神经。

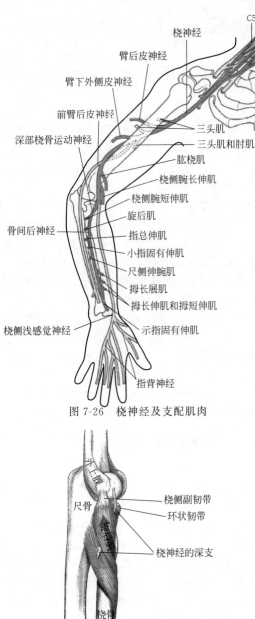

C5

桡神经

臂后皮神经

臂下外侧皮神经

前臂后皮神经

深部桡骨运动神经

三头肌

三头肌和肘肌

肱桡肌

桡侧腕长伸肌

桡侧腕短伸肌

旋后肌

骨间后神经

指总伸肌

小指固有伸肌

尺侧伸腕肌

拇长展肌

拇长伸肌和拇短伸肌

桡侧浅感觉神经

示指固有伸肌

指背神经

图 7-26 桡神经及支配肌肉

尺骨

桡侧副韧带

环状韧带

桡神经的深支

桡骨

图 7-27 旋后肌

● 何为旋后肌综合征？

答：旋后肌综合征是桡神经深支在桡管内被旋后肌浅层腱弓或桡侧腕短伸肌起始腱弓卡压，使得桡神经深支功能障碍而导致前臂伸肌功能受限的一种综合征。

● 导致旋后肌综合征的原因有哪些？

答：（1）解剖异常的旋后肌浅层近侧缘横纤维束在旋后肌腱弓上越过桡神经深支造成压迫。腱弓狭窄，与桡神经深支及周围组织粘连等造成桡神经深支入口缩窄性病因。

（2）桡神经深支在旋后肌浅深层间穿越，所以旋后肌组成了该段的神经通道，称为"桡管（radial tunnel）"。前臂长期用力旋前旋后可使旋后肌肿胀粘连，尤其是 Frohse 腱弓更易发生损伤，出现炎性水肿、瘢痕粘连等。或在桡管内有局部的占位性病变，如脂肪瘤、血管瘤、血肿、腱鞘囊肿、纤维瘤等，使神经间隙狭窄，出现桡神经深支受压症状。

（3）桡返动脉及其分支交叉于桡神经深支上，或桡侧腕短伸肌内侧，缘腱弓牵张卡压。造成桡神经深支受压综合征。

（4）孟氏骨折、桡骨头骨折或脱位时，如桡骨头向前上方移位致桡神经深支（骨间背侧神经）受牵拉或压迫。

（5）类风湿关节炎、滑囊炎、肘内翻及局部软组织损伤形成瘢痕粘连等使 Frohse 腱弓、旋后肌或桡侧腕短伸肌肿胀粘连。

● 旋后肌综合征有哪些临床表现？

答：通常表现为：

① 疼痛。性质酸胀重，肘外侧、旋后肌管上方出现，特点：夜间痛、放射痛（肩、腕）。

② 诱发痛。伸肘时抗阻力旋后，可诱发疼痛。因旋前、旋后肌被拉长，而抗阻力旋后，旋后肌在拉长情况下收缩对骨间后神经压迫加重，而腕短伸肌的腱性缘在前臂旋后时亦强力收缩，加强对神经的压迫。伸肘位、腕平伸、抗阻力伸中指，可诱发肘外侧痛，此为中指试验。

③ 局部压痛。压痛常常局限在肱骨外上髁下方 2～4cm 处，外上髁可能同时有压痛。检查时应做双侧检查。

④ 甩水试验，屈腕位，反复旋转前臂，亦可诱发疼痛，实为牵拉

旋后肌和桡侧腕短伸肌，对骨间后神经产生压迫。

⑤ 桡神经深支支配的肌肉不完全性麻痹，包括拇指外展、伸直障碍，2～5 指掌指关节不能主动伸直，而前伸臂旋后障碍可能较轻。腕关节可以主动伸直但偏向桡侧。

⑥ 没有虎口区感觉异常。

⑦ 伸肌群出现肌肉萎缩。

⑧ 电生理检查可见上述肌的失神经改变和前臂段桡神经运动传导速度减慢，而感觉传导速度正常。

⑨ 彩超提示神经局部狭窄、肿胀、神经瘤形成、局部血运障碍等表现。

 主任医师常问住院医师、进修医师或主治医师的问题

● **何为 Frohse 弓？**

答： 旋后肌的两头在肱骨外上髁的顶部和内侧缘所形成的一个纤维腱性弓，桡神经深支从该弓底通过，并可能被该弓压迫，而产生神经卡压综合征。该纤维腱性弓被命名为 Frohse 弓（图 7-28）。

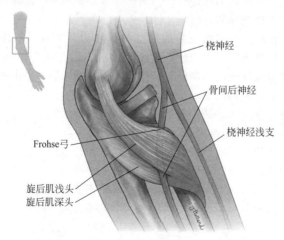

桡神经

骨间后神经

桡神经浅支

Frohse弓

旋后肌浅头
旋后肌深头

图 7-28　Frohse 弓

● **旋后肌综合征的手术指征是什么？**

答： ① 孟氏骨折和桡骨小头脱位整复后观察 3 个月，神经仍无恢复迹象者。

② 出现运动功能障碍，而经营养神经、封闭、理疗等治疗无效者。

③ 肌电图检查有阳性发现者。

④ 彩超提示神经严重卡压肿胀或变细，血运障碍，神经瘤形成者。

主任医师总结

根据患者病史、查体以及辅助检查结果，旋后肌综合征可诊断明确。旋后肌综合征需要与以下疾病进行鉴别：

（1）顽固性网球肘　网球肘的病理是伸肌腱总起点处的劳损，局部病理变化主要是充血水肿，有渗出和粘连，部分筋膜纤维断裂，镜下可见有淋巴细胞浸润。压痛点局限于肱骨外上髁，休息时疼痛明显好转，无夜间疼痛加重现象，握拳屈腕可诱发肘外侧剧痛。肌电图常无异常发现，局部封闭常有较好的效果。

（2）桡管综合征　该病主要表现为肘外侧前臂近段疼痛不适，前臂活动时疼痛可加重，桡管综合征的压痛较广泛，在肘关节上下沿桡神经行经处可能均存在压痛，但该病有运动障碍。

（3）上臂桡神经卡压综合征　该病除垂指垂拇外，还存在垂腕，并可能有手背侧感觉障碍。

（4）颈椎病　颈椎病引起的肘部疼痛常为放射性，常伴有颈部不适、疼痛，肘外侧压痛不明显，颈椎平片、MRI 可证实。

（5）全身性疾病　如动脉结节性周围炎、糖尿病、铅中毒等，所以对肘外痛的患者应询问全身病史，全面检查患者。

患者保守治疗无好转，有手术指征，需行手术治疗。神经卡压是各种因素对神经的运动性或机械性卡压，其治疗方法以手术减压为主。神经手术的方式应根据病变程度作相应选择。神经卡压的病变程度分为四类：①神经无压迹仅外膜增厚；②压迹近端神经干膨大；③压迹近端神经瘤形成；④长段压迹，神经变细仅外膜相连或已断离。轻症损伤采用神经外松解或束间神经松解疗效满意。重症损伤应切除病段，重建神经连续性。

在手术松解神经之前应观察骨间后神经在未进入 Frohse 弓前有无纤维束带压迫及腱鞘囊肿等肿物对神经的压迫，然后做伸肘、前臂被动旋前与旋后动作。观察旋前时增厚的 Frohse 弓是否对骨间后神经有压迫；当伸肘、屈腕情况下，前臂被动旋前观察有无桡侧腕短伸肌的内侧缘压迫神经。然后切断任何纤维束带，结扎桡返血管及其分支，切开

Frohse 弓（图 7-29）并从旋后肌神经出门处向近侧将浅层旋后肌切开，使旋后肌管内的骨间后神经全程松解，探查神经的深部有无腱鞘囊肿的压迫。如发现有任何占位性病变，则切除之。最后根据神经的局部改变，决定施行神经周围松解、束间松解或神经局部切除吻合术。

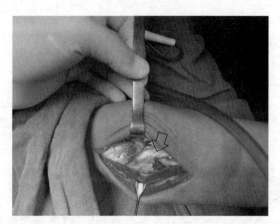

图 7-29　术中可见旋后肌卡压，已松解肌肉及 Frohse 弓

参 考 文 献

［1］ 丁文龙，刘学政．系统解剖学［M］．9 版．北京：人民卫生出版社，2018.

［2］ 顾玉东，王澍寰，侍德．手外科手术学［M］．2 版．上海：复旦大学出版社，2010.

［3］ 王澍寰．手外科学［M］3 版．北京：人民卫生出版社，2011.

［4］ 刘毅，洪光祥，杨士豪．骨间后神经终末支显微外科的解剖学研究及其临床意义［J］．中华手外科杂志，2003，19（1）：60-61.

［5］ 林院，徐杰，施能木，等．旋后肌综合征显微外科治疗（9 例报告）［J］．福建医科大学学报，2004，（3）：313-314.

［6］ 吴祖桢，黄耀添，李惠民．前臂骨间后神经受压综合征的有关解剖学研究［J］．中国临床解剖学杂志，1993（01）：13-16.

［7］ Raeburn Kazzara，Burns Danny，Hage Robert，et al．Cross-sectional sonographic assessment of the posterior interosseous nerve［J］．Surg Radiol Anat，2015，37（10）：1155-1160.

右手尺侧麻木、无力 6 个月——肘管综合征

⚘ [实习医师汇报病历]

　　患者男性，35 岁，以"右手尺侧麻木、无力 6 个月"为主诉入院。缘于 6 个月前患者无明显诱因出现右手尺侧麻木、无力、活动受限，当时未就医，症状逐渐加重，为求进一步诊治，就诊我院，拟"右肘管综合征"收住本科。本次发病以来，患者精神良好。既往体健，否认其他"心、肝、肺、脾、肾"等重要脏器疾病史，否认传染性疾病史，否认输血史，既往 1 年前有肱骨髁上骨折手术史，否认食物、药物过敏史。

　　体格检查：体温 36.6℃，脉搏 82 次/分，呼吸 19 次/分，血压 119/62mmHg。神志清楚，对答切题，言语清晰，呼吸平稳，未闻及异常气味。头颅大小正常，无畸形，瞳孔等大等圆，对光反射存在。气管居中，胸廓对称，双肺呼吸运动正常，叩诊呈清音，听诊呼吸规整，呼吸音清，可闻及少许湿啰音，无胸膜摩擦音。听诊心率 82 次/分，心律齐，心音正常。腹部视诊外形正常，触诊腹肌软，无压痛、反跳痛。肠鸣音 3～5 次/分。外生殖器及肛门外观未见异常。专科检查：右肘关节未见明显畸形、肿胀，右肘关节屈伸及前臂旋前、旋后活动正常，右肘关节尺神经沟处轻微压痛，尺侧一个半手指感觉下降，骨间肌及小鱼际肌萎缩，尺神经沟处 Tinel 征阳性，环指、小指夹纸试验阳性。右手外观见图 7-30。

　　辅助检查：X 线片示右肱骨髁上陈旧性骨折，余未见明显骨折征象。肌电图示右上肢尺神经肘关节水平损害。超声检查（图 7-31）示右肘管内尺骨表面骨赘形成伴尺神经局部变细（卡压），周围未见肿物。

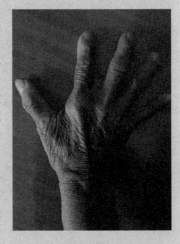

图 7-30　右手外观

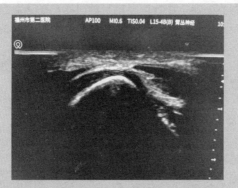

图 7-31 超声检查

初步诊断：①右肘管综合征（尺神经卡压）；②右肱骨髁上陈旧性骨折。

诊疗计划：①按骨科护理常规，二级护理，暂禁食；②进一步完善各项检查，择日手术治疗。

❓ 主任医师常问实习医师的问题

● 肘管综合征诊断依据及特点有哪些？

答：肘管综合征诊断主要依靠病史、临床表现及电生理等辅助检查。必要时结合肘关节 CT 三维重建、MRI 检查等，有助于早期明确诊断肘管综合征。

（1）病史　肘部有外伤、手术史，或肘部有肿物生长，或有枕肘睡眠史及其他长期屈肘工作、接打手机史等。

（2）临床表现　起病较隐匿，早期患者感觉工作时手易疲劳、握力减弱，伴环指、小指及手尺侧麻木不适，有麻刺感或蚁行感，肘部或前臂近端尺侧酸痛或刀割样疼痛，向远端或近端放射；后期患者手部尺侧、环指及小指麻木进行性加重、肌力下降、灵活性差，不能进行精细操作，手部肌肉进行性萎缩。前臂及手尺侧皮肤感觉减退、麻木、干燥无汗、酸痛；尺神经沟处可触及变硬增粗的神经，Tinel 征、屈肘试验阳性；小鱼际肌、拇内收肌、手部骨间肌发生不同程度萎缩，呈爪状手、矩形掌；各指内收外展受限，小指与拇指对捏受限，尺侧腕屈肌肌力弱。

（3）辅助检查　肌电图检测显示尺神经支配的诸肌出现失神经支配的自发电位，经过肘部的神经传导速度减慢是最有意义的诊断依据，体感诱发电位丧失是较敏感的指标；超声检查简单、无创、无痛，对于肘管综合征具有重要的诊断参考价值，可准确发现尺神经各种病理变化如神经肿胀、外膜增厚等，更直观地观察肘管综合征病因，明确病变范围，对手术治疗起到良好的指导作用；X线检查及肘关节CT三维重建检查也有重要参考价值，可观察到骨刺生长或肱骨内上髁骨赘形成；MRI检查也广泛应用于肘管综合征诊断及预后评估。辅助检查尤其对肿物、骨骼畸形愈合、骨赘、肱骨内上髁炎、异位钙化等所致肘管综合征具有重要诊断价值。

● 该病应与哪些疾病鉴别诊断？

答：（1）颈椎病（神经根型）　低位颈神经根卡压，疼痛、麻木以颈肩背部为主，疼痛向上臂及前臂内侧放射，X线片及CT片上可见相应椎间隙狭窄、骨赘增生等改变。

（2）Guyon管综合征　表现为小鱼际肌、骨间肌、蚓状肌萎缩，爪形手，但支配小指短展肌的肌支多在Guyon管近侧发出，故功能多正常，无手部感觉障碍。

（3）胸廓出口综合征　是锁骨下动、静脉和臂丛神经在胸廓上口受压迫而产生的系列症状，除神经受压还有血管受压表现，如雷诺征、血栓、指端坏死等。

（4）麻风　尺神经多受累，尺神经异常粗大，手部感觉障碍区不出汗。

（5）神经鞘膜瘤　检查时可扪及节段性增粗的尺神经，Tinel征阳性，无关节病变。

● 结合解剖特点，该病的形成机制有哪些？

答：（1）解剖学机制　尺神经在肘部的独特解剖结构使它易受损伤。肘管为一骨性纤维管，前、后、外侧壁均为骨性，内侧壁为致密结缔组织构成的弓状韧带，其形态结构缺乏伸展性，所以在正常情况下，肘关节的屈伸就可使尺神经受到压迫力、牵拉力和摩擦力的作用，且尺神经的位置表浅，反复的运动可以引起炎症、水肿的恶性循环而抑制尺神经的正常滑动。当屈肘引起的牵拉力对神经内部结构产生附加的压力时，可造成进一步的损伤。神经损伤的严重性取决于作用力的强度、持续时间和性质等。对尺神经肘段的外部血供进行研究发现近侧的尺侧上副动脉和尺侧返动脉后支是其恒定的血供来源。故肘管压力的上升使进入尺神经的营养血管遭受压迫，血流受阻以至关闭，导致神经缺血缺氧，加上尺神经在摩擦点长期反复摩擦损伤，最终使其发生一系列退行性病变。

（2）外伤 肘部外伤被认为是肘管综合征最常见的病因。幼时肱骨髁上骨折或肱骨外髁骨骺损伤，均可发生肘外翻畸形，此时尺神经被推向内侧使张力增高，肘关节屈曲时张力更高，如此在肘管内反复摩擦可产生尺神经慢性创伤性炎症或变性。肱骨外上髁骨折或肘关节创伤性骨化性肌炎也可压迫尺神经导致尺神经损伤。

（3）尺神经脱位 弓状韧带的先天性或获得性松弛，尺神经沟深度的变异可导致在屈肘时尺神经滑出尺神经沟外跨越内髁，这种反复滑移使尺神经受到摩擦和碰撞而损伤。

（4）其他 肘管综合征还存在部分少见原因，包括空间占位性病变、骨关节炎、类风湿关节炎等。

● **并发症有哪些？**

答：前臂内侧皮神经后支在肘管手术切口中可遇到，损伤后会导致神经瘤的形成，前臂出现感觉异常和疼痛异常，以及痛性瘢痕形成。另外，单纯的原位松解可能会造成尺神经的滑脱，术中需评估尺神经的活动度，避免发生尺神经半脱位的并发症。

 主任医师常问住院医师、进修医师或主治医师的问题

● **临床上肘管综合征如何分型？**

答：（1）顾玉东改进的分型 见表 7-2。

表 7-2 顾玉东改进的分型

分型	感觉	运动	爪形手	肘部尺神经传导速度/(m/s)	治疗
轻度	间歇性震动,感觉轻度异常	自觉无力,灵活性差	—	>40	非手术
中度	间歇性刺痛,感觉减退	握力差,手指内收及外展受限	—	30～40	减压术
重度	持续感觉异常,两点辨别觉异常	肌萎缩,手指不能内收、外展	+	<30	前置术

（2）McGowan 分型　Ⅰ型为尺神经支配区感觉改变或减退，无肌萎缩及手无力；Ⅱ型为轻度手无力和早期肌萎缩；Ⅲ型为明显肌萎缩和手无力或手畸形。

肘管综合征的治疗方法有哪些？

答：（1）保守治疗　轻度的肘管综合征经常能通过保守治疗治愈。保守治疗对于轻度的肘管综合征的患者有一定的缓解趋势，但是避免长时间屈肘动作。当患者有持续性症状和出现肌肉萎缩时，需要手术治疗。最常用的保守治疗是制动，夹板阻止肘关节的最大程度和反复的屈曲，以及物理治疗。

（2）手术治疗　目前治疗肘管综合征的手术方法有许多，但最佳的治疗方法仍然存在争议。最常用的手术方法包括：原位松解术、尺神经皮下前置术、肌内尺神经前置术、肌下尺神经前置术、肱骨内上髁切除术，以及内镜下减压术。

① 原位松解术。尺神经原位松解术是通过一个 6～10cm 的切口沿着尺神经的走行路线在内上髁和尺骨鹰嘴之间切开，将连接尺侧腕屈肌浅、深筋膜之间的 Osbourne's 韧带切断，尺侧屈腕肌筋膜打开，尺神经不前置。

② 尺神经皮下前置术。尺神经皮下前置术是另一种常用的治疗肘管综合征的手术方法。随着肘关节的屈曲，尺神经的张力逐渐增大，同时伴随肘管的容积减小，这两个因素导致神经血运减少。尺神经前置的目的在于移动尺神经到肘关节屈曲轴的前方，减少尺神经的张力；同时，消除由于肘管容积变小对尺神经造成的压迫。

③ 肌内前置术。肌内尺神经前置是另外一种尺神经前置的技术，该术式是将前臂屈肌、旋前圆肌部分切开，把尺神经游离后前置于肌肉间隙内，表浅缝合数针。

④ 肌下尺神经前置术。肌下尺神经前置术是将前臂屈肌、旋前圆肌起点做 "Z" 字形切开，把游离的尺神经完全放置在屈腕肌和旋前圆肌深面，位于正中神经附近，再将切断的肌肉延长缝合，术中注意保护前臂内侧皮神经。

⑤ 肱骨内上髁切除术。内上髁切除术是在骨膜下暴露肱骨内上髁，切开屈肌总腱和旋前圆肌腱起点，用骨凿切除部分内上髁，将骨膜与屈肌总腱和旋前圆肌起点缝合。

⑥ 内镜下减压术。肘管综合征的内镜下尺神经减压手术是 1995 年 Tsai 首先提出的，随后，不同的内镜下减压技术术式被逐渐报道。该术式具有显露范围小、减压彻底和瘢痕少的优点。

● 尺神经前置术应注意的细节有哪些？

答：（1）皮肤切口应以肱骨内上髁后 1.5cm 为中心纵向切开，切 12～15cm，避免损伤前臂内侧皮神经。

（2）切断或切除肱骨内上髁近端 5～8cm 一段内侧肌间隔，防止前置神经被其锐性卡压。

（3）神经游离要适当，尽量保留神经伴行血管。

（4）皮下前置时，深筋膜应与皮下悬吊数针，以免尺神经滑回肘管。

（5）肌肉下前置时，避免损伤正中神经及旋前圆肌肌支。

（6）在止血带下手术，缝合前严密止血，可在神经周围注入醋酸可的松 5mL 或曲安奈德（曲安缩松）20mg。

（7）肘部有瘢痕或曾做过手术，不要在肘部直接寻找神经。

尺神经前置术中及术后见图 7-32。

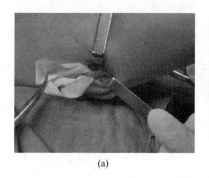
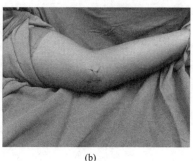

(a)   (b)

图 7-32　尺神经前置术中及术后

主任医师总结 ·········

肘管综合征手术治疗效果与患者年龄、病程、症状、临床分型密切相关。轻度肘管综合征患者经手术治疗均可获得满意疗效。中重度肘管综合征患者手术治疗原则是去除各种引起尺神经压迫的原因，使受损尺神经恢复血供及功能。单纯原位解压术适用于症状轻、无尺神经脱位的肘管综合征患者，尤其是首次手术、肘关节屈曲时尺神经张力不高患者的最佳选择。尺神经肌下前置术操作复杂，是唯一翻修术式；尺神经肌间前置术远期并发症较多，应用越来越少；尺神经皮下前置术优点多、并发症少，受到临床上广泛应用。随着显微外科技术的发展，带血供尺神经深筋膜瓣下前置术应用也越来越多；近年随着内镜器械更新，内镜下尺神经原位解压术、肘管扩大重建术、神经内外膜松解术及尺神经皮下前置术等均取得了良好的术后疗效，且许多研究证实其疗效明显优于传统手术治疗，值得推广应用。

参 考 文 献

[1] 顾玉东. 手外科手术学［M］. 上海：复旦大学出版社，2011.
[2] 沃尔夫. 格林手外科手术学［M］. 北京：人民军医出版社，2012.

外伤致左腕部疼痛、活动障碍 2 年——腕关节骨性关节炎

✺ [实习医师汇报病历]

　　患者男性，36 岁，以"外伤致左腕部疼痛、活动障碍 2 年"为主诉入院。缘于入院前 2 年不慎摔倒左手掌撑地，当即出现左腕部疼痛、肿胀及活动障碍。伤后于当地中医门诊治疗，予左腕部敷药、夹板固定等治疗（具体不详）后左腕部疼痛、肿胀减轻。但左腕活动受限未见明显改善，且左腕稍有劳作后疼痛症状加剧。现为求进一步诊治就诊我院，门诊查 X 线片示左腕关节骨质及间隙改变，考虑炎症性病变，骨质疏松。本科遂拟"左腕部骨性关节炎"收住入院。近期以来，患者精神、食欲、睡眠可，无发热、盗汗、食欲缺乏、乏力等不适，大小便正常，体重未见明显变化。既往体健，否认其他"心、肝、肺、脾、肾"等重要脏器疾病史，否认传染性疾病史，否认手术史、输血史，否认食物、药物过敏史。

　　体格检查：体温 36.5℃，脉搏 85 次/分，呼吸 18 次/分，血压 120/70mmHg。神志清楚，对答切题，言语清晰，呼吸平稳，未闻及异常气味。头颅大小正常，无畸形，瞳孔等大等圆，对光反射存在。气管居中，胸廓对称，双肺呼吸运动正常，叩诊呈清音，听诊呼吸规整，呼吸音清，可闻及少许湿啰音，无胸膜摩擦音。听诊心率 85 次/分，心律齐，心音正常。腹部视诊外形正常，触诊腹肌软，无压痛、反跳痛。肠鸣音 3～5 次/分。外生殖器及肛门外观未见异常。专科检查：左腕背较健侧肿胀，无皮肤破损、发红，局部肤色、肤温正常，左腕关节桡背侧压痛，腕关节应力试验阳性，琴键征阴性，左腕关节主动及被动屈伸活动度较健侧明显受限，左手各指血运良好，痛觉正常。

　　辅助检查：

　　（1）左腕关节 X 线片（图 7-33）检查示左腕关节骨质及间隙改变，考虑炎症性病变，骨质疏松。

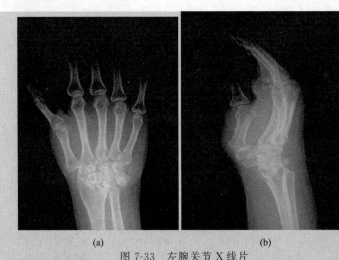

(a)　　　　　　　　　　　　(b)

图 7-33　左腕关节 X 线片

（2）血沉、血清 C 反应蛋白、降钙素原及类风湿因子检验检查均正常。

初步诊断：左腕部骨性关节炎。

诊疗计划：①按骨科护理常规，二级护理，普食；②进一步完善各项检查，拟择期手术治疗。

❓ 主任医师常问实习医师的问题

● 腕关节骨性关节炎的病因有哪些？

答：临床中，有许多原因可导致腕部疼痛。原发的腕关节骨性关节炎相对少见，如舟骨大小多角骨关节的退行性改变。关节炎较常继发于创伤、不稳定、脱位或者炎性关节炎，较少见于脑瘫、穿透伤、枪击伤、感染或者软骨溶解。

● 腕关节骨性关节炎的临床分期是什么？

答：常用的骨性关节炎分期系统包括 Watson 和 Ballet 提出的 SLAC 分期，以及 Cooney 描述的 SNAC 分期。

（1）舟月骨进行性塌陷的腕关节炎（SLAC 腕）病理表现为腕关节面广泛软骨磨损，继发退行性关节炎，其分期为：Ⅰ期，局限于桡骨茎突、舟骨腰部；Ⅱ期，发展至整个舟骨窝；Ⅲ期，舟月骨完全分离。

（2）舟骨不愈合进行性塌陷的腕关节炎（SNAC）分期：Ⅰ期，桡骨茎突处关节炎表现，骨赘形成；Ⅱ期，表现是桡舟关节骨性关节炎；Ⅲ期，关节炎累及舟头和头月关节；Ⅳ期为全腕关节炎（除桡月关节外）。

 主任医师常问住院医师、进修医师或主治医师的问题

● **腕关节的活动范围是多少？**

答：Palmer 及其同事通过评价 52 种与日常生活以及工作的某些方面相关的标准化工作，认为腕关节的功能活动范围为伸直 30°，屈曲 5°，尺偏 15°，桡偏 10°。Brumfield 和 Champoux 发现施行 15 种日常活动时，需要腕关节屈曲 10°，伸直 35°。之后 Ryu 及其研究小组评估了更少的日常活动，确定腕关节功能活动范围为伸直 60°，屈曲 54°，桡偏 17°，尺偏 40°。他们也指出其研究的大多数活动只需要腕关节最大活动范围的 70% 就可完成，即屈曲伸直各 40°，桡偏尺偏总共 40°。Nelson 使用夹板模拟腕关节僵硬，证实了 123 种日常活动可在腕关节活动受限的情况下成功完成，腕关节活动范围为屈曲 5°，伸直 6°，桡偏 7°，尺偏 6°。这很可能与研究者的交流策略，受试者肩肘关节的代偿活动以及受试者自身对日常活动的修正有关。此项研究的确清楚地显示虽然好的关节活动范围很有用，但是每个方向只需要一个小的活动范围就可以保证日常活动的完成。由于生活中，大多数时间用于处理个人爱好、娱乐和工作，这些日常活动需要特定的关节活动范围。在治疗特定患者时，必须考虑到为获得好的生活质量，很有必要获得比 Nelson 所描述的更大的腕关节活动范围。近来，Franko 及其同事强调了志愿者对腕关节活动受限的适应能力等相关问题。在他们的研究中，使用夹板明显限制腕关节的活动，日常活动仅仅存在有限的关节功能受损。但是，当腕关节允许额外活动时，执行相同的工作变得明显更轻松，可执行的工作也明显增多。一定范围的腕关节活动是患者的普遍需求，但所需的活动范围因人而异。正常腕关节具有重要的活动范围，因此，任何方向活动范围的丢失都可引起关节功能受损而造成残疾。然而，已有大量研究表明大多数日常活动只需要很有限的腕关节活动范围。

● **腕关节骨性关节炎的治疗方法有哪些？**

　　答：腕关节骨性关节炎的治疗方法包括手术治疗和非手术治疗。治疗方案的选择取决于病因以及病理学作用模式。任何治疗方法都是为了获得一个无痛、稳定的有功能的腕关节，应根据每一个患者的具体情况选择合适的治疗方案。对于无法耐受关节融合带来的关节活动丢失的患者，应选择保留活动功能的术式。因此，必须仔细评估患者的需求以及患者对疾病的看法。对于轻度的腕部骨性关节炎可行保守治疗方案，制动、休息等。对于严重且关节疼痛通过保守治疗无法缓解的可行手术治疗。

● **腕关节骨性关节炎的手术治疗方案有哪些？**

　　答：腕关节骨性关节炎的手术治疗方案常有关节成形术、近排腕骨切除术、腕关节部分融合术、全腕关节融合术及全腕关节置换术。腕关节部分融合术包括：桡月关节融合、头舟关节融合、桡月舟关节融合、舟月关节融合、月三角融合、钩三角融合、舟大小多角骨融合、舟骨进行性塌陷的腕关节重建（舟骨切除，头骨-月骨-钩骨-三角骨融合）。

主任医师总结

　　无痛且稳定的腕关节是获得手部正常功能所必需的。源于腕关节的疼痛将通过脊髓反射抑制前臂肌群的功能，从而显著降低其力量，并导致握力减弱。临床中，有许多原因可导致腕部疼痛。原发的腕关节骨性关节炎相对少见，如舟骨大小多角骨关节的退行性改变。关节炎较常继发于创伤、不稳定、脱位或者炎性关节炎，较少见于脑瘫、穿透伤、枪击伤、感染或者软骨溶解。治疗关节疼痛、不稳定有多种不同的手术方式。任何治疗方法都是为了获得一个无痛、稳定的有功能的腕关节，临床中应根据每一个患者的具体情况选择合适的治疗方案。正常腕关节具有重要的活动范围，因此，任何方向活动范围的丢失都可引起关节功能受损而造成残疾。本病例系中年男性患者，对术后腕部功能活动要求高，要求保留目前腕部活动范围，因此，我们选择了腕关节成形术，术中关节镜下行关节滑膜切除及骨赘切除后（图 7-34），选用跨腕关节外支架固定恢复腕关节间隙宽度，并予关节腔内富血小板血浆注射治疗（PRP 治疗）。术后 X 线片见图 7-35。术后 6

周去除外支架后行功能康复锻炼，术后 3 个月获得了满意的腕关节功能（图 7-36）。

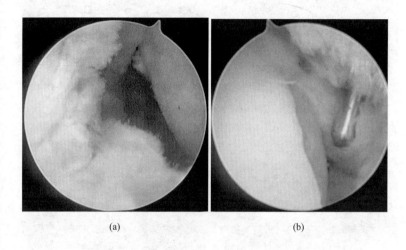

(a)　　　　　　　　　　(b)

图 7-34　术中关节镜下损伤情况

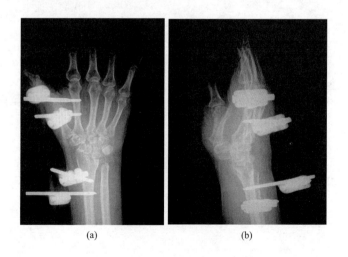

(a)　　　　　　　　　　(b)

图 7-35　术后 X 线片

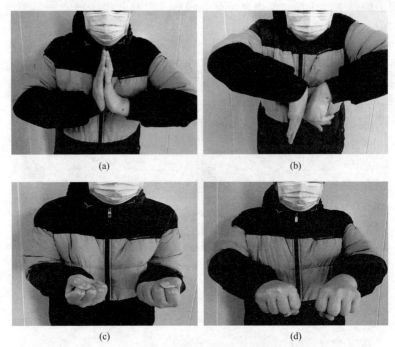

(a)   (b)

(c)   (d)

图7-36　术后3个月腕关节功能康复情况

参 考 文 献

[1]　顾玉东．手外科手术学［M］．上海：复旦大学出版社，2011．

[2]　中华医学会．临床诊疗指南（手外科学分册）　［M］．北京：人民卫生出版社，2006．

[3]　侍德．骨科修复重建手术学［M］．上海：上海医科大学出版社，2001．

[4]　沃尔夫．格林手外科手术学［M］．北京：人民军医出版社，2012．

[5]　陈山林，刘波，何百昌．腕关节手术学［M］．北京：北京大学医学出版社，2021．

左手麻木、疼痛半年余，加重 2 个月——腕管综合征

❀ ［实习医师汇报病历］

患者女性，52 岁，以"左手麻木、疼痛半年余，加重 2 个月"为主诉入院。约半年前患者无明显诱因出现左手掌和桡侧 3 个半手指麻木、疼痛，疼痛呈"针刺"样，且向指尖放射。左手劳作后上述症状加剧，经休息后减轻，当时未就诊治疗。2 个月前，左手麻木、疼痛症状加重，左手掌肌肉出现萎缩，且夜间时常痛醒。为求诊治，就诊我院门诊，查肌电图检查提示左侧正中神经损害（运动、感觉纤维均受累，符合腕管综合征表现）。正中神经彩超检查提示左手正中神经腕管处卡压，符合腕管综合征。本科遂拟"左侧腕管综合征"收入住院。发病以来，患者精神良好，食欲如常，睡眠欠佳，大小便正常，体重未见明显减轻。否认"心、肝、肺、脾、肾"等重要脏器疾病史，否认传染病史，否认外伤、输血史，否认食物、药物过敏史。

体格检查：T 36.6℃，P 78 次/分，R 18 次/分，BP 110/80mmHg。神志清楚，对答切题，言语清晰，呼吸平稳，未闻及异常气味。头颅大小正常，无畸形，瞳孔等大等圆，对光反射存在。气管居中，胸廓对称，双肺呼吸运动正常，叩诊呈清音，听诊呼吸规整，呼吸音清，可闻及少许湿啰音，无胸膜摩擦音。听诊心率 78 次/分，心律齐，心音正常。腹部视诊外形正常，触诊腹肌软，无压痛、反跳痛。肠鸣音 3~5 次/分。外生殖器及肛门外观未见异常。专科检查：左手鱼际肌萎缩，手掌、拇指、示指、中指及环指桡侧半指腹皮肤感觉迟钝，痛觉较健侧减退，拇短展肌及拇对掌肌的肌力减弱。左腕部正中神经 Tinel 征阳性。左腕关节屈腕试验（Phalen 试验）阳性。左手各指血运正常。

辅助检查：

（1）肌电图检查提示左侧正中神经损害（运动、感觉纤维均受累，符合腕管综合征表现）。

（2）正中神经彩超检查提示左手正中神经腕管处卡压，符合腕管综合征。

初步诊断：左侧腕管综合征。

诊疗计划：①按骨科护理常规，二级护理，普食；②进一步完善各项检查，择期手术治疗。

 主任医师常问实习医师的问题

● **什么是腕管综合征?**

答：正中神经在腕管内受压，发生手指麻木、疼痛及（或）大鱼际肌萎缩，称为腕管综合征（carpal tunnel syndrome）。它是周围神经卡压综合征中最为常见的一种。腕管综合征（图7-37）常见于中年女性及妊娠期，右侧多于左侧。女性为男性的5倍，双侧发病者占1/3～1/2。

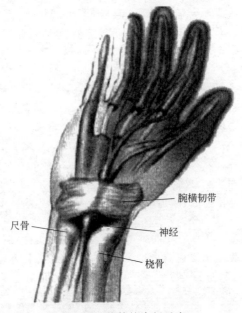

图 7-37　腕管综合征示意

● **腕管综合征的临床表现有哪些?**

答：临床表现主要为正中神经受压，示指、中指和环指麻木，刺痛或呈烧灼样痛，白天劳动后及夜间加剧，甚至睡眠中痛醒；局部性疼痛常放射到肘部及肩部；拇指外展肌力差，压迫或叩击腕横韧带，背伸腕关节时疼痛加重；病程长者，可有大鱼际肌萎缩，腕部、手掌、拇指、示指、中指出现麻木、疼痛，或者伴有手动作不灵活、无力等；疼痛症状夜间或清晨加重，可放射到肘、肩部，白天活动及甩手后减轻；上述部位的感觉减弱或消失；甚至出现手部肌肉萎缩、瘫痪。临床上，一部分患者会因长期病变，导致拇指下的大鱼际出现萎缩；甚至会出现间歇性皮肤发白、发绀；严重者可出现拇指、示指发绀，指尖坏死或萎缩性溃疡，成为不可逆的改变。

 主任医师常问住院医师、进修医师或主治医师的问题

● **腕管综合征的检查方法有哪些?**

答：本病的检查方法主要有以下 4 种：

（1）电生理检查　肌电图提示大鱼际肌及腕指的正中神经传导速度测定有神经损害征，对诊断有一定意义。①神经传导速度测定：从腕掌近侧腕横纹至拇短展肌的正常时间间隔小于 5ms，而在腕管综合征时其神经传导时间延长。②肌肉电位测定：可见大鱼际正中神经所支配的肌肉有失神经改变。

（2）X 线检查　X 线平片可了解腕骨部位有无骨、关节病理改变。

（3）关节镜检查　是近年来开展的一种新的检查方法，在关节镜下可以了解腕管内的病理改变情况，可以进一步明确诊断，也可以在镜下做腕管松解术。

（4）腕部 MRI 检查和彩超检查　可提供有用的临床信息，可用以了解腕管内情况及排除有无其他软组织病变。

● **如何诊断腕管综合征?**

答：疑有腕管综合征时应进一步行如下检查以明确诊断。

（1）Tinel 征　在腕韧带近侧缘处用手指叩击正中神经部位，拇指、示指、中指三指有放射痛者为阳性。

（2）屈腕试验　双肘搁于桌上，前臂与桌面垂直，两腕自然掌屈，此时正中神经被压在腕横韧带近侧缘，腕管综合征者很快出现疼痛。

（3）可的松试验　在腕管内注射氢化可的松，如疼痛缓解则有助于确诊。

（4）止血带试验　将血压计充气到收缩压以上 30～60s 即能诱发手指疼痛者为阳性。

（5）伸腕试验　维持腕于过伸位，很快出现疼痛者为阳性。

（6）指压试验　在腕横韧带近侧缘正中神经卡压点用指压迫能诱发手指疼痛者为阳性。

（7）正中神经传导速度　正常时正中神经从近侧腕横纹到拇对掌肌或拇短展肌之间的运动纤维传导速度小于 $5\mu s$，如大于 $5\mu s$ 为异常。腕管综合征可达 $20\mu s$，表明正中神经受损。传导时间大于 $8\mu s$ 者应考虑手术治疗。

● 腕管综合征与"鼠标手"有哪些区别？

答：腕管综合征与"鼠标手"有某些共同的症状，比如"鼠标手"手腕部的疼痛的症状和腕管综合征相似，手指手部疼痛的分布区相似。但"鼠标手"与腕管综合征有本质区别：

（1）发病原因不同　"鼠标手"影响的关节远远不是一个手腕，"鼠标手"对手腕部神经的刺激是由于与桌面的挤压导致的。腕管综合征神经受刺激是由于病变、水肿、骨折等导致的腕管狭窄。

（2）发病的部位不同　腕管的体表位置在腕横纹至以远 3～5cm 平面的位置，而大多数"鼠标手"手腕部疼痛的部位是在腕横纹的位置。

（3）预后和治疗效果不同　腕管综合征最彻底、最有效的治疗就是腕横韧带切开减压术，就是直接把腕横韧带切断，把压力释放。"鼠标手"手腕部即使切除了腕横韧带，手腕由于姿势与桌面发生挤压，压力还是没有释放。

● 腕管综合征的病因有哪些？

答：任何腕管内压力增高均可引起正中神经受压而造成正中神经功能障碍。

（1）腕管的容量减少　①月骨脱位；②腕部骨折，常见的有伸直型桡骨下端骨折、骨折脱位以及 Barton 骨折等；③腕和腕间关节进行性增生性关节炎；④腕横韧带增厚。

（2）腕内容物增加　①肿瘤，如脂肪瘤、血管瘤、正中神经的纤维脂肪增生等；②腱鞘囊肿；③腱滑膜炎；④解剖异常，指浅屈肌肌腹过长，肌腹延伸到远端，蚓状肌肌腹过高侵入腕管或异位的肌肉（如通过腕管的掌长肌腱等）都会造成中正神经的压迫。

● **腕管综合征应与哪些疾病鉴别?**

答：鉴别诊断中最主要的是与末梢神经炎和神经根型颈椎病相鉴别。

末梢神经炎以手指麻木为主，疼痛较轻，多为双手，呈对称性感觉障碍，鉴别时困难不大。

神经根型颈椎病与腕管综合征的鉴别很重要，两者均可有手指麻木、疼痛，但治疗完全不同。同时，两者有可能同时存在，即同一个患者同时患颈椎病及腕管综合征，需要仔细区分，分别治疗才能取得良好的疗效。神经根型颈椎病的特点是疼痛呈放射性，从颈部、肩部向远端放射，患者同时有颈部、肩部、上肢及手的症状，疼痛与颈部活动有一定关系，颈椎 X 线片及 CT 可显示颈椎退行性变，相应神经根孔狭窄，疼痛及感觉障碍范围广，肌电图可提供鉴别诊断依据。腕管综合征表现为夜间手指疼痛，压指试验阳性，肌电图检查从近侧腕横纹到大鱼际的正中神经传导速度延长。

另外，还必须与周围神经炎、糖尿病性末梢神经炎、风湿性关节炎、类风湿关节炎、甲状腺功能减退症、痛风等相鉴别。

● **腕管综合征的治疗方法有哪些?**

答：(1) 保守治疗 早期病例症状较轻，但夜间屈腕位疼痛者可用石膏托、支架保护腕关节于中立位轻度背伸位 1～2 周，或口服神经营养药物治疗，如症状不见减轻可用曲安奈德 50mg (2mL) 加 1% 普鲁卡因 2mL 行腕管内封闭，但不要注射在正中神经内，每周 1 次，一般 2～3 周为 1 个疗程。如第一次注射无效，则不必再注射。

(2) 手术治疗 对于经保守治疗无效或病程长已有肌萎者可予腕关节镜下探查或手术切开腕横韧带松解正中神经减压。

● **腕管综合征切开腕管减压的手术方法有哪些?**

答：目前腕管综合征手术方法有很多种，从传统的弧形切口到各种小切口 (图 7-38)、内镜手术 (图 7-39) 等。传统手术切口大、创伤大、影响手外观，而内镜手术切口小、创伤小、恢复快 (图 7-40)，相对传统切口美观，可以避免术后切口不适，因而内镜手术治疗腕管综合征受到越来越多术者的推崇。尽管手术目的是松解正中神经，但也可能因医源性原因造成一束甚至几束正中神经损伤。因此，无论偏爱何种手术方式，都应当以可以充分显露正中神经为前提，以免伤及其他神经。

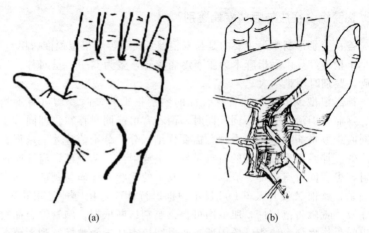

(a)   (b)

图 7-38　弧形切口手术治疗腕管综合征示意

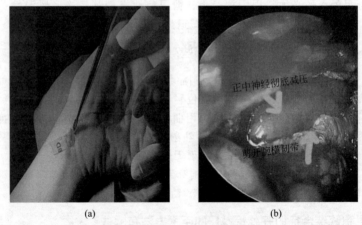

(a)   (b)

图 7-39　内镜下腕管综合征手术切口示意

主任医师总结

　　腕管综合征是最常见的周围神经卡压性疾病，也是手外科医师最常进行手术治疗的疾病。腕管综合征非手术治疗的方法很多，如口服神经营养药物，支具制动和糖皮质激素注射等。如果非手术治疗方案不能缓解患者的症状，则应尽快考虑手术治疗。避免内在肌萎缩后难以恢复而

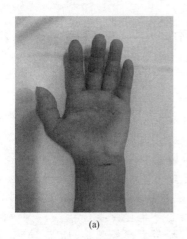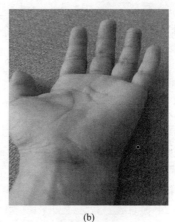

(a)　　　　　　　　　　　(b)

图 7-40　内镜技术治疗腕管综合征术后切口外观示意

影响手功能。对症状严重、保守治疗 2 个月无效者应及早手术治疗。本例患者未经保守治疗，但病程长，肌肉萎缩，现通过保守治疗不能达到应有的疗效，并且可能延误手术时机，加重病情，成为不可逆的改变。通常行腕横韧带切开腕管减压术。术后短臂石膏托外固定手于伸腕位 7～9 天，以免出现屈肌腱疝，然后去掉石膏托开始主动活动。有人建议腕管切开后再在显微镜下行正中神经束组间松解术。但神经束组间分离可引起神经纤维撕断，术后神经内部或周围大量瘢痕形成，并可引起反射性交感神经营养不良。还有人研究发现，单纯腕管切开术和腕管切开＋神经内松解术两者的疗效并无显著差异。因而，神经内松解术无多大意义，现已很少应用。关节镜下腕管切开减压术是近年来流行的治疗腕管综合征的一新技术。应用关节镜进行腕管切开减压有手术创伤小、患者日常生活和工作恢复快、住院时间短等优点，受到患者的欢迎。经调查，其疗效和手术腕横韧带切开术无明显不同，但关节镜下腕管切开减压术有正中神经或掌浅弓切断、血肿、腕部尺神经刺激等并发症，应注意避免。

参 考 文 献

[1]　陈山林，刘波，何百昌 . 腕关节手术学［M］. 北京：北京大学医学出版社，2021.
[2]　沃尔夫 . 格林手外科手术学［M］. 北京：人民军医出版社，2012.

右腕部疼痛伴活动障碍 1 年余——尺骨撞击综合征

❀ ［实习医师汇报病历］

患者女性，27 岁，以"右腕部疼痛伴活动障碍 1 年余"为主诉入院。缘于入院前 1 年余，无明显诱因出现右腕关节尺侧肿胀、疼痛，尤为以右手支撑时疼痛加剧。当时未予以重视，右腕疼痛症状无明显改善且活动后反复加剧。就诊当地医院治疗未见明显缓解，为求进一步治疗，就诊我院门诊，查 MRI（2021-06-17）右腕三角纤维软骨复合体部分损伤可能，请结合临床。右腕 X 线片（2021-6-21）提示右腕尺骨征阳性。本科拟"右腕部损伤"收入院。发病以来，患者精神、食欲、睡眠可，无发热、盗汗、食欲缺乏、乏力等不适，大小便正常，体重未见明显变化。既往健康状况良好。预防接种史不详。否认高血压、心脏病、脑血管意外等心脑血管疾病史，否认肺炎、慢性支气管炎、哮喘等肺疾病史，否认急慢性肾炎、肾衰竭等肾疾病史，否认糖尿病、甲状腺功能亢进等内分泌系统疾病史，否认病毒性肝炎、肺结核、伤寒等重要传染病史，否认手术、输血史，否认食物及药物过敏史。

体格检查：体温 36.7℃，脉搏 87 次/分，呼吸 18 次/分，血压 114/70mmHg。神志清楚，对答切题，言语清晰，呼吸平稳，未闻及异常气味。头颅大小正常，无畸形，瞳孔等大等圆，对光反射存在。气管居中，胸廓对称，双肺呼吸运动正常，叩诊呈清音，听诊呼吸规整，呼吸音清，可闻及少许湿啰音，无胸膜摩擦音。听诊心率 87 次/分，心律齐，心音正常。腹部视诊外形正常，触诊腹肌软，无压痛、反跳痛。肠鸣音 3～5 次/分。外生殖器及肛门外观未见异常。专科查体：右腕关节尺侧压痛明显，琴键征阴性，尺腕应力试验阳性，右腕关节尺偏活动度较健侧受限，腕关节旋前、旋后及屈伸活动度可，右手握力减退。

辅助检查：右腕关节 X 线片（2021-6-21）提示右腕尺骨征阳性。见图 7-41。

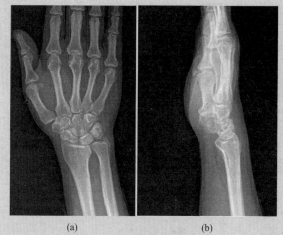

(a)   (b)

图 7-41 右腕关节 X 线片

右腕关节 MRI（2021-06-17）平扫提示右腕三角纤维软骨复合体部分损伤可能，请结合临床。见图 7-42。

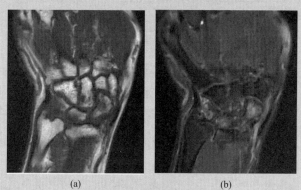

(a)   (b)

图 7-42 右腕关节 MRI

初步诊断：①右腕部损伤；②右腕尺骨撞击综合征；③右腕关节三角纤维软骨损伤。

诊疗计划：①按骨科护理常规，二级护理，普食；②完善各项检查，拟择期予行"关节镜下右腕关节清理术＋尺骨截骨短缩钢板内固定术＋石膏托外固定术"。

主任医师常问实习医师的问题

什么是尺骨撞击综合征？

答：尺骨撞击综合征也称尺腕关节综合征，是指尺骨头与尺侧腕骨（月骨和三角骨）发生撞击导致的一系列磨损退变性临床征象。其主要病理特点包括腕三角纤维软骨复合体（TFCC）磨损甚至穿孔，月骨和三角骨近侧软骨磨损，尺骨头软骨磨损，以及月三角韧带磨损性损伤。

尺骨撞击综合征的诊断依据是什么？

答：尺骨撞击综合征诊断的主要依据包括症状、体征及影像学检查。患者常诉逐渐加重的腕关节尺侧疼痛，尺偏用力时或用力后症状常加重。腕尺侧偶有肿胀和弹响，压痛常不明显。腕关节被动尺偏挤压时可诱发疼痛。严重者可出现下尺桡不稳定以及腕关节各方向活动受限。腕关节 X 线片和 MRI 为最常用的影像学检查手段。X 线片可发现尺骨正向变异，月骨、三角骨和尺骨头的软骨下骨硬化或囊性变。MRI 可观察到 TFCC 和关节软骨的磨损情况，以及尺侧腕骨水肿情况。

结合解剖特点，该类型损伤的病因及形成机制有哪些？

答：其病因与腕部尺骨比桡骨长有关，常见原因包括尺骨正向变异以及某些先天异常如马德隆畸形（Madelung deformity）等。此外，尺腕关节撞击综合征也可继发于桡骨的异常，如桡骨远端骨折后短缩畸形愈合、桡骨远端骺早闭以及 Essx-Lopresti 损伤后的桡骨近侧移位等。

尺骨撞击综合征有哪些治疗方法？

答：尺骨撞击综合征的治疗方法包括保守治疗和手术治疗。保守治疗包括改变腕关节的用力方式、佩戴支具或护腕减少腕关节活动以及药物控制疼痛等，但保守治疗并不能改变该疾病发生的病理基础。手术治疗的方法需根据病因和病情而定，其中最为常用的术式为从尺骨干进行尺骨短缩截骨术。Mlch 于 1939 年首次报道了从尺骨干水平短缩尺骨的方法治疗由桡骨远端骺早闭继发的尺腕关节撞击综合征。在之后的很长一段时间，手术医师均徒手进行横行截骨。固定方法从钢丝绑扎或单纯螺钉固定，逐渐发展到现代常规采用的钢板螺钉固定。随着治疗技术的进步，精确截骨辅助系统和专用于尺骨短缩截骨术的加压钉板系统得到了越来越多的使用，使尺骨短缩截骨术可以更准确、更快速，并发症的发生率也更低。

尺骨短缩截骨术的主要适应证有哪些？

答：尺骨短缩截骨术的主要适应证包括各种原因（包括特发性尺骨正向变异、先天畸形继发于桡骨远端骨折畸形愈合和 Essex-Lopresti 损伤）导致的尺骨撞击综合征。此外，对适宜的患者，也可用于治疗轻度下尺桡关节炎（通过改变下尺桡关节的接触面而缓解症状）、某些类型的 TFCC 损伤或月三角韧带损伤（合并尺骨正向变异或动态尺骨正向变异），但没有显著不稳定症状者需要特别注意的是，对于 TFCC 或下尺桡韧带深层纤维止点撕脱，出现下尺桡关节明显不稳定症状的患者，如果只进行尺骨短缩截骨术，将使 TFCC 深层纤维更加远离其解剖止点，不但不能解决下尺桡关节不稳定的问题，而且可能使症状加重。

 主任医师常问住院医师、进修医师或主治医师的问题

桡骨远端乙状切迹解剖结构有何特点？

答：Tola 等根据桡骨远端乙状切迹的倾斜方向（与桡骨纵轴的夹角）不同，将乙状切迹分为三型：Ⅰ型为垂直型，乙状切迹关节面与桡骨纵轴平行；Ⅱ型为斜型，乙状切迹面向近侧倾斜；Ⅲ型为反斜型，乙状切迹面向远侧倾斜。有学者认为Ⅲ型乙状切迹为尺骨短缩截骨术的相对禁忌证，因为短缩后尺骨头与乙状切迹间的接触压力可能增大。

短缩截骨的手术目标是什么？

答：短缩截骨的目标是达到-2mm 的尺骨负向变异。见图 7-43。

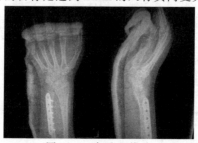

图 7-43　术后 X 线片

● 治疗尺骨撞击综合征的术式有哪些？

答：治疗尺骨撞击综合征的术式包括从尺骨干进行截骨的尺骨短缩截骨术、干骺端骨软骨短缩截骨术、切开或关节镜下尺骨头部分切除术（Wafer术）等。

● 尺骨短缩截骨术有何优缺点？

答：尺骨短缩截骨术不仅可以通过精确的短缩对腕尺侧进行减压，还可间接拉紧尺骨撞击综合征患者中常合并损伤松弛的尺腕韧带和月三角韧带。同时，尺骨短缩截骨术不需要对尺骨头的关节面进行操作，避免了尺骨头关节面的进一步损伤。因此，理论上尺骨短缩截骨术是治疗尺腕关节撞击综合征的理想术式，许多临床研究结果也显示尺骨短缩截骨术的疗效好于其他术式。

尺骨短缩截骨术的并发症主要包括骨折不愈合、延迟愈合、畸形愈合、下尺桡关节不匹配以及皮下内固定物的激惹。

主任医师总结

尺骨撞击综合征诊断的主要依据包括症状、体征及影像学检查。腕关节X线片和MRI为最常用的影像学检查手段。腕关节镜在尺骨撞击综合征的诊断与治疗中也有着重要而独特的作用。对临床表现不典型或诊断不明确者，腕关节镜检查有助于明确诊断、鉴别或发现其他导致腕尺侧疼痛的病变。同时对于诊断明确者，腕关节镜（图7-44）不仅可以帮助明确TFCC、关节软骨和月三角韧带等关节内结构的受累范围和严重程度，同时还可以根据镜下发现进行相应的治疗，如TFCC的清创、软骨损伤的边缘清创和月三角韧带的热皱缩，合并TFCC损伤的缝合修复以及进行关节镜下尺骨头部分切除术（Wafer术）等。尺骨干进行尺骨短缩截骨术是手术治疗尺骨撞击综合征最常用的手术方式，与Wafer术和干骺端骨软骨短缩截骨术相比，尺骨短缩截骨术不仅可以通过精确的短缩对腕尺侧进行减压，还可间接拉紧尺骨撞击综合征患者中常合并损伤松弛的尺腕韧带和月三角韧带。术后佩戴舒适的可拆卸的腕关节支具，早期开始活动锻炼并允许手部轻轻地使用，截骨端愈合后恢复正常活动。术后3个月腕关节伸、屈、旋后及旋前功能恢复情况见图7-45。

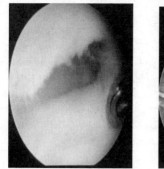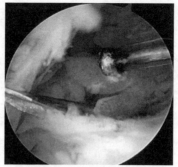

(a) (b)

图 7-44 术中关节镜下显示 TFCC 损伤情况

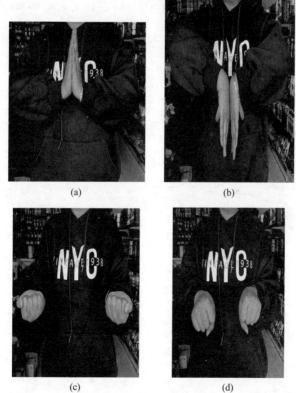

(a) (b)

(c) (d)

图 7-45 术后 3 个月腕关节伸、屈、旋后及旋前功能恢复情况

参 考 文 献

［1］ Seo J B，Kim J P，Yi H S，et al. The outcomes of arthroscopic repair versus debridement for chronic unstable triangular fibrocartilage complex tears in patients undergoing ulnar-shortening osteotomy［J］. J Hand Surg，2016，41（5）：615-623.

［2］ Wolfe S W. Hotchkiss R N，Pederson W C，et al，eds. Green′soperative hand surgery. 6th ed. Philadelphia：Elsevier，2011：523-560.

［3］ Rayhack J M. Open ulnar shortening for ulnocarpal impaction［M］//Principles and practice of wrist surgery. Amsterdam：Elsevier，2010：213-223.

［4］ Tatebe M，Nishizuka T，Hirata H，et al. Ulnar shortening osteotomy for ulnar-sided wrist pain［J］. J Wrist Surg，2014，3（2）：77-84.

［5］ Doherty C，Gan B S，Grewal R. Ulnar shortening osteotomy for ulnar impaction syndrome［J］. J Wrist Surg，2014，3（2）：85-90.

［6］ Mcbeath R，Katolik L I，Shin E K. Ulnar shortening osteotomy for ulnar impaction syndrome［J］. J Hand Surg，2013，38（2）：379-381.

［7］ Sammer D M，Rizzo M. Ulnar impaction［J］. Hand Clin，2010，26（4）：549-557.

［8］ 陈山林，刘波，何百昌. 腕关节手术学：从基本原理到高级手术技术［M］. 北京：北京大学医学出版社，2021.

车祸致左小腿流血、畸形、活动受限 6h——左胫腓骨 GustiloⅢC 骨折，大面积软组织缺损，游离皮瓣修复

⊛ [实习医师汇报病历]

患者男性，35岁，以"车祸致左小腿流血、畸形、活动障碍6h"为主诉入院。缘于6h前患者发生车祸，致左小腿畸形、流血、活动障碍，伤后送当地医院简单包扎止血，建议转我院，为求进一步诊疗，遂转入我院急诊，摄X线片（图7-46）示：左外踝骨折，踝关节脱位，左足第1跖骨基底部、内侧楔骨可疑骨折。拟"左踝关节开放性骨折并脱位"收住本科；受伤以来，精神状态差，面色苍白，全身冰冷，无大汗淋漓，无大小便失禁及人事不省。入院查体：体温36.3℃、呼吸25次/分、脉搏110次/分、血压95/60mmHg，神志清楚，面色及睑结膜苍白，胸廓挤压征阴性，心肺听诊无明显异常，腹部平软，无压痛，肝脾未触及，肠鸣音3次/分。四肢专科检查：左小腿自中上1/3至足跟部的皮肤软组织环形撕脱、部分毁损，创面及组织间隙内大量的金属碎片，小腿肌肉、肌腱、血管、神经及胫腓骨完全裸露，部分可见多处断裂、肌肉断端色泽暗红，弹性弱、易断；足部组织脱套至足中段平面，足跟部组织与跟骨套脱分离，踝关节畸形，胫距关节及距身关节脱位，下胫腓分离；胫后动静脉完全断裂及胫神经部分断裂，足部肤温冰冷，肤色苍白，足背动脉扪及搏动但弱，针扎足趾渗血缓慢、色泽淡红，足底感觉弱。见图7-47。

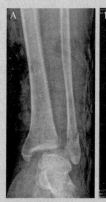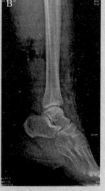

图 7-46 术前左踝关节正侧位

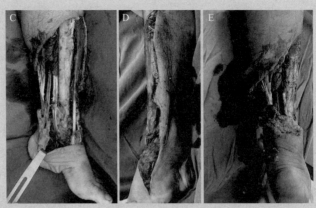

图 7-47　左小腿见皮肤环形撕脱，胫骨、肌腱外漏

初步诊断：左踝关节开放性骨折并脱位（Gustilo Ⅲ C 型）、左下肢皮肤软组织严重脱套伤、左小腿开放性损伤（多发神经、肌腱、血管损伤）。

入院予以急诊行"外踝骨折复位、钢板内固定＋踝关节复位克氏针固定＋外支架固定＋神经、血管、肌腱吻合修复术"，术后予以相应抗感染、改善微循环等对症治疗。

术后 5 天出现脱套组织坏死、伤口感染，予以清创手术，在感染得到明显控制及坏死组织清除后见肌腱及骨外露，详见图 7-48（外伤后 2 周）。

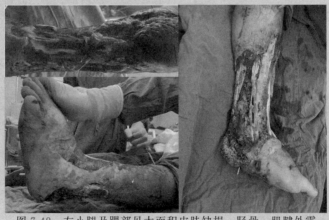

图 7-48　左小腿及踝部见大面积皮肤缺损，胫骨、肌腱外露

诊疗计划：①按骨科护理常规，二级护理，暂禁食；②进一步完善各项检查如双下肢 CT、血常规、生化、凝血功能、D-二聚体等；③术前备血；④拟行"右侧股前外侧游离皮瓣移植修复术"。

❓ 主任医师常问实习医师的问题

● 什么是皮瓣？

答： 皮瓣由具有血液供应的皮肤及其附着的皮下组织所组成。

● 什么是游离皮瓣？手术适应证有哪些？

答： 皮瓣在形成过程中必须有一部分与本体相连，此相连部分称为蒂部。蒂部是皮瓣转移后的血供来源，具有多种形式，如皮肤皮下蒂、肌肉血管蒂、血管蒂（含吻接的血管蒂）等，故皮瓣又称为带蒂（或游离）皮瓣。在皮肤软组织缺损的修复中由于皮瓣本身有血供，又具有一定的厚度，在修复创面同时可消灭死腔，由于血供丰富抗感染能力强，有利于感染创面及难治性创面的修复。因此在很多方面具有更大的使用价值，其具体适应证如下：

（1）有骨、关节、肌肉、主干血管、神经和脏器等组织裸露的创面，且无法利用周围皮肤直接缝合覆盖时，应选用皮瓣移植修复。

（2）虽无深部组织缺损外露，有时为了获得较接近正常的皮肤色泽、质地和优良的外形效果，或为了获得满意的功能效果，也可选用皮瓣移植。

（3）器官再造，包括鼻、唇、眼睑、耳、眉毛、阴茎、阴道、拇指或手指再造等，均需以皮瓣为基础，再配合支撑组织的移植。

（4）面颊、鼻、上腭等部位的洞穿性缺损，除制作衬里外，亦常需要有丰富血供的皮瓣覆盖。

（5）慢性溃疡，特别是放射性溃疡、压疮或其他局部营养贫乏很难愈合的伤口，可以通过皮瓣输送血液，改善局部营养状况，因此均需选用皮瓣移植修复，放射性溃疡皮瓣移植修复后，不仅创面得以愈合，剧烈疼痛等症状也得以缓解。

皮瓣移植术后并发症有哪些？

答：（1）皮瓣切取或移植（转移）后因血供不足或障碍而引起皮瓣部分或完全坏死。

（2）因皮瓣缝合张力较大而发生伤口裂开，造成新的骨外露创面。

（3）因止血不彻底皮瓣下形成血肿，影响皮瓣愈合。

（4）因清创不彻底，皮瓣转移或移植后伤口感染，创面不愈或延迟愈合。

（5）皮瓣切取后，供区创面处理不当，过紧拉拢缝合创面，而导致供区肢体筋膜间隙综合征，造成供区肢体肌肉广泛坏死，甚至神经功能障碍。

皮瓣术后的血液循环观察要点有哪些？

答：（1）临床观察　颜色、温度、弹性、毛细血管充盈情况、小切口渗血情况。

（2）仪器监测　超声多普勒，激光多普勒，光电容积描记，反射分光光度测定，经皮氧分压，经皮下 pH 值测定，荧光素钠染色，放射性核素，电磁血流测定，神经电生理，组化，组织间液压测定。

动脉危象与静脉危象的鉴别要点是什么？

答：动脉危象与静脉危象的鉴别要点见表 7-3。

表 7-3　动脉危象与静脉危象的鉴别要点

类别	肤色	皮肤温度	张力	渗血情况	毛细血管回充盈反应	多普勒检查
动脉危象	苍白	低	低	渗血缓慢或无	缓慢或无	无血流声
静脉危象	暗红或暗紫	低	低	快速、颜色暗红	快速	声音减弱至消失

股前外侧穿支游离皮瓣移植的优缺点是什么？

答：股前外侧穿支皮瓣作为经典游离皮瓣，被誉为"万能皮瓣"。

（1）优点　供区相对隐蔽；皮瓣血供可靠、可切取面积大；血管解剖较为恒定；血管蒂长、口径粗；术式多样；可携带阔筋膜、股外侧皮神经重建感觉与特殊结构；手术操作时的体位好，供区与受区可同时进行。

（2）缺点　要求术者具备熟练的显微基础；受区皮瓣外形臃肿；供

区阔筋膜挛缩制约关节活动，创口延迟愈合，遗留难看的植皮瘢痕，肌力减退，形成肌疝问题。

 主任医师常问住院医师、进修医师或主治医师的问题

● **皮瓣的设计原则是什么？**

答：皮瓣应用主要是修复缺损，恢复功能与外形。因此，皮瓣的设计原则首先是要弄清楚缺损处的伤情，包括以下几点。①部位。②形状。③大小。④有无严重挛缩情况。⑤创面条件，是单纯皮肤软组织损伤缺损，还是多种组织（即肌肉、肌腱、神经、骨骼等）缺损；是新鲜创面，还是肉芽创面；是清洁创面，还是感染创面；是完全无血液供应，还是血液供应较差等。⑥周围的皮肤条件及血液供应情况。对瘢痕松解后缺损区可能增长数倍必须充分估计。遇到此种情况，可根据健侧或健康人相同部位的大小作预测，以减少设计上的误差。多种组织缺损是计划一次修复还是分期修复，传统的观念是肌肉缺损的功能重建以及骨折骨缺损的复位和植骨，应留在单纯皮瓣修复后做二期手术；而现代的观点是在条件允许时可以争取一期修复，即应用复合皮瓣（如肌皮瓣、骨肌皮瓣、带肌腱或神经的皮瓣等）修复。

由于一个部位的创面可用多种皮瓣或肌皮瓣来修复，具体选择何种皮瓣为宜，尚需根据修复方法、受区与供区情况来权衡利弊，加以比较。总的原则是，应选择方法简便、效果满意、对供区影响小且成功率高的皮瓣或肌皮瓣。

皮瓣设计关键是保证血供，建立感觉功能。充分依靠皮神经干两列纵行血供主要渠道与两旁皮下血管网的交通吻合，皮瓣供区可设计成以皮神经为轴的纵行皮瓣。皮瓣游离后，进行带蒂移位时，仅保留上部或下部节段动脉的供血来源，作顺行或逆行移位均可。若选择吻合血管远位游离移植方案时，一般应优选外径较粗大的第一节段动脉为吻接血管的对象。在设计带感觉功能皮瓣时，带蒂顺行移位能完整地保留皮神经干，感觉功能完全可以保证。但在带蒂逆行移位术式和吻合血管游离移植术中，必须注意将切断的皮神经干与受区的相应皮神经缝接。

● **股前外侧穿支游离皮瓣如何设计？**

答：（1）遵循点、线、面的原则

① 线：标记髂髌线、髂耻线以及二者中点连线，髂髌线为皮瓣的轴线。

② 点：超声多普勒测得穿支动脉的脉冲信号点。

③ 面：根据创面剪取皮瓣纸样，将其主体部分设计在大腿中、下段，2/3 设计在髂髌线外侧，宜在纸样边线以外 0.5～1.0cm 处划取皮瓣。

见图 7-49。

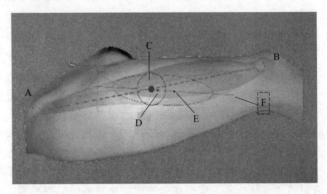

图 7-49 皮瓣设计图

A—髂前上棘；B—髌骨外上缘顶点；C—髂髌线中点；D—旋股外侧动脉降支第一穿支穿出阔筋膜点；E—旋股外侧动脉降支第二穿支穿出阔筋膜点；F—皮瓣轴线

（2）手术步骤（图 7-50）

① 受区处理：第一步彻底清创处理；第二步是探查受区动静脉血管，并检查动脉通血可靠，简单保证受区。

② 皮瓣供区处理：先切开皮瓣内侧缘皮肤，在阔筋膜以浅平面向皮游中央锐性分离；保护沿途分布至皮瓣内的皮肤穿支血管，在穿支血管周围纵向切开阔筋膜，沿穿支血管向主干走行方向深入解剖肌纤维，保护并游离出穿支血管，血管附带少量肌性组织，于股前外侧肌间隙，钝性牵拉开股外侧肌和股直肌，在股中间肌的表面显露出旋股外侧动脉降支及伴行静脉，自最远穿支血管平面由远及近游离主干血管，沿途细小肌支血管和不进入皮瓣的皮支血管予电凝烧灼剪断，粗大肌支丝线结扎；确认所追踪的穿支血管发出无误后行解剖会师；将皮瓣四周切开游离出皮瓣，仅剩血管蒂相连，证实皮瓣血运可靠，根据所需血管蒂长度切断、结扎血管，完全游离皮瓣。

③ 皮瓣显微镜下行血管、神经吻合。

④ 皮瓣供区闭合皮瓣游离断蒂后清除创面积血，过氧化氢（双氧水）、生理盐水等反复冲洗；检查粗大血管结扎是否可靠，肌肉、软组织渗血处电凝止血；于肌间隙或阔筋膜下置硅胶引流管，可吸收缝线连续缝合阔筋膜；皮肤张力小则行美容缝合，张力大而难于缝合的部位则行减张缝合或"Z"字改形。

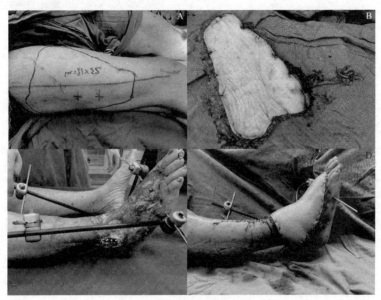

图 7-50　手术步骤

A 根据皮瓣大小、形状设计皮瓣；B 取下游离皮瓣；C 右小腿再次清创；D 皮瓣移植术后外观

主任医师总结

下肢软组织缺损的显微重建修复术是常见的高难度手术之一。下肢组织缺损的可能原因有创伤、肿瘤切除、感染或血管疾病引起的继发病变。目前，创伤是最常见的原因。

小腿远端、踝部及足部是最常见的下肢游离皮瓣修复区。这些部位软组织较薄，创伤时难以保护深面重要组织结构从而导致骨质、血管、神经及肌腱等的外露。此外，这些部位能够使用的可靠的局部皮瓣也很有限。下肢皮瓣血供不佳，尤其是糖尿病、动静脉疾病、长时间抽烟史等患者，极有可能因血供不佳继发下肢溃疡或组织坏死，需要进一步清创和修复。这些部位的血供不足也会导致继发于创伤、手术切口、感染和血管溃疡后的创面不愈合，最终形成大面积组织缺损，需要游离皮瓣修复术。创面修复原则为由简到繁，由易到难，创面修复由游离植皮、局部皮瓣、筋膜皮瓣、带蒂岛状皮瓣至游离皮瓣逐层递进。

参 考 文 献

［1］　顾玉东．皮瓣外科学［M］．上海：上海科技技术出版社，2013.
［2］　沃尔夫．格林手外科手术学［M］．北京：人民军医出版社，2012.

外伤致左环指出血、疼痛、软组织缺损 4h——指固有动脉背侧支神经筋膜蒂皮瓣修复

❀ [实习医师汇报病历]

　　患者男性，25 岁，以"外伤致左环指出血、疼痛、软组织缺损 4h"为主诉入院。缘于入院前 4h，不慎被铁块砸伤左环指致指腹皮肤软组织缺损伴出血（图 7-51）、剧烈疼痛，伤后急诊当地医院，予以包扎止血后急转我院。急诊予行左手正斜位片示"左手第 4 指周围软组织肿胀；左手诸骨未见明显骨折"。故本科急诊遂拟"左环指指端缺损"收住入院。患者自受伤以来，创面出血量约 50mL，精神紧张，无人事不省，无头晕、头痛，无胸闷、呼吸困难，无胸腹部疼痛，无口干、烦躁、畏冷、发热不适，伤后未进食进饮，二便未解。既往体健，否认其他"心、肝、肺、脾、肾"等重要脏器疾病史，否认传染性疾病史，否认外伤史、输血史，否认食物、药物过敏史。

　　体格检查：体温 36.8℃，脉搏 76 次/分，呼吸 16 次/分，血压 122/78mmHg。神志清楚，对答切题，言语清晰，呼吸平稳，未闻及异常气味。头颅大小正常，无畸形，瞳孔等大等圆，对光反射存在。气管居中，胸廓对称，双肺呼吸运动正常，叩诊呈清音，听诊呼吸规整，呼吸音清，无胸膜摩擦音。听诊心率 76 次/分，心律齐，心音正常。腹部视诊外形正常，触诊腹肌软，无压痛、反跳痛。肠鸣音 3～5 次/分。专科情况：左环指中远节掌侧见一约 3.5cm×1.5cm 皮肤缺损创面，创缘不齐，创面污染轻，创面深及骨面，可见部分骨质及屈肌腱止点外露，甲根部完整，甲床及甲沟部分缺失。左环指远侧指间关节主动屈伸功能存在。甲床肤色红润，毛细血管回充盈反应正常。

　　辅助检查：

　　（1）X 线片（图 7-52）示左手第 4 指周围软组织肿胀；左手诸骨未见明显骨折。

　　（2）血常规、生化全套、凝血功能及术前八项未见明显异常。

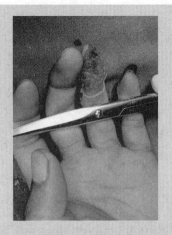

图 7-51　外观

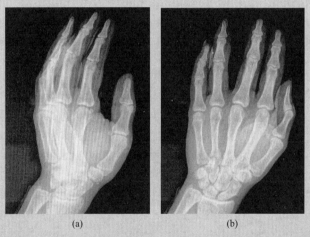

(a)　　　　　　　　　　　　　(b)

图 7-52　术前 X 线片

初步诊断：左手环指指端缺损（Allen 分型 Ⅳ 型损伤），如图 7-52 所示。

诊疗计划：①按骨科护理常规，二级护理，暂禁食；②完善各项检查，拟急诊行左环指指固有动脉背侧支神经筋膜蒂皮瓣修复手术（图 7-53～图 7-56）。

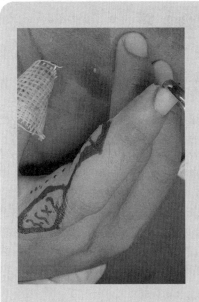

图 7-53　术者皮瓣设计

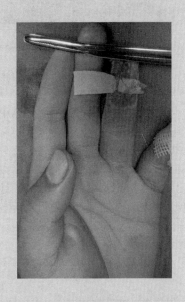

图 7-54　术中受区神经分离

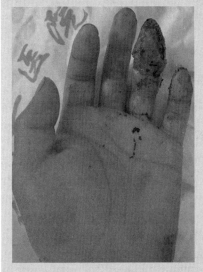

图 7-55　术后皮瓣正面观

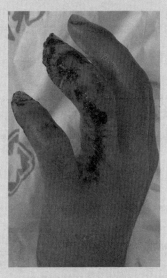

图 7-56　术后皮瓣侧面观

主任医师常问实习医师的问题

● **指端缺损的定义及其分型是什么？**

答：指端缺损是一种常见的手外伤，易导致末端骨质、肌腱裸露伴甲床缺损，多需皮瓣修复。

临床上按指端损伤的类型和甲床、指骨损伤程度将指端损伤分为4型（Allen分类法）：Ⅰ型远节指端的损伤，不影响甲床和指骨；Ⅱ型损伤累及甲床边缘，愈合后指甲部分有畸形的可能；Ⅲ型损伤涉及整个甲床；Ⅳ型损伤累及远节指骨水平接近远侧指间关节。

按受伤的方向又可以分为横切、掌侧斜、侧方斜、背侧斜及脱套型。根据临床不同类型的损伤所行的术式，结合Allen分类法及受伤的方向，又可将Ⅲ型分为Ⅲa横切及背侧斜型（甲床中段以远）；Ⅲb背侧斜（甲中段以近）、掌侧斜、侧方斜型；Ⅲc脱套型。Ⅳ型分为：Ⅳa横切、掌侧斜、侧方斜、背侧斜型；Ⅳb型脱套型（表7-4）。

表7-4 指端缺损分型

分型	横切型	背侧斜型 甲中段以远	甲中段以近	掌侧斜型 侧方斜型	脱套型
Ⅰ型：不影响甲床和指骨	Ⅰ		Ⅰ	Ⅰ	Ⅰ
Ⅱ型：累及甲床边缘	Ⅱ		Ⅱ	Ⅱ	Ⅱ
Ⅲ型：涉及整个甲床	Ⅲa	Ⅲa	Ⅲb	Ⅲb	Ⅲb
Ⅳ型：近远节指间关节	Ⅳa	Ⅳa		Ⅳa	Ⅳb

● **目前国内外修复指端损伤有哪些方式？**

答：目前国内外修复指端缺损的方式尚无统一定论。主要方式有以下几种。①残端修整、V-Y推进皮瓣，简单易行，但会明显短缩指体。②原位缝合、指尖再植、全厚植皮均可保留指体长度，但修复的条件要求高。③各类岛状皮瓣，如指固有动脉顺行或逆行岛状皮瓣、指固有动脉背侧支皮瓣、掌背皮瓣等。④各种带蒂皮瓣，如邻指、鱼际、腹部带蒂皮瓣等。⑤游离趾甲瓣能完美再造指端，手术要求显微技术高。

● 指固有动脉背侧支神经筋膜蒂皮瓣的优缺点有哪些？

答：（1）优点 创伤小；供区大部分可一期缝合；质地及外观与受区接近；皮瓣饱满耐磨；不牺牲指固有神经和主干动脉；皮瓣中携带指背神经，可以与指固有神经吻合来恢复感觉；手术一次即可完成，安全系数高；供区瘢痕位于桡背侧或尺背侧，相对隐蔽，基本不影响患指活动；其设计灵活，操作简单，在多指损伤的情况下同样可采取该方式而互不影响。

（2）缺点 由于手指皮下组织少、筋膜蒂宽度有限，切取面积及修复范围小，仅能覆盖末节指腹或指背皮肤缺损；与正常手指相比缺少指纹；增加了供区指背瘢痕，存在瘢痕挛缩导致手指功能障碍可能。

● 指固有动脉背侧支神经筋膜蒂皮瓣的手术适应证及禁忌证是什么？

答：（1）适应证 适用于各指中远节指端缺损的治疗，尤适用于Ⅲ型、Ⅳ型的指端缺损患者，同时伴有肌腱或骨组织的裸露。

（2）禁忌证 供区损伤或 Allen 试验阳性患者，解剖上尺动脉末端与桡动脉掌浅支共同构成掌浅弓，其发出四条分支，最内侧为小指尺侧指固有动脉，其余 3 支为指掌侧总动脉，每条指总动脉又分为两条指掌侧固有动脉。我们所切取的皮瓣就是由指掌侧固有动脉供血。而指掌侧固有动脉由掌浅弓分出，掌浅弓主要靠尺动脉供血。对于 Allen 试验阳性，即表明尺动脉与桡动脉侧支循环不良，或者尺动脉不通畅，直接影响掌浅弓的供血，进而影响皮瓣的血运甚至出现坏死，故予以排除。

？ 主任医师常问住院医师、进修医师或主治医师的问题

● 手部皮瓣修复术后相关的检查内容及评定标准是什么？

答：临床上手部皮瓣修复术后检查内容及功能评定多按照王澍寰教授对皮片移植后功能七项检查指标评定（表 7-5）。按总分综合评定：优为 80～100 分；良为 60～79 分；可为 40～59 分；差为 <40。

表 7-5　手部皮瓣检查内容及评定标准

项目	评定标准		
	10 分	5 分	0 分
肤色	周围皮肤相近	稍紫	发绀
外观	高出皮面<2mm	<5mm	>5mm
出汗	正常出汗	出汗减少	不出汗干裂
质地	软、耐磨	软、摩擦易破	质脆易破
温度	皮温差<0.5℃	0.6～1℃	>1℃
使用情况	自然使用	使用时偶有疼痛	因疼痛避免使用
痛觉	正常	迟钝	没有
触觉	正常	迟钝	没有
两点分辨觉	<5mm	5～10mm	>10mm
持物稳定性	稳定	轻度不稳	明显不稳

● 指固有动脉背侧支神经筋膜蒂皮瓣设计的解剖特点是什么？

答：解剖特点为手指近节背侧皮肤主要由掌背动脉终末端提供血供，近节以远主要由指固有动脉的背侧穿支供血，众多指固有动脉背侧穿支在指背相互吻合，形成血管网，供应皮肤的血运。指固有动脉在近节中段、近指间关节水平、中节中段、远指间关节水平的背侧穿支恒定且较粗大，利用这些部位的指固有动脉背侧穿支作旋转点，结合指背动脉血管网可设计穿支皮瓣。穿支静脉、指背皮下静脉，为皮瓣提供了"直接回流"和"迷宫样"两种静脉回流方式。指固有神经背侧支在近节近中 1/3 水平由指固有神经发出，从指侧方斜向指背远端走行，在近指间关节尺背（桡背）侧向远端发出 2～5 条分支，小指的尺侧无指固有神经背侧支。此为皮瓣携带指固有神经背侧支提供了解剖学基础。

● 指固有动脉背侧支神经筋膜蒂皮瓣设计的点线面是什么？

答：根据创面大小、位置选择更靠近创面的一侧或者优势侧设计皮瓣（图 7-57、图 7-58）。

位置：在手指近节、手指近侧指间关节桡背侧或尺背侧设计皮瓣（拇指设计在第 1 掌骨桡背侧）。

旋转点：沿指动脉走行方向分布，选取中节指体的中段或远侧指间关节的掌侧指横纹与侧中线的交点（拇指在近节指体中段）。

线：以指固有神经背侧支走向为轴线。

面：伸肌腱腱周膜浅层。

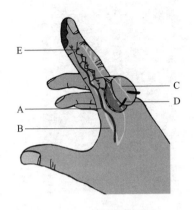

图 7-57 皮瓣设计示意

A—指固有动脉；B—指固有神经；
C—指固有神经背侧支；D—指背静脉；
E—指固有动脉背侧穿支

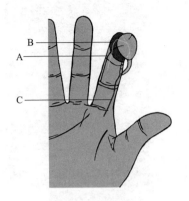

图 7-58 皮瓣掌面观

A—受区浅静脉与指背静脉吻合；
B—指固有神经与指背神经
侧支吻合；C—指固有动脉

● 指固有动脉背侧支神经筋膜蒂皮瓣的手术操作要点有哪些？

答：①设计皮瓣时蒂部应选在靠近创面的一侧，若距离相近则选优势侧；②蒂部皮肤行"Z"形切口，筋膜蒂部切取到旋转点时，尽量贴着骨面游离，防止穿支损伤；③蒂部宽度切取 0.6～0.8cm，蒂部长度稍长于旋转点至创面距离，皮瓣大于创面 2～3mm，无张力缝合创面；④将皮瓣设计成椭圆形，保证转位后蒂部有充分容纳空间；⑤游离指神经背侧支时，应贴着指神经干处切断。

● 指固有动脉背侧支神经筋膜蒂皮瓣术后的注意事项及康复有哪些？

答：术后松弛包扎，抬高患肢，皮瓣外露，观察血运，予以抗炎、抗痉挛、抗凝三抗治疗。皮瓣出现肿胀，张力高、肤色暗紫即考虑出现静脉危象。其表现为渗血活跃，渗出血为紫色，早期毛细血管反应快，晚期毛细血管反应甚慢，严重者出现水疱，表示静脉血管栓塞所致，所有病例均予以松开敷料、拆除部分缝线减轻皮瓣张力，或者肝素钠棉球湿敷创缘，解除静脉危象。

术后皮瓣成活后早期即行手部功能锻炼，预防瘢痕挛缩导致指体功能障碍。

该患者术后半年随访皮瓣情况及手部屈曲功能情况见图 7-59。

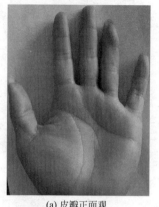 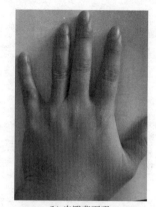

(a) 皮瓣正面观　　　　　　　　　　(b) 皮瓣背面观

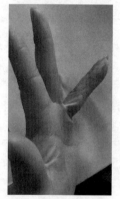 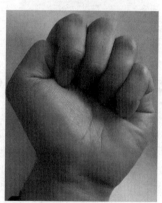

(c) 皮瓣侧面观　　　　　　　　　　(d) 手部屈曲功能

图 7-59　术后半年随访

主任医师总结

　　指端缺损是一种常见的手外伤，临床上对于指端缺损的治疗并无统一定论，多根据患者的要求结合术者的经验采取有效的术式。指端缺损的治疗应严格遵循简便、安全、尽量恢复感觉及运动功能的原则，并且尊重患者意愿，选择具体治疗方案。残端修复简单，手术时间短，术后恢复快，指端耐寒耐磨性好。游离皮瓣可尽量保留手指长度、恢复手指外观，但部分皮瓣耐寒耐磨性较差，感觉恢复无法令人满意，且部分皮瓣需要手术人员掌握较高的显微外科技术，基层医院难以开展。远位带蒂皮瓣创伤较大，临床应用逐渐减少；近位带蒂穿支皮瓣对供区创伤相对较小，皮肤质地类似于指端皮肤，耐磨性好，临床研究及应用越来越多。

指固有动脉背侧穿支神经筋膜蒂皮瓣属于近位带蒂穿支皮瓣的一种。设计指固有动脉背侧支皮瓣时，根据指端皮肤缺损的修复原则，尽量将旋转点设计在中节中段或远指间关节水平，皮瓣设计在近节桡背侧或者尺背侧。拇指设计在桡背侧，此处皮肤更为松弛，基本可直接缝合，也不会影响虎口区的功能；示中指设计在尺背侧，如此后期不会因为瘢痕增生影响拇示中指的持笔及捏持功能；环小指选择在桡背侧，既为优势侧也不影响小指尺侧半触物觉。切取皮瓣时适当多携带皮瓣边缘皮下的筋膜组织，这样既可以保留供区皮肤，也可提高皮瓣覆盖面，同时也松解了供区创缘的皮肤。在皮瓣宽度小于2cm时，供区创面多可直接缝合。供区无需植皮，减少二次伤害。将指神经背侧支带入皮瓣，同时与受区的指固有神经吻合可以重建皮瓣感觉。

我们临床上应用指固有动脉背侧支神经筋膜蒂皮瓣修复Ⅲ型、Ⅳ型指端缺损取得了良好的疗效。指固有动脉背侧支神经筋膜蒂皮瓣利用筋膜蒂特点延长了穿支蒂部的长度，扩大了修复范围，可修复五指各个创面组织缺损；手术在同一指体内即可完成，无需二次手术；筋膜蒂血供可靠；供区大多数可一期缝合，避免二次损伤；质地及外观与受区接近，皮瓣饱满耐磨；不牺牲指固有神经和主干动脉；皮瓣中携带指神经背侧支，可以与指固有神经吻合来恢复感觉。因修复后的指端外形良好，耐磨，可正常出汗，无明显触痛，持物稳定，两点分辨觉恢复佳，故该种皮瓣适合临床推广。

参 考 文 献

[1] 顾玉东. 手外科手术学 [M]. 上海：复旦大学出版社，2011.

[2] 沃尔夫. 格林手外科手术学 [M]. 北京：人民军医出版社，2012.

[3] 王增涛，王一兵，丁自海. 显微外科临床解剖学图谱 [M]. 济南：山东科学技术出版社，2009.

[4] Allen M J. Conservative management of finger tip injuries in adults [J]. Hand, 1980, 12 (3)：257-265.

[5] 郭亮，吴学军，林金贵，等. 吻合浅静脉的指背神经筋膜蒂皮瓣修复Ⅲ型和Ⅳ型指端缺损的临床疗效 [J]. 中华显微外科杂志，2019，42 (6)：528-532.

[6] 王澍寰. 指端植皮的选择与晚期疗效 [J]. 中华手外科杂志，1993，9 (2)：67-69.

[7] 尹成国，王业本. 指端缺损治疗的研究进展 [J]. 实用手外科杂志，2017，31 (4)：473-476.

发现血糖高15年，右足皮肤破溃、干瘪1年——糖尿病足

✿ [实习医师汇报病历]

患者女性，80岁，以"发现血糖高15年，右足皮肤破溃、干瘪1年"为主诉入院。缘于入院前1年无明显诱因右足趾趾尖皮肤破溃、坏死。就诊当地医院，予以换药等治疗，未见明显好转。坏死面积渐渐增加，往近端蔓延。为进一步治疗转诊我院，拟"2型糖尿病，糖尿病足"收住本科。本次发病以来，患者精神良好。既往发现糖尿病病史15年，口服药物治疗，平常血糖控制不佳，否认其他"心、肝、肺、脾、肾"等重要脏器疾病史，否认传染性疾病史，否认外伤史、输血史，否认食物、药物过敏史。

体格检查：体温36.5℃，脉搏65次/分，呼吸18次/分，血压138/82mmHg。神志清楚，对答切题，言语清晰，呼吸平稳，未闻及异常气味。头颅大小正常，无畸形，瞳孔等大等圆，对光反射存在。气管居中，胸廓对称，双肺呼吸运动正常，叩诊呈清音，听诊呼吸规整，呼吸音清，未闻及啰音，无胸膜摩擦音。听诊心率65次/分，心律齐，心音正常。腹部视诊外形正常，触诊腹肌软，无压痛、反跳痛。肠鸣音3～5次/分。外生殖器及肛门外观未见异常。专科检查：右前半足至跟骨外侧皮肤完全发黑、坏死。第1～5趾干瘪。痛觉消失，活动受限。见图7-60。

辅助检查：

（1）双下肢CTA（图7-61）示右髂总动脉、髂内外动脉、股动脉、股深动脉、腘动脉主干管壁多发斑点状钙化及充盈缺损影，管腔粗细不均，右侧腘动脉分支显影浅淡，部分未见显影，右侧小腿部分静脉提前显影。

（2）空腹血糖为13.31mmol/L。

初步诊断：2型糖尿病，糖尿病足。

诊疗计划：①按骨科护理常规，二级护理，伤口清创换药；②进一步完善各项检查，择期行骨搬运手术（图7-62、图7-63）。

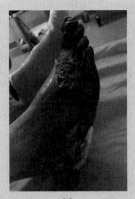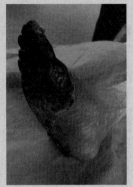

(a)　　　　　　　　　　　(b)

图 7-60　右足坏死术前外观

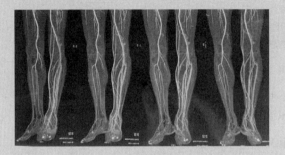

图 7-61　双下肢 CTA

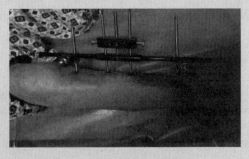

图 7-62　胫骨横向骨搬运手术

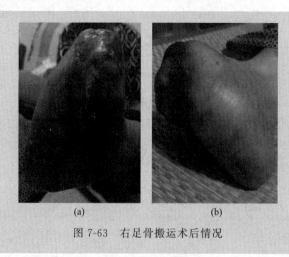

(a)   (b)

图 7-63　右足骨搬运术后情况

主任医师常问实习医师的问题

● 糖尿病足的定义是什么？

答：下肢神经或（和）血管病变伴足部组织营养障碍（溃疡或坏疽）的糖尿病患者足部的综合征。

● 糖尿病足的诊断依据及特点有哪些？

答：①有明确的糖尿病病史。②下肢远端皮肤温度低、麻木、疼痛、皮肤破溃、伤口不愈合。

● 糖尿病足的治疗方法有哪些？

答：（1）保守治疗　伤口创面换药，严格控制血糖。
（2）手术治疗　清创、残端修整、截肢、横向骨搬运。

主任医师常问住院医师、进修医师或主治医师的问题

● 糖尿病足的分类及其特点是什么？

答：（1）神经型　下肢感觉异常、麻木、溃疡感染。
（2）缺血型　下肢发凉，行走困难、间歇性跛行、干性坏疽。

（3）神经缺血型（也称混合型）　　下肢感觉异常、麻木、皮肤发凉，行走困难、间歇性跛行、干性坏疽或溃疡感染。

糖尿病足的治疗要点是什么？

答：内科与外科相结合。对于严重肢体缺血的糖尿病足患者，首选血管重建手术：微创腔内介入治疗、血管旁路手术。但仍有 40％的患者不符合介入或外科血管重建的治疗指征，只能选择截肢。对于那些通过常规治疗溃疡愈合的患者，1 年内复发率为 40％，3 年和 5 年内复发率分别为 60％和 65％。故很多患者最后认为截肢是最好的选择。

糖尿病足治疗最新进展是什么？

答：胫骨横向搬移术源自俄罗斯医学专家 Ilizarov 创立的肢体再生与功能重建理论。在张力-应力法则作用下，组织的再生能力可以被激活、加强。通过牵拉小腿部骨块，从胫骨骨髓腔内重新生成一套微血管系统与末端微细血管融合，从而重新恢复下肢血液循环，使因血管闭塞造成的组织坏死得到控制，直至痊愈。随访 3 年，保肢率可以达到 98.6％

糖尿病足创面伤口的分类及分型是什么？

答：（1）Wagner 分级法　　见表 7-6。

表 7-6　Wagner 分级法

分级	表现
0 级	患足无破溃。但有下肢缺血性疾病高危因素,如皮肤温度低、感觉减退、足背动脉搏动减弱等
1 级	患足有破溃,合并胼胝、皮肤表皮破损、水疱、烫伤等局限于表皮的损伤
2 级	感染已侵犯皮下组织,如皮下脓肿、伴随窦道形成、蜂窝织炎,但未破坏深层组织
3 级	深层组织破坏脓腔增大,分泌物及坏死组织增多,波及骨并形成骨髓炎
4 级	缺血性坏死,局部出现坏疽
5 级	患足大部或全部感染,合并患足大部分坏疽,甚至波及踝关节及小腿

（2）TEXAS分级 糖尿病足的TEXAS分级分期共分为4级、4期，见表7-7。

表7-7 TEXAS分级分期

分级	表现	分期	表现
1级	溃疡史	A期	无感染，无缺血
2级	表浅溃疡	B期	感染，无缺血
3级	溃疡深及肌腱	C期	缺血，无感染
4级	病变累及骨、关节	D期	感染并缺血

（3）糖尿病足综合分型法和治疗原则（临床实用分型） 见表7-8。

表7-8 糖尿病足综合分型法和治疗原则

分型	临床特点	治疗原则
Ⅰ型	干性坏疽，临床上无感染，无下肢主干动脉堵塞	清创，换药，胫骨横向骨搬移技术
Ⅱ型	合并感染的溃疡、湿性坏疽	清创，换药，运用静脉抗生素，胫骨横向骨搬移技术
Ⅲ型	合并一个或多个器官损害或衰竭的糖尿病足	在内科治疗改善心功能、肾功能等的基础上，运用胫骨横向骨搬移技术治疗和创面清创、换药处理
Ⅳ型	合并下肢主干动脉堵塞的糖尿病足（DF＋ASO）	联合血管外科行球囊扩张和（或）血管支架疏通闭塞的下肢血管，确认无术后再发堵塞后，再进行胫骨横向骨搬移技术治疗

● 糖尿病足横向骨搬运手术的适应证有哪些？

答：（1）糖尿病足Wagner分级3级以上和TEXAS 3B级以上各期患者，或接受清创，换药或VSD以及标准内科治疗超过2个月后不缓解的患者。

（2）糖尿病足综合分型中Ⅰ型（干性坏疽）经规范内科治疗、VSD治疗等治疗2个月，病情无缓解或加重患者。

（3）糖尿病足综合分型中Ⅱ、Ⅲ、Ⅳ型患者。

（4）符合上述条件，患者无条件或拒绝行血管腔内介入或外科血管旁路移植的血运重建治疗。

（5）符合上述条件，经血管外科治疗后，腘动脉以下动脉血运再通患者。胫前、胫后和腓动脉至少一支通畅到踝关节平面。基础检查：血红蛋白、白蛋白、血脂、中性粒细胞，以及心、肺、肾和肝的功能应在正常范围内。全身营养状况评估应在正常范围内。患者精神稳定，愿意配合治疗，并在手术前签署同意书。

● 糖尿病足横向骨搬运手术的禁忌证有哪些？

答：（1）有精神疾病不能配合治疗的患者。

（2）由内分泌科医师确诊患有其他不能控制的严重糖尿病并发症的患者，如合并全身感染或深部感染未控制者。

（3）近期（3个月内）出现心血管并发症或肾功能衰竭而麻醉不能耐受的患者。

（4）其股浅动脉或腘动脉阻塞，或没有任何动脉分支（胫骨前、胫骨后或腓动脉）血供到踝关节以下（股浅动脉、腘动脉狭窄率大于50％的患者应谨慎应用该术式，需要血管外科介入）。

● 胫骨横向搬移围术期如何管理？

答：（1）术中及术后1天预防性应用抗生素　酌情使用抗生素，若创面引流好可以少使用或不使用抗生素。

（2）术后第5天开始骨搬移　每天向外搬移1mm，分4次完成，搬移2周后复查X线片，维持3天后每天往回搬移1mm，分2次完成，4周后胫骨骨窗搬移回原位即可拆除搬移装置，手术侧小腿以小夹板或支具保护8周，嘱患者在此期间避免跌倒，期满后复查X线片确认骨窗愈合后即可恢复正常生活。期间术后钉道口滴75％乙醇预防感染。

（3）手术后及搬移过程中的清创原则　首次清创术后早期溃疡创面依然可继发坏死，可涉及皮肤、筋膜、肌肉、肌腱、骨组织等，推荐换药时使用局麻下物理清创、超声清创仪或用清创膏的化学清创等，以尽量减少患者的痛苦。

（4）搬移术后溃疡面的处理原则　每日换药，推荐使用依沙吖定（雷弗奴尔或利凡诺），不推荐使用双氧水，以防止损害肉芽；创面感染消退和分泌物减少后，推荐新鲜肉芽创面局部应用碱性成纤维细胞生长因子，待创腔肉芽填满后改用表皮生长因子，促进创面愈合。

（5）足部水肿的处理原则　垫高患足，推荐使用迈之灵或螺内酯及氢氯噻嗪（双氢克尿噻）等，若水肿严重，必要时用呋塞米利尿。

（6）康复护理　术后尽早恢复患者的运动（包括主动运动与被动运动），应加强足溃疡局部处理以加速其愈合；对于足溃疡愈合的患者，应加强宣教，注意足部护理，预防足溃疡的复发。

主任医师总结

多学科协作整体系统治疗是糖尿病足成功保肢的必备条件。胫骨横向骨搬移术是一种操作简便，临床效果确切的实用技术，是糖尿病足微循环重建的有效手段，但须严格掌握适应证，注意围术期细节。

（1）胫骨横向搬移围术期管理

① 血糖控制。围术期控制空腹血糖低于 7.8mmol/L，餐后血糖低于 10mmol/L。

② 血压、血脂控制。降压目标收缩压低于 140mmHg，舒张压低于 80mmHg。总胆固醇低于 4.5mmol/L；甘油三酯低于 1.7mmol/L；低密度脂蛋白胆固醇未合并冠心病者低于 2.6mmol/L，合并冠心病者低于 1.8mmol/L；高密度脂蛋白胆固醇男性大于 1.0mmol/L，女性大于 1.3mmol/L。

③ 加强支持治疗，尤其是合并肾脏病、营养不良、低蛋白血症的患者。改善微循环、营养神经等辅助治疗，抗凝，预防血栓形成。

（2）清创原则

① 在入院后尽快清创，主要是将黑色、黄色融烂的坏死组织彻底清除。

② 若在关节处解脱坏死趾，建议保留关节软骨。

③ 潜行感染腔道的处理建议。在充分清除创面或创腔的坏死组织后，若无继发组织坏死之虞可采用 VSD 负压吸引充分引流。针对潜行感染腔道，应该谨慎使用 VSD。

④ 清创后换药的原则。每日换药，推荐使用依沙吖定（雷夫奴尔或利凡诺），千分之一的碘伏及生理盐水，反复冲洗。不推荐使用双氧水，以防止损害肉芽。创面感染消退和分泌物减少后，新鲜肉芽创面可以局部应用碱性成纤维细胞生长因子，待创腔肉芽填满后改用表皮生长因子，促进创面愈合。

参 考 文 献

[1] 中华医学会糖尿病学分会，中华医学会感染病学分会，中华医学会组织修复与再生分会．中国糖尿病足防治指南（2019 版）[J]．中华糖尿病杂志，2019，（2）：92-108.

[2] Mauricio D，Jude E，Piaggesi A，et al. Diabetic foot：current status and future pros-

pects [J] . J Diabetes Res，2016：5691305.

［3］ Zhang P Z，Lu J，Jing Y L，et al. Global epidemiology of diabetic foot ulceration： asystematic review and meta-analysis [J] . Ann Med，2017，49（2）：106-116.

［4］ 张定伟，秦泗河，臧建成 . Ilizarov 微循环重建技术治疗 Wagner 4 级糖尿病足临床 疗效分析 [J] . 中国矫形外科杂志，2017，25（4）：354-356.

［5］ 纪坤羽，丁小方，王元利，等 . 胫骨横向骨搬运治疗糖尿病足的疗效分析 [J] . 糖 尿病新世界，2021，24（04）：172-174.

［6］ 镇普祥，陈炎，高伟，等 . 应用 Ilizarov 技术胫骨横向骨搬移术治疗合并全身性炎 症反应综合征的重度糖尿病足 [J] . 中国修复重建外科杂志，2018，32（10）： 1261-1266.